国家科学技术学术著作出版基金资助出版

股骨颈骨折

主　编

梅　炯　倪　明

副主编

高悠水　李广翼　朱　奕　祝晓忠

人民卫生出版社

·北京·

图书在版编目（CIP）数据

股骨颈骨折 / 梅炯，倪明主编 . —北京：人民卫生出版社，2023.11

ISBN 978-7-117-34759-4

Ⅰ.①股… Ⅱ.①梅… ②倪… Ⅲ.①股骨颈 – 骨折 – 诊疗 Ⅳ.①R683.42

中国国家版本馆 CIP 数据核字（2023）第 076005 号

| 人卫智网 | www.ipmph.com | 医学教育、学术、考试、健康，购书智慧智能综合服务平台 |
| 人卫官网 | www.pmph.com | 人卫官方资讯发布平台 |

股骨颈骨折
Gugujing Guzhe

主　　编：梅　炯　倪　明
出版发行：人民卫生出版社（中继线 010-59780011）
地　　址：北京市朝阳区潘家园南里 19 号
邮　　编：100021
E - mail：pmph @ pmph.com
购书热线：010-59787592　010-59787584　010-65264830
印　　刷：廊坊一二〇六印刷厂
经　　销：新华书店
开　　本：889×1194　1/16　印张：22.5
字　　数：518 千字
版　　次：2023 年 11 月第 1 版
印　　次：2023 年 11 月第 1 次印刷
标准书号：ISBN 978-7-117-34759-4
定　　价：180.00 元

打击盗版举报电话：010-59787491　E-mail：WQ @ pmph.com
质量问题联系电话：010-59787234　E-mail：zhiliang @ pmph.com
数字融合服务电话：4001118166　E-mail：zengzhi @ pmph.com

编者名单（以姓氏汉语拼音为序）

曹家庆	上海交通大学医学院附属第六人民医院	王先辉	上海市普陀区人民医院
陈　锐	广东省茂名市人民医院	王驭恺	上海交通大学医学院附属第六人民医院
崔学良	东南大学附属中大医院	王喆人	上海市建工医院
戴亚辉	上海市松江区中心医院	王志远	同济大学附属同济医院
窦　帮	上海市松江区中心医院	王子凡	上海市普陀区人民医院
高悠水	上海交通大学医学院附属第六人民医院	吴升辉	上海交通大学医学院附属第六人民医院
胡　牧	上海交通大学医学院附属瑞金医院	熊文峰	上海市杨浦区中心医院
黄祖成	南方医科大学南方医院	薛华明	上海市杨浦区中心医院
贾光耀	同济大学医学院	闫　旭	上海交通大学医学院附属第六人民医院
姜　超	同济大学附属同济医院		
李广翼	上海交通大学医学院附属第六人民医院	杨旭津	同济大学医学院
		姚　斌	上海市市东医院
廖　鹏	上海交通大学医学院附属第六人民医院	姚鹏飞	安徽理工大学第一附属医院（淮南市第一人民医院）
刘时伟	同济大学医学院	俞秀茂	山东省青岛市即墨区人民医院
梅　炯	上海交通大学医学院附属第六人民医院	张芳芳	山东省临沂市中心医院
		赵可扬	上海交通大学医学院附属第六人民医院
倪　明	上海交通大学医学院附属瑞金医院		
欧　毅	同济大学医学院	郑青全	上海市嘉定区中心医院
钱　光	上海市第五人民医院	周鹏鹤	浙江省诸暨市人民医院
全　坤	南昌大学第一附属医院	朱　奕	上海交通大学医学院附属第六人民医院
童天朗	上海交通大学医学院		
王　华	上海市闸北区中心医院	朱晓中	上海交通大学医学院附属第六人民医院
王　伟	香港理工大学		
王开阳	上海交通大学医学院附属第六人民医院	祝晓忠	同济大学附属同济医院

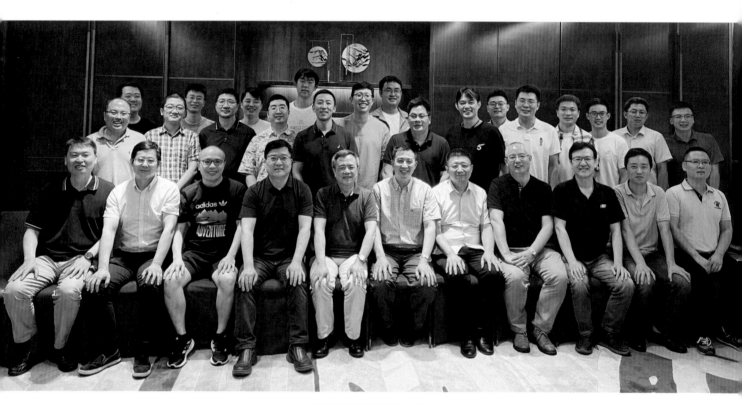

《股骨颈骨折》编者团队

前　言

　　髋部骨折主要发生在老年人，其治疗费用高昂，致死率高，并发症多而严重，是一个全球性的重大公共卫生问题。全世界每年有超过 150 万人受到髋部骨折的影响，预计这个数字在 2050 年将达到 650 万。在中国，中老年人髋部骨折患病率达 2.36%，人均住院费用超过 5 万元人民币，和世界上大多国家一样，面临着非常沉重的髋部骨折治疗任务。

　　股骨颈骨折超过髋部骨折的 50%。早在 1934 年，美国骨科医师 Kellogg Speed 在 *The American College of Surgeons* 上就用"尚未解决的骨折（the unsolved fracture）"来讨论股骨颈骨折。Speed 说，在此之前的一个多世纪中，股骨颈骨折的疗效并无实质性改善。而今，再过 10 余年，距 1934 年又是一个世纪过去了，股骨颈骨折治疗过程中的两大难题——骨不连和股骨头缺血性坏死，依旧没有得到实质性的改善。

　　但促使我放慢脚步来审视这一医学难题的原因，除了因为一位临床一线工作者近 40 年的困惑和思考，也有一个教育工作者对"传道受业解惑"的崇尚。

　　和大多数骨科医师一样，临床上我也习惯于做国外研究的跟随者。从上海铁道医学院到上海铁道大学，再到同济大学，从本科生教学到研究生教学，股骨近端骨折是我讲授最多的内容，但教学中对部分概念术语、基础理论、逻辑原理等内容的讲授，一如当初我在大学读书学习时一样，参考书籍或期刊中的一些术语会让初学者产生困惑，如"股骨距"和"股骨矩"是两个不同的概念还是同一解剖部位的不同表达？甚至在我自己也参加教学工作的若干年后，有的教材和论文中出现了不完全性股骨颈骨折"实际上不存在"的观点作为新发现来讨论，这本是 200 年前就已经讨论过的话题！就是在 200 年前那个百家争鸣的时代，包括"不完全性股骨颈骨折是否存在"在内的很多观点，在当时股骨颈骨折方方面面的争论中就数不胜数，如当时英国的学术权威 Sir Astley Paston Cooper 和爱尔兰著名医师 Robert William Smith 就是"不完全性股骨颈骨折实际上不存在"的支持者。所以有必要重提 1823 年 Henry Earle

和 Cooper 爵士辩论时所说的一句话:"众所周知,权威人士武断的观念必然会降低质疑的热情,而成为进步的绊脚石"。教师立于三尺讲台,有义务引导学生如何面对类似"性急的"、可能并不严谨的知识更新,教授学生在求学路上敢于质疑和认真求证的态度。

想着把这些年积累下来的临床和教学资料整理成册的另一个原因,是多年来会时不时地遇到无移位的股骨颈骨折患者,在内固定手术后"意外地"发生了股骨头缺血坏死。联想到文献中或者我们的临床病例中,无论是早期使用三翼钉内固定还是现在层出不穷的内固定设计与理念,总有不少严重移位的股骨颈骨折患者"意外地"如期愈合,却并未发生原以为必然会出现的股骨头坏死,甚至完全恢复了伤前功能。这些病例虽不是主流趋势,也缺少合理的解释,此般"意外"却如影随形地追问着我:此"意"为何意?

资料的整理和核实是一件相当繁琐的事。一些理论和概念我们都力求追溯到原始文献,其中最震撼的是上海图书馆和上海档案馆的馆藏,保留着不少关于近代中国股骨颈骨折的文献和书籍,这促使我有进一步去挖掘的强烈愿望。而外文文献,有的则不得不委托友人在国外图书馆查找。对一些有争议的问题,我们会重复前人的实验,虽然不是所有的实验都有预想的结果,但面对一些存在争议的问题,我们可以提出自己的理解。在此要感谢国家自然科学基金(81271991,12172224)的资助和支持。

本书不是属于那种要追求面面俱到的工具书,内容的着重点在于一些重要基础理论的溯源考证以及文献中的实验验证和临床研究,也包括我们自己的一些临床和研究工作。书的第一章"往事故人"是文献溯源的副产品,从 Pare 对股骨颈骨折的认识开始,梳理了关于股骨颈骨折基础与临床研究的源流,还有一些历史名人的趣闻轶事。由此我也心生无限感慨:时间总是步履匆匆,尤其是工业革命后的科技浪潮,很多东西我们还没有来得及注视,就已经被历史默默地淹没和替换了。就像在许多教材中所描述的 Nélaton 线和 Bryant 三角,不但临床上已少有人应用,也很少有人去关心 Nélaton 和 Bryant 这两位先生究竟为何方神圣。当然也有一些开创性技术,依旧如泰山北斗,如麻醉技术、无菌技术、X 线技术、股骨颈骨折的内固定与关节置换技术等。书的第二章"积基树本"主要阐述了有关影响股骨颈骨折诊断与治疗效果的既往基础研究成果,其中也介绍了我们团队的一些研究结果,比如股骨头颈部的血供及支持带的显微解剖,股骨头颈部血供滋养孔的分布及个体差异,以及基于 CT 图像分析 3D 打印观察的股骨颈骨折端的骨折形态差异及其骨折端骨缺损的定量观察等等,都提示了这些差异可能在骨折愈合和创伤性股骨头坏死的发生发展过程中发挥重要作用。这些也是以往的研究未曾提及的。书的第三章"承先启后"通过我们长期的临床观察以及文献研究进展跟踪,在介绍国内外最新进展的同时,也提出了我们自己的一些临床思考,包括当前股骨颈骨折分型系统存在的问题,如何基于 CT 和 MRI 图像进行更细致、更能反映骨折个体特点和预后规律的骨折分型，支持带损伤程度评分以及股骨颈骨折中骨缺损的处理及其对预后改善的意义，以及当今一些临床理念在我们临床实践中的一些体会，希望能为骨科临床工作者提供参考。第四章"方圆殊趣"针对一些特殊类型的股骨颈骨折不同的临床特征，诸如不完全性股骨颈骨折、病理性股骨颈骨折、青壮年股骨颈骨折以及股骨颈骨折合并同侧股骨干骨折、股骨头骨折、髋臼骨折等一些临床特殊情况，结合国内外研究进展及我们的临床经验进行了针对性的讨论。这些特殊类型的骨折在临床中较为少见，想必较多骨科医师在其整个执业生涯中，或偶有遇到，甚至不会遇到。因此，结合有限的文献以及我们在临床工作中所遇到的有限病例进行专题讨论，一定会给骨科专科医师，特别是所在医疗机构规模不大的医师，提供诊疗方面的参考。

如果说股骨颈骨折治疗的核心问题是如何评估和处理骨折部位的血供与结构稳定，那么，理解股骨头颈部血供的规律及变异，以及股骨颈骨折后的病理变化，对于股骨颈骨折治疗的个体化选择（内固定或关节置换），无疑是十分重要的。希望能有读者指出该书的错误，也希望有更多的人来关注这本并非以"求关注"为初衷的书。本书是由无数的分散的碎片资料整理而成的，有的事件由于年代久远考证太困难，有的结果还需要时间的进一步验证。也考虑过再等些时日，待资料积累再完善些，但很多临床问题尚在观察和等待中又有很多新的问题出现，而临床问题的总结却是以年为单位的，这也是为什么本书原计划3年完成却用了10年也不很满意的原因所在。和临床数据更新的繁琐耗时一样，文献的跟踪和整理也无穷尽，因此"达到完善"的这一天是根本不可能存在的。

可以肯定的是，这本书的完稿并不意味着有关股骨颈骨折的研究和诊疗有了明显的进步，就在该书的整理过程中，依旧有"不该坏死"的股骨头坏死了，也依旧有结局本不看好的股骨头却给人以惊喜，"不按套路出牌"的患者并没有因为此书而减少。既然追求完善不可能，那就将本书作为一个阶段总结，我们能做的只是不遗余力地去减少这个阶段总结报告中可能存在的错谬。同时，本书也不可避免地带着编者个人的临床体验，这需要读者在阅读中保持审慎的目光。

梅　炯

2022 年 9 月

目　录

第一章
往事故人

第一节　骨擦音传给帕雷的启示

早期人类对于骨骼的许多知识，或来自有心者对人体遗骸的观察，或是职业需要对人类正常或病态骨骼的收藏，或是人类有目的地对人或动物的尸体解剖观察。在近代教育模式形成之前，早期的相关知识传播大多是师徒之间口口相授。

考古研究和考古病理学研究认为，股骨颈骨折（髋部骨折）一直被认为是"少见事件"。这是由远古人类的生活方式所决定的。早期人类的生活多以采摘和狩猎为主，生产力低下，平均寿命低，骨质疏松人群相对现在而言要少得多，人类的损伤或发生于战争，或发生于和采摘与狩猎相关的生活损伤，髋部骨折相对于其他部位的骨关节损伤而言并不常见，因而对股骨颈骨折的关注度比现在低很多。

致力于波希米亚王朝遗骨研究的捷克学者简·巴尔托尼切克（Jan Bartoníček）于 2001 年发表其研究成果，认为德意志国王、神圣罗马帝国皇帝查理四世（Emperor Charles Ⅳ，1316—1378）的直接死因是股骨颈骨折（图 1-1-1），这一骨折或许在一定程度上直接影响了中欧的历史发展进程。但这只是考古发现，在历史文献中，并没有查理四世的死因记载。只有一句描述"一场恶性发热过早地结束了他 63 年辉煌的一生。"查理四世死于1378 年 11 月 29 日，去世前 3 周（11 月 2 日）还在参加王室活动，11 月 25 日给科隆大主教写了他人生中的最后一封信，由此推测，在 1378 年 11 月 2 日之后的某一天，查理四世因外伤致左股骨颈骨折，继而并发肺炎，夺去了他的生命。

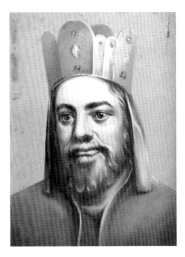

图 1-1-1　查理四世
（1316—1378）

古人对股骨颈骨折是否有认识至今仍缺少有证据的考证。

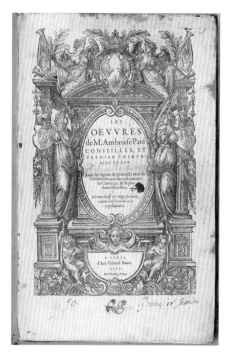

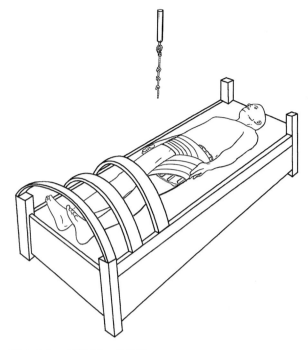

图 1-1-2　*Les Oeuvres d'**Ambroise Paré***
(*Works of Ambroise Paré*, 1575)

图 1-1-3　帕雷（Paré）疗法

　　文献中，大多数学者还是认同股骨颈骨折的首次文字记载出自法国著名的外科医师安布鲁瓦兹·帕雷（Ambroise Paré，1510—1590）的著作——《安布鲁瓦兹·帕雷著作集》[*Les Oeuvres d'**Ambroise Paré*** (*Works of Ambroise Paré*，1575)，图 1-1-2]。

　　"骨折有时可以发生在髋关节部位的股骨颈上，一如我见到的一位女性患者。在她请我出诊时，我见其患肢明显短缩，坐骨明显突出，当时我以为那是股骨头，我觉得这只是一个脱位罢了。我在牵引下把股骨头压进关节窝，见两腿长度大致等长，更让我相信这是个脱位。次日我再去看她，她患肢很痛并且又短缩了，而且向里转。于是我解开绷带准备像上次那样把股骨头压进去。就在我压股骨头时，我听见一细微的骨擦音，并且我发现关节部位并没有腔穴或陷凹。此时我确信这是骨折而不是脱位了。这种骨折加上股骨头和骨干分离，很容易让人想到是脱位。这有时会误导那些粗心的外科医师，他们做梦也没想到股骨头和股骨颈已经完全分离了，而只是粗心地判断这只是个脱位。所以我将骨折复位，使骨折两端连在一起，再用夹板固定，用卷带缚住，卷带的两头包住关节并在身上交叉固定，然后用一架子支撑她的脚，使不被衣被所压。最后我在梁上系一条带子，使带子垂到床中央，然后在带子上打几个结，这样她就容易抓住并可以把自己拉起来。"但这位妇人经治疗后的情况怎样，文中没有相关的疗效记载（图 1-1-3）。

　　Ambroise Paré（1510—1590）（图 1-1-4）是世界上最伟大的外科医师之一。他出生在法国北部的拉瓦尔一个理发师世家。其哥哥和姐夫都同样是理发师兼外科医师。Paré 年轻时未接受到良好的教育，仅通过学徒方式成为一名理发师兼外科医师而在巴黎行医。由于他天性聪明且动手能力极强，再加上其谦逊随和的性格，Paré 最终成为王室的外科医师，先后为4 位法国君主服务（亨利二世、弗朗索瓦二世、查理四世和亨利三世）。随着他的名声及社会地位的提高，1554 年，在法国国王亨利二世的亲自干预下，他获得了进入巴黎圣科斯马学院（Collège de St-Cosme）学习的机会，这是法国外科医师精英阶层的聚集地，他在此通过相关考核而获得硕士学位，实现了他从一个民间手工艺人，向依靠科学原理解释疾病的学者转变。也是在 1554 年，他加入了皇家外科学院，并于 1567 年当选为院长。1574 年，国王亨利三世任命他为首席外科医师和皇家委员会成员，该职位一直保持到 1587 年。Paré 也是一名杰出而多产的作家，他的著作广为流传。他对于外科的贡献通常被总结为 3 个方面——热油对于枪伤治疗的危害、截肢手术中韧带的作用以及产科胎足倒转术。事实上，他的贡献远不

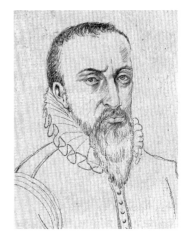

图 1-1-4　Ambroise Paré
（1510—1590）

限于此。从广处看，他独立的科学思想改变了外科领域死板的教条模式，从而影响了整个欧洲，他精湛的技艺以及人文思想也在外科历史中树立了一座不可磨灭的丰碑。具体到骨科学领域，Paré 关于股骨颈骨折及股骨近端的骨骺分离的描述也堪称经典。*Les Oeuvres d'Ambroise Paré* 是 Paré 引以为傲的最重要的著作，概括了大量的内科和外科知识，引用了包括 173 位作者的古希腊、罗马和阿拉伯的医学之经典，如 Hippocrates、Plato、Celsus、Galen、Rhazes 等，以及与之同时代诸多学者的论文。他为该书的出版可谓呕心沥血，亲自去挑选上好的纸张，雇用一流的印刷工人，书中的 320 多张插图都是精美的雕刻版画，这些插图也被后来的出版物广泛引用。但该书从成书到出版后却遭到国家医学部的嘲笑和刁难，医学部部长甚至以审查之名禁止该书出版。多亏有王室的支持，该书终得以出版并在很短的时间内售罄。

　　Paré 首先将髋部骨折和髋关节脱位进行了区分，有人理解为是对股骨颈骨折和股骨转子间骨折进行了率先的区分，这是一种误读。Paré 所描述的病例或许只是一例股骨转子间骨折，因为他是在复位时听到骨擦音才恍然大悟地排除了髋关节脱位，进而再推测到可能是股骨颈骨折的。我们在医疗工作中都有这样的体会，股骨颈骨折和股骨转子间骨折，复位时都会感觉到骨擦音（感），特别是对于完全移位的股骨颈骨折，复位过程中有时还会感觉到头颈间的滑动感。在没有 X 线片检查的年代，要对现在概念的股骨颈骨折和股骨转子间骨折进行鉴别几乎是不可能的。当然，早期的股骨颈骨折概念本身就包含了现在概念的股骨颈骨折和股骨转子间骨折。而关于股骨颈骨折的骨擦音问题，从此之后就成为股骨颈骨折讨论范畴中的经典概念传承，以致此后的 200 多年后，英国的两个骨科巨匠 Earle 和 Cooper 还针对股骨颈骨折的骨擦音问题进行了激烈的争论。

　　关于 Paré 是否是首先认识到股骨颈骨折的医师，历史上有不同的观点，持肯定态度的学者占了大多数。如意大利病理解剖学者 Giovanni Battista Morgagni（1682—1771）、德国外科学奠基人 Lorenz Heister（1683—1758）和荷兰解剖学家 Frederik Ruysch（1638—1731）通过尸体解剖对股骨颈骨折的病理进行了分析，以及后来的 Jean-Louis Petit（1674—1750）、Henry Earle（1789—1838）等的论文中，均认为 Ambroise Paré 是首先认识股骨颈骨折的医师。

　　持否定态度的医师相对较少，主要以 Alexis Boyer（1757—1833）和 Joseph François Malgaigne（1806—1865）为代表。他们在文章中提到，在 Paré 之前已有关于股骨颈骨折的

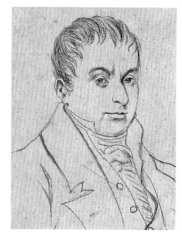

图 1-1-5 Alexis Boyer
(1757—1833)

认识，但均未列出相关的文献出处。Boyer 在其著作中指出："虽然 Hippocrates 未用确实的文字记录这种骨折，但在其关于股骨骨折著作中的一些记录，可推断其曾处理过这种骨折。"对医学史颇有研究的 Malgaigne 则是在其专著 *Traité des Fractures et des Luxations* 中提到在 Paré 之前古人对股骨颈骨折的认识。

Alexis Boyer（1757—1833，图 1-1-5）是法国著名外科医师，和 Ambroise Paré 一样被医学界尊为一代宗师。其经历也和 Paré 一样，成就了从理发师学徒成为皇家御用外科医师的传奇。Boyer 到巴黎独自谋生时年仅 17 岁，从理发师学徒做起，经历了长时间艰难的学习和实践，直到他 30 岁（1787 年）那年，才终于获得外科医师资格。1805 年，他依靠渊博的学识积累和精湛的临床技术，成为拿破仑的首席外科医师，1810 年被授予帝国男爵。1814 年，拿破仑退位后又先后成为路易十八、查理十世和路易·菲利普的顾问外科医师。1825 年当选法兰西科学院院士。Boyer 在外科病理学领域造诣颇深，对天花、子宫下垂、肛瘘、持续牵引治疗骨折，以及在男性学领域的研究使其被誉为 19 世纪外科学领军人物。在骨外科领域，Boyer 对股骨颈骨折的观察相当细致，其专著中的一个案例可以说明。患者为一老年人，外伤后肢体缩短半法寸（1 法寸约等于 27.07mm），此外没有什么明显的症状，诊断为股骨颈骨折。患者去世后的解剖证实确为股骨颈骨折。Boyer 在书中给出了一些有趣的解剖证据，证实了囊外骨折可能比囊内骨折更容易出现较大程度的肢体收缩。Boyer 首先提出了骨肉瘤（osteosarcoma）这一专业术语，以区别于其他骨骼病变。他也是一位著名的医学教育家，Guillaume Dupuytren 就是 Boyer 的得意门生之一，虽青出于蓝，但 Dupuytren 毁誉参半的人品让两人最终割袍断义。

Joseph François Malgaigne（1806—1865）也是一位天才的法国外科医师，还是一位多产的作家。Malgaigne1806 年 2 月 14 日出生于摩泽尔河畔查姆斯（Charmes-sur-Moselle）的一个卫生官员之家，15 岁即开始接受医学教育。但当时的 Malgaigne 却是梦想成为一名作家，他写了 2 本书，《谋图威尼斯的西班牙人》和《随心所欲》，书出版后无人喝彩，他便去给历史学家 M.de Villeneuve 当助手，其间掌握了拉丁语和希腊语，并练就了历史学家的视觉和研究技巧。1826 年，Malgaigne 前往巴黎继续接受医学教育，1831 年获医学博士学位。在波兰短期服役后定居巴黎，1835 年成为中央局的外科医师。他对疾病的认识，强调应以病理解剖为基础，特别善于把各种临床细节组织成精确的逻辑链。Malgaigne 治疗骨折和脱臼所遵循的原则一方面是来自 Paré、Petit、Desault，以及 Dupuytren 一代代外科巨匠的传承；另一方面，Malgaigne 也敢于依靠自己的观察和经验，以及史学家的眼光来质疑大师们的观点。比如他对于老师 Dupuytren 以及英国骨科巨匠 Pott 所提倡的应用半屈曲位来复位下肢骨折的观点，不是不假思索地接受，而是进行了动物实验和尸体解剖加以验证。他分别在膝关节半屈曲位和伸直位同时切断股四头肌和腘绳肌腱，结果在膝关节半屈曲位时，前后肌腱收缩的距离相等，说明在半屈曲位时，相互拮抗的肌肉是平衡的，而在膝关节伸直状况下切断前后肌腱，前后肌腱收缩的距离则有较大差距。他也是一位严谨的学者，极其重视病史细节，总能从原始临床资料蛛丝马迹中追寻疾病证据；他对医学史的研究得到过大师的点化，造诣颇深，因而对文献的求证尤为严谨，不会轻易采信译者和编者的观点，而是事必躬亲地寻求原始文献的佐证。因此史学界对 Malgaigne 的评价也很高："Malgaigne 是世界上迄今为止最伟大的外科史学家和批评家，一位才华横溢的演说家和作家，他的天赋与不断的努力结合在一起，开创了一种判断外科手术疗效的新模式——统计学比较与实验相结合"。Malgaigne 首次描述了因为敷料绑得太紧而致前臂缺血性挛缩的患者，比 Volkmann 早了 34 年。他设法收集并鉴定了气性坏疽感染期间的气体。他在骨折治疗方面也很有想象力，如对分离移位的髌骨横形骨折，他设计了一种装置，将两组钩子插入皮下骨折碎片，采用将螺丝拧紧的方法复位固定骨折，即我们熟悉的 Malgaigne 髌骨钩（Malgaigne hooks）、双侧骶骨前方半脱位伴骨盆环前部骨折（Malgaigne's fracture）和牵引肘（Malgaigne's luxation，桡骨头半脱位），这些都是骨科医师耳熟能详的术语。

虽然对于"Paré 首先发现股骨颈骨折"这一观点持否定态度的医师不多，但他们的观点也有一定道理。西方专注于外科的医师大多有收藏骨骼标本的传统，对骨关节损伤的认识，不少就来自于这些骨骼标本。从这一角度推测，有医师在 Paré 之前见过股骨颈骨折标本的可能性应该会很大，或许是没有记载于文章中，或者只是在浩如烟海的古籍中等待着有缘人的关注，当然这只是猜测。

在没有 X 线片检查的时代，要将股骨颈骨折和股骨转子间骨折进行临床诊断上的鉴别区分是极其困难的。在股骨颈骨折被认识的初始阶段，股骨颈骨折的概念和当今髋部骨折的概念几乎等同。股骨颈囊内骨折即现在意义上的股骨颈骨折，而股骨颈囊外骨折则更多是指的现在的股骨转子间骨折。

事实上，直到 19 世纪末，这两种骨折还是一同作为股骨颈骨折来进行讨论的，一般是把转子间骨折归为股骨颈囊外骨折进行讨论，比如在 1895 年英国医学会第 63 届年会上关于股骨颈骨折的讨论，就应用了大量的骨折标本实物照片，不难看出，有的被称为"股骨颈基底部骨折"的图像应属于现在的"股骨转子间骨折"。再如 Robert Adams 在《解剖与生理百科全书》（*The Cyclopaedia Of Anatomy And Physiology*）中"髋关节病理特征（Hip-Joint, Abnormal Conditions）"章节所用的股骨颈囊外骨折图片，也是属于股骨转子间骨折。但 Theodor Kocher 在其专著《实用骨折纲要》（*Praktisch Wichtiger Fracturformen*）中，对股骨颈囊外骨折和股骨转子间骨折进行了区分。

上面提到的 1895 年英国医学会第 63 届年会上关于股骨颈骨折的骨骼标本展示，也引申出一个有趣的题外话，即在 X 射线出现之前，一些特殊类型的骨折是如何被发现的？那些以人名命名的骨折（the eponymous fractures）在骨科临床中是如何被认识的？背后有什么传奇的故事？比如 Colles 骨折、Smith 骨折、Barton 骨折这 3 种桡骨远端骨折，就是分别以这 3 位骨科医师的名字所命名的骨折类型，读过他们的原始文献后得知，正如他们在文献中描述的那样，在没有 X 线片检查的时代，医师对骨折特征的认识主要是依靠熟悉的解剖知识以及细致入微的临床观察，当然还少不了他们天才的空间想象能力。诚然，有的骨折即使没有 X 线片检查其临床诊断也不困难，如四肢长骨骨干骨折和位置表浅的骨折，对这些骨折的诊疗经验积累，可以为其他部位的骨折诊疗提供借鉴。笔者也曾经对照着 X 线片检查结果体会前人提出的临床特征和用手感来辨别不同的骨折类型，即使有 X 线片的提示，我本人也是难以做到准确地区分。患者的年龄、性别、胖瘦程度、损伤机制和就诊时间等因素均会影响医师的判断。我无法想象生活在近 200 年前的他们，如何去区别 Barton 骨折、Colles 骨折以及 Smith 骨折在临床检查中手感上的差别。如果说 Colles 对其骨折的描述尚可理解，那么，Barton 于 1838 年在其论文"Views and Treatment of an Important Injury to the Wrist"中，对桡骨远端的关节内骨折就绝对不是单纯的触诊所能鉴别的："骨折碎片可能很小，通常也是很小，从桡骨远端的背侧缘断裂，骨折线穿过关节面，进入关节腔……在少数情况下，有时在桡骨掌侧缘，也会发生与背侧缘骨折特征相似的骨折。简单的手腕扭伤，虽然也会非常肿胀，但肢体多依然保留其自然外形的特征性轮廓，肿胀均匀而弥漫，手与前臂间的轮廓保持在一条平滑线上，中间没有突兀的骨性隆起。而在关节完全脱位时，骨端重叠所形成的巨大隆起和明显的肢体缩短等体征，很容易鉴别受伤的性质"。他一定是先有对临床问题的积累和思考，然后一个顿悟之后才有临床和解剖学上的回溯求证。

我也曾想过，这也许是得益于欧美国家当时尸检制度的结果。但很多骨折是较少令患者致死的，即使是在骨折未经恰当的治疗的情况下。何况，即便是医师有心对患者进行随访，在当时的通讯状况下也未必能长期和患者保持联系。1901 年，Charles E. Thomson 在 *Journal of Bone and Joint Surgery*（*Am*）上发表了一例病例报道"Operative case of intracapsular fracture of the hip"，文中记录了一位 62 岁的矿工髋部骨折的治疗经过。患者在进行髋部骨折切开复位内固定手术后 18 个月因心脏病死亡。虽然患者术后 7 个月余出现了轻微感染并窦道形成，但作者对这例患者的整体手术结果显然是很满意的。患者意外去世后，作者参与了患者的尸检，并从验尸官处获取了患者手术部位的股骨近端骨骼标本。那时 X 射线刚刚开始在临床上使用，作者特别应用 X 射线对骨骼标本进行了检查，证实骨折的确是愈合了。可见，有心的医师和尸检制度对于疾病（包括创伤骨折）的认识是很有帮助的。但直到有一天我读到一篇文献，提到那时的骨科医师，几乎都有收藏骨骼标本的习惯，异常的骨骼标本是他们在日常学术交流中的重要工具和内容。文献中关于股骨颈骨折是否能愈合的早期讨论，也常常会提到，一些骨科医师都是从各自所收藏的骨骼标本中，观察到股骨颈骨折已经愈合的例子。如 Kellogg Speed 在 *The Unsolved Fracture* 一书中就提到在杜普伊特伦（Dupuytren）博物馆、阿姆斯特丹的圣彼得医院以及美国的一些博物馆中收藏的股骨颈骨折愈合的标本。更早一些的例子如 Sir Cooper 在 1823 年发表的论文"A treatise on dislocations and on fractures of the joints: fractures of the neck of the thigh-bone"中提到 43 个标本，有的来自医院的收藏室，有的来自个人。此外，1858 年 Alden March 在其论文"Intracapsular fracture of cervix femoris with bony union"中提到骨骼标本的来源："较小的一个标本，编号为 884。当时，伦敦医院博物馆的老馆长认为，这是一个股骨颈囊内骨折获得骨性愈合的很好的标本。几年后便在伦敦买下了这标本"。这些仅仅是我们阅读到的少部分文献。因此，在 X 射线出现之前所认识到的一些特殊类型骨折，是先见到相关骨折的骨骼标本，还是从长期且广泛的积累中归纳出的这些骨折的特殊性，没有看到相关文献报道。就我个人的观点而言，顿悟似乎来自骨骼标本的提示，这一定是认识骨折的一条重要途径。

比如对 Hoffa 骨折形态的首次描述，可追溯到 1869 年。Busch 在柏林医院外科部的解剖标本中发现了这样的骨折标本，而以此发表了论文。同样，1853 年 Hahn 对肱骨小头骨折的认识，也是首先在骨骼标本中发现的，1896 年再由 Kocher 以此为基础进行首次临床观察。Ludwig Wilhelm Carl Rehn 在 1889 年的德国外科学会大会上报道了对一名 45 岁男子的解剖观察。患者在去世前 16 年有膝盖受伤病史，尸检发现股骨外侧髁冠状面撕脱骨折，一块带有骨关节炎改变的碎骨片向后侧和近端移位，交叉韧带完整，但外侧半月板严重受损，胫骨的后外侧髁也有严重损伤。在关于 Rehn 所提案例的讨论中，Christian Heinrich Braun 提及他遇到的一个类似病例，2 年后（1891 年）Braun 针对该病例发表了论文。一位 48 岁男性在采石场左膝关节受开放性损伤，受伤 10 天后，因创面感染进行了截肢手术。对截肢标本的解剖显示，股骨外侧髁有一个移位不大的两段骨折，而后关节囊和交叉韧带保持完整。这种 Hoffa 骨折的骨折细节，包括上面提到的 Hahn 对肱骨小头骨折的细节描述，若非进行解剖学的研究，单纯依靠临床体检和基于解剖学知识的想象，是很难实现的。

回归到解剖学验证是解释骨折特征最直观的方法。Colles 对桡骨远端骨折的骨折特征的解释，就提供了相应的局部解剖学知识。Colles 在解释为什么骨折后的肿胀掌侧不如背侧明显时，指出是因为突向前方的骨折近端被腕关节前方丰富的屈肌腱掩盖了，而前臂前方尺侧隆起的肌肉轮廓，是附着于豌豆骨上面的尺侧腕屈肌及肌腱，腕关节背侧出现的坚硬肿块是由于桡骨的骨折远端带着腕关节表面向后移位的结果，腕骨和掌骨之间的关系并没有发生改变。桡骨关节面方向的改变是由伸拇肌腱牵拉引起，因为肌腱所穿过的腱鞘在桡骨远端后外侧表面与骨质牢固连接。尺骨远端可能突向肢体的内侧或尺侧，如果尺桡骨之间发生分离，说明关节囊韧带发生了断裂，这是此类骨折很容易发生的情况。屈肌肌腱鞘内的积液是导致肢体前部弥漫肿胀的原因。Barton 对其所描述的骨折也有详细的病理解剖分析。他强调，骨折所导致的最重要变化是，桡骨远端的凹状关节面是与腕骨构成关节的，由于关节面的脊状边缘部分缺失，通常是一整块骨折碎片发生分离，有时是骨质的碎裂塌陷，使关节面的边缘变成了一个斜面。当桡骨远端的关节面失去其凹状形状，腕骨的压迫和屈指和/或伸指肌腱的联合作用力，可造成腕关节的脱位。如果是关节面的背侧发生骨折，腕骨带着碎骨块向背侧移位，于是在桡骨背侧形成肿块，而桡骨未受损伤的掌侧末端，则在掌侧形成圆形光滑的突起。如果是关节面的前侧发生骨折，未受损的桡骨末端就会在腕背侧突出，腕骨带着的碎骨片就会在手掌侧形成肿块，从而形成了另一种腕部畸形。

（梅　炯）

第二节　牵引与夹板为主导的 300 年

人们在认识股骨颈骨折的初期，对股骨颈的解剖学特点和股骨颈骨折后的病理学特点的了解几乎完全空白，相应的对股骨颈骨折的治疗亦只是搬用其他骨折的固定方法，如 Ambroise Paré 所采用的治疗方法就是简单的夹板固定。从今天的知识体系来看，这种疗法显

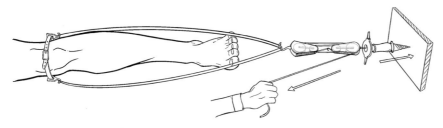

图 1-2-1　Hildanus 束带

然是不会有确切的效果的。事实上在 Paré 后的 200 年间，牵引和夹板外固定仍是医师治疗下肢骨折最主要的手段，股骨颈骨折作为下肢骨折的一个类型，也常归于下肢骨折一起讨论。这些早期的固定方法虽各具特点，但疗效如何均无可靠的文献记录；即使有，也早已不再用于股骨颈骨折的治疗了。从早期文献的一鳞半爪中，尚可从中体会到这些先行者聪明的才智和超凡的创造能力。

　　Guilhelmus Fabricius Hildanus（1560—1634），也叫 Wilhelm Fabricius von Hilden，德国著名外科医师，被尊为"德国外科之父"。针对股骨骨折的治疗，他对 Paré 滑轮组（Paré's block and tackle）进行了改良，将这种"滑动器（instrumentum trochleatum）"称之为鲫鱼（remorra）。这是文献中最早应用牵引与对抗牵引的方法来固定治疗股骨颈骨折。具体方法是，用一皮带扎于膝上，皮带内、外侧各附有一小钩，用一根绳子的两端固定两钩，绳子的中点应在足以远，在中点连接两滑轮，再于床尾以螺钉连另一组滑轮，用床单环绕患者会阴部并固定于床头作对抗牵引。该装置称为 Hildanus 束带（图 1-2-1）。Laurence Heister（1683—1758）曾在其 1750 年出版的 *System of Surgery* 中对该方法进行了详细介绍。

　　Benjamin Gooch 根据 Hippocrates 提出的牵引原理和伸张原理设计了一种较 Hildanus 束带更简便的方法，其用一金属环置于大腿上端，另用一金属套置于膝关节上方，上侧金属环的两侧各有一金属棒，金属棒的远端制有螺纹和下端金属套相连，利用螺帽的旋转实现上下金属环之间的牵开，之间还可辅以夹板固定股骨干骨折（图 1-2-2）。Benjamin Gooch 是英格兰人，其出生日期不详，据其墓碑记载，他于 1776 年 2 月去世，享年 68 岁。以此推测，他应该出生在 1707 或 1708 年。他的早期教育经历也不清楚，只知道他曾跟随诺里奇（Norwich）顶尖的外科医师 David Amyas 学习。然后，他很可能是在伦敦的医院和学校学习后又回到诺福克（Norfolk），先给 Robert Bransby 当助手，然后在很短的时间内就因为他的外科技术而声名远扬。

　　John Aitken 对 Gooch 方法进行了改良，以一坚固皮带内衬法兰绒绑缚于骨盆部，带上连有 3 条金属夹板，夹板的另一端留有数孔，借螺钉而与大腿下端的另一皮带圈相连。金属夹板的长度可依靠螺钉穿孔而得以调节。上皮带圈的后方连有开叉的软带一条，开叉端绕会阴绑缚于皮带圈的前方，以避免该皮带圈向上滑动（图 1-2-3）。John Aitken 的经历有些神秘，可以确定的是，他于 1790 年 9 月 22 日去世。关于他的童年人们知之甚少，在他的学籍登记册上仅写着"苏格兰人"。他两次进入爱丁堡大学学习，1763 年学习解剖学、外科学和化学；1769 年，学习内科以及产科的理论与实践。大家都知道他是医学博士，却没人知道 John Aitken 具体是从哪所大学毕业的，在苏格兰大学或都柏林大学的毕业学生

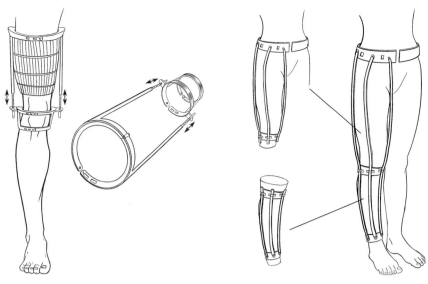

图 1-2-2　Gooch 牵引器　　　　　　　图 1-2-3　Aitken 夹板

名单上都找不到他的名字，有人推测他很可能是在欧洲取得的学位。他的名字拼写在 1905 年出版的《国家传记词典》中用的是 "Aitkin"，而在其他出版物和传记资料中用的都是 "Aitken"。John Aitken 于 17 世纪 70 年代当选爱丁堡皇家外科学院院士，曾两次（1774 年和 1775 年）当选爱丁堡皇家医学会主席。他是一位很受欢迎的解剖学老师，也是一位善于思考的临床医师，他改良的手术刀、镊子、产钳以及链式线锯等手术器械，都在临床上得到了广泛的应用和推广。

Jean-Louis Petit（1674—1750，图 1-2-4）是法国著名的外科医师。他治疗股骨颈骨折的方法和 Aitken 夹板类似，不同点在于在患者的头侧采用一床单或布带经过会阴和健侧腹股沟部固定于床头做对抗牵引，再于患肢的膝上和踝上各绑一牵引带交替牵引于床尾，以减少牵引在肢体绑缚处的不适感。患肢外侧还须用一长夹板固定，夹板上至髂嵴，下至足跟，内侧用一较短的夹板，上至会阴，下至足跟。和 Paré 一样，也在病床中央的天花板上垂一索带，患者借此以利于起坐。Petit 于 1674 年 3 月 13 日生于巴黎，1700 年获外科硕士学位，1715 年入选皇家科学学院成员，1731 年，被路易十五国王任命为法国皇家外科学院的首任院长。1705 年，Petit 首次提出腕关节创伤性肿胀和移位是桡骨远端骨折所致，而不是先前认为的腕关节脱位。腕关节脱位是 Hippocrates 的经典理论之一，并定义了腕关节脱位 4 个不同的移位方向及其处理。该理论后来又通过 Gallen、Palladius、Celsus、Duverney，以及 Fabricius 等的著作传承，影响了后世近 200 年。因此，Petit 提出的实际上是桡骨远端骨折而非"腕关节脱位"的观点，不仅具有革命性意义，而且比 Colles 桡骨远端骨折的描述早了 100 年。1718 年他发明的骨科小型止血带标志着外科从处理失血发展到预防失血。Petit 领衔的皇家外科医师小组还提供了第一份完整的硬膜外血肿、对冲伤和颅脑损伤后清醒时间间隔的临床描述。

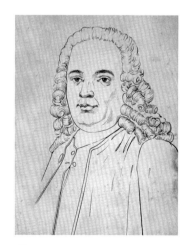

图 1-2-4　Jean-Louis Petit（1674—1750）

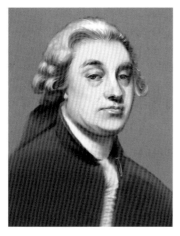

图 1-2-5　Percivall Pott
（1713—1788）

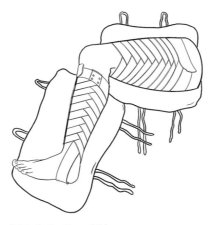

图 1-2-6　Pott 疗法

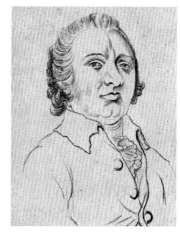

图 1-2-7　Pierre Joseph Desault
（1744—1795）

　　Percivall Pott（1713—1788，图 1-2-5）是英国骨科的奠基人之一。以他名字命名的医学术语，如 Pott Puffy Tumor、Pott Cancer、Pott Fracture、Pott Disease 等，足以显现他的医学成就。Pott 在创伤骨折方面最重要的贡献之一是在 1769 年出版的 *Some few General Remarks on Fractures and Dislocations*。他反对当时流行的通过器械持续牵引的治疗方法，认为对于骨折患者，可以通过将肢体摆放在适当的位置，让肌肉处于持续放松的状态，骨折即可获得最好的复原以及矫正，这就是著名的 Pott 疗法（图 1-2-6）。该方法对骨折治疗有着深远的影响，在英格兰被广泛接受并流行了好几代人。对股骨颈骨折患者的体位而言，要求肢体呈半屈曲状态，不须牵引。患肢在下，两髂前上棘与地面垂直。膝关节 90°，髋关节大于 90°呈一钝角。依靠重力固定骨折，通过体位放松肌肉来维持伸肌与屈肌的平衡。Pott 疗法在股骨颈骨折的治疗上未能推广，这可以理解，让患者持久保持这种姿势，尤其是髋部骨折患者，的确是件困难的事，而且也不便于护理。但 Pott 疗法关于肢体半屈曲位可平衡肌肉张力的原理对肢体骨折脱位的治疗产生了重要而广泛的影响。

　　法国著名外科医师 Pierre Joseph Desault（1744—1795，图 1-2-7）认为 Pott 法不合理的地方主要在于该方法不能纠正骨折的短缩移位，也不利于双下肢的比较；其次，长时间的侧卧位会让患者很不舒适，还有可能造成大粗隆部的压疮；更为重要的是，如果髋部没有确实的固定，患者大小便时骨折必然发生移位。为此 Desault 制作了一种夹板，希望能解决上述难题。其原理仍基于对抗牵引。夹板长度上自髂骨嵴，下至足下 15cm，夹板下端预制榫眼以利于绑缚绷带用于牵引患肢。骨盆部木板也用绷带固定避免其上移，同时以绷带自夹板之上端绕过会阴部。大腿前方有前夹板，自腹股沟到膝部，用 4 条布带连同外夹板环绕固定。另有布带三条固定外夹板于腿部。足部以 8 字带固定在外夹板下端之榫眼上（图 1-2-8）。这是一个进步，在此之前抗牵引是由会阴带紧系于床头获得，而 Desault 是利用其长夹板的自身结构以获得持续的牵引力。使用 Desault 夹板需要大量的绷带，操作很麻烦，且长夹板会在腹股沟处产生压迫，可能造成腹股沟附近的血管流通不畅从而导致患肢水肿。大腿根部内部的绷带极易污染，尤其是女性，常发生局部皮疹、皮肤溃疡，对护理要求很高。Desault 一直在对该夹板进行改良。但就在 Desault 宣布自己的改良方法成功之际，他的妻子于 1830 年

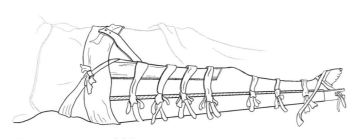

图 1-2-8　Desault 夹板

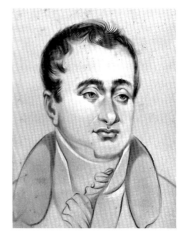

图 1-2-9　Baron Guillaume
Dupuytren（1777—1835）

发生股骨颈骨折，但 Desault 对其妻子并没有使用自己推行的方法治疗，而是采用了类似于
Pott 法的双斜面法，他的妻子于骨折后 1 个月因肺炎去世。这让不少人因此而怀疑其所推方
法的可靠性。此外，Desault 夹板对法国国民军总司令 Marquis de Lafayette 的治疗，也是
另一个饱受诟病的例子。Lafayette 将军不仅在美国独立战争中发挥了重要作用，也是法国
大革命中的风云人物。他在股骨颈骨折后就采用 Desault 夹板治疗，治疗中由于夹板的外侧
压迫股骨大转子处软组织而出现溃疡。不堪骨折疼痛和皮肤溃疡的双重折磨，Lafayette 将
军只得去除夹板，从而导致肢体短缩而留下终身残疾。

　　此后，Belloq（1732—1807）和 Boyer（1757—1833）也设计了与 Desault 夹板类似
的对抗牵引夹板，但结构较为复杂，同样没有得到推广。Philip Physick（1768—1867）又对
Desault 法进行了改良，他将外侧夹板延长至腋窝，其端制作成拐杖状使患者舒适为度。抗
伸带则由会阴部牵至外侧夹板近腋部的榫眼上。Hutchinson（1777—1835）又进一步改良了
Physick 夹板，加一横木片于外侧夹板下端的内侧，足及踝部牵引带改缚于该横木片之游离
端以免外侧夹板压迫踝部皮肤。

　　对股骨颈骨折治疗的又一进步是对骨折进行闭合复位的尝试。法国著名外科医师 Baron
Guillaume Dupuytren（1777—1835，图 1-2-9），是巴黎主宫医院（L'Hotel-Dieu des Hospices de
Beaune）的首席外科医师，以绝对的权威统领医院外科 20 余年。在骨折脱位和肢体畸形的
外科病理学方面具有崇高的地位，被誉为是自 Paré 以来最伟大的法国外科医师。因为在对
Lafayette 将军的治疗过程中，注意到 Desault 夹板的诸多不足而自创了一套疗法。Dupuytren
疗法首先强调的是骨折复位。其复位方法是：先屈髋屈膝，将大腿与腹接触，小腿与大腿接触，
然后将患肢伸直并外旋，使患肢恢复原有长度，而患肢外旋畸形亦会得以整复。然后用双斜面
法保持患肢于屈髋及屈膝位。这里所说的双斜面法，本质上是 Cooper 所用的膝下垫枕法的改良。
按 Cooper 的说法，首先倡导双斜面法的人是英国曼彻斯特的 White，其后由霍兹登的 James 加
以改进。James 设计采用三块木板连成三角形，三角形的底边置于床褥上，患肢大腿置于三角
形的一边，膝部抬高超越三角形顶点，小腿置于另一边。该法源于 Pott 的半屈位原理，目的
在于使肌肉放松使患肢舒适。该三角形结构在近髋部和膝部之角上各装有铰链，放置小腿的一

边与底边相连处为梯齿状，如是方便三角形之高度变更。腿板之间以枕垫入，又将大腿及小腿各以布缚于斜面上，布之两头分缚于床侧。Dupuytren 的创新在于改变了以前均以对抗牵引为重点的方式，而将重点放在骨折的复位上。Dupuytren 对骨科学的贡献是巨大的。他在踝关节骨折方面的工作拥有以他名字命名的"Dupuytren 骨折"，在对骨折愈合的研究方面，他首次提出了"临时性骨痂"和"永久性骨痂"这两个术语，并将骨折愈合过程归纳为 5 个阶段。此外，对骨囊肿、动脉瘤、下颌骨肉瘤切除、白内障手术等都展示了天才的手术技巧，他对掌腱膜挛缩的手术治疗，在 200 多年后的今天依旧为人所津津乐道。在其医师生涯中，他坚持每天晚上都去看望新患者和新手术的患者。他的手术成功率超过 60%，这在没有麻醉和抗菌药物的时代堪称奇迹。他傲慢而古怪，不易相处，在手术室外，他大步穿过走廊，对周围的人不理不睬；在手术室内则表现出对手术原理和操作技术上的完美主义般的固执，这使得他总是与同事、工作人员，甚至本就为数不多的几个朋友冲突不断。他总是以自己的绝对存在来强化自己的绝对权威，因此被称为"主宫土匪""外科巨匠，世间小人"。Dupuytren 的沽名钓誉也常被人诟病，他与其学生 Rene Theophile Hyacinthe Laënnec（1781—1826）的交恶便是一个例子。众所周知，是 Laënnec 首次描述黑色素瘤，并根据希腊语创造了 melanoma 一词来命名这种肿瘤。但 Dupuytren 认为，Laënnec 关于黑色素瘤的著作中没有对他在该领域的贡献予以足够的评价，于是在随后的几年中，两人就黑色素瘤的发现问题进行了激烈的辩论。最终学生因不堪老师的霸凌和自私而最终反目。Laënnec 是在 1800 年初到巴黎学医，学医之初即在 Dupuytren 的实验室学习解剖。后来 Laënnec 因为发明了听诊器、描述了 Laënnec 肝硬化而让后人铭记。除了和学生关系不和，Dupuytren 和老师 Alexis Boyer 的关系也势如水火，两人彻底决裂的事件是，Dupuytren 与老师 Boyer 的女儿已订婚多年，他的成长与进步少不了 Boyer 的提携，可就在即将结婚的前一天，Dupuytren 居然单方面取消了婚约，这使得 Boyer 成为了他终生的敌人。后来 Boyer 的女儿嫁给了 Dupuytren 的对手 Roux 医师，Roux 也最终取代 Dupuytren 成为医院首席外科医师。Dupuytren 也算是桃李天下，Corvisart（叩诊发明者）、Laënnec（听诊器发明者）、Velpeau、Malgaigne、Nélaton、Comhere 以及 Michaud 都是他的学生。包括美国哈佛大学外科学教授 J.C. Warren（1778—1855）和 J.M. Warren（1811—1857）父子，也是 Dupuytren 的学生。

在 19 世纪末和 20 世纪初，也出现了其他颇具特色的夹板固定及牵引法。Nathan R.Smith 于 1867 年设计的前悬吊支架（anterior suspensory splint，ASS）就是一种使用方便而又让患者感到较为舒适的方法，特别是对股骨颈骨折，其治疗效果尤其优异（图 1-2-10）。而且该支架稍加改动还可适用于其他类型的股骨骨折。他认为该支架比软枕更舒适，患肢在改变位置时更自由。虽不能确保骨愈合，但用途很广。

美国医师 Phillips GW 提出的双向牵引法也是一项颇具新意的技术改进。他设计的夹板从腋窝到脚部，在传统的纵向牵引基础上，增加了在大腿近端的横向牵引。两个方向的牵引力所形成的合力更有利于股骨颈骨折的复位。牵引重量在肢体纵轴方向前 3 周为 20~25 磅，然后减至 15 磅维持牵引。侧向牵引的重量为 9 磅，持续牵引 6 天后拆除。Phillips 疗法以其双向牵引的复位理念为后来的股骨颈骨折闭合复位方法的改进提供了极有价值的借鉴。

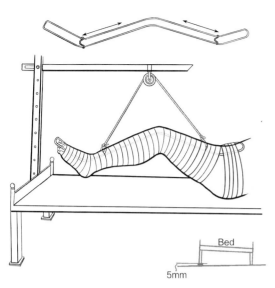

图 1-2-10　Smith 悬吊支架

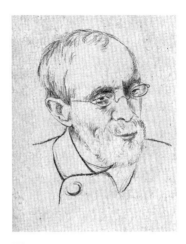

图 1-2-11　Hugh Owen Thomas（1834—1891）

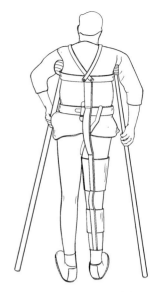

图 1-2-12　Thomas 夹板

英国著名骨科医师 Hugh Owen Thomas（1834—1891，图 1-2-11）是一位颇具争议的传奇人物，医术好、脾气坏是他的个人标签。他影响骨科至今的贡献，除了检查髋关节屈曲挛缩的 Thomas 试验，Thomas 架也是全球使用最广、最持久的外固定装置之一，特别是因其在骨折后的急救和转运过程中功效卓著而在战争中广泛使用。对股骨颈骨折的治疗而言，也较为方便。Thomas 夹板于 1888 年制成（图 1-2-12）。

　　Thomas 出生于一个传统的正骨师世家，他本人及其祖上的故事都颇具传奇色彩。其曾祖父 Evan Thomas，据文献记录是威尔士正骨行业的领军人物。1834 年，Thomas 的父亲，也叫 Evan Thomas，决定将其家族事业扩展到利物浦港口。当时，英国的医疗注册制度已开始实行，为了适应现行制度并让其祖传事业后继有人，他将 5 个儿子全部送入正规的医学院接受教育，以利于通过医师资格考试。1857 年，Hugh Owen Thomas 在爱丁堡取得医学学位后回家，与父亲一起在 Great Crosshall 大街行医，同时也使其没有行医资格的父亲披上了合法行医的外衣。随着 Hugh Owen Thomas 医疗经验的积累，加上曾经的医学专业学习使其逐渐认识到传统正骨技术的不足，父亲与儿子的分歧逐渐增大。1866 年的一次争吵后 Hugh Owen Thomas 离开了父亲，自己在尼尔森大街（Nelson Street）10 号建立了诊所，此处因此成为英国近代骨科诞生地而被载入史册。因着传统正骨技艺中所蕴含的丰富的临床经验及其在现代科学指导下的升华，声誉鹊起的 Hugh Owen Thomas 变得有些自负，甚至有些傲慢独断。和 Dupuytren 殿堂上的傲慢不同，Thomas 经营的私人医院只有 8 张病床位和 1 名专业护士。那时的英国医师阶层分明，也存在一些世俗眼光。私立诊所比起教授成群的医院显然很草根，何况个头矮矮的 Thomas 整天戴一顶水手帽，穿一件似乎总是不换洗的黑色外套，衣服的扣子一直扣到脖子，嘴里还总是叼着雪茄，毫无绅士风范。Thomas 和学院派的相互藐视使得他终身没有加入英国的任何学术团体。Thomas 在他出版的第一本书 *Diseases of the Hip，Knee and Ankle* 中明确提出了"持续制动，充分休息"的骨折治疗观点，在很长时间被奉为理论经典。但他也在书中用很大篇幅对同行的治疗观点进行了谴责，这使得他

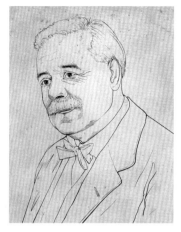

图 1-2-13 Robert Jones
（1857—1933）

和一些学院派医师间的隔阂更加深重。如果没有他的侄子兼学生 Robert Jones（1857—1933，图 1-2-13）将他的学术理论发扬光大，Hugh Owen Thomas 的职业声誉很可能就会沉寂在时间的长河中。

Robert Jones 出生在北威尔士的海岸小镇里尔，5 岁全家搬到伦敦并在伦敦长大。1864 年 Robert Jones 的二姑伊丽莎白（父亲的第二个妹妹）与爱丁堡大学毕业的医师 Hugh Owen Thomas 结婚。Robert Jones 因此与他的姑父结缘，其生活和思想随之受到深刻的影响。1878 年 Robert Jones 在利物浦获行医资格，学医期间也一直跟随姑父学习骨科知识，所以在一定意义上他属于传统正骨师的传人，姑父是他骨科的启蒙老师。Thomas 去世后，Jones 继承了尼尔森大街 10 号的诊所，继续在利物浦做外科医师。因为姑父的影响，这里所治疗的患者不只来自英格兰，还来自整个欧洲和北美。尼尔森大街 10 号也是全世界骨科医师的圣地，包括梅奥兄弟在内的世界各地名医都拜访过这个著名的地方。后来该骨科圣地在第二次世界大战中毁于战火，就在那次空袭的几天后，不少医师怀着朝圣的心情来到尼尔森大街 10 号，带几片那里的碎瓦片留着珍藏，而刻着"H.O.T. Surgery，1856"的石牌至今仍收藏在利物浦的 Hugh Owen Thomas 与 Robert Jones 图书馆。1889 年 Robert Jones 成为爱丁堡皇家外科医师学会会员，先后担任利物浦斯坦利医院和利物浦皇家南方医院的普外科医师，这些经历为他日后的骨科学研究打下了很好的基础。1909 年他被任命为利物浦大学骨科首席讲师。Jones 善于接纳新事物，在伦琴发现 X 射线后的几个月内，他即在利物浦诊所安装了一台 X 射线机，用它来定位儿童手腕上的子弹，并在 1896 年 2 月在 Lancet 发表了世界上第一张临床放射学照片。此后不久，在他跳舞时扭伤了脚，最初以为是肌腱损伤，拍了 X 线片后诊断为骨折。结合他后来关注的几个类似患者，1902 年他在 Annals of Surgery 上发表了"Fracture of the base of the fifth metatarsal bone by indirect violence"的论文，这种骨折后来被称为 Jones 骨折。第一次世界大战爆发后，Jones 被动员为皇家陆军医疗队的一名外科医师。他把他的医学知识发挥到了极致。他被任命为战伤骨科主任，授少将军衔，负责监管军队医院，并培训来自欧洲、新西兰、澳大利亚和美国的外科医师。在整个第一次世界大战期间，他力主使用由他姑父设计的 Thomas 夹板，使得战伤骨折所造成的死亡从 80% 减少到 20%，挽救了不计其数的伤员的生命。他编写的 Notes on Military Orthopaedics 在当时军队和地方的影响都相当广泛。战后，Robert Jones 于 1919 年任伦敦圣托马斯医院骨科主任，他继承和发展了 Thomas 的治疗理念和设备，并建立了网络遍布全国的骨科医院，治疗了大量的包括骨关节结核在内的骨科疾病患者。1929 年他出任国际矫形外科和创伤学会（SICOT）首任主席，开辟了英国现代骨科学的新纪元。他的事业巅峰不仅在于创造和建立现代骨外科的原理、科学和艺术，更在于他的学生中涌现出一大批现代骨科学大师：Sir Reginald Watson-Jones、Thomsas Porter McMurray、David McCrae Aitken、Naughton Dunn、Alwyn Smith 等。1933 年 1 月 14 日 Robert Jones 去世，享年 73 岁，1 月 18 日被安葬于利物浦大教堂。

（王志远　杨旭津　梅炯）

第三节　几个经典理论的诞生

19世纪初，股骨颈囊内骨折成为学者争论的焦点，以Astley Paton Cooper（1768—1841）为代表（图1-3-1）。

Cooper是John Hunter最杰出的学生之一，也是当时伦敦外科医师的领军人物。他的长篇论著 *A Treatise on Dislocations and Fractures* 长期以来被奉为骨科经典。Cooper根据股骨头、颈的解剖学观察，对股骨头的血液循环及其血管损伤进行了经典的讨论。他首先概括了股骨颈骨折的病理特点，并将股骨颈骨折分为囊内和囊外两大类。他认为骨折类型决定患者预后，囊内骨折预后不好，要达到骨折愈合非常困难。Cooper总结在他所治疗的股骨颈骨折中，关节囊内骨折无一愈合。在分析其原因时，Cooper认为要使骨折愈合，骨折端除了需要获得良好的复位外，骨折端还需要有适当的侧压力，而股骨颈骨折在治疗

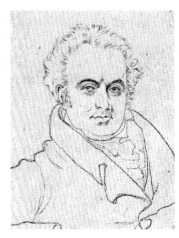

图1-3-1　Astley Paton Cooper（1768—1841）

中很难达到这两点要求，更何况骨折时关节囊常常被刺破，营养缺乏，更增加了骨折愈合的难度。因此，Cooper对于股骨颈骨折的结局作这样悲观的描述："对于股骨颈骨折，不需要更多的言语，因为从疾病本质上看，无论将肢体放在哪个位置，其结果都不会得到改善"。Cooper对其原理的解释也较为详细，得到了不少学者的肯定，也常被研究股骨颈骨折的文献所引用。"对于这种损伤，尚无理想的治疗方法促使骨折愈合。却常常看到患者的健康因为对骨折的治疗而受到损害。我现在所用的方法是仅在患肢下方垫一软枕，枕长与肢体相等，另用一枕卷置于膝后，患肢如此放置10天或2周，使疼痛和炎症得以减轻。然后让患者坐于高椅以免肢体过度屈曲而发生疼痛。再过数日后，可在拐杖帮助下步行，逐渐用手杖替代拐杖。数月后即可使用患肢而无须其他外助支持。当患肢开始负重时，若辅以高跟鞋则对其大有帮助。"当时不少医师认为，股骨颈骨折的合理疗法应首推Cooper的方法，即姑息疗法。但从Cooper方法的本质上看，该方法还是基于Pott法的放松原理。

Cooper所主张的"有病治病，骨折由之"，其宗旨虽为救命重于接骨，但他这种对骨折仅作姑息治疗的主张也受到很多医师的质疑。同时代的Dupuytren、Boyer、Malgaigne、Charles Bell和Henry Earle，以及都柏林学派的Robert Adams、Robert William Smith等均坚持股骨颈骨折后骨性愈合完全是可能的，应当积极治疗。

1823年，Henry Earle（1789—1838，图1-3-2）在其专著 *Practical Observations in Surgery* 中对股骨颈骨折的诊断和治疗作了详尽的描述，并在书中发表了他所设计的骨科床，这是一种以双斜面固定为主导的治疗床。床上开孔以利于大小便。足可缚于床尾的踏脚上（图1-3-3）。Henry Earle虽然是维多利亚女王陛下的卓越外科医师，关于他对骨科学术上的贡献，曾有人开玩笑地说道，只有三件事能让骨科界记得：一是首次描述了踝关节骨折脱位伴胫骨后缘撕脱骨折，即Earle三角（Earle triangle）；二是为股骨颈骨折的保守治疗设计了一种舒适而复杂的骨科床；三是和Cooper爵士吵了一架。

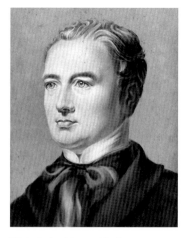

图 1-3-2　Henry Earle
（1789—1838）

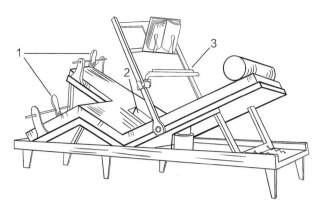

图 1-3-3　Henry Earle 骨科床

　　1789 年 6 月 28 日 Henry Earle 出生于英国伦敦。父亲是 James Earle，Percivall Pott 是他的外公，但在 Earle 出生的前一年去世了，所以二人未曾谋面。1805 年，16 岁的 Earle 开始跟随其父学医，3 年后（1808）成为皇家外科学院会员。1813 年获外科学院 Jacksonian 奖，1815—1827 年在 St Bartholomew 医院任外科助理医师，1822 年选为英国皇家学会（FRS）会员。1828—1838 年任 St Bartholomew 医院外科讲师；1833 年任皇家外科学院解剖学和外科学教授；1835—1837 年任皇家医学和手外科学会主席。

　　Earle 认为股骨颈骨折经过恰当的治疗是可以治愈的。Henry Earle 在 *Practical Observations in Surgery* 中提到，之所以要写这本书，除了股骨颈骨折的治疗难度的确很大，需要特别强调和重视之外，"我必须承认还有一个更为特殊的原因：我与著名的医师 Astley Cooper 在股骨颈囊内骨折是否可能愈合的问题，存在观念上的分歧。该观念数年来一直深深扎根于他众多学生的大脑中，并在世上广为流传。"他想纠正这一错误观念，为此和 Cooper 产生了激烈的争论。

　　Cooper 认为股骨颈囊内骨折是不可能愈合的："每次治疗这种骨折时我都感到困惑，至今还没有看到一个骨折愈合的例子"，并认为 Earle 之所以坚持不懈地批驳自己的观点，目的就是为了贬低 Cooper 所在的医院及其教学。为此，Earle 于 1823 年 9 月 13 日发表了"Remarks on Sir Astley Cooper's Reply"一文，对 Cooper 的说法进行了一一回应，"该问题不是 Cooper 的理论所能左右的，既然 Astely 爵士在他的实践中，骨折愈合断不可能……但自然界并没有禁止骨折愈合的规则。我一直在努力探索骨折不愈合的原因，为此，希望能说服我的同行们不要放弃这些绝望的病例"。应该说，鉴于 Cooper 在当时在学术界的影响，敢于公开质疑 Cooper 的人是不多的，而 Earle 在当时也是个饱受争议的人物，前面已经说过，英国外科界泰斗级人物 Percivall Pott 是他的外公，父亲是 James Earle 爵士，这使得 Earle 能有更早的机会获取相关专业知识，也有更多的机会结识医学界的大师，自然也拥有更多的成功机会。有人说，Earle 的临床经验非常丰富，对临床问题的观察捕捉能力十分敏锐，但在科学问题的凝练方面则有所欠缺，他往往是以临床治疗实例，而不是从解剖生理方面探究其中原理。他傲慢的性格和矮小的身材常成为他的对手攻击他的话柄。*The Lancet* 发表了一系列长篇大论［The Lancet，1828，9（229）:597-600.］，在一篇名为 *Mr. Earle* 的文章中写道:"这只好斗的外科麻雀最近一直在急躁地跳跃和扑腾，用肺部的最高音量发出空洞、毫无旋律的啁啾声。对这个可怜的小东西，有必要对其翅膀进行修剪，以免它在暴力性的错误行动中伤害自己。我们从未对这个焦躁不安的小个子给予高度的专业性或学术性评价。有些人是如此愚蠢，他们不应该在没有看护的情况下获得人们的信任；他们遇到任何人都会把头往墙上或柱子上撞"。

但这些都不影响对 Earle 专业水平的肯定。他无疑是 19 世纪上半叶英国最杰出的外科医师之一。Earle 先后发表了 12 篇外科论文，对烧伤、尺骨鹰嘴骨折、脊柱畸形的治疗以及尿道重建都有深刻的见解。他首先描述了踝关节骨折脱位伴胫骨后缘撕脱骨折。特别是对股骨颈骨折的诊断简单实用，并对一些在诊疗过程中的教条主义医师进行了批评。Earle 认为: 只要患者有明显的外伤史，患肢出现运动障碍不能站立，没有髋关节脱位的典型畸形，就应怀疑股骨颈骨折并按骨折进行处理。为明确诊断而进行过多的检查不仅会增加患者的痛苦，还可能会使原本简单的骨折复杂化。此时，休息是最好的方法，只需休息几日便可知道疑似的骨折到底存不存在。即使没有骨折，总要比增加患者痛苦、影响患者的治疗要好得多。Earle 特别提到了保护股骨颈表面滑膜和纤维膜反折层（即现在的 Weitbrecht's 韧带）的完整非常重要，他认为在骨折发生时反折膜很少会完全破裂，伤后盲目移动患者或放置患者的位置不对，或因医师进行不必要的检查可能会造成反折膜的破裂和分离。以骨擦音作为股骨颈骨折的诊断证据是没有必要的。Earle 还特别指出，少数股骨颈骨折患者在受伤后还能站立，甚至还能行走一段距离，对这种患者应特别警惕。他列举了 Petit 在 *Memoirs of the French Academy* 中的一个典型的病例，以及他本人所认识的一个医学院工作人员，摔倒后均是这样的情况。

不知道是不是偶然，当时与 Cooper 争辩过的学者，无论是出生显赫的 Earle 还是都柏林学派的大师们，他们在股骨颈骨折诊断与治疗方面的学术理念，都没有得到广泛的流传，即使在当时他们就是正确的。

美国著名的外科医师 Nicholas Senn（1844—1908，图 1-3-4）是第一个在动物实验的基础上支持股骨颈骨折宜切开复位内固定的外科医师。这一实验设想非常超前。当他的文章 "The treatment of fractures of the neck of the femur by immediate reduction and permanent fixation" 在 1883 年 6 月 1 日的美国外科协会上第一次发表的时候，其中的观点几乎遭到了所有参会者的质疑和反对，Senn 辩解说:"任何能在猫的股骨头部位做手术的人，在人身上手术肯定不会有失误。"也许是因为持反对意见的同行太多，也许是因为对手术的利与弊顾虑太多，毕竟当时的手术技术和设备存在很大的局限性，他放弃了在股骨颈骨折的患者身上实施该手术的打算，并接纳了 Royal Whitman 倡导石膏固定方法。1889 年他在 Whitman 石膏绷带上附加大转子加压装置，应用螺丝旋转在大转子处加压以促进股骨颈骨折愈合。他强调骨折复位后保持骨折端紧压的重要性在多年后得到了 Cotton 的肯定。Senn 设计的大转子加压装置后来也由 Scudder 将其和 Thomas-Ridlon 夹板结合用于股骨颈骨折的治疗（图 1-3-5）。

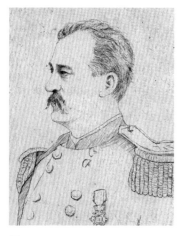

图 1-3-4　Nicholas Senn
（1844—1908）

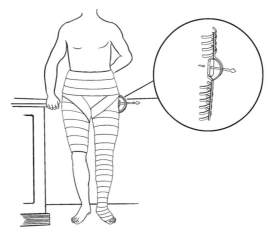

图 1-3-5　Senn 设计的大粗隆加压装置

Nicholas Senn1844 年 10 月 31 日出生于瑞士，1852 年随父母定居美国，1865 年进入芝加哥医学院，1877 年，他前往德国慕尼黑研究细菌学并出版了一本继李斯特外科灭菌论文（1867）之后关于细菌学主题重要专著。1888 年，他成为芝加哥拉什医学院（我国骨科学先驱孟继懋教授求学的学校）外科病理学教授。他对外科手术的贡献不胜枚举，在腹部外科，肿瘤外科，军事医学及创伤骨科均有极高的造诣。他还是芝加哥综合医院外科和芝加哥大学军事外科的教授。美国军事外科医师协会的第一任主席。

（钱 光　黄祖成　梅 炯）

第四节　早期解剖学解读

早期的解剖书中按股骨的结构特点将股骨分为三部分描述：上端即骨盆端，上接髋臼，有三个凸起，即股骨头、大转子和小转子。股骨上端与骨盆相连，形成髋关节。髋臼盂唇和髋臼韧带使得股骨头与髋臼边缘完美衔接。股骨头通过股骨颈与两个转子相连。股骨头近似球形，关节表面除了圆韧带附着即股骨头小凹处外，都被厚厚的软骨包围；软骨越靠近股骨头的边缘就越薄，由股骨颈支撑。股骨颈由致密的骨松质组成，外面被以贝壳状的薄薄的皮质。其边界上至股骨头，下至转子间线。股骨颈呈椭圆柱状，上窄下宽。股骨颈随着年龄、性别等因素的不同，以不同的角度和股骨干相连。在股骨颈的表面，有关节囊内反折的滑膜层和关节囊基底向上延展的纤维韧带包裹。这些纤维滑膜层在股骨颈的前部和下方最强壮。当时几乎所有的医家均认为，这些滑膜纤维韧带有类似骨膜的作用，对于股骨颈囊内骨折的预后具有重要意义。囿于当时的认识水平，关于股骨颈的有些解剖学特点及功能的认知并不完全正确。我们现在所熟知的一些解剖学特点则出现在 19 世纪初到 20 世纪初的这 100 余年时间。

Robert Adams（1791—1875，图 1-4-1）是一位在骨科学术界近乎被遗忘的人，但提到 Adams-Stokes 综合征，进过医学院校的人应该都不会忘记。Adams 是一位著名的爱尔兰外

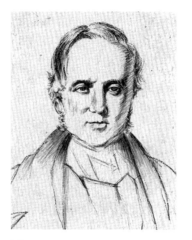

图 1-4-1　Robert Adams
（1791—1875）

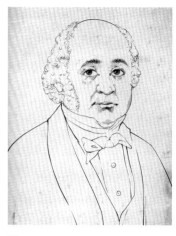

图 1-4-2　Robert Bentley Todd
（1809—1860）

科医师，曾 3 次担任爱尔兰皇家外科学院（Royal College of Surgeons in Ireland，RCSI）院长，当时所谓"都柏林学派"的代表人物之一。Adams 首次描述了股骨近端内侧致密骨皮质的形态学特点及重要功能，即被后来学者称为"亚当弓（Adams' arch）"的骨质结构。

在 1835—1859 年间，Robert Bentley Todd（1809—1860，图 1-4-2）编著了 *The Cyclopaedia of Anatomy and Physiology*，这是一部准确而详细的鸿篇巨制，共六卷。书的第二卷"Hip-Joint，Abnormal Conditions"章节，由 Robert Adams 编写，包含内容相当广泛，涉及许多临床问题，如先天性脱位、关节炎、骨关节炎、创伤性脱位和骨折。股骨近端骨折的问题非常详细，包括图解，并参考了 19 世纪初以来的一些英国和法国文献。他在讨论股骨颈囊外骨折时指出："股骨颈的主要受力位于致密组织形成的拱形结构，该结构始于股骨头颈交界区下方，起始部范围较小，向小转子方向延伸并逐渐增大"。还配上了正常股骨近端剖面图上的弓形结构。最先引用这一观点的是 Adams 的同事，另一位著名的爱尔兰外科医师 Robert William Smith（1807—1873），他在关于股骨颈骨折的讨论中，提到了关于 Adams 股骨颈内侧致密皮质的重要功能，并补充了相应的图解。此外，Alden March 于 1858 年在其论文"Intracapsular Fracture Of Cervix Femoris With Bony Union"提到："都柏林的 Colles 先生和 Adams 先生，是股骨颈不完全骨折的拥护者"。这是一位和 Adams 同一时代的学者，证明了 Adams 对股骨颈骨折进行过系统的研究。Todd 是一位临床医师、解剖学家、病理学家和生理学家。1809 年 4 月 9 日生于爱尔兰都柏林。其父 Charles Hawkes Todd（1784—1826）是皇家外科学院的解剖和外科教授。1825 年 Todd 进入三一学院学习法律，次年其父去世，他转行学医，1829 年毕业于三一学院。两年后，他取得爱尔兰皇家外科学院执照并成为一名临床医师。1832 年他迁居伦敦，在牛津大学彭布罗克（Pembroke）学院学习，1836 年取得博士学位，随后在伦敦行医和授课。他致力于临床病理相关性的方法，包括显微镜检查结果。《解剖学和生理学百科全书》是他 25 岁时开始构思写作的，1835 年开始陆续出版，先后长达 6 000 页，这本书比任何一本出版的书都更激励和推动了生理学、比较解剖学和显微解剖学的研究。他第一个证实了大脑活动的电学基础。1836 年被任命为伦敦国王学院生理学和病理学解剖学系主任，并在 1842 年成立的国王学院医院担任主任医师。1844 年，他被选为皇家外科学院院士。

1849 年由他首次描述的癫痫发作后瘫痪，被命名为 Todd 麻痹。1860 年 1 月 30 日，Todd 在其伦敦家中去世，他的雕像一直竖立在国王学院医院的大厅里。

第一个描述 Adams' arch 的是美国外科医师 Nicholas Senn（见前文），在他 1883 年的著作中描述骨折形态："亚当弓的一部分起源于股骨颈下方骨皮质，在海绵样骨松质中清晰可见，形成一个垂直结构"。虽然他没有说明文献来源，可以推测，Senn 的信息要么是来自 Smith 的著作，要么是来自 Todd 的《百科全书》。1924 年，Faltin 描述了"一个强大的皮质层，叫做亚当弓"。文中提到了 Senn，但没有提及 Adams 和 Smith。有可能他从 Senn 那传承了 Adam's arch 这个词。但在后来的英文文献中，Adam's arch 这词却极少出现，直到 20 世纪出现在一些德文矫形外科和创伤学文献中，Adam's arch 被称为 Adambogen 或 Adamscher-Bogen。如 Lanz 和 Wachsmuth 的德文解剖学文献，Müller 和 Pauwels 在有关转子间骨折的文献。然而，文中均没有任何解释这个名词的来源的文字。在德文版书籍《医学手册》（*Handlexikon der Medizin*）中，对 Adamsbogen 的解释与 19 世纪英国外科医师 William Adams（1820—1900）有关，但没有查到他曾涉及过股骨近端解剖研究的文献资料。德国文献中的 Adamsbogen 一词很可能来自 Faltin 的著作。

但不知何故，这一重要的原始描述并未得到广泛流传，Adams' arch 这一术语当今也近乎遗忘。捷克医师 Bartoníček 认为，其原因可能与 Robert Adams 和 Astley Cooper 爵士关于股骨颈囊内骨折愈合问题的争论有关。学术界公认的是，19 世纪初有关股骨颈骨折的观点，最权威人物就是 Astley Cooper 爵士。都柏林外科学派关于股骨颈骨折的贡献，只有 1818 年 Colles 的著作为少部分学者知晓，Colles 于 1797 年在爱丁堡大学获得医学博士学位后曾到伦敦和 Astley Cooper 共事过一段时间。即使是 Smith RW 的著作，尽管其所提供的临床信息比 Astley Cooper 的病例更为广泛翔实，但在许多方面与 Cooper 的观点相左。Adams 作为都柏林学派的骨干之一，其观点少为人知也就不奇怪了。

直到现在，股骨颈内侧致密皮质在英文文献中更多被称为股骨距，特别是在髋关节置换和转子间骨折的讨论中已然约定俗成。

1838 年，年仅 20 岁的 Frederick Oldfield Ward（1818—1877）出版了 *Human Osteology*。该书内容不是很多，但图解十分详细，文字描述也十分准确。他在前言中写道："该书一部分来自这 5 年中（注：Ward 大学期间）我闲暇时在博物馆和解剖室所做的部分研究。一部分借鉴了英国以及国外著作的相关内容并加以比较。或许我的观点和某些人或者某些解剖学书籍有些不一致，但是这给了我一个机会，能够将近两百具骨骼标本的比较观察作一展示。"1856 年他完成了 *Human Osteology* 的第二版。1875 年，完成了第三版。Ward 在书中阐述了至今仍以他名字命名的"Ward 三角"，以及股骨头颈部的骨小梁结构："这种结构应该引起我们的注意。这些细长的小梁从近似的圆柱体表面散发出来，并互相集中延伸，形成弧形。这些集中在一起的骨小梁不仅仅相互靠近，而且彼此交织，通过无数与之交联的细丝和薄片进一步加强——这让它们在所有方向上相互交织。所以，尽管每个纤维都非常脆弱，但是这种网状结构却非常结实。"Ward 还将 Ward 三角周围的小梁结构比作路灯吊臂的三角形支架，位于股骨颈内下延伸到股骨头的骨小梁柱发挥支撑作用，而三角上方较水平的骨小梁柱则发挥拉力作用。Ward 对于股骨颈三角区的描述在很多年中并没有引起人们的注意，直到 X 线片清晰地证明股骨颈这一三角形透光区。

Henry Jacob Bigelow 在 1869 出版了 *The Mechanism of Dislocation and Fracture of the Hip*：*With the Reduction of the Dislocations by the Flexion Method*，书中在髋关节的解剖观察部分，描述了髋关节囊前方的增厚部分，也就是人们所熟知的 Bigelow Y 形韧带。

1888 年，Humphry 对股骨颈颈干角进行了测量，报道正常范围在 113°~136° 之间，平均 127°。而对于股骨颈的前倾角，早期多为文字描述，1948 年 Kingsly 和 Olmsted 测量总结其通常范围为 10°。并认为这种扭转有利于负重方向由斜向朝垂直方向的转换，发挥一种类似螺旋的力学效果。

股骨颈的另一重要结构是股骨距。前面已经说到，但在很多文献特别是英文文献中，股骨距所指的即是 Adams' arch，两者没有区别开来讨论，都被统称为"距（calcar）"。事实上，Adams' arch 和股骨距是两个不同的解剖结构，既有联系又有区别。两者在股骨近端的后内侧小转子深面形成了一个 U 形的凹槽，对股骨颈和股骨干结合部的骨质强度起加强作用。

关于股骨距的最早描述可追溯到 1838 年，前面已经说到，英国医师 Frederick Oldfield Ward 在他的解剖著作 *Human Osteology* 中，将股骨头、股骨颈与股骨干的结构描述为类似路灯灯架的悬臂梁，虽然书中没有提出"股骨距"这一名词，但指出在悬臂梁的根部即股骨小转子附近的骨质结构，是股骨上段偏心受载的着力点和受力最大的地方。1859 年，俄国医师 Nikolay Ivanovich Pirogoff 在其专著 *Anatomica Topographica* 中有股骨距的图示，但无文字说明。1874 年 Von Fr. Merkel 首次命名并描述了股骨距的解剖结构，称之为"der Schenkel sporn"即股骨距（femoral spur）。文中也提到 Julius Wolff 于 1869 年将股骨距描述为"小转子区域的致密组织"。1875 年 Henry J. Bigelow 在讨论股骨转子间骨折提到股骨距（femoral spur）的作用。至于现在普遍应用的术语"the calcar femorale"源于何处，不少文献认为是 Michael Harty 于 1957 年在其论文"The calcar femorale and the femoral neck"中正式提出的。这说法欠准确，1942 年 Henry Morris 在 *Morris' Human anatomy* 中已经有"the calcar femorale"的描述："股骨距（the calcar femorale）是一块近乎垂直的致密骨板，朝向大转子方向，突入股骨颈下方骨质"。关于股骨距较详细的描述和分析，以下文章具有代表性：1957 年 Michael Harty 的论文"The Calcar Femorale and the Femoral Neck"，1961 年英国医师 R. S. Garden 的论文"Structure and function of the proximal end of the femur"以及 1982 年 John B. Griffin 的论文"The Calcar Femorale Redefined"，这些文章对股骨距的解剖特点和功能均有十分详细的描述。

影响股骨颈骨折预后的解剖学因素不外乎两个：骨质结构的特殊性和血供的特殊性。前者可能会影响骨折的固定效果，后者则影响骨折的愈合和股骨头缺血性坏死的发生。故股骨头的血供状况将在股骨颈骨折的临床治疗中起着举足轻重的作用。对股骨头颈部血供的研究也一直是骨科医师关注的焦点。

髋关节关节囊于股骨颈基底分别从股骨颈的外侧（上）、内侧（下）和前侧发出纤维束紧贴股骨颈骨质沿股骨颈纵轴延伸至股骨头下方。在股骨颈的表面，包括纤维束，均有关节囊内层的滑膜反折包裹。该纤维束又称为 Weitbrecht 支持带（the retinacula of Weitbrecht），由 Weitbrecht 于 1742 年首先描述。早期认为，该支持带在股骨颈起到类似骨膜的作用。1929 年，Anseroff 详细地将 Weitbrecht 支持带分为三束，即前、内、外支持带，这是首次详细地描述支持带，但仅限于支持带的力学特点。但 Anseroff 的研究多年来并未引起太多重视。1948 年，Testut 和 Latarjet 对内侧支持带血供进行研究；1949 年 Tucker 首次命名"支持带动脉"，1953 年 Harty 和 1969 年 Bassett 有关支持带血管对股骨头血供的研究，以及 1971 年 Wertheimer 和 Lopes 关于支持带对股骨头血供的研究具有代表性。

早在 1743 年，William Hunter（1718—1783，图 1-4-3）就对基底动脉环以及上、下干骺端血管的直径和数目进行了解剖学观察。William Hunter 是 John Hunter 的哥哥，天资聪慧，14 岁时拿着助学金在格拉斯哥大学学习了 5 年。他热爱解剖学，是英国第一位杰出的解剖教师，也是位杰出的演说家和成功的教师。在其早期生涯就发表了著名的论文"On the Structure and Diseases of Articulating Cartilages"并因此而成为皇家协会的成员。他的弟弟 John Hunter（1728—1793，图 1-4-4）比他小 10 岁，也是位著名的解剖学家、皇家协会成员，成就与 William Hunter 不相上下。Edward Jenner、Abernethy、Cline、Earle 以及 Astley Cooper 都是他的学生。1788 年 Percivall Pott 去世后，John Hunter 成为了英国"手术第一人"。他对腘动脉瘤的手术堪称经典。股骨动脉穿过收肌管的纤维肌鞘就被称为亨特管（Hunter canal）。他对肌腱愈合的过程也有系统的研究，并成功将人的牙齿植到鸡冠里，观察到注入的鸡冠血管穿过牙齿，如此证明了如果血液供应充足，低代谢的组织可以移植到其他地方，这是之后骨移植的基础。他首先证实了长骨生长是从近骨骺端开始延长，而不是在老骨间隙插入新骨。他死后葬在了威斯敏斯特教堂，这里安葬着 20 多位英国国王，以及牛顿、达尔文、狄更斯、布朗宁等杰出科学家。

此后，Cooper（1824）、Sappey（1869）、Pirier（1899）等均对股骨近端的血运进行了不同侧面的研究。早期的研究认为，到达股骨颈及股骨头的血管有 4 组：①来自股骨干上端的滋养血管（superior nutrient artery）；②骨膜血管，沿股骨颈各边的表面到达股骨头；③骨骺血管，由关节囊到达骨骺；④圆韧带血管。

1933 年，美国医师 Willis Cohoon Campbell（1880—1941，图 1-4-5）通过研究观察，认为股骨颈表面没有骨膜，故应将骨膜血管称为滑膜血管为妥。Campbell 于 1880 年 12 月 18 日出生于密西西比州的杰克逊市。1904 年毕业于弗吉尼亚大学，然后去欧洲学习骨科专业，曾在伦敦、维也纳学习，并在纽约和波士顿深造。1909 年他回到孟菲斯开办了自己的诊所。1910 年他受聘田纳西大学医学院组建骨外科，成为该机构第一位骨外科教授。Campbell 在美国骨科理事会（American Board of Orthopedic Surgery）的成立中发挥了重要作用，并于 1937—1940 年任美国骨科理事会主席。美国骨科医师学会（American Academy of Orthopedic Surgeons）的成立在很大程度上也要归功于 Campbell，他是该学会的第一任主席。他兴趣广泛，工作能力超群。为骨科临床及教学做了大量工作。撰写了著名的骨科教科书——《坎贝尔骨科手术学》。该书目前已出版到第 14 版，以多种不同的语言出版，是世界上销量最大的骨科教科书。

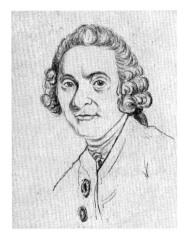

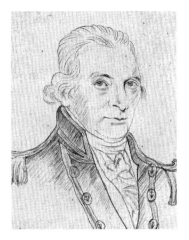

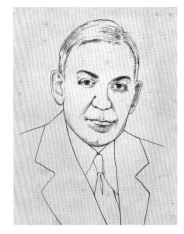

图 1-4-3　William Hunter
（1718—1783）

图 1-4-4　John Hunter
（1728—1793）

图 1-4-5　Willis Cohoon Campbell
（1880—1941）

William Eugene Wolcott（1885—1952）建议将髋关节的血供分为 3 组：①圆韧带动脉；②后上关节囊动脉；③后下关节囊动脉。1943 年，D. Pacini 及 G. Rizzi 根据 150 条圆韧带的组织切片结果，对股骨头圆韧带得出以下结论：①自 4 个半月之胎儿起，直到老年，圆韧带均为股骨头骨骺血供之桥梁；②通过圆韧带的动脉为肉眼所识别者不过 2 条；③胎儿及婴儿期，此血管只供应凹陷区，年长之时才与旋股动脉供应区沟通；④圆韧带动脉随人之成长而逐渐扩大进入骨松质；⑤圆韧带的维系功能值得进一步探讨。圆韧带对髋关节疾病的影响可能被高估，但在股骨颈骨折时则可能发挥重要作用。

1947 年，Cheynel 对 50 个年龄不同的尸体标本进行造影研究，通过对髋关节和圆韧带的 X 线片观察，每个髋关节都存在圆韧带动脉，但长短粗细有异。股骨头的血供有 3 个来源：闭孔动脉及旋股内、外侧动脉。闭孔动脉的血液经圆韧带到达股骨头。婴幼儿的圆韧带周围有很多微血管，但这些血管并不进入尚为软骨状态的股骨头。新生儿的旋股内侧动脉先呈螺旋状绕过股骨颈的后面，沿途分出小支而后进入股骨头。此时仍不与圆韧带之血管相通，所以股骨头内上角形成一无血管区。16~18 个月，发生成骨中心；10~12 岁开始，3 条血管逐渐吻合，至成年吻合形成丰富的血管网。此时，旋股内侧动脉共有 3 条分支：①在股骨颈下缘，即股骨头股骨颈的下营养动脉；②进入股骨颈后面的各支；③上面各支：其中一支系返转子支，此外有 3 大支进入股骨头和股骨颈。圆韧带的微动脉与旋股内侧动脉之上下营养支相通；成人则大约有 5 条动脉通过圆韧带，集中而后进入股骨头骨质，与旋股内外侧动脉的微血管分支相互吻合。老年人标本 X 线片显示，老年人的圆韧带血管很少，而股骨头骨内的动脉也较稀少，圆韧带动脉与其他血管的吻合有的完全缺如。故当骨折发生之后，血管随骨折而断裂，股骨头内的一部分血供受到破坏，如果骨折发生在股骨头和股骨颈之间，则股骨头只能从圆韧带获得营养，若骨折发生在股骨颈和转子之间，股骨头仍可能从未受伤的滑膜血管获得营养，但血供仍不充足，易发生骨不连和股骨头缺血坏死。

骨折时血供损伤到何种程度，现有的检查尚不能准确判断，必须等数周甚至数月后才有可能发生影像学上的改变，这很不利于及时选择或调整治疗方案。随着研究的积累与深入，人们逐渐认识到旋股内侧动脉是股骨头最主要的滋养动脉，因此了解其解剖走行对于判断骨折引起血供破坏，尤其是避免医源性损伤该血管具有重要的意义。Grose 等研究了旋股内侧动脉与臀下动脉及其吻合支血供对股骨头血供的分布，观察发现旋股内侧动脉与臀下动脉吻合后，其吻合支发出的终末血管在后方关节囊下方穿行，沿股骨颈攀升，终止于股骨头外侧的骨骺端。Gautier 经股动脉或髂内动脉使用氯二丁烯-乳胶灌注 24 具尸体标本，对旋股内侧动脉的走行进行了详细的解剖观察，发现旋股内侧动脉的深支在股方肌的近侧缘发出股骨转子血管支，再从后方传经闭孔外肌往上走行，往前到达腹股沟镰、闭孔内肌和上孖肌，在上孖肌水平穿过关节囊到达囊内。旋股内侧动脉深支在关节囊内段在股骨颈的后上方走行，并于关节滑膜分成 2~4 个分支。Zlotorowicz 等也通过血管灌注研究，证实了臀下动脉可通过梨状肌支与旋股内侧动脉形成血管吻合。旋股内侧动脉是股骨头血供最重要的来源，该动脉在关节囊内分为后上方与后下方营养血管，滋养股骨头。

关节囊外血管分布常用血管灌注-直接观察法，而对于股骨头和股骨颈骨质内部的血供研究，自二十世纪五六十年代以来，以 Trueta 和 Sevitt 的研究成果最具代表性。他们的研究以 X 射线动脉造影观察方法，获得了股骨头血管分布的大致信息，证实了股骨头内血管主要由圆韧带血管、外侧骺血管和下内侧的干骺端血管三组构成。不仅分析了不同血管损伤对股骨头血供的影响，还对股骨颈骨折后股骨头的血供状况进行了细致的观察。

（陈　锐　梅　炯）

第五节　从经验到仪器的诊断方法革命

Ambroise Paré 描述了股骨颈骨折之后，引起了外科医师的密切关注，甚至有人极端地断言：只要出现脱位就一定会伴随股骨颈骨折。随着股骨颈骨折这一概念的普及，医师们逐渐认识到股骨颈骨折的发生在临床上远比髋关节脱位更多见。Desaut 和 Richerand 的文章中提到，在日常生活中见到的很多下肢残疾的人也证明了其中不少是由于股骨颈骨折造成的，这说明此前对股骨颈骨折的认识和治疗方法均有欠缺。

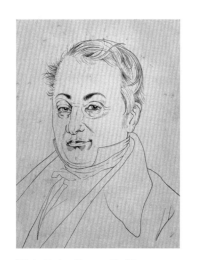

图 1-5-1　Baron Balthasar Anthelme Richerand （1779—1840）

关于股骨颈骨折的损伤原因，Hoffman 和 Ruysch 以及其他医学书籍的作者认为是由于髋关节内圆韧带的较为强壮，相对于股骨颈不易被撕裂。但 Earle 认为这并不是问题的关键，主要原因还是所受暴力的特点而异。法国医师 Desault 即对股骨颈骨折的损伤机制进行了分析，在其治疗的 30 例股骨颈骨折患者中，24 例是股骨转子部受伤所致。该观点与同时代的法国外科医师 Sabatier 的观点不谋而合。1799 年，法国医师 Baron Richerand 发表了一篇关于股骨颈骨折的论文，他认为股骨颈外有大转子和较厚肌肉组织的保护，骨折一般是由于受到间接暴力，如转子部、脚或膝盖遭受暴力传导至股骨颈而造成骨折。Baron Balthasar Anthelme Richerand（1779—1840，图 1-5-1），法国著名外科医师，1779 年

2月4日出生于艾因郡的贝莱，后到巴黎学习医学，1799年以一篇关于股骨颈骨折的论文毕业而取得医师资格。2年后，他出版了《新编生理学纲要》（*Nouveaux Elemens de Physiologie*）一举成名。1802年，他受聘为圣路易斯医院的助理外科医师，后来成为医院的首席外科医师。1805年，他出版了《外科治疗学图谱》（*Nosographie et Therapeutique chirurgicales*），共3卷。1807年，他被任命为巴黎医学院外科病理学教授，并在那里工作了30多年。1824年，他被任命为路易十八的御用外科医师，1829年被授予世袭男爵，1840年1月23日去世。1851年，作为一项追授荣誉，以他的名字再命名圣路易斯大街。

Henry Earle总结其所治疗的股骨颈骨折患者中，绝大多数是行走时摔倒臀部着地。有的患者体重较大，或是从马背或马车上摔下，所受暴力较大。只有3个患者例外，其中2例是年轻人，由于足部受到垂直暴力引起；另1例患者是在下肢不动的情况下扭转身体和骨盆想要倒掉一桶水，导致股骨颈骨折。当时的论文和书籍对导致骨折的外伤描述都很详细，以Henry Earle对上述病例的描述为例："该例患者倒水时肌肉收缩，股骨颈在关节囊内扭曲，同时由于下肢固定，躯体和骨盆产生扭转，共同导致股骨颈骨折。"为什么轻微的外伤会造成如此严重的损伤，Earle认为是大转子遭受的暴力经股骨颈传到股骨头，而股骨头位于坚硬的髋臼中，髋臼因体重而产生阻力。暴力使股骨颈的角度趋向于拉成一条直线，超过股骨颈骨质强度就必然导致股骨颈在最脆弱处发生骨折。

关于股骨颈骨折关节囊内、外骨折的判断，Cooper认为囊外骨折患者通常较年轻，年龄多不超过50岁，骨愈合可能大。此外，关节囊内骨折的外伤暴力大多较小，而关节囊外骨折多是由于高处跌落造成的严重冲击或从满载重物的马车上摔下导致骨盆受伤造成的。Cooper的这种观点很容易让人产生这样的理解，即老年人股骨颈骨折后不会愈合，因为老年人的骨折是在关节内；而年轻人的骨折多在关节外而容易愈合。但Earle认为，股骨颈骨折无论是在囊内还是囊外，都主要发生在老年人，而且主要是老年女性。老年人走路不稳所以更容易摔倒，且其骨骼内部结构逐渐发生改变，使得骨头更加脆弱，抵抗能力变差。对于女性来说，由于女性骨盆间隙较大，大转子更加突出，导致这部分格外容易受到伤害。Earle列举了几例老年人囊内、囊外骨折的复杂例子以及发现3例年轻人关节内骨折的例子，说明囊内骨折以及囊外骨折这种损伤也发生在年轻人身上。Boyer、Colles也讲述了类似的病例。说明只要暴力集中在股骨颈处，骨折在人的任何年龄阶段都可能发生。

对股骨颈骨折的诊断，早期的方法主要是和髋关节脱位相鉴别。特别是在发现X射线之前，医师的经验尤为重要。一是感受骨折端的骨擦感（音）；二是骨折后一般关节尚可活动，而脱位后关节往往不能活动；三是股骨颈骨折后肢体多呈外旋短缩状态，牵引即长，放手即短。而脱位一般以肢体变长多见。Cooper的经验是，髋关节脱位时股骨头可能会脱向4个方向：髂脊、坐骨切迹、卵圆孔和生殖器处。后两种属于前脱位，和股骨颈骨折易鉴别，因为前脱位患者会较健侧长。只有前两种情况需和股骨颈骨折鉴别：髋关节后脱位时患肢呈短缩、屈髋、屈膝、内翻体位，腿和脚的方向一致。大转子抬高向前，更靠近髂前上棘。这种位置十分固定。若想将肢体向外翻会导致患者疼痛剧烈，而且也不会成功。Cooper所描述的脱位标志是，患肢比另一肢短了半英寸到1英寸（1英寸约为2.54cm），但通常不会超过半英寸。当患者站立时，患肢脚趾可着地，但后跟却不能着地。由于肢体短缩，大腿根部较对侧肿大，这是由于肌肉收缩造成的。此时，大转子也会较对侧更为突出。

Paré 和 Petit 观察到股骨颈骨折患者的膝与足常出现内翻。也有作者认为膝与足以外翻常见。Desault 认为，这两种情况都会出现，但以足外翻更常见。足内翻和足外翻的比例为 2∶8。足外翻后，膝盖也会弯曲，腿会收缩，所以患肢的脚跟就会翻到另一条腿的跟腱处。

患肢功能障碍和骨擦感（音）一直是经典的诊断骨折的检查手段。对于股骨颈骨折，Cooper 的诊断方法是："患者由一位助手搀扶站立，健侧肢体负重，此时医师可以观察到患侧肢体短缩，虽然脚趾可触碰到地面，但脚跟不能到地面；患者的脚和膝盖向外翻转，使得臀部的隆凸有所减小。若要求患者尝试把体重移到伤腿上，患者因剧痛而无法做到。骨擦音或许也会发生在股骨颈骨折中，但患者平卧时，很难察觉到这种摩擦音。如果把患肢牵下使双下肢长度一致，此时转动患肢，有时可听及摩擦音，让下肢内旋最容易检测到这种摩擦音。"但 Cooper 的方法遭到包括 Earle 等人的反对，他们认为，虽然股骨颈骨折的诊断较困难，但只要医者加以留意，通常可以得出正确的判断。如果患者伤前运动正常，臀部着地摔倒后髋部不能运动，患肢的体位如果没有脱位的特征，就应高度怀疑股骨颈骨折。完全可以直接按骨折处理而无需再让患者做各项痛苦的检查。否则不仅会加重患者的痛苦，还会使原本简单的骨折变得更复杂。对外伤后髋痛的患者不需要对有无股骨颈骨折作出立即的判断，只需休息数日便可知道疑似的骨折到底存不存在。这或许会误判，但让少数没有骨折的患者卧床休息的时间长一点，总要比增加骨折患者的痛苦、加重损伤甚至影响疗效要好得多。特别是对于股骨颈囊内骨折，骨折后盲目搬动患者或进行不必要的检查可能造成滑膜反折层（支持带）的破裂和分离。

Earle、Desault、Delpech、Boyer 等还指出，在少数情况下，患者受伤后还能站立，甚至还能行走一段距离。估计骨折端还有一定的延续性，尚未完全移位。Petit 在 *Memoirs of the French Academy* 也举过类似的典型例子。Earle 特别列举了一个叫 Daniel Spilling 的男性患者。患者 40 岁，1820 年 11 月被送往圣巴多罗买医院（St. Bartholomew Hospital）。患者在街上行走时滑倒，右臀部着地受伤，受伤后还能走动，患肢也可以承重，肢体可自由活动，疼痛并不明显。检查看不出任何畸形。由于怀疑骨折，肢体在很长时间里被反复检查。最终患者在右侧卧骨盆被压检查时疼痛突然加重。患者对医院的诊疗过程十分不满意。更为意外的是，患者在住院后的第 11 天就不幸去世了。尸检时医师注意到患肢有半英寸短缩，并有明显的足外翻。患者的最后诊断为：肝破裂，股骨颈骨折。Earle 认为，类似的病例临床上并不少见。

股骨颈骨折后患肢会有不同程度的短缩。当时这被认为是股骨颈骨折最明确的特征。患肢短缩程度与骨折类型有关。关节囊内骨折有的几乎不会出现肢体短缩，而关节囊外骨折的肢体短缩往往很明显。在 X 射线应用于临床前的近 100 年，不少外科先驱希望通过对患肢短缩程度的测量，来鉴别股骨颈骨折和髋关节脱位，是股骨颈囊内骨折还是股骨颈囊外骨折。Astley Cooper 认为股骨颈囊内骨折患肢要比对侧缩短 1~2 英寸，但 Henry Earle 认为股骨上部的延展幅度不可能达到 2 英寸。Boyer 认为肢体短缩约半法寸（1 法寸约 27.07mm），关节囊外的骨折可能要大些。在 Abernethy、Charles Bell、Heaviside 以及 Langstaff 的著作中，所有病例的肢体收缩都不会超过半英寸到 1 英寸之间，除非股骨颈被完全吸收。在此需要特别提及 Auguste Nélaton（1807—1873）和 Sir Thomas Bryant（1828—1914），以他们名字命名的鉴别髋关节脱位和髋部骨折的辅助测量方法 Nelaton's line 和 Bryant's triangle，至今仍保留在我们的教科书中。

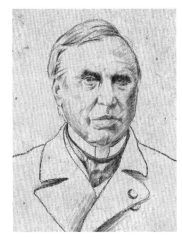

图 1-5-2　Auguste Nélaton（1807—1873）

Auguste Nélaton（1807-1873，图 1-5-2）是法国著名的外科医师，一个军人的儿子。他 1828 年开始在巴黎学习医学，1836 年获医学博士学位。1851 年，他成为临床外科教授，在圣路易斯医院和 Joseph-Francois Malgaigne 一直是同事，都是 Guillaume Dupuytren 的学生。在他生命的最后 15 年里，他是巴黎最受欢迎的外科医师。事实上，在许多方面，他是 19 世纪法国培养出来的最好的外科医师，在诊断、手术和临床教学方面都是无与伦比的。他是一位谦逊、安静的绅士，从不攻击任何人，也不广交朋友。Nélaton 率先在法国开展卵巢切除手术，首先描述了子宫后血肿，并改进了鼻咽部肿瘤的治疗，对腹部和盆腔手术有重要贡献。1867 年，他放弃了外科教授的职位，成为拿破仑三世的专职外科医师，1868 年被任命为帝国参议员。很多人，尤其是法国外科界，几乎都认为 Nélaton 的成就无论是在医疗实践还是医学教育方面，均可比肩其老师 Guillaume Dupuytren。可能是 Dupuytren 树敌太多的缘故，好事者总是将 Nélaton 与其老师进行对比。相对于 Dupuytren 张扬跋扈的个性，Nélaton 则一直以安静而谦虚著称，是一位性格温和友好的绅士；Dupuytren 经常被人指控为追逐名利而抄袭他人学术成果，Nélaton 却以淡泊名利著称。他的著作相对较少，远不及其临床知名度。他的主要著作是《外科病理学原理》，共 5 卷，1844—1859 年出版，其中最后两卷由 A.Jamain 出版，该书成为外科学的经典著作而多次再版。而有关 Nélaton 临床经验的唯一著作，是费城的 W.F.Atlee 博士根据自己的学习笔记整理的，出版于 1855 年。Nelaton's 探针，Nelaton's 导管，Nelaton's 脱位，Nelaton's 瘤都是他在行医生涯中留下的足迹。Nelaton's 线虽然由于 X 射线的临床应用而降低了其在股骨颈骨折诊断中的地位，但 Nelaton's 线与 Thomas 试验结合诊断髋关节屈曲畸形仍在当今临床中广泛应用。德国医学史专著《19 世纪杰出医师传记词典》中这样评价 Nélaton："他是一个判断力极强、经验老到、睿智而坚定的人，理所当然地成为 19 世纪法国最伟大的外科医师之一"。

Sir Thomas Bryant（1828—1914）是英国著名外科医师，盖伊医院（Guy's Hospital）外科顾问医师，英国皇家外科学院前任院长，医院协会主席，伦敦几乎所有医学会的前主席，维多利亚女王的军医以及爱德华七世国王的御用医师。Bryant 是大器晚成的典型。从国王学院毕业后，他于 1846 年（18 岁）进入盖伊医院，直到 1857 年（29 岁）才被选为助理外科医师。当他终于成为全职外科医师时，已经 43 岁（1871 年）。1888 年被任命为外科顾问医师时，Bryant 已经 60 岁。从盖伊医院退休后，1893 年，正值 John Hunter 逝世 100 周年之际的"The Hunterian Oration"年度活动，威尔士亲王（后来的爱德华七世国王）和约克公爵（后来的乔治五世国王）出席，Bryant 被推举为演讲者。在骨科领域，Bryant's 征、Bryant's 牵引（Bryant 于 1873 年提出，用于婴幼儿股骨干骨折的垂直悬吊牵引）、Bryant's 三角的提出只是他骨科生涯的一部分，他对许多颌面部和头皮复杂病变的手术尤为精通。他还发明了点状植皮技术和相应的手术器械。他是盖伊医院文化的传承者，Sir Astley Cooper、Bransby Cooper，以及 Aston Key 等学者一贯的重视疾病诊断和病床边教学的理念得到了很好的继承。Bryant 是一位很好的老师，和蔼可亲，对医院的教学和病案资料管理贡献极大。他每年都会给高年级学生上一堂临床课。他的授课有趣而有教育意义，仿佛他就站在病床边，案例信息细致，条理性和艺术性极强，结合自己的经验，让听者仿佛身临其境，因而深受学生欢迎。Bryant 是一位十分低调的人，在 1909 年 *Hospital* 杂志对他的一篇专访中写道："很少有领导人在介绍他们所取得的成就及推广他们的经验时表现得如此吝惜。你会发现 Bryant 在他的小屋里背对着灯光，对医院的特色和员工的专长娓娓道来，却从不谈及他个人"。

德国科学家 Wilhelm Conrad Röntgen（1845—1923，图 1-5-3）发现 X 射线是医学史上的一个里程碑。1845 年 3 月 27 日 Wilhelm Conrad Röntgen 出生于德国莱茵州。因为母亲是荷兰人，他 3 岁就随父母迁到荷兰并在当地念书。17 岁因被人揭发一件莫须有的、对老师不恭的小事而被开除学籍。没有中学毕业证书就没法考大学，他只得到不需要中学毕业证书也能考大学的瑞士苏黎世，进入苏黎世工业大学学习机械工程，1869 年获苏黎世大学哲学博士学位。1870 年随其老师 Kundt 一起前往德国维尔茨堡大学（Universität Würzburg）工作，并在此达到了他研究的高峰。从当今成果转换的角度看，X 射线的发现到应用于骨科临床，前进的脚步是如此急促：1895 年 11 月 8 日夜晚，Röntgen 偶然发现高压电流可以激发荧光屏闪光，在反复确定这种射线的存在后，1895 年 12 月 22 日晚上，他说服他的夫人来到实验室，让她把手放在用黑纸包严的照相底片上，用 X 射线照射了 15 分钟，底片在显影后清晰地显现出他夫人的手骨像，手指上的结婚戒指也非常清楚。这张照片是医学史上的一座里程碑。1895 年 12 月 28 日他提交论文 "On a new kind of rays"；1896 年 1 月 5 日，论文刊登在《维也纳日报》的头版头条；1 月 23 日，Röntgen 在他的研究所举行了第一次也是唯一的一次成果报告会。1896 年 2 月 7 日，Robert Jones 和 Oliver Lodge 在 X 射线下给一个 12 岁男孩取出了腕关节内的子弹，相关论文发表在 1896 年 2 月的 *The Lancet* 杂志上。与此同时，1896 年 2

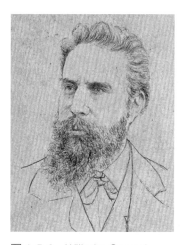

图 1-5-3　Wilhelm Conrad Röntgen（1845—1923）

月，苏格兰医师 John Macintyre 在格拉斯哥皇家医院设立了世界上第一个放射科。Röntgen 发现 X 射线的消息，成为 1896 年初轰动世界的重大新闻迅速传遍全球。其论文在 3 个月之内就印刷了 5 次，并立即被译成英、法、意、俄等国文字。仅 1896 年一年，世界各国发表的有关 X 射线的论文就超过 1 千余篇。1896 年 3 月，中国上海广学会的机关报《万国公报》就以《光学新奇》为题报道了发现 X 射线的消息。1897 年 12 月下旬，上海《点石斋画报》以"宝镜新奇"为题，图文并茂地报道了苏州博习医院从美国引进 X 线诊断机的消息："苏垣天赐庄博习医院西医师柏乐文，闻美国新出一种宝镜，可以照人脏腑，因不惜千金购运至苏。其镜长尺许，形式长圆，一经鉴照，无论何人，心腹肾肠昭然若揭。苏人少见多怪，趋而往观者甚众。该医师自得此镜，视人疾病即知患之所在，以药投之，无不沉疴立起"。1899 年 8 月，上海嘉永轩主人从欧洲购置一台 X 光机，并在上海《昌言报》报馆当众演示。在资讯交通都不发达的时代尚有如此快速而广泛的应用，足以显现该发现在医学诊断中的巨大价值。

1932 年 Clayton Johnson 与 George、Leonard 几乎同时开展骨骼的侧位摄片技术。到 1935 年，Gaenslen 及 O'Meara 二人发明的侧位摄影法得到了临床的广泛认同。

（李广翼　张芳芳　梅　炯）

第六节　骨折分型的本末源流

关于股骨颈骨折的分型，虽然目前用于股骨颈骨折的临床分型基本是以 X 线检查结果为基础，但早期的骨折分类则主要依靠骨骼标本的观察和天才的临床想象力。1818 年，爱尔兰医师 Abraham Colles（1773—1843，图 1-6-1）总结了他 3 年中所解剖的 11 具髋部骨折尸体标本（包括 9 例股骨颈骨折和 2 例股骨转子间骨折），将股骨颈骨折分为完全型和不完全型 2 大类，这是关于股骨颈骨折分型的最早描述。但 Colles 关于股骨颈骨折分类的解剖观察并不像以他名字命名的 Colles 骨折那样为后人所熟知，一方面是由于在当时这样的分类对临床诊断和治疗的指导意义并不显著；另一方面，当时很多人并不同意他的观点。如 Colles 的学生 Robert William Smith（1807—1873，图 1-6-2）1835 年在其论文 "On the diagnosis of fractures of the neck of the femur" 中详细介绍了股骨颈骨折患者的临床表现及诊断，但未深入讨论有关的治疗方法，并对 Colles 所说的不完全型股骨颈骨折提出异议，认为临床上不存在真正意义上的不完全型股骨颈骨折。Smith 认为不完全骨折很难解释在患者存在外旋短缩畸形，一旦肢体存在短缩，发生在股骨颈的任何骨折一定是完全骨折。Smith 和 Cheyne、Graves、Stokes 以及 Colles 在同一团队中，均先后为都柏林大学三一学院的外科教授，我们现在仍在使用的桡骨远端的 Smith 骨折即以他的名字所命名。

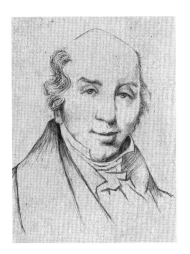

图 1-6-1　Abraham Colles
（1773—1843）

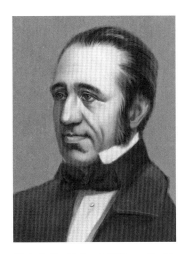

图 1-6-2　Robert William Smith
（1807—1873）

有人说爱尔兰早期外科的发展，很大程度上归功于 Abraham Colles。1773 年，Colles 出生于爱尔兰的基尔肯尼（Kilkenny），4 岁时父亲便去世了，是母亲将他独自养大。他对医学的兴趣源自一个意外，有一年洪水冲毁了一位医师的家，将一本解剖学书籍冲到了 Colles 的家。当他把书归还给医师时，医师把书送给了他。1790 年他进入都柏林大学三一学院学习，1795 年获文学学士，4 年后（1797 年）收获了爱丁堡医学院的医学博士学位。不久之后，他连续 8 天共步行 400 英里（643.7 公里）到伦敦（每天步行 80.5 公里），拜访了 Sir Astley Cooper 并与 Cooper 在伦敦共事一段时间。1799 年 Colles 回到都柏林，并于 1802 年 1 月 4 日当选为爱尔兰皇家外科学院主席。1814 年 2 月 21 日，发表了他的经典论文"On Fracture of the Carpal Extremity of the Radius"。全球骨科界几乎所有医师都知道他，很大程度上缘于他对桡骨远端骨折的经典描述。Colles 是个一流的临床观察者，同时拥有超常聪慧的大脑和一双灵巧的手。虽然早在 Colles 之前，法国医师 Jean-Louis Petit（1705）和 Claude Pouteau（1760）分别独立提出有些腕关节脱位实际上是桡骨远端骨折，但 Colles 对该骨折的描述更为详细，并进一步描述了和腕关节脱位的鉴别，以及闭合复位技术和锡夹板固定方法。Colles 也是一位伟大的教育家，姑且不论他培养出的诸多医学大家，他的一些教育名言至今仍有意义："你可能会想，如果把这些通识学习所需的时间完全用于自己特定的专业，才是对时间更明智更有益的利用。但这观点是狭隘和毫无根据的：可以肯定的是，十分了解自己专业却对其他知识一无所知的人是没有的；任何渴望在特定科学领域取得卓越成就的人，必须首先养成对一般科学问题的哲学思辨习惯。"鉴于 Colles 的贡献和影响力，英国政府授予他男爵爵位。出于他个人的爱尔兰民族主义政治观点，Colles 拒绝了英国政府的提议。

　　Robert William Smith，1807 年 10 月 12 日出生于都柏林，1832 年获爱尔兰皇家外科学院执照，1847 年任三一学院外科学首任主席。同年，他发表了关于骨折治疗的论文，被称为是自 Cooper 爵士以来最重要的骨折研究著作。这些建立在 Cooper 的工作基础上的骨折论文也对 Cooper 的一些观点进行了修正，在股骨颈骨折方面，以 Cooper 为代表的许多学者认为，股骨颈囊内骨折的缩短程度要大于囊外骨折。Smith 指出："我不这么认为，但我感到满意的是，在某些情况下，肢体缩短可以被视为骨折的诊断标志，并且当骨折位于关节囊外时，短缩程度比囊内骨折更明显。"Smith 具有敢于质疑权威的科学精神，即使是对 Colles 的观点，如前面已经提到 Smith 对 Colles 关于股骨颈不完全骨折的不同观点。对于 Colles 骨折本身，Smith 也结合自己的临床实践进行了意见相左的评论："骨折并不像 Colles 先生所说的那样严重；我从来没有见过骨折移位超过关节囊上方一英寸；在大多数情况下，情况并非如此。"Colles 和 Smith 在专业上可谓惺惺相惜。Colles 在去世前亲笔给 Smith 写了一封信，要求 Smith 对他的尸体进行解剖，"亲爱的 Robert，我认为明确我所患疾病的位置和性质，对我的家庭和整个社会可能都有益。我相信你会同意我的请求，并早日完成这项工作。我想提醒您，需要注意心脏和肺，肚脐上方一个小疝，以及右季肋部的肿胀。"Colles 去世后，Smith 和 William Stokes 对 Colles 的尸体进行了解剖，并撰写论文"Observations on the Case of the Late Abraham Colles"发表。

1819 年，Sir Astley Paton Cooper 在动物实验和临床观察的基础上，针对股骨颈骨折对股骨头血液循环的影响进行了讨论。前面已经提到，Cooper 将股骨颈骨折分为囊内和囊外两大类是一个里程碑性的创新，但他对于"股骨颈囊内骨折无一愈合"观点显然有些绝对化。Henry Earle 就从临床角度证明了部分囊内骨折可以达到骨性愈合。Alden March（1795—1869）也从骨骼标本中观察到股骨颈囊内骨折愈合的实证。类似的例证还很多，如在 Heaviside 以及 Langstaff 所收藏的骨骼标本中，也可看到同样的情况。但这些反证并不影响 Cooper 分型对股骨颈骨折的诊断和治疗整体趋势的重要性，人们因此将 Cooper 尊为对股骨颈骨折分型最有临床意义的第一人。

　　在整理文献时我们也注意到，如果以当今对股骨颈骨折的认识为标准，与 Cooper 同时代的很多人，包括当时都柏林大学的一批教授，对股骨颈骨折的认识都比 Cooper 全面，但 Cooper 对后世的影响显然比他们都要大，特别是那些曾经和 Cooper 发生过学术争论的人，而且时间证明了他们的观点是对的。这是一个有趣的现象。

　　1895 年，在伦敦召开的第 63 届英国医学会年会上，Sir William Stokes（1838—1900，图 1-6-3）主持了关于股骨颈骨折分型、诊断与治疗的专题讨论，他所提出的分型综合了 Colles 分型和 Cooper 分型的优点，并对骨折端有无嵌插或压缩作了描述。该分型在后来的文献中较少提及，但在此后的一些股骨颈骨折分型中，其分型理念还是有所体现的。Sir William Stokes 出生于都柏林一个医学世家。他的父亲 William Stokes（1804—1878）是都柏林病理学会的创始人之一，是与同时代的 Abraham Colles、Robert William Smith、Robert James Graves 以及 Sir Dominic John Corrigan 齐名的教授。Sir William Stokes 1863 年毕业于都柏林大学，随后在都柏林米斯医院（Meath Hospital）任外科医师；1871 年任爱尔兰皇家外科学院教授；1886—1887 年任皇家外科学院主席；1892 年起任维多利亚女王的御用外科医师。在第二次布尔战争（Boer war）中，他于 1900 年 3 月被派往驻南非部队任外科顾问。同年 8 月，因胸膜炎病逝于南非彼得马里茨堡，并葬于当地的军人公墓。

　　1896 年，瑞士著名外科医师 Emil Theodor Kocher（科赫，1841—1917，图 1-6-4）出版了他的骨折专著 *Beitrage zur Kenntniss einiger Praktisch wichtiger Fracturformen*，书中描述了多种类型的股骨颈骨折并附有丰富的图片，除了按骨折部位分为头下、颈中和基底型外，还根据骨折部位的严重程度和骨折线的形状进行了骨折损伤机制分析。书中还记录了一些股骨颈骨折的临床病例。Kocher 于 1841 年 8 月 25 日出生于瑞士伯尔尼。1865 获伯尔尼大学博士学位。先后在苏黎世跟随 Theodor Billroth（现代腹部外科创始人之一，1881 年首次开展胃癌切除术），在柏林跟随 Bernhard von Langenbeck 进行医学训练学习。在伦敦，Kocher 曾与 Joseph Lister 一起训练，是最早接受 Lister 无菌手术的外科医师之一。在推广 Lister 的革命性理念时，他曾遭到一些医师的抵制。Kocher 发表了大量关于用弱氯溶液对伤口进行无菌治疗的著作，以推广消毒手术的理念，使得无菌手术概念最终在 1875 年得到外科界广泛接受。Kocher 从事的外科专业很多，包括骨科、腹部外科、泌尿生殖外科和肿瘤外科。他所著《外科手术理论》（Chirurgische Operationslehre）先后修订六版，并被翻译成大多数现代语言。在伯尔尼大学期间，Kocher 成为第一个切除甲状腺以治疗甲状腺肿的外科医师。并将

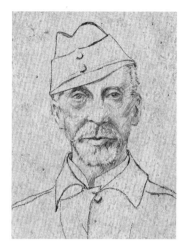

图 1-6-3　Sir William Stokes
（1838—1900）

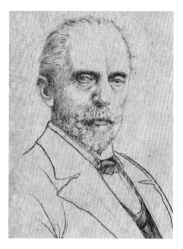

图 1-6-4　Emil Theodor Kocher
（1841—1917）

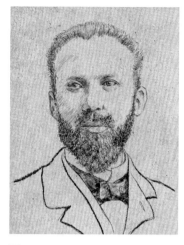

图 1-6-5　Pierre Delbet
（1861—1957）

甲状腺切除手术相关死亡率从 18% 降至 0.5% 以下。因其在甲状腺生理学、病理学和外科学方面的贡献而获得 1909 年的诺贝尔生理学或医学奖。他将获得诺贝尔奖的奖金在伯尔尼建立了科赫研究所。直到今天，在伯尔尼的科赫研究所、科赫大街、科赫公园，都是对科赫所作贡献的纪念。

法国医师 Pierre Delbet（1861—1957，图 1-6-5）于 1910 年开始使用内固定治疗股骨颈骨折。他将股骨上端骨折分为 4 型：头下型、经颈型、基底型和转子间型。该分类方法后被 Paul C. Collona 引用于儿童股骨颈骨折，至今仍被不少人误认为是专用于儿童股骨颈骨折的分型方法，即 Delbet-Collona 分型。Delbet 也是早期开展应用腓骨干植骨治疗股骨颈骨折不愈合手术的外科医师之一，该术式至今仍在临床上广泛应用。Pierre Delbet 于 1861 年 11 月 5 日出生于距离巴黎 80 公里的 La Ferté-Gaucher 镇，他的父亲也是一名医师。1889 年 Pierre Delbet 在巴黎获医学博士学位；1893 年在 Chirugien de Hôpitaux 任外科医师；1909 年 48 岁时出任巴黎外科临床学院外科临床教授。第一次世界大战期间，他使用氯化镁清理士兵严重污染的伤口，建议士兵们受伤后立即在伤口上涂碘酊以预防伤口感染。此外，在动、静脉手术，以及三叉神经痛、骨关节炎、前列腺切除手术等方面，Delbet 也有经典论文发表。Delbet 同时也是一名雕塑艺术家，有数十件作品在奥赛博物馆展出。战后，Delbet 在医学上的兴趣从创伤转向癌症的研究，但取得的相关成就却低于自己的预期。

1911 年，美国医师 Frederic Jay Cotton（1869—1938）应用外展、内收理论，开创性地在手术或非手术过程中人为使骨折端外展嵌插的方法治疗股骨颈骨折。1924 年瑞典医师 Henning Waldenström（1877—1972），1938 年奥地利医师 Lorenz Böhler（1885—1973），都曾基于股骨颈骨折后股骨头所处位置将股骨颈骨折简单分为外展型和内收型两大类，这对股骨颈骨折稳定性、预后的判断以及指导治疗方法的选择均有一定临床意义。该分类方法也是早期德国以及一些德语国家许多骨科医师所广泛使用的方法。1938 年 Nyström 将股骨颈骨折分为外翻骨折和内翻骨折，和外展型和内收型是一回事。

1935 年，张力带骨折固定原理的提出者，德国医师 Friedrich Pauwels 以德文发表了一种新的股骨颈骨折分型方法，他认为骨折线与水平面形成的夹角（Pauwels 角）影响股骨颈骨折的稳定性和预后。论文发表后逐渐扩散到整个欧洲。1947 年 Boyd HB 和 George IL 在他们的论文"Complications of fractures of the neck of the femur"中提到："排除了所有嵌插骨折和股骨颈基底骨折，仅包括 Pauwel Ⅱ型和Ⅲ型骨折"。这是较早引用该分型的英语论文，但没有提到具体的分型方法。同一年，Dickson JA 在其论文"The high geometric osteotomy, with rotation and bone graft, for ununited fractures of the neck of the femur"中介绍了 Pauwels 分型以及 Linton 的改良计算方法，并用图解方法对两者进行了比较。此后，Pugh WL（1955），Massie WK（1958）和 Scheck M（1959）等较多论文和书籍均对 Pauwels 分型作了引用和介绍。但在不同的文章中，分型的角度的划分却不尽一致。最主要的问题是Ⅱ型与Ⅲ型是以 50°为界还是 70°为界。虽然 Pauwels 在 1973 年和 1976 年分别以德文和英文出版了其关于髋关节生物力学的专著，英语国家的作者引用了英文版本而忽视了德文原著。在 Pauwels 的原著"Der Schenkelhalsbruch, ein mechanisches Problem（股骨颈骨折——一个力学问题）"中，Pauwels 根据在骨折上的作用力定义了他的分类，但并没有给出具体的分型数值。相关数值仅出现在本文的附图下方，这些数字代表的是每个分型的上限数值分别是 30°、50°和 70°。在接下来的章节中，Pauwels 对其分型方法进行了详细的解释，但图中出现的 30°、50°和 70°数值很容易让读者理解为骨折分型的界限值。1973 年，Pauwels 在他的专著 Biomechanics of the Normal and Diseased Hip 中再次提出了这一分型方法，明确指出Ⅱ型的上限是 50°。至此，该分型关于 Pauwels 角的界定分型才有了一致的标准：Ⅰ型（Pauwels 角 <30°），Ⅱ型（Pauwels 角 30°~50°），Ⅲ型（Pauwels 角 >50°）。该分型较直观地描述了对股骨颈骨折稳定性的判断及治疗方法的选择，至今仍为临床所用。

1961 年，英国医师 Robert Symon Garden（1910—1982，图 1-6-6）根据骨折的 X 线片表现将股骨颈头下型骨折分为不完全骨折、完全骨折无移位、部分移位和完全移位 4 个类型。Garden 是英国著名骨科医师，对股骨颈的功能解剖和股骨颈骨折的临床研究具有长久而广泛的影响。他于 1910 年 8 月 2 日出生于苏格兰班夫郡麦克达夫，1934 年毕业于阿伯丁大学，先后在普雷斯顿皇家疗养院、大卫·刘易斯北方医院和 TP McMurray 教授领导的皇家利物浦儿童医院任注册骨科医师，得到 McMurray 教授的悉心指导。1939 年成为爱丁堡皇家外科医师学会会员。第二次世界大战爆发后，Garden 在苏格兰绍斯波特（Southport）一家急救医疗服务医院工作，负责治疗从敦刻尔克撤退的伤员。1942 年至 1945 年期间，他负责埃及、北非和意大利的第三骨科中心，以及奥地利的第 48 军总医院。随后，他被任命为一个野战外科单位的外科专家，在整个意大利战役中一直留在那里，以中校军衔完成了他的战争服役。1946 年，他被任命为普雷斯顿 Preston 和乔利 Chorley 集团医院的骨科顾问医师。在那里，他以其专业和技能建立了一流的骨科与交通事故应对部门，首次提出组织了急救部门与救护车服务之间的无线电直接联系，在降低事故死亡率和发病率方面发挥了关键作用。虽然他发表过几篇关于处理严重创伤患者

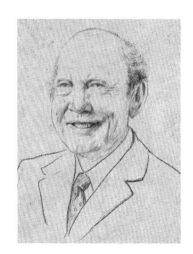

图 1-6-6　Robert Symon Garden（1910—1982）

的论文，但其发表的股骨颈功能解剖和股骨颈头下型骨折的论文在全球影响更大。1970年他被授予英国皇家外科医师学会荣誉会员。1974年他因为健康原因被迫退休；3年后，他再次患病而严重丧失工作能力；1982年10月16日去世。Garden分型是一种是基于骨折移位程度的分型，该分型最大的优点在于简略而直观，既可较客观地描述骨折的严重程度，还一定程度地关联骨折不愈合率与股骨头缺血坏死率。这里需要强调的是，股骨颈骨折的Garden分型是仅限于头下型骨折，而经颈型和基底型股骨颈骨折是不适用于Garden分型的。

1978年，Müller等人提出了长管状骨骨折的综合分类系统，即所谓"AO分型"。股骨颈骨折在AO骨折分型中被归类为股骨近端骨折（编号31）的B型（31-B），再依据骨折发生部位移位状况分型为3个亚型9个种类：

31.B1型：头下型，轻度移位。再分为3个亚型：①嵌插，外翻≥15°；②嵌插，外翻<15°；③无嵌插。

31.B2型：经颈型。①经颈部基底；②颈中部，内收；③颈中部，剪切。

31.B3型：头下型，移位。①中度移位，内收外旋；②中度移位，垂直外旋；③明显移位。

这种分型有些类似于1895年的英国医学会年会的分型，也可理解为Delbet分型的细化，不仅分型复杂，难于记忆，而且也不能反映骨折严重程度与预后的关系，因此临床应用也不够广泛。但随着当今信息化技术的进步以及临床诊疗技术的进步，AO分型系统不断完善与普及，可能更有潜力。

（梅 炯 朱 奕）

第七节　内固定手术的百年变幻

在内固定手术未成熟的时代，各种夹板、支具、石膏是治疗股骨颈骨折的主流方法。也有应用股骨远端或胫骨近端骨牵引术治疗髋部骨折（Steinmann，1919）。固定时间一般长达6个月，很多患者在固定期间发生各类并发症而死亡。普遍的认识是，髋部骨折，特别是老年患者，常常预示着不好的结局，长期卧床所导致的肺炎、尿路感染等是患者死亡的主要原因。为了避免这种结局，外科手术成为让患者早日摆脱长期卧床的期望。

目前已知世界第一例股骨颈骨折内固定手术是由德国外科医师Bernhard von Langenbeck（1810—1887，图1-7-1）于1858年完成的，他采用镀银螺钉为一位老年女性股骨颈骨折患者进行了内固定治疗。遗憾的是，由于术后伤口感染，患者死于败血症。Langenbeck是一位大胆而技术熟练的外科医师。时代的造化，从1848年第一次石勒苏益格战争到1870—1871年的普法战争，他都是战地医师或顾问。大量的伤员成就了他，使其成为野战外科方面的权威。Langenbeck也是当今最著名的"外科住院医师之父"。

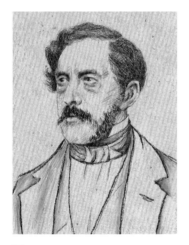

图1-7-1　Bernhard von Langenbeck（1810—1887）

在柏林查理特医院，他构思并开发了一套系统，使新的医学毕业生能够在医院生活，在外科患者的日常护理和监督中学习和成长。Billroth 和 Emil Theodor Kocher 就是这些住院医师的杰出代表。19 世纪末 Sir William Osler 和 William Halsted 在约翰·霍普金斯大学医院（Johns Hopkins University Hospital）的内科和外科教学系统中分别采用他的理念，并取得了巨大成功。

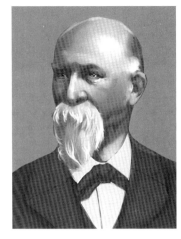

图 1-7-2　Franz König
（1832—1910）

第一例成功的髋部骨折手术由 Franz König（1832—1910，图 1-7-2）在 1875 年施行。他在外科消毒技术下用金属螺钉对一个年轻的股骨颈骨折患者进行了经皮内固定手术，取得了满意的疗效。König 是德国著名外科医师，他从 1851 年起在马尔堡学习，并于 1855 年获得博士学位。1869 年起任 Rostock 大学教授，1875 年任 Göttingen 外科学教授。König 严于律己，也严以待人，要求他的同事和助手们一样保持相同的标准，他固执地认为，任何行动无论多么微小，只要是合理的就应该去做好，并对未能做到者严加指责。有些人把他称为德国外科的良知（the conscience of German surgery），有些人则是由衷地不喜欢他那种嫉恶如仇的性情。König 是一位多产的学者，发表了许多关于骨骼和关节的原创论文和几本教科书。在他的论文中，有一篇题为"关节内的游离体"的论文，首次应用了"剥脱性骨软骨炎"一词，一直延续至今。

特别需要指出的是，Langenbeck 和 König 开展的"首次"和"首次成功"的股骨颈骨折内固定手术，其文献的来源并非出自各自的论文报道或书籍著作，而是出自一个会议讨论。1878 年在柏林举行的第 17 届德国外科医师大会上，Friedrich Trendelenburg（1844—1924）在大会上报道了他在尸体标本上用铁钉、铁螺钉和象牙螺钉对股骨颈骨折进行内固定手术的技术和实验观察结果，讨论将来用于股骨颈骨折患者的可行性。在围绕 Trendelenburg 论文的讨论中，König 提到他在 3 年前（1875）完成的一例股骨颈骨折患者的内固定手术。患者是一个年轻人，König 在外科消毒技术下用金属螺丝钉对患者进行了内固定手术，手术采用小切口长螺钉固定，骨折成功愈合。这是世界上首例成功的髋部骨折内固定手术的文献来源。同时参加讨论 Trendelenburg 论文的 Langenbeck，也在现场讨论中提到了他在 20 年前（1858）的一个失败病例，患者是一位老年女性股骨颈骨折患者，Langenbeck 采用镀银螺钉为患者进行了经皮内固定治疗，但是由于伤口感染，患者死于败血症。患者死亡后进行的尸检证实，螺钉虽然可靠地固定了骨折端，但穿进了关节腔。这便是目前世界第一例股骨颈骨折内固定手术的文献来源。Langenbeck 没有解释在当时的医疗理念下，是什么原因促使他去冒险对一位老年股骨颈骨折患者施行内固定手术？在会议文献中没有记载患者的情况及手术希望解决的问题。毕竟，当时既没有 X 线检查辅助诊断，也没有无菌技术和麻醉技术的保驾护航。对股骨颈骨折进行保守治疗的最坏的后果只是患侧肢体的残疾；而手术，无论是切开复位还是闭合复位，风险和疗效都是完全不对等的。Langenbeck 在这例患者的治疗中，留下的两个确切的知识，一是通过尸检证实了股骨颈骨折的诊断；一是他施行的经皮内固定技术是可行的。当然，有一个问题也是值得思考的，从 Langenbeck 在 48 岁时对股骨颈骨折内固定的首次尝试治疗后的 20 年时间中，他再也没有进行第二例手术，也没有对这例患者的治疗发表相关的论文。相信一定有 Langenbeck 不愿提及的另一面。同样，König 在 1875 年做内固定手术时，麻醉术和外科消毒技术已较为普遍，这为他的手术成功提供了保障。但那时 X 射线尚未发现，因此，他的病例只能说是髋部骨折的内固定手术，术后内固定对骨折的作用也只能从临床表象的观察中评估。而且，截至 1878 年的 3 年中，他也只做了一例此类手术，他并没有因为这一例患者的成功而促使其再接再厉以造福更多患者，也没有发表进一步的论文。推测一定有其他原因让 König 停下了探索的脚步。

美国外科医师 Nicholass Senn 于 1883 年进行了一项动物实验，他发现在仅以石膏固定的狗股骨颈骨折中，均发生了骨不连。而在用骨钉或螺钉进行固定的猫股骨颈骨折中，骨愈合率显著提高。他认为股骨颈骨折不愈合的原因主要是囊内骨折在骨折愈合所需要的时间内得不到很好的复位和固定，而内固定手术很好地解决了这个难题。而且患者在手术后可在病床上放置在任何体位，甚至可以到户外，避免了患者长期卧床的一系列并发症问题。这一概念和后来 Smith Petersen 所倡导的理念极其相似。虽然他根据动物实验结果，提出股骨颈骨折都应该手术治疗的观点，但在当时仍难以被更多的外科医师认同，以致包括 Senn 本人在内的外科医师，对于股骨颈骨折的患者依旧没有采用内固定手术治疗而继续沿用传统的非手术治疗。

1894 年，在 X 射线被发现的前一年，挪威医师 Oslolainen Julius Nicolaysen（1831—1909）使用一种被称为 "nageling" 的金属钉治疗股骨颈骨折，钉长 15cm，于大转子上缘以下 5cm 钉入。钉尾留于皮肤外，术后开窗石膏固定 8~10 周，患者禁忌负重 10~12 周。3 年后（1897）他发表了 13 例股骨颈骨折患者的治疗结果。并在 1899 年再次发表了 21 例患者的临床结果。Nicolaysen 是挪威外科手术（包括麻醉技术）的先驱，也是挪威第一个进行卵巢切除术（1866）、膝关节切除术（1881）和肠道切除术（1885）的外科医师。1897 年他获得圣奥拉夫（St. Olavs Orden）十字勋章，1900 年 7 月 25 日获得英国皇家外科医师学院荣誉院士。Julius Nicolaysen 于 1869 年至 1871 年担任《挪威医学杂志》（*Norsk Magasin for Laegevidenskapen*）的联合编辑，自 1857 年起，他的大部分论文都发表在该杂志上。

1896 年，瑞士外科医师 Theodor Kocher 指出，髋部骨折由于老年性骨质疏松或老年性骨质软化所致，一般内固定难以实现可靠的固定，保守治疗可以避免手术治疗可能导致的灾难性并发症。患者伤后卧床 2~3 周，患肢保持在外展架上，在鞋底部置一横向木板以防肢体旋转（国内俗称"丁字鞋"）。如果股骨颈骨折不能愈合，患者疼痛严重影响日常功能，此时再考虑切除关节囊内骨折的股骨头（他早在 1885 年即开始进行股骨头颈切除手术），可缓解由骨折造成的关节疼痛。

马蹄形切口是当时股骨颈骨折切开复位内固定最常用的手术入路，在 1898 年的 *Journal of Bone and Joint Surgery*（Am）杂志上，美国外科医师 Arthur J. Gillette 对该切口进行了详细的描述：切口起自髂后上棘前下 1 英寸，向前下经股骨大转子下 2 英寸，然后再向前上止于髂前上棘后下 1 英寸，形成一个弧形切口，注意保持皮肤、浅筋膜、深筋膜在显露中的完整，向上掀起皮瓣大约到臀大肌中点。分离阔筋膜张肌后缘和臀中肌之间间隙，线锯穿过臀中肌深面，在臀中肌后缘和臀大肌前缘引出，线锯在股骨颈基底和大转子基底交界处，锯断大转子及其肌肉附着，向上翻开锯断的大转子，即可显露后外侧关节囊。纵行切开关节囊即可见股骨颈骨折线，清理骨折端，骨钉穿过股骨颈固定骨折端。肠线缝合关节囊，小骨钉固定大转子于原位，缝合皮肤筋膜瓣，髋人字石膏固定。

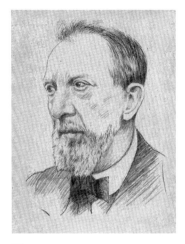

图 1-7-3　Albin Lambotte（1866—1955）

1906 年，比利时骨科医师 Albin Lambotte（1866—1955，图1-7-3）先后两次报道了股骨颈骨折切开复位内固定的临床经验，他使用两枚螺钉对股骨颈骨折进行固定，显著改善了内固定的稳定性。Lambotte 是比利时著名外科医师和世界骨折内固定手术的伟大先驱之一，1866 年 7 月 3 日出生于布鲁塞尔，1891 年以优异的成绩毕业于布鲁塞尔自由大学，并于同年进入安特卫普的斯图伊文伯格医院（Stuyvenberg Hospital）做实习医师。1894 年，毕业仅 3 年的他成功地进行了第一例胃切除术，1900 年首次完成了椎板切除术和开颅手术。1902 年他开展了股骨干骨折内固定手术。他也是骨关节结核手术治疗的开创者。一系列充满创意的大手术使得他很快确立了在欧洲外科界的地位。大约 1902 年起，Lambotte 将注意力集中在骨折治疗上，研制了著名的外固定器，他的这一成果记录在他 1907 年出版的 *L'Intervention Operatoire Dans Les Fractures* 一书中。他的第二本书 *La Chirurgie Operatoire Des Fractures* 1913 年在巴黎出版，书中表达了他对 William Arbuthnot Lane 爵士所设计的内固定产品的由衷欣赏，但该书从未被翻译成其他文字。Lambotte 的许多早期设计与同时代的苏格兰医师 Sir William Arbuthnot Lane（1856—1943）异曲同工，他俩的工作却是各自独立完成的。Lambotte 是一名动手能力极强的工匠，他常常将自己设计的器械制作成精美的木头模型交给制造商去生产。他的故居已变成纪念馆，供后人朝圣般地参观瞻仰。在他曾经的工作室，依旧排列着整齐的工具以及他设计的许多骨科手术器械，墙上挂着他自己制作的乐器。Lambotte 因为他广泛的学术兴趣和业余爱好而受到众多的爱戴，是一位无论做任何事都会出类拔萃的天才。他除了是一位卓越的外科医师，也是一位造诣极深的小提琴家，所制作的小提琴、中提琴和大提琴享誉比利时甚至法国。他博览群书，游历四方，成为了一名艺术鉴赏家，他的木雕作品、素描和雕刻也是专业水平的。同时他也是一位天才的机械大师，除了发明了很多手术仪器，还设计过精良的卷轴钓鱼竿。

1907 年，法国医师 Pierre Delbet（1861—1957）设计了一种半螺纹金属螺钉，螺钉长 70、80、90mm，直径 6mm，由转子间嵴以下 1.5cm 处进针固定骨折端。术后先行重量 15~20 磅牵引双足数日，而后改用步行夹板（walking splint）4 周。1910 年 Delbet 开始用高间距厚螺钉内固定治疗股骨颈骨折，该螺钉对骨折有更好的把持力，强化了螺钉固定效果。他不仅总结了髋部骨折分型，还设计了一种特殊的定位器械，使得股骨颈骨折内固定手术的操作更为容易。

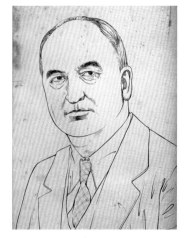

图 1-7-4　Fred Houdlett Albee
（1876—1945）

1928 年，美 国 医 师 Fred Houdlett Albee（1876—1945，图 1-7-4）总结了自 1909 年起应用骨移植、骨钉治疗 146 例股骨颈骨折的经验。Albee 于 1899 年毕业于缅因州鲍登学院，1903 年毕业于哈佛医学院。在纽约康奈尔诊所短暂工作后在康涅狄格州的沃特伯里开始执业行医。先后在纽约、新泽西、佛蒙特和佛罗里达 20 多家医院任骨科顾问医师，以及几家医院骨科部主任，1905 年在纽约研究生院和医院担任骨科教授。Albee 是第一个使用活体骨移植作为内夹板的人，在骨移植方面进行了很多开创性的工作。他应用自体骨或异体骨治疗膝关节、踝关节、髋关节骨折的经验，以及他为骨移植手术发明的电动工具（Albee Bone Mill）和特殊手术台（Albee Orthopediac Table），得到了国际广泛的认可。第一次世界大战期间，他的骨移植技术得到了普遍的应用，挽救了许多士兵的肢体，也使他的技术得以进一步传播。作为一位多产的作家，他在几本书和 200 多篇文章中描述了他的手术技巧。他于 1943 年出版的 *A Surgeon's Fight to Rebuild Men* 讲述了他的职业生涯。他曾周游世界，并在世界各地很多协会和大会上发表演讲，并因其在医学上的贡献而被十几个国家授予勋章。

1930 年，E.W.H Groves 于 1930 年在 *Journal of Bone and Joint Surgery*（Am）杂志上发表论文"Treatment of fractured neck of the femur with especial regard to the results"，介绍了应用牛骨钉或象牙钉作为内固定材料治疗股骨颈骨折的临床效果，指出良好的复位是保证疗效的关键。强调在股骨颈骨折诊疗过程中要避免的三大误区：一是忽视或过度依赖 X 线诊断；二是认为老年股骨颈骨折患者不必接受积极治疗；三是认为股骨颈骨折不愈合是由于年老造成，年轻患者愈合力强，仅需简单牵引即可。这些见解即使在现在仍有一定的临床价值。此外，他介绍的股骨颈骨折的手术方法也较为独特，和一般的经转子向股骨头侧固定不同，他是将股骨头从髋臼中脱位。复位后经股骨头小凹打入骨钉进行固定。因此，为减少股骨头坏死，他特别强调保护股骨颈周围纤维组织的重要性。

从 19 世纪末到 20 世纪初，关于股骨颈骨折是采用手术治疗还是非手术治疗的争论是相当激烈的。非手术方法治疗股骨颈骨折最常见的并发症是骨折不愈合和股骨头无菌坏死，而手术治疗最常见的并发症是感染。感染对当时无菌术和抗菌术的确是最严重的挑战，因此，非手术治疗更容易被医患双方所接受。

非手术治疗以美国医师 Royal Whitman（1857—1946，图 1-7-5）为代表。Whitman 是系统研究股骨颈骨折尤其是儿童股骨颈骨折的先驱者之一。早在 1890—1897 年间，X 射线尚未被发现之前，就先后报道了 10 多例儿童股骨颈骨折病例，并介绍了股骨转子外翻截骨手术经验，并将该手术技术用于治疗青少年

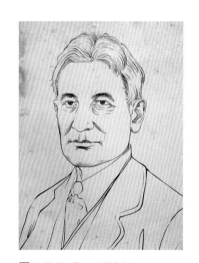

图 1-7-5　Royal Whitman
（1857—1946）

和成人髋内翻患者。他通过在尸体上制作股骨颈骨折模型，反复进行复位实验，总结了股骨颈骨折闭合复位的关键技术，通过闭合复位＋髋人字石膏固定，大大改善了股骨颈骨折的临床疗效。这种对股骨颈骨折进行保守治疗方法即大家熟悉的 Whitman 外展治疗法。Whitman 外展治疗法在相当长时间内一直是治疗成人股骨颈骨折的主流方法。1930 年，美国骨科学会将该方法作为治疗股骨颈骨折的推荐方法。Royal Whitman 于 1857 年 10 月 24 日出生于缅因州波特兰市。1882 年获哈佛大学医学学位，先后在波士顿市立医院完成外科实习，在伦敦库克学校接受进一步的解剖学培训。然后在波士顿执业，直至 1889 年，受 Virgil P. Gibney（1847—1927）的推荐，到纽约市损伤与残疾专科医院（The Hospital for the Ruptured and Crippled，HRC；即现在的纽约特种外科医院）工作。他在该医院工作了 40 年，并确立了自己在骨科界的崇高地位。有人将 Whitman 对骨科发展的贡献总结为 3 个方面：一是他在髋关节手术方面的开创性工作。他采用手法复位＋髋人字石膏固定方法治愈了大量股骨颈骨折患者。1924 年，Whitman 发表了一组关于髋关节变形性关节炎的重建手术的病例研究论文，这对于现代髋关节外科的发展具有里程碑意义。二是开展了距骨切除术，通过手术切除距骨以稳定踝关节。三是他对扁平足的病因、诊断和治疗的研究。他通过精心设计的支具、石膏、鞋子，结合物理治疗，可以使不少扁平足患者免于手术治疗。并在第一次世界大战期间推动了美国陆军足部检查的标准化以及军人靴子的标准化。他编写的《骨科手术治疗》（*A Treatise on Orthopaedic Surgery*）是骨科领域最重要的教科书之一，该书于 1901 年首次出版，共有 22 章，涉及脊柱、髋关节、膝关节、上肢和下肢、神经系统和结核疾病，到 1930 年进行了九次修订。Whitman 于 1929 年移居伦敦，继续临床和教学。他曾担任伦敦美国医院的外科顾问医师，并被聘任为皇家外科医师学院和皇家医学会的荣誉研究员。1943 年他妻子去世后他又回到纽约，直到 1946 年去世，他一直活跃于医疗一线。

1938 年，美国医师 Guy Whitman Leadbetter 发表了新的股骨颈骨折闭合复位方法，即髋关节屈曲内旋和外展提高了骨折复位的成功率。复位成功后石膏固定。石膏固定平均 10 周，6 个月后允许负重。随访 59 例，71% 疗效满意。

1931 年，Marius Nygaard Smith Petersen（1886—1953，图 1-7-6）和他的同事发表了 24 例股骨颈骨折切开复位三翼钉（国内翻译亦有称"三刃钉"者，本文中均统称为"三翼钉"）内固定的治疗结果：75% 的骨折愈合；15% 的骨折不愈合，10% 的患者死于败血症。M.N. Smith Petersen 生于挪威，于美国完成高中至医学博士学业后，成为哈佛医学院的骨外科讲师（1930—1935）和骨外科临床教授（1935—1946），同时还担任麻省总医院骨科主任（1929—1946）。他 1910 年到哈佛大学学医，1914 年获医学博士学位，1917 年设计了经典的髋关节前入路，即我们现在熟知的 Smith-Petersen 入路。他对髋关节成形术中使用的球形假体材料，诸如玻璃（1923），黏性胶体（1925），耐热玻璃（1933），酚醛树脂（1937），钴铬镍合金（1938）等进行了系列研究，对

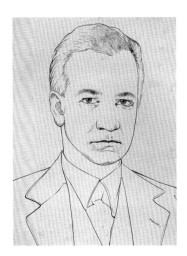

图 1-7-6　Marius Nygaard Smith-Petersen（1886—1953）

髋关节置换手术投入了大量精力，引起了全世界的关注。1941 年，他提出并使用脊柱截骨术来矫正类如强直性脊柱炎等造成的严重的固定屈曲畸形。1943 年，他担任美国骨科医师学会主席。1946 年，他被授予挪威皇家圣奥拉夫指挥官勋章，并于 1947 年获得挪威大十字勋章。还被授予挪威外科学会、意大利骨外科和创伤学会、爱丁堡皇家医学学会、英国骨科协会、加拿大骨科协会等荣誉会员。被公认为是 20 世纪上半叶最杰出和最具创新精神的骨外科医师之一。

三翼钉内固定显著提高了股骨颈骨折内固定的临床疗效。以下几位学者对三翼钉技术的改良和推广，发挥了重要作用。一位是瑞典医师 Sven Christian Johansson（1880—1959），Johansson 曾在隆德和斯德哥尔摩学习，1907 年获得医学执照，1924 年获得医学博士学位。他先在隆德生理学和细菌学研究所做研究助理，然后在斯德哥尔摩萨巴特斯堡医院的外科和妇科接受了医师培训。1914 年起担任哥德堡的主任医师。Johansson 是一位才华横溢的学者，有一双灵巧的手和敏锐的眼睛，除了和乐器演奏家阿克塞尔·埃里克森（Axel Ericson）一起开发并改进了许多乐器，还设计了医用内固定合金以解决残留在体内的钢铁会生锈的问题。并研制了当时工业化生产的防锈剂和除锈剂。当 Smith Petersen 设计的三翼钉刚刚问世，Johansson 就敏锐地注意到三翼钉固定手术中股骨颈骨内的置钉位置问题，巧妙地将三翼钉改良成空心状，用一坚硬的金属针做导针，通过 X 线监测导针的位置，解决了三翼钉准确打入骨内的问题。另一位是美国医师 Henry Heyward Wescott（1896—1972），他设计了一种用于三翼钉内固定手术的导向器，使得股骨颈骨折的内固定手术可通过股骨外侧的小切口进行，手术时间仅需要 6~15 分钟。Wescott 报道了 12 例患者的治疗结果，认为该手术创伤小，不需要外固定，术后几小时患者即可坐轮椅或者在双拐下行走。1934 年他设计了相应的手术辅助器械，发展了闭合置钉技术，明显减少了手术时间。

1936 年，Sir Reginald Watson Jones（1902—1972，图 1-7-7）介绍了一种新的手术入路，可方便股骨颈骨折的复位和内固定。Watson Jones 于 1922 年毕业于利物浦大学，获得了科学学士学位，而后继续在该校的医学院学医。1926 年，成为最早获得骨科临床硕士（MCH Orth degree）的外科医师之一。同年，才华横溢的 Watson Jones 非常幸运地遇到了英国的"现代骨科学之父"——Sir Robert Jones，并深受 Robert Jones 的器重。而 Robert Jones 也给了年轻的 Watson Jones 很多的学习机会以及一些在医院任职的机会。Watson Jones 不负厚望，最终被尊为英国骨科技术新时代的领路人、骨折治疗领域的实干家和教育家。以他名字命名的医学术语被后世沿用至今，如肱骨内上髁骨折的 Watson-Jones 分型和髋部手术前外侧入路（Watson-Jones 入路）等。他的文章被译成多国文字，长期被奉为经典教材。1936 年 Watson Jones 于利物浦皇家医院开展了骨折治疗的教学课程，教学课程的成功使得他国际闻名。Watson Jones 在创伤骨折治疗方面最突出的贡献之一是在 1940 年出版的《骨与关节损伤》（*Fractures and Joint Injuries*）。

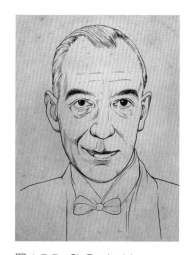

图 1-7-7 Sir Reginald Watson-Jones（1902—1972）

它是有史以来最受欢迎的骨科教科书之一，被重新印刷 15 次，并且译为多国语言广泛流传。在第二次世界大战的早期，他被任命为皇家空军的骨科顾问。在第二次世界大战持续期间和战争结束后，他全身心地投入到受伤军人的治疗中。他在皇家空军中的地位就如一战中 Sir Robert Jones 在军队中的地位一样。和 Robert Jones 一样，Watson Jones 培养并且影响了一大批优秀的年轻医师。所以，除了书籍的影响力及教学方面，他在培养年轻医师方面也做出了非常大的贡献。Watson Jones 另一伟大的成就则是 1948 年创办了 JBJS 杂志英国卷。而后英国版和美国版虽各自出版，但双方骨科协会成立联合协会，一直保持密切合作。尽管其他人也贡献很多，毫无疑问的是 Watson Jones 的热情和行动使得大家多年的想法成为现实。他是 JBJS 杂志英国卷首位编辑，且担任这一职位直到逝世。他曾担任英国骨科协会会长，并成为英国皇家医学院的高级副主席。此外，许多国际学会也承认了他的权威。他被认为是最具活力、最能干、雄辩以及最有天赋的讲师及作者，20 世纪中期最优秀的矫形外科医师之一。

1941 年，美国骨科学会在大量病例的基础上更新了股骨颈骨折的治疗建议，建议对股骨颈骨折使用三翼钉内固定。但对于手术经验不足的外科医师，仍建议采用保守治疗。1976 年，*The British Medical Research Council* 发表了基于 1 503 例股骨颈头下型骨折内固定治疗的长期随访报道，认为影响骨折预后最主要的因素是患者年龄、复位的准确度和固定的可靠度，三翼钉不适用于有移位的股骨颈骨折。

股骨颈骨折治疗的另一个重要事件是钉板系统的开发与应用。德国医师 Gerhard Kuntscher 和工程师 Ernst Pohl 于 1951 年开始研究，1953 年发表了相关临床应用结果。现在许多髋部骨折的内固定设计均是基于他们所提出的力学原理，如滑动髋螺钉（sliding hip screw，SHS）、动力髋螺钉（dynamic hip screw，DHS）等。英国传奇首相 温斯顿·丘吉尔（Winston Churchill，1874—1965）在 1962 年 88 岁高龄时发生股骨颈骨折，密德萨斯（Middlesex）医院的医师就是采用钉板系统给丘吉尔实施了内固定手术，手术取得了圆满的成功。文献中没有丘吉尔的骨折和骨折内固定后的影像图片，从文字描述中判断，丘吉尔的骨折状况是"轻度外翻移位的股骨颈基底型骨折，稍微内旋即轻松复位，置入头钉时大转子的外侧骨皮质发生分离但不影响骨折位置，用 4 孔钢板将头钉连接固定于股骨干上"。丘吉尔的这份病史体现了 60 多年前对股骨颈骨折的一些治疗理念，一是老年人髋部骨折需要早期手术，丘吉尔是 1962 年 6 月 28 日上午 6 点在法国度假时不慎绊倒而发生外伤性骨折，6 月 29 日中午回到英国，当日下午 6 点即施行了内固定手术；二是髋部骨折深静脉血栓的早发现、早治疗，这对丘吉尔早日回归公众视野发挥了重要作用。20 世纪 70 年代后，在瑞士 AO 协会的改良与推动下，动力髋螺钉在临床上得到了广泛的推广，目前仍是治疗髋部骨折（以股骨颈基底部骨折和股骨转子间骨折为主）的主要方法。

螺钉内固定治疗股骨颈骨折已有较长历史，早期以比利时医师 Albin Lambotte 和法国医师 Pierre Delbet 为代表，因为论文不是英文和德文，这一学术思想未能更广泛地传播。1938 年，美国医师 Henderson 发表了自 1933 年以来 Mayo Clinic 应用空心加压螺钉内固定治疗 14 例股骨颈骨折，临床效果满意。次年，Lippmann 报道了应用空心加压螺钉治疗股骨颈骨折 18 例，在较早治疗的 14 例患者中 10 例痊愈。1940 年巴西医师 Godoy-Moreira

设计了一种空心加压螺钉并进行了有关力学测试，初步报道 10 例股骨颈骨折，7 例效果满意，1 例虽然患肢功能满意但术后 8 个月死于脑出血。2 例术后随访时间短未列入结果统计中。1945 年，他对螺钉系统作了改进，论文着重介绍了所治疗的 80 例患者中，一些治疗难度很大的手术病例，取得了满意的疗效。1942 年，意大利医师 Bader 总结了 Vittorio Putti 应用空心螺钉等技术治疗股骨颈骨折的临床资料，丰富了对股骨颈骨折治疗的认识，但由于语言的关系未能较好地推广。

现在用于治疗股骨颈骨折的 Asnis 空心螺钉始于 1980 年。在美国康奈尔大学医学院－北岸大学医院，Asnis 等采用多枚空心螺钉平行固定股骨颈关节囊内骨折，1985 年发表了 141 例患者的初步临床结果，1994 年再度发表了对这同一组病例的远期随访（平均 8 年）结果，股骨头坏死率分别是：Garden Ⅱ型 8/41，Garden Ⅲ型 6/30，GardenⅣ型 12/40。55 例存活患者中，骨折均愈合、无任何并发症，骨折 60 个月后的功能保持良好。从 20 世纪 80 年代以来，空心螺钉固定股骨颈骨折的相关临床和实验研究逐渐增多，研究涉及螺钉的数量、角度以及空间位置分布、和 DHS 的疗效比较等不同方面，这些研究对于空心螺钉固定股骨颈骨折在临床上的推广和普及提供了科学的基础。

（崔学良　姜超　梅炯）

第八节　另辟蹊径的人工关节

早期的髋关节假体置换手术或髋关节成形手术，主用于治疗非创伤性髋关节病变。在人工假体置换手术开展之前，髋关节成形手术是以单纯切除成形术和间置关节成形术为主。早在 1827 年，美国医师 John Rhea Barton（1794—1871，图 1-8-1）在费城宾夕法尼亚医院为一个叫 John Coyle 的水手施行了髋关节成形手术。患者一年前在船上从舱口跌入船舱，此后髋部强直在屈曲 50°位。由于当时没有 X 线片，对于原发性损伤有些医师认为是髋关节脱位，有些认为是髋部骨折。Barton 经过仔细检查，排除了髋关节脱位可能，而是粉碎性骨折后形成的骨性强直畸形。随后给患者订制了一个人工假关节，手术取得成功。Barton 不同寻常的临床积累和过人的智慧，使他发现了一种发生于腕关节边缘骨折伴有腕关节半脱位，即今天我们熟知的 Barton 骨折。令人惊叹的是，这在没有影像学的帮助下，他能将 Barton 骨折与 Colles 骨折区分开来进行治疗。此后，Rodgers、Sayre、Murphy 先后对 Barton 的关节成形手术进行了改良，或仅切除关节内部分病变骨质，或者在切除病变骨质后在关节间隙内置入自体组织或异体物质来阻隔切除骨间的愈合，实现关节的活动。

1840 年，美国医师 John Murray Carnochan（1817—1887，图 1-8-2）在一颗下颌关节强直患者的关节内置入木质衬垫以期阻止关节间骨愈合而形成一个可活动的假关节。Carnochan 于 1817 年 7 月 4 日出生于美国佐治亚州的萨凡纳一个富有家庭。1836 年，他获得了纽约内科医师和外科医师学院的医学博士学位，随即返回欧洲进行研究生学习，在巴黎医院度过了整整 6 年的时间，与当地顶尖的外科医师（包括 Lisfranc、Velpeau 和 Civiale）一起工作。随后，

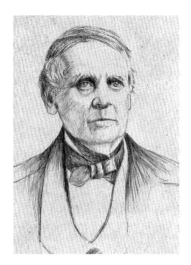
图 1-8-1　John Rhea Barton
(1794—1871)

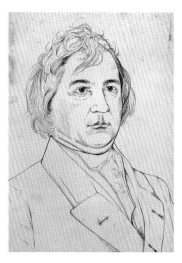
图 1-8-2　John Murray
Carnochan(1817—1887)

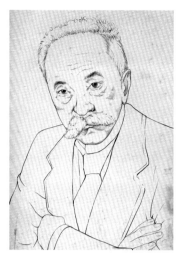
图 1-8-3　Themistocles Glück
(1853—1942)

他搬到伦敦，在 Sir Astley Cooper 和 Sir Benjamin Brodie 的指导下学习外科学，直到 1847 年回到美国。他对外科手术很有天赋，做过很多开创性手术，如 1852 年成功地切除了一名伤寒后坏死患者的整个下颌骨；1854 年进行了全尺骨以及全桡骨的切除进行前臂保肢。在美国内战期间，他做过很多髋关节水平的下肢截肢手术。1856 年，他成功地为一位法国医师进行了三叉神经痛的创新手术治疗，该手术使他享誉世界。他也是先天性髋关节脱位手术治疗的先驱。他长期担任纽约医学院的外科教授，出版了大量专著，如，*Treatise on Congenital Dislocations*、*Contributions to Operative Surgery*、*Etiology*，*Pathology and Treatment of Congenital Dislocation of the Head of the Femur*。

1880 年至 1890 年，Themistocles Glück（1853—1942，图 1-8-3）在德国柏林首次用象牙制作髋关节假体置入人体，用镀镍螺钉和骨胶来固定假体。Glück 是一位富有才华和创新精神的德国外科医师，出生于摩尔多瓦（现罗马尼亚）的亚西。1873 年开始在莱比锡大学学习，1875 年到柏林继续他的医学研究，得到 Bernhard von Langenbeck 和 Rudolf Virchow 的指导，在 Virchow 的指导下，他进行的神经再生研究取得了突破并获奖。Glück 提出过许多创新概念，诸如应力遮挡、同种异体关节移植、髓内固定、生物相容性等等。1877—1885 年在巴尔干半岛担任战时外科医师期间，首次成功地用钢板固定股骨骨折，并进行了部分下颌骨置换，这促使他对骨缺损的研究产生了兴趣。他还试验了骨水泥，包括铜汞合金、巴黎石膏和石腻子。因此，在可置入骨水泥的使用上，他比 20 世纪的先驱早了 50 多年。他在 19 世纪 80 年代完成了血管缝合和静脉移植手术，这比 1912 年因血管修复获得诺贝尔奖的美国外科医师 Alexis Carrel 早了很多年。他很可能是第一个进行人工关节置换的人，最早的人工关节置换时间为 19 世纪 80 年代中期到 1890 年。在打算置入人体之前，Glück 对象牙人工关节装置进行了初步的动物实验。1890 年 5 月，Glück 将一个铰链式象牙关节置入一位 17 岁女孩体内。他的设计与 20 世纪下半叶引入的早期限制性全膝关节假体非常类似。他还设计并置入了人工腕关节、肘关节、肩关节、髋关节、膝关节和踝关节，这些手术均取得了短暂的成功，但后来都因慢性感染而出现并发症，他因此提出关节感染是关节置换术的禁忌证。Eynon-Lewis 将其称为"未被认可的天才"。

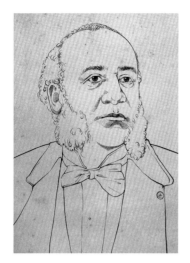

图 1-8-4　Jules Pean
(1830—1898)

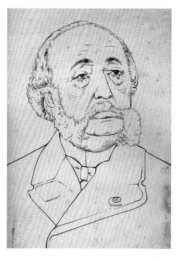

图 1-8-5　Louis Léopold Ollier
(1830—1900)

　　1890 年至 1894 年法国巴黎的 Jules Pean（1830—1898，图 1-8-4）用铂、石膏和浮石粉水泥制成髋关节假体，虽然手术没有取得最终的成功，却是髋关节置换手术的早期尝试。Pean 出生于法国的夏多敦，在沙特尔学院接受教育。19 岁时开始在巴黎大学学习医学，19世纪 50 年代在他的同事们对外科无菌技术这一关键因素缺乏普遍认识时，Pean 就是无菌术坚定的倡导者和推广者。他在 1867 年完成了脾切除术，并在 1879 年完成了幽门窦切除术。到 1868 年，这位有天赋的年轻人成为巴黎所有医院的首席外科医师，并对 19 世纪外科手术的发展产生了重大影响。他对很多手术器械进行了改良，发明了可调节外科手术台。1892 年他率先使用金属假体对结核性关节炎患者进行了肩关节置换术，虽然近期效果满意，但 2 年后假体失败而不得不取出。Pean 声称他使用肩关节置换术和金属假体的灵感，来自几年之前和他同时代的 Themistocles Glück 的工作，但把肩关节置换术推广到了法国乃至世界外科领域，Pean 厥功至伟。事实上，Pean 在妇产科领域的成就更大，甚至被认为是现代妇科学的奠基人。他设计了经典有效的卵巢切除手术，并于 1890 年开展了经阴道子宫全切术。因其在妇科手术和其他外科手术方面的创新，被称为"蒙马特尔之魂"的法国后印象派画家 Henri de Toulouse-Lautrec（1864—1901）专门为这位天才的外科医师画像。

　　1880 年，Louis Léopold Xavier Édouard Ollier（1830—1900，图 1-8-5）利用关节周围软组织填入形成新的关节面，这种关节成形方法对于某些关节疾病特别是小关节疾病的治疗在临床上延续了近一个世纪。Ollier 于 1830 年 12 月 2 日出生于法国 Vans 的一个小村庄 Ardèche，被认为是现代骨科手术真正的创始人，是欧洲最有成就的骨科医师之一，他一生致力于外科手术，是一位技巧高超、经验丰富的外科医师。他最为著名的发现是奥利尔病（Ollier 病），他的名字还被用于其他疾病、症状、技术、工具的命名，如 Ollier's hand、Ollier's periosteum albumineuse、Ollier's operation、Ollier's incision、Péan-Ollier incision、Ollier's subcapsular periosteal resection、Ollier's Delagenière implant、Ollier's implant、d'Ollier-Thiersch implant、Ollier's pincer、Ollier's dilator、Ollier's splint 等。1860 年前后，他通过将骨膜转移到兔子耳朵上，发生骨化，揭示了骨膜对成骨的重要作用。1870 年普法战争中，Ollier 将他的外科技术运用在战伤的处理中，对于骨关节严重损伤的患者，他进行骨膜下截骨，尽可能多地保留关节周围肌肉、韧带并将其覆盖在截骨面，使截骨面有新骨形成，并通过改进引流方式，使用抗菌敷料等方法，提高了保肢的成功率、术后患者生存率，改善了患者预后。1894 年 6 月 24 日，Ollier 被法国总统 Marie François Sadi Carnot（1837—1894）授予荣誉勋章，而就在授勋的当天晚上，Carnot 总统遇刺，Ollier 负责了总统的抢救手术。他的经验和临床研究记录在 *Traité des résections*（1853—1891）中。在 Ollier 之后，相继有人利用阔筋膜、皮肤甚至是猪膀胱的黏膜下层等各种替代物，施行隔离型关节成形术。1923 年后，Smith Petersen（1923）用玻璃、Viscaloid（1925）用赛璐珞诱导剂、Pyrex（1933）用硼硅酸玻璃、Bakelite（1939）用酚醛塑料，这些学者探索使用各种材料用于假体制作，但效果均不佳。直到 1937 年，Smith Petersen 在从牙医的操作技术中得到启示，采用牙医的技术方法，在股骨头表面覆盖 Vitallium 合金（Co-27Cr-5Mo-0.5Ti）杯，1948 年他报道了10 年来用该方法对 500 例患者进行的关节成形手术，短期效果满意。

1940—1947 年，Jean Judet（1905—1995）与 Robert Judet（1909—1980）兄弟俩在法国设计了一种由丙烯酸树脂制成的蘑菇样圆头带柄假体，头的外形呈 2/3 球状并高度抛光。头下挖空以适配切除的股骨颈残端。直柄经股骨颈从大转子下股骨皮质穿出。假体有不同尺寸的股骨头直径和柄长。由于早期假体在头柄结合部常发生断裂，后在此处用不锈钢内芯加强。1950 年他们发表了 300 例的临床研究结果，把手术指征限定在骨关节炎、股骨颈骨折不愈合、非结核性关节僵硬和髋关节脱位 4 大类疾病。1952 年他们再次发表了一项基于 400 例手术患者的临床研究，其中包括了对新鲜股骨颈骨折的治疗。在此 4 年前他们即首次对新鲜股骨颈骨折患者进行了人工股骨头置换，其中 3 例 80 岁以上的患者取得了安全、快速而满意的效果。他们认为对股骨颈骨折患者而言，该手术仅限于非常老龄的患者而不应扩大到所有的股骨颈骨折患者。对于估计骨折有不愈合风险，如有严重骨质疏松或头下型骨折，50~70 岁的患者也可进行手术。Jean Judet 和 Robert Judet 均出生于巴黎，父亲 Henri Judet（1874—1942）也是骨科医师（图 1-8-6），出生于拉沃夫兰奇，是法国最早专业从事骨科的医者之一，在四肢骨折的治疗方面颇有心得，广泛使用并完善了兰伯特的外固定器，发表过相关论文。Henri Judet 对先天性髋关节脱位、足部畸形及其他先天性畸形的治疗也有较多研究。他工作很勤奋，但经济状况却不那么好，有时还有些窘迫。但尚能应对两个儿子的学业与职业生涯经费所需。1932 年，Jean Judet 与他的弟弟 Robert Judet 一起在巴黎 Lariboisière 医院工作，并发表了一些如何使用外固定架治疗骨折的文章。因为父亲和两个儿子都从事骨科工作，听从朋友建议，Henri Judet 借钱在德赛广场附近开设了一个诊所，诊所有一个诊室和一台 X 光机，40 张病床。当地运动损伤和交通事故很多，诊所规模很快就不够用了。战争爆发后，德军占领法国，Judet 兄弟为盟军的作战做出了很大的贡献，治疗了很多美国和英国的伞兵，诊所也成为来自各地的抵抗军的救援站。由于他们的奉献，兄弟俩战后均被授予了荣誉勋章。1945 年战后的一天，Jean Judet 从他的一位朋友的工作中得到启示，既然可以用甲基偏丙烯酸甲酯来重建鼻梁和眶弓，是否也可以用来解决关节问题。Jean 与 Robert 商量后，拟用亚克力（Acrylic，聚甲基丙烯

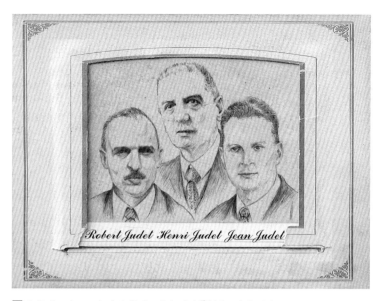

图 1-8-6　Jean Judet，Robert Judet 和 Henri Judet

酸甲酯）制作股骨头假体。他们找到巴斯德研究所实验室的负责人德劳奈做了动物体内实验，然后进行了丙烯酸块的磨损和机械强度试验，最后对制作的假体在尸体上进行了演练，采用髋关节前外侧入路（又称 Smith-Petersen 入路，简称 S-P 入路），取下股骨头，然后把假体置入。第一次人体置入是在 1946 年 5 月，患者是一位布洛涅的葡萄酒商，患有严重的髋关节炎。术后第 8 天患者即可正常行走。第二次人体置入是罗斯柴尔德医院的一位老年患者，股骨颈骨折，全身情况很差，Jean 与 Robert 一起冒险为老人做了手术，取得了成功。老人术后 5 天即可下地行走。20 世纪 60 年代初，Judet 兄弟将他们的注意力转向骨折不愈合的治疗问题，发展了一种称为带骨膜的骨组织搬运技术。这个过程涉及使用由带血管的骨块，帮助刺激骨愈合过程。Judet 兄弟通过截取带有骨膜的骨皮质，并覆盖在骨折不愈合部位的软组织上，结合生物力学支撑达到加固骨组织的目的，他们的技术在现代仍然在临床上应用。

　　20 世纪 50 年代初，Austin Talley Moore（1899—1963）和 Frederick Röeck Thompson（1907—1983）也先后公布了各自的研究，并将人工假体置换用于股骨颈骨折的治疗。和其他同时代的假体一样，Thompson 假体和 Moore 假体最初都不用骨水泥固定。

　　Austin Talley Moore（图 1-8-7）于 1899 年 6 月 21 日出生于南卡罗来纳州里奇韦，1924年毕业于南卡罗来纳医学院，此后在哥伦比亚医院行医，1928 年成立自己的 Moore 骨科诊所（Moore Orthopedic Clinic）。他的标志性贡献在于首次开展了股骨近端假体置入手术，并设计了长柄股骨头 / 颈假体，这在髋关节外科的发展史上具有里程碑意义，奠定未来长柄股骨头假体发展的基础。Moore 的首例患者是一例股骨颈病理性骨折患者，而非典型的外伤性股骨颈骨折，所用人工假体也不是针对骨折的治疗。他对该病例进行了长达 8 年多的观察。1934 年患者因右股骨颈骨折骨不连进行第一次手术治疗，手术采用植骨、3 枚不锈钢钉内固定，术后病理诊断为股骨颈骨巨细胞瘤并发病理性骨折。虽然患者体重达 250 磅（约 113kg），且术后第 4 天就不听劝阻自行下地行走，不过骨折还是愈合了，患者可以无痛行走。后来由于骨巨细胞瘤复发，患者分别于 1936 年、1938 年施行肿瘤刮除植骨术。1939 年患者又因股骨近端骨巨细胞瘤再次发生骨折。1940年肿瘤复发，此时肿瘤已侵犯股骨干，在患者先后经历5次外科手术失败而且又拒绝截肢的情况下，常规手术已不能解除患者的痛苦，只能切除患者股骨近端骨巨细胞瘤病损骨段。Moore与巴尔的摩的Harold Ray Bohlman（1893—1979）医师商量讨论，决定用假体来替换患者整个已病变的股骨上部。他们通过X线测量制作了一个12英寸长的股骨上段解剖型假体，并在假体设计了肌肉附着的固定圈。术后患髋功能良好，可无痛行走。遗憾的是患者于1942年因心脏疾病去世，术后还不到2年时间。Moore参与了验尸并取回了假体。他发现假体在体内2年的使用并没有受到明显磨损。1943年，Moore和Bohlman发表了此例患者行股骨上端人工假体置换

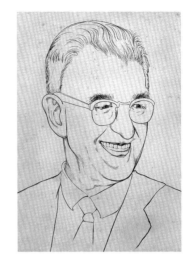

图1-8-7 Austin Talley Moore（1899—1963）

手术的经验。但该式式并不被大家所接受，甚至遭到了一些人的非议。到20世纪50年代，受法国Judet兄弟设计短柄股骨头假体的启示，Moore在工程师的帮助下设计了Moore自锁式假体，这型假体有近水平的假体领，较长的假体颈，并且由于髓腔扩大器的使用，使其在一定程度上防止了下沉并防止了旋转，柄部的开窗便于自体骨的置入，开创了生物固定的先河。Moore不仅医术高超，勇于创新，而且积极投身于新技术的推广活动，是美国髋关节外科的发展重要的奠基人，也为世界关节外科的发展作出了巨大贡献。

Frederick Röeck Thompson（图1-8-8）也是美国关节外科的奠基人之一。1907年出生于得克萨斯州加尔维斯顿一个医学世家。他的父亲James Edwin Thompson是得克萨斯大学首席外科教授。Thompson 1927—1931年在得克萨斯大学学习。1938年获哥伦比亚大学医学博士学位；1946—1972年任纽约综合医院和研究生院骨科临床教授。以他的名字命名的Thompson假体，直到现在仍然得到广泛的应用。20世纪50年代，法国Judet兄弟设计的短柄股骨头假体应用于在美国，很多患者获得出色的活动范围和步态。但一些使用尼龙制作的Judet假体，尼龙头最终碎裂，导致髋臼磨损。Thompson等认为钴铬钼合金是合适的金属，对于股骨颈骨折患者，不锈钢可支撑髋臼以维持髋关节基本功能。另外，Thompson通过仔细的临床观察，注意到股骨颈骨折后的骨质吸收似乎向下进展到转子间线后停止，如果使用长柄髓腔内假体而不是Judet短颈假体将有可能解决这一临床问题。因此，Thompson将钴铬钼合金假体的上1/3设计成与股骨头和颈部完全相同的形状，假体柄为圆形，颈部前倾。下半部分的弯曲以适配股骨上段的前弓，并使髓腔内有一较宽的外侧面以利于将假体载荷传递到外侧骨皮质。1951年4月，Thompson为一名髋关节炎患者进行了首例Thompson假体置入，这一成功的髋关节置换手术使一个几乎残疾的患者变成一个活动自如的人，并且术后15年后该患者仍能正常工作。

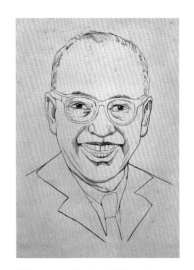

图1-8-8 Frederick Röeck Thompson（1907—1983）

在 Thompson 假体和 Moore 假体问世后，对新鲜股骨颈骨折行人工假体置换的手术逐渐增多，但能接受这一理念的医师并不十分广泛，这从当时所发表的文献中可反映这一点：一是有关人工假体置换治疗新鲜股骨颈骨折论文不多；二是即使对新鲜股骨颈骨折施行人工假体置换的医师，也会强调该手术更适合于股骨颈骨折后骨折不愈合和股骨头坏死的患者。如 Judet 兄弟在 1950 年报道他们的人工假体时，并未提到人工假体可用于新鲜股骨颈骨折的治疗。事实上在此两年前，他们已经开始了这类手术。这说明在当时，对人工股骨头置换治疗股骨颈骨折，无论是手术者还是同行医师，对该手术均持谨慎的态度。

1954 年，Bradford 等人在 *N Engl J Med* 上发表了人工假体置换治疗股骨颈头下型骨折的论文 "Primary Prosthesis for Subcapital Fractures of the Neck of the Femur-Preliminary Report"，报道了 51 例股骨颈骨折患者行人工股骨头置换手术的短期随访（2~35 个月）效果，所用假体为 Eicher 假体和 Moore 假体。除 3 例患者死亡外，仅 4 例患者疗效不佳。文中首先强调了成功的内固定手术优于任何假体置换手术，但由于内固定手术后需制动 4~8 周，患者卧床时间较长，且仍有骨折不愈合和股骨头坏死的风险，所以对一些"真性头下型骨折（true subcapital types）"，如果预判内固定效果不好，选择假体置换是可行的。该手术经过适当训练后并不比内固定手术复杂。同年，Alexander Gibson 发表文章，也将新鲜股骨颈骨折列入关节置换可讨论的手术指征，认为临床上对哪一种新鲜股骨颈骨折患者选择内固定或假体置换，还需要进一步商榷。毕竟人工假体置换手术技术相对复杂，对于老龄或全身状况较差的患者，手术指征又受限制。而对于年轻体健的患者，则要求置入的假体必须耐受较高应力，有更持久的稳定性。正如该手术的先行者之一 Thompson 所说，对新鲜股骨颈骨折作关节置换应谨慎，毕竟三翼钉对大多数股骨颈骨折可收到较好的效果。1958 年，美国创伤骨折委员会经过 4 年多的研究，对人工假体治疗新鲜股骨颈骨折的临床效果作了总结，希望解决假体的选择、优化假体置入技术与术后处理最佳方案，以及哪类患者或骨折适合什么样的假体等问题。研究共对 228 例患者进行观察，结果表明较内固定而言，该手术并不增加手术风险，手术可让患者早期下地，并可缩短住院时间。假体的选择以金属长柄假体为好。对于手术指征的建议，除了评估老年患者的全身情况和康复需求外，还将帕金森病或痉挛性麻痹，以及不能获得满意复位的股骨颈骨折列入手术指征。

1959 年，Sir John Charnley（1911—1982，图 1-8-9）开始使用以聚甲基丙烯酸甲酯（骨水泥）固定聚四氟乙烯髋臼假体，开创了全髋关节置换新纪元。John Charnley 于 1911 年 8 月 29 日出生于英国兰开夏郡的伯里。他的父亲是当地一位化学家，母亲是曼彻斯特克拉姆萨尔医院的护士。Charnley 早年在伯里文法学校（Bury Grammar School）学习，1929 年进入曼彻斯特瑞士维多利亚大学医学院，毕业后先后在索尔福德皇家医院、伦敦国王学院和曼彻斯特皇家疗养院实习。1940 年 5 月入伍，进入皇家陆军医疗队，参与敦刻尔克撤退伤员救治以及北爱尔兰和中东的

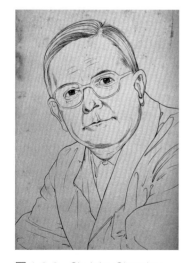

图 1-8-9　Sir John Charnley（1911—1982）

驻军医疗。1946 年 Charnley 回到了曼彻斯特，在什罗普郡奥斯维斯特里的罗伯特·琼斯和阿格尼斯·亨特骨科医院接受骨科培训。1947 年在曼彻斯特皇家医院工作。19 世纪 40 年代末，关节融合是治疗关节僵硬疼痛的主流方式。Charnley 通过试验证明"加压可促进骨松质愈合"，并于 1948 年发表论文提出了膝关节加压融合术以提高手术成功率。这项技术很快被广泛接受且延伸到髋等其他关节，而其核心理念至今仍是创伤骨科的治疗原则。但 Charnley 很快意识到这种术式的缺陷，他认为全髋关节置换才是治疗髋关节病的方向。只是当时的髋关节置换并不成熟，术后假体松动问题非常多见。他通过反复试验提出了著名的"低摩擦理论"：首先，通过缩小股骨头假体的直径（由 42mm 降至 22.5mm）以降低摩擦力；其次，选择新兴材料高分子聚乙烯替代光滑却易破碎的特氟龙（聚四氟乙烯）；最后，开创性地使用骨水泥（聚甲基丙烯酸甲酯）固定股骨柄假体。这些革命性的举措彻底改善了髋关节置换术后假体松动这一主要并发症。1979 年其代表作《低摩擦髋关节置换术：理论与实践》（*Low Friction Arthroplasty of the Hip. Theory & Practice*）出版。Charnley 对于人工关节置换术的贡献并不仅限于此，为了改善关节置换术后感染，他倡导层流净化手术室、个人空气隔离系统、预防性使用抗生素，将当时髋关节置换术后感染率由 7% 降低到 1%。而这些理念无一不是现如今人工关节置换领域的"常识"。为了进一步探究人工全髋关节置换术，Charnley 建立了 Wrightington 医院，这里犹如骨科医师的圣殿，每年都有来自世界各地的学者前来参观学习。他常年在繁忙的临床科工作之余对本院医师及进修医师进行规范化培训，并频繁外出讲学、演示手术，为人工髋关节置换的推广作出了卓越的贡献。

但随着时间和病例的积累，人工假体置换的一系列临床问题也表现出来。除了感染、关节脱位等问题，假体松动和髋臼磨损所产生的疼痛也日渐增多，特别是在骨水泥用于假体的固定后，髋臼的磨损问题进一步凸显出来。因此，双极人工股骨头假体的设计也就应运而生。1969 年挪威医师 Tor Aas Christiansen 设计了模块化双极假体，由于股骨头假体在关节内是双层运动，使得界面的摩擦显著降低，从而达到减少髋臼磨损的目的。1974 年 James Ennis Bateman 发表了其设计的双极股骨头假体，通过对 70 例假体置换术后超过 10 个月的患者的观察，临床效果满意。一般术后 3~4 天患者即可扶拐行走。3~4 个月后患者即可弃拐无痛行走。1974 年和 1977 年 Richard P. Giliberty 分别两次发表了他所设计的低摩擦双极假体，即 Giliberty I 型和 II 型假体。该假体原型始于 20 世纪 60 年代后期，和其他双极人工股骨头一样，在金属杯装入固定不移动的高分子聚乙烯，假体柄侧是一 32mm 的头卡扣在聚乙烯内胆中，在髋臼内形成两个表面高抛光的旋转中心。髋臼与金属杯之间的活动相对较少，主要活动发生于另一旋转中心。Langan 的研究也证实，在 65 例置入双极假体的患者中，经过 1 年的观察，85% 的患者杯与髋臼的相对位置没有变化。1983 年 Giliberty 发表了自 1974—1977 年间所治疗的 200 例患者，其中 144 例是新鲜股骨颈骨折。文章中特别提到 16 例股骨头坏死和骨性关节炎患者（平均年龄 61 岁），因髋臼形态基本正常而采用双极假体，疗效也很满意。

双极人工股骨头置换的低摩擦理念得到临床医师的迅速接受并成为人工股骨头置换的主流。1990 年，Bateman 等发表自 1974 年以来的 1 213 例患者的长期随访结果，研究分术后 6 个月组、5 年组、10 年组和 15 年组，虽然髋臼最终多有程度不同的磨损改变，但需要做手术翻修者并不多。1991 年，Juluru P. Rao 等比较了 1977 年至 1984 年间 4 种双极假体，Giliberty Ⅰ型、Ⅱ型，Bateman Ⅰ型，Universal Hip Replacement（UHR）假体的长期随访评估，UHR 假体术后发生脱位率低，且无一例发生组件分离。术后功能也较其他假体为优。但对于髋臼磨损的评价，还需要更长时间的观察。

从髋臼侧假体的设计和改良来解决髋关节假体的磨损问题，是一个极具创造力的设想。Ken McKee（1906—1991）和 John Watson-Farrar（1926—1999）无疑是该领域的先行者。他们最伟大的成就是设计了固定于髋臼穹隆上的髋臼铬钴合金假体，股骨侧仍使用 Thompson 假体，组成一个金属对金属的人工髋关节，改善了假体的稳定性以及假体对髋臼软骨的磨损。McKee 于 1906 年出生在英国伦敦东北部的伊尔福德，父亲是一名从北爱尔兰移民到英国的医师。他在贵族学校奇威尔学校学习，随后进入圣巴塞罗缪医学院接受医学教育，1932 年进入诺福克诺维奇医院工作。McKee 是一位大胆而富有冒险精神的医师，对机械工程有与生俱来的热情。1940 年他使用黄铜制作了第一代人工全髋关节假体，但未用于临床。1951 年他在英国骨科年会上首次报道了从 1950 年起施行的 3 例髋关节置换患者的手术疗效，其中 2 例假体是用不锈钢制成的，均不到 1 年假体就发生了松动。第 3 例是一位 70 多岁女性，通过铬钴合金螺钉固定的假体，随访 3 年未出现松动，取得良好结果。正是这一成功的病例使他确信，如果全髋关节假体使用惰性材料制成，有可能使假体与骨之间实现牢固持久的固定。而此时的英国，对于髋关节炎的治疗，关节融合仍是主流，HA. Brittain 和 Watson Jones 都是关节融合的主要倡导者。英国另一位人工髋关节先驱 John Charnley 在 1957 年之前，也是提倡髋关节融合手术的。所以 McKee 的研究一开始就遭到质疑和嘲讽，但他依然执着于他的全髋关节置换研究。1953 年 Ken McKee 在访问美国中了解到 Thompson 假体，他随后对 Thompson 假体进行了改良，整个装置由铬钴合金制成，股骨头的设计更小，髋臼杯为三叶草形状，通过螺钉固定到髋臼顶部。这种全髋关节假体在 1956 年至 1960 年间用于 40 例病例，成功率略高于 50%，疗效不如预期，Ken McKee 对这些病例进行了仔细的分析，认为置入假体的稳定性是全髋关节置换成功与否的关键。1960 年，John Charnley 率先报道了使用甲基丙烯酸甲酯固定 Thompson 假体，并把 Thompson 假体股骨头的直径从 40~50mm，减少成标准的 22mm，这样显著提高了假体的稳定性并降低了假体间的摩擦和磨损。1960 年 McKee 受 Charnley 的启发，与同事 Watson Farrar 一起对假体进一步改进，以解决金属对金属髋关节假体使用中的金属磨损、碰撞和假体松动问题，1965 年，他们设计出新的金属对金属骨水泥假体，改用螺钉与骨水泥联合固定髋臼假体组件，使人工全髋关节假体的 4 年成功率超过 90%。此后，Charnley 又研发出高密度聚乙烯假体，McKee 虽然始终担心聚乙烯的磨损问题，但他也于 1972 年推出了金属对聚乙烯假体。1972 年，McKee 被授予大英帝国司令勋章，以表彰他在骨科方面的巨大贡献，3 年后他获得剑桥大学荣誉科学博士学位。1986 年，他被授予皇家医学会荣誉院士。他所在的诺维奇医院也被称为英国人工髋关节 5 大发源地之一。

如同人工股骨头置换治疗股骨颈骨折起步时的谨慎，对股骨颈骨折行全髋关节置换的起步也是谨慎的。毕竟大多数股骨颈骨折患者的髋臼形态和关节软骨大多是正常的，双极人工股骨头可以减少软骨面磨损的概念正在普及中。1979 年，新西兰医师 Roger L. Coates 和 Paul Armour 在 Injury 杂志上发表了 1974—1976 年间 86 例 Garden Ⅲ型和Ⅳ型的头下型股骨颈骨折患者（包括 6 例病理性骨折），均采用全髋关节置换治疗。选择全髋关节置换手术的理由主要基于两个方面：一是对有移位的头下型股骨颈骨折进行内固定治疗，37% 的患者会发生股骨头坏死；二是这类患者若行半髋关节置换，1/3 的患者会因为髋臼的磨损而造成功能障碍。这是第一次较大样本总结全髋关节置换治疗新鲜股骨颈骨折的临床经验。主要使用 Charnley 假体（29 例）和 Müller 假体（57 例），54 例患者得到随访，平均随访 17 个月（6~32 个月）。6 例失访，25 例死亡（包括 6 例病理性骨折中 5 例死亡）。作者认为，虽然本组资料中 87% 的患者可独立行走，效果满意，但远期效果仍须进一步观察。

1980 年代起，随着临床经验的积累以及手术技巧和手术器械研发等多方面的进步，对股骨颈骨折的治疗大致上呈现三足鼎立的局面，即 Asnis 空心螺钉内固定、双极人工股骨头和全髋关节置换。虽然对有关治疗方法的选择一直存有争议，以下循证医学证据为较多医师所接受：①对于 65 岁以上的有移位的股骨颈骨折，关节置换可减少翻修手术率；②关节置换会增加手术时间、出血量和感染风险；③和内固定相比，关节置换并不增加患者死亡率。对于全髋关节置换术而言，除了初始花费较高和脱位风险高外，老年髋部骨折患者的预期寿命中并无更高的功能期待。在这个前提下，除非患者在骨折前已经存在髋关节病变，相对患者自身状况及手术风险，全髋关节置换术的优势就大打折扣。越来越多的证据表明，重新评估全髋关节置换对髋部骨折患者意义是必要的。但支持全髋关节置换术的学者认为：和人工股骨头置换术或单纯内固定相比，对有移位的股骨颈骨折患者可提供更好和更持久的功能。从经济学角度看，在患者髋部骨折后 2 年内或更长的时间内，相对于内固定术和人工股骨头置换术失败后的额外费用，全髋关节置换术的长期治疗成本更为有利。且随着全髋关节置换器械进一步的研究发展，结合手术技术的改进，手术会变得更简便更安全，对有移位的股骨颈骨折可能发挥比过去更大的作用。

从长远来看，关节置换要解决的首要问题还是假体的松动问题。还有一个意想不到的问题是聚乙烯的磨损。这导致了 20 世纪 80 年代关于骨水泥型假体与非骨水泥假体的争论。有关骨水泥力学特点的研究，除了骨水泥本身的因素外，假体的形态和表面特点等因素对假体的稳定也有影响。骨水泥已不单是作为骨与假体间的胶合剂，更是假体与骨骼之间的力学介质，必须同时具备大块填充（bulk filling）和微细交锁（micro-interloking）的作用。已研发出的低黏骨水泥在微细交锁方面性能优良，所产生的界面强度是普通骨水泥的 4 倍。骨水泥的机械强度与骨水泥的孔隙有关，在普通搅拌过程中，会有大量的空气进入，在骨水泥内形成大大小小的气泡。若采用真空搅拌技术，可明显降低骨水泥中的孔隙，提高其机械强度。1990 年 Harris 等报道，利用髓腔塞和骨水泥枪加压可增加骨水泥的分布及骨水泥-骨界面的固定效果。此外，使用抗生素骨水泥或在普通骨水泥中加入抗生素后，可使人工关节的感染率从 4% 降到 0.4%。对于因感染需要翻修的病例，采用抗生素骨水泥后，也可使手术成功率明显提高。

骨水泥假体所伴随着的局部骨破坏或骨溶解，现已证实为骨水泥颗粒产生的局部炎症反应引起。所以，一种既能提供满足假体的初始稳定，又能促进骨长入假体或长在假体表面的非骨水泥假体，将提供更好的临床效果。这促使了对假体表面结构类型、假体形状及其相关的材料力学特性等方面的研究，以期达到"生物学固定"。如人工关节表面的多孔表面涂层和多孔表面处理一直是目前关节外科研究的热点。紧压配合的固定概念出现于20世纪70年代，假体设计一般为无颈托，上段明显增宽，柄下端也较粗，尽量使假体柄表面与股骨小转子以下的骨皮质相接触，与骨髓腔固定的位置主要在髓腔的峡部及骨干髓腔，而不靠骨水泥或骨内生长固定。但迄今为止，与骨水泥假体相比，非骨水泥全髋关节置换长期结果并未取得预期的优势，问题出现在非骨水泥假体柄的稳定性良好，而髋臼假体稳定性较差，且大部分失败与聚乙烯磨损和骨溶解颗粒有关，而非骨水泥颗粒。金属强化髋臼无疑是一大进步，假体是在超高分子聚乙烯内衬外面加一个相配合的金属杯，金属杯表面为多层金属网或多孔表面。由于超高分子聚乙烯髋臼外面被金属壳强化，因而能部分解决聚乙烯的蠕变的问题。

聚乙烯磨损颗粒还可导致滑膜炎、关节不稳定、骨溶解和假体松动。因而在有关超高分子聚乙烯材料的研究方面，一种交联（Cross-linking）超高分子聚乙烯材料已经开始用于临床。其耐磨性能比原先的普通的超高分子聚乙烯材料要提高100倍左右，可以明显地减少磨损颗粒的产生。假体安全摩擦界面的研制也是人工关节材料研究的重点。20世纪60年代，Hulbert应用钙铝酸盐陶瓷进行骨组织长入的研究；1971年，Boutin发表用氧化铝陶瓷假体进行了全髋关节置换术，但陶瓷材料的碎裂率较高。研究表明，陶瓷股骨头与超高分子聚乙烯内衬相匹配，耐磨性能提高了4倍。陶瓷对陶瓷的全髋关节假体使其耐磨性能比金属对超高分子聚乙烯内衬和陶瓷对超高分子聚乙烯内衬都提高了200倍以上。

计算机技术、机器人、术中导航和定向技术、纳米技术和基因克隆技术等大批高新科技已经越来越多地应用于人工关节领域。如应用计算机辅助设计及计算机辅助制造（computer-assisted design and computer assisted msnufacturing，CAD/CAM）的方法，制造个体化的人工关节，手术时用计算机控制的骨磨钻在患者股骨上端磨出相应容腔插入假体以提高假体的稳定性。一些研究成果已初步用于临床。

没有统计资料表明目前对有移位的股骨颈骨折行内固定手术和关节置换手术（半髋或全髋）的比例。如果说内固定手术后会有近40%的患者最终发生股骨头缺血性坏死，因此而对大多数有可能完全愈合的患者也采用关节置换手术，这样的理由是值得商榷的。即使有一天，关节置换手术已十分完善，目前所存在的所有不利问题均得到完美的解决，内固定手术也不会被完全替代。道理很简单，内固定可解决一半以上的有移位的股骨颈骨折，而且还会有进一步提升疗效的空间，即使需要翻修，还有日渐成熟的关节置换手术作依靠。而关节置换的翻修手术则要复杂得多，可以设想，如果一个稳定性极好的人工关节发生了假体周围骨折，对医师和患者的挑战将会有多大。手术指征依旧是未来研究的核心问题。

（王志远　王喆人　梅　炯）

第九节 中国对股骨颈骨折的认识

由于历史文化等因素的影响，中国古代解剖学研究较为薄弱，对股骨颈骨折的认识是随传教士从西方传入的。在中国古代医书中，关于股骨头和髋关节的解剖形态，在清代吴谦等人编修的《医宗金鉴·刺灸心法要诀》有一个比较粗略的描述："其骨面名曰髋，挟髋之臼名曰机，又名髀枢，外接股之髀骨也，即环跳穴处。髀骨者，膝上之大骨也，上端如杵，接于髀枢，下端如锤，接于骱骨也。"吴谦（1689—1748），字六吉，清雍正、乾隆年间的名医，安徽歙县人，宫廷御医，乾隆时为太医院院判。1739年（乾隆四年），乾隆帝诏令编纂医书，命吴谦、刘裕铎为总修官（相当于主编），设纂修官14人，副纂修官12人，还有审校官、誊录官等共70余人参加了编写工作。不仅选用了宫内所藏医书，还广泛征集天下新旧医籍、家藏秘籍和世传良方。1742年，全书纂修完成，共90卷。乾隆帝赐名为《医宗金鉴》，并御赐编纂者每人一套书、一个小型针灸铜人作为奖品。《医宗金鉴》对18世纪以前的历代医学著作加以校订、删补，并节录编辑而成，是宫廷医家集体智慧的结晶，从医学文献校订整理的角度体现了宫廷医学的学术水准和成就。自1749年起，清太医院将《医宗金鉴》定为医学生教科书。此外的其他中医古籍，如清代钱秀昌于1808年（嘉庆十三年）在《伤科补要》器具总论的周身名位骨度注释中也有类似描述，但均未将股骨颈单独列出讨论。和当时国外一样，股骨颈骨折往往和髋关节脱位混为一谈，虽然以今天看来，一些记述可能就是对股骨颈骨折的描述。

已知中文对股骨颈骨折的描述最早出现于《西医略论》，该书是英国传教医师合信（Benjamin Hobson，1816—1873）于1857年（咸丰七年）与江苏秀才管嗣复共同编译而成，由上海仁济医馆出版。全书共三卷。上卷总论病症，中卷分论各部位病症，下卷论方药。内容涉及传统外科学基本内容如普外科、骨外科、神经外科、泌尿外科以及胸腹外科、眼科、耳鼻咽喉科等内容。《西医略论》对于西医知识在我国的传播有较大影响。书中将股骨颈骨折描述为"大腿骨杵头折断"，对股骨颈骨折的好发年龄、诊断治疗和预后作了简要描述并附示意图（图1-9-1）。"大腿骨杵头折断，男女五十岁以上，时或有之。多因跌蹼外伤。必痛甚不能举身，欲动更痛，断处上促，则腿见短，所以脚转扭向外。辨法：以手伸之，则长，放手旋即缩短，且两骨相擦有声，易知。治法：将断离处伸舒相对，床上厚铺棉软垫褥，令病者安卧，另作软垫置膝凹，软枕置大腿后，务须舒适。尿用壶，便用器，勿令妄动。大概真骨难望相连，治之合法，即或筋带相连，行动终不能如常。如欲小步，用丁字杖夹腋下，扶掖而行，作厚底鞋以垫短足，内服止痛药外用润物按贴。大约一二十日，痛剧不安者，恐年老难忍，多致危险。过二十日身少安，医治得宜，两三月或数月亦能渐愈也。"

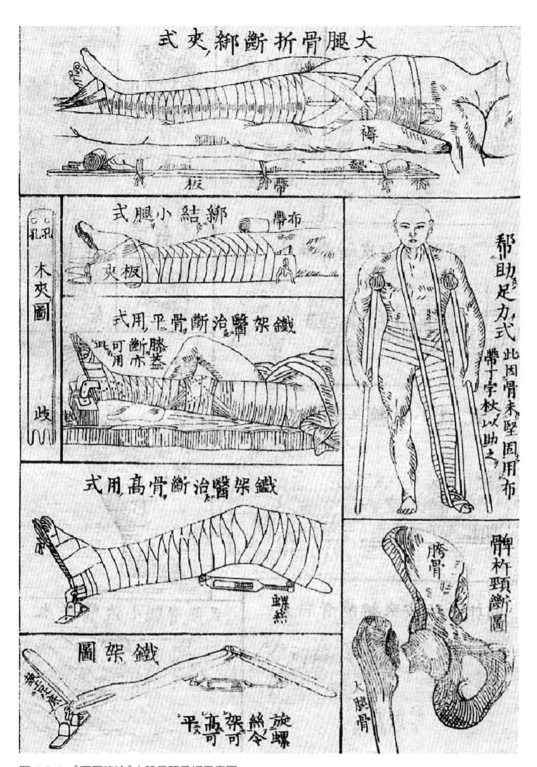

图 1-9-1 《西医略论》中股骨颈骨折示意图

合信于 1816 年出生于英国北安普敦郡韦尔福德，1838 年毕业于伦敦大学医学院（University College London Medical School），获得医学学士学位并取得医师开业资格。同年成为皇家外科医师学会（Royal College of Surgeons）会员。1839 年 12 月（道光十九年）受伦敦会委派来华，先在澳门行医传教。1843 年 6 月（道光二十三年）调任伦敦会香港摩里臣山（Morrison Hill）医院香港医院院长，后因创办医学院的问题与美国传教士医师伯驾（Peter Parker，1804—1888）产生冲突，而于 1848 年 4 月（道光二十八年）辞去其在香港的职务，到广州西关外金利埠开设了惠爱医馆，一边行医一边传教。医馆开张之初，就医的患者并不多，合信在著作 *General Report of Hospital at Kum-Le-Fau* 写道："开馆第一天仅有四位患者，第二天来了 20 多人，后来患者逐渐增多，每天都不少于 100 人。"在王韬的《弢园文录外编》中写道，合信"为人谦逊和蔼，谨默沉笃，有古君子风。""舍药施医，至者甚众，无不应手奏效。"良好的临床疗效使他逐渐赢得了当地民众的认可，"而去求医者几于其门如市，户限为穿，于是合信氏之名遂遍粤东人士之口。"合信对于中国本土医药也是颇为关注的，他认为中西医之间的差异，一方面在于医学教育，"中国医士，人自为之，不经官考，不加显荣"；另一方面在于中医不重视解剖，"西医皆明脏腑血脉之奥，华人习医，无此一事。虽数十年老医，不知脏腑何形，遇奇险不治之症，终亦不明病源何在。"他认为中医对解剖学忽视是其最大的缺陷。因此，他与陈修堂于 1851 年在广州出版了《全体新论》，这是我国第一部系统介绍西方解剖学理论的书籍。1855 年又出版《博物新编》，介绍近代西方物理学、天文学和动物学知识。1856 年 10 月，第二次鸦片战争爆发，惠爱医馆被广州民众焚烧捣毁，合信举家避走香港。此时，雒魏林（William Lockhart，1811—1896）正打算离开上海回国，便请合信来上海接替他主持伦敦会在上海仁济医馆的事务。1857 年（咸丰七年）合信来上海仁济医馆工作，随即与管嗣复合作出版了《西医略论》《妇婴新说》和《内科新说》。同时还将其译书过程中使用的医学术语，汇编成英汉医学术语词典——《医学英华字释》。除了将西方医学介绍到中国，他还在西方一些医学杂志上发表关于中医历史和现状的论文，从多个方面对中医进行了讨论和评价。合信于 1859 年（咸丰九年）因健康原因离开中国，1873 年（同治十二年）病逝于英国伦敦。

从 1851 至 1858 年间，合信与陈修堂、管嗣复等编译的西医学书籍——《全体新论》《西医略论》《妇婴新说》《内科新说》，以及与另外一部综合科学性质的《博物新编》，在晚清曾被人合编为《合信医书五种》，风行海内，"远近翕然称之，购者不惮重价"，甚至东传朝鲜、日本。1904 年鲁迅去日本留学学医，合信的书也在其中。鲁迅在《呐喊自序》中写道："在这学堂里，我才知道世上还有所谓格致、算学、地理、历史、绘图和体操。生理并不教，但我们却看到些木版的《全体新论》和《化学卫生论》之类了，而且从译出的历史上，又知道了日本维新是大半发端于西方医学的实事。因为这些幼稚的知识，后来便使我的学籍列在日本一个乡间的医学专门学校里了。"

从晚清到民国初，西医对中医的影响是巨大的。"初则贫贱患病、无力医药者就之，常常有效；继则富贵患病、华医束手者就之，往往奏功。"除有如荣禄、林则徐等屡经中医治疗无效的达官贵人曾受益西医外，就老百姓而言，特别是无钱就医的贫穷患者去西医院看病常使医院人满为患。这种简便而速效的医药不能不引起中医界的重视。1861年石寿棠参考合信的西医书，以"中法西法之妙用，一以贯之"，撰成《医原》一书。后来罗定昌、朱沛文、唐宗海等医家亦大量参用《合信医书五种》。对于西方医学的认识，当时的主流思想是"西学中源"，唐宗海认为中医在古代已经发展到高度发达阶段，西医中的解剖生理学知识，在《内经》《难经》等经典中都早有论述。他所主张的汇通，便是用西医来印证和解释中医经典。广东名医朱沛文认为中西医"各有是非，不能偏主"，但在其《华洋脏象约纂》中，对西医解剖学知识则是比较全盘地加以吸收。张锡纯的汇通主张则与唐宗海类似，谓"年过三旬始见西人医书，颇喜其讲解新异多出中医之外，后又十余年，于医学研究功深，乃知西医新异之理原多在中医包括之中。"到民国初期，一些西医书籍已涉入中医教育，张山雷在任兰溪中医专门学校教务主任时，著《合信氏全体新论疏证》："爰采合信氏原书，重录一遍，名曰疏证。以为初学习医入门之一助"。由兰溪中医学校梓印发行，用于中医学校的教学。

《西医略论》被王韬推为"外科之正宗"，是晚清西医学译述中最重要的文稿之一。在1851年合信《全体新论》出版之时，西医详细而逼真的骨骼肌肉解剖知识就立刻受到中医骨伤科医师的重视。尤其是其中关于肌肉韧带等知识，更直接为一些开明骨伤医师如王子平、魏指薪、何竹林所吸收。中医骨伤科医师的学习，一直以传统的家传或师授为主，熟悉人体骨骼形态是最基本的入门功夫。常用的学习方法是在骨骼标本外包裹棉布模拟正常人的肢体，反复触摸体会骨骼在体内的形态手感。因此，对于骨骼形态并不陌生。西方解剖知识对中医骨伤科最大的帮助是骨骼、肌肉、韧带作为一个有机的复合体，对骨关节损伤诊断和治疗的意义。《西医略论》中对骨折和关节脱位的诊断与鉴别诊断，相对中医文献更贴近临床实用，但在治疗上，特别是对骨折脱位的复位与固定，相对当时的中医骨伤科并无显著的优势。如对于下牙床骨脱（颞下颌关节脱位），早在晋代，葛洪在《肘后救卒方》中就介绍了口内复位方法；《仙授理伤续断秘方》一书中的靠背椅式复位法治疗肩关节脱位和手牵足蹬法整复髋关节脱位；明初朱橚编撰的《普济方》中所记"手牵足蹬法"整复肩关节脱位，"搜摇动按"法整复踝关节脱位及骨折，"十字"固定法治锁骨骨折，以及骨折后用超关节外固定法；《医宗金鉴·正骨心法要旨》所概括的摸、接、端、提、按、摩、推、拿八种整复手法。钱秀昌在《伤科补要》中创用的提膝屈髋伸足法复位髋关节脱位的方法也较《西医略论》介绍的方法简便。

虽然早在明末清初，所谓"西来之药"陆续传入中国，但华人对西药并不很接受。"国人之视西药，竟有甚于鸩毒者，相戒勿服。"但随着西药方便速效的优点，接受西药者逐渐增多。到了19世纪末，接受西医、西药的情况终于开始逐渐在华人中普遍。但《西医略论》中所介绍的药物却并未在中医骨伤科中得到广泛认同。

关于《西医略论》中所介绍的截肢术，是西医截肢的标准术式。如书例言所述："后附锯割手足等图，系西国习用之法，不得不载。恐中医一时未能仿行，姑不详论。"当时中国的伤骨科医师无论是在技术上还是行医环境上，要施行截肢术的确是困难的，正如陆以湉所说："西国医士合信氏《西医略论》，略内症而详外症，其割肉锯骨等法，皆中国医人所不敢用者，内治之法，亦与中国异，如治疟用信石酒，霍乱用鸦片膏、樟脑滚酒和服，使中国医人用之悖矣。"

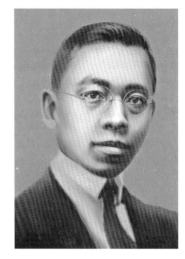

图 1-9-2　牛惠生（1892—1937）

20 世纪初，美、英、法、德等国陆续在中国开办医院与医学院校，如上海圣约翰大学医学院（1904）、上海震旦医学院（1908）、同济医学院（1907）、华西大学医学院（1910）、湘雅医学院（1915）、山东齐鲁大学医学院（1910）、北京协和医学院（1912）等。1922 年，美国哈佛大学麻省总医院骨科主任 Elliott Gray Brackett 来华考察了北京、上海、济南 3 个城市的骨科状况，那时中国的骨科和西方相比，无论是仪器设备还是诊疗水平都有很大的差距。他在考察中发现，限于医疗水平和经济因素，许多骨关节创伤与畸形的患者得不到及时的治疗。他认为医师应根据国情，特别是经济条件来制定骨科医疗计划和方案。

1930 年前后，中国主要医学院校相继成立了骨科。一些海外留学归国学者如牛惠生、孟继懋、方先之、叶衍庆、屠开元等成了中国骨科的先行者。关于他们对股骨颈骨折的治疗经验，所留下的文献不多。

牛惠生（1892—1937，图 1-9-2）上海人。1910 年毕业于上海圣约翰大学，获文学士学位。大学毕业后即到美国哈佛大学医学院学习，1914 年获医学博士学位。在美担任外科医师 1 年后，1915 年回国，任上海哈佛医学校解剖学讲师。次年再度赴美，先后在波士顿加尔纳医院、儿童医院、麻省总医院学习骨科。1918 年回国主持北京协和医院骨科工作，1920 年返沪开业行医，兼任西门妇孺医院、苏州博习医院、杭州广济医院骨科医师。1928 年创办中国最早的骨科医院——上海骨科医院，拥有医师 21 人，病床 75 张，全年住院患者近千人。牛惠生是宋庆龄的表兄，1927 年和 1931 年，著名红军将领陈赓腿部重伤两次秘密来沪就医均由牛惠生及其兄牛惠霖精心治复。从求学经历看，M. N. Smith Petersen 也是 1910 年到哈佛大学医学院学习，1914 年获医学博士学位。关于牛惠生和 Smith Petersen 的渊源，未见相关文献记述。从 1932 年《广济医刊》所载"患者刘小涵患股骨颈骨折以骨折矫形术后绷以石膏平卧床上情形（图片）"，由于没有详细的文字说明，从图推测当时对股骨颈骨折的治疗可能是 Whitman 方法而非三翼钉内固定。牛惠生在美国学习期间，Whitman 外展架方法是治疗成人股骨颈骨折的主流方法。1930 年，该方法还作为美国骨科学会治疗股骨颈骨折建议的主要方法。直到 1941 年，美国骨科学会基于大量临床病例，更新了股骨颈骨折的治疗建议，建议对股骨颈骨折使用三翼钉内固定。牛惠生于 1937 年去世，其是否或何时做过股骨颈骨折内固定手术，未见相关文献报道。

有文献记载在中国首先进行三翼钉内固定治疗股骨颈骨折的两位学者分别是孟继懋和叶衍庆。

孟继懋（1897—1980，图 1-9-3）是中国杰出的骨科先驱之一。1897 年 12 月 7 日出生于天津，1912 年考入北京清华学堂，1920 年毕业后公费赴美留学，就读于芝加哥拉什（Rush）医学院，

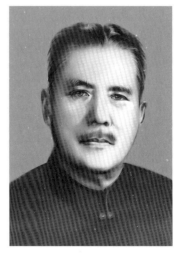

图 1-9-3　孟继懋（1897—1980）

1925 年获医学博士学位，归国任北京协和医院外科医师。1930 年再度赴美，在麻省总医院跟随 Smith Petersen 和 Steindler 教授专攻骨科。1935 年又赴欧美考察骨科，曾和英国的骨科专家 Sir Reginald Watson Jones，以及意大利著名骨科大师 Putti、奥地利的 Haas 等有过密切的交流。1936 年任北京协和医院骨科主任。1937 年孟继懋与 Leo J. Miltner 合著了骨关节创伤教材《骨折与脱臼》（*Primer on Fracture and Dislocation*）。此后一段时期，从国外回来的方先之、赵长林、陈景云都曾在北京协和医院骨科工作。中华人民共和国成立后，孟继懋历任北京人民医院副院长、外科主任，中国协和医院骨科教授。1957 年，孟继懋担任北京积水潭医院院长，随后他又在积水潭医院内建立了北京市创伤骨科研究所并任所长。1959 年积水潭医院受国家卫生部委托举办全国骨科医师进修班，这是继 1953 年国家卫生部委托方先之教授在天津医院建立第一个骨科培养基地之后，所建立的另一个骨科高级医师进修班。这两个骨科进修班为国家培养了大量的骨科专业人才，学员分布全国各地，多数成为当地骨科界的领军人物。文献中，孟继懋于 1936 年在国内首先引进并开展三翼钉内固定治疗股骨颈骨折，1941 年创造了著名的孟氏截骨术（即粗隆下嵌插截骨术）治疗陈旧性股骨颈骨折。从三翼钉的发展来看，1930 年孟继懋在麻省总医院专攻骨科时，正是 Smith Petersen 开始应用三翼钉治疗股骨颈骨折的第 5 年，在临床上已积累丰富的经验并取得了满意的疗效。随后，三翼钉在美国和欧洲得到广泛应用。1935 年孟继懋赴欧美考察骨科，刚好是 1936 年 Sir Reginald Watson Jones 发表 Watson Jones 切口三翼钉内固定治疗股骨颈骨折的前一年。因此，他回国后即引进开展三翼钉内固定手术是完全可能的。

叶衍庆（1906—1994，图 1-9-4），江苏苏州人。1930 年毕业于山东齐鲁大学医学院，获医学博士学位。1933 年上海雷士德医学院研究生毕业，任仁济医院外科医师。1935 年赴英国利物浦大学医学院跟随英国骨科专家 McMurray 和 Watson Jones 研修骨科，获骨科硕士学位，并被选为英国皇家骨科学会会员。1937 年叶衍庆回国时正值抗日战争开始，淞沪会战后，日军占领上海，叶衍庆因不愿为侵略者服务，于 1942 年 2 月在日军接管仁济医院后离职，先后在瑞士领事馆担任红十字国际委员会骨科医师和自己开诊所行医。中华人民共和国成立后，圣约翰大学医学院（1896—1952）、震旦大学医学院（1911—1952）、同德医学院（1918—1952）三个医学院在 1952 年全国高等学校院系调整中合并为上海第二医学院，叶衍庆担任医疗系主任，兼任上海仁济医院、宏仁医院（上海市胸科医院）、广慈医院（瑞金医院）的骨科主任 / 顾问。1958 年叶衍庆响应中西医结合的号召，创立上海市伤科研究所并担任所长（1972 年改名为上海市伤骨科研究所）。文献中，在 20 世纪 40 年代中期，他在国内开展了三翼钉治疗股骨颈囊内骨折的手术。叶衍庆于 1935—1937 年跟随 Watson Jones 学习，对于经 Watson Jones 切口进行三翼钉内固定手术应是十分熟悉的。回国后国内正值抗日战争，从其在抗日战争期间的经历来看，应不具备开展该手术的环境与条件。故在 40 年代中期抗战胜利后

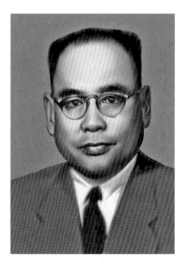

图 1-9-4　叶衍庆（1906—1994）

开展该手术较为可信。

从文献分析，20 世纪 30 年代中期在上海开展该手术应不存在技术问题。刚走出校门，时为住院医师的顾恺时就于 1937 年发表了论文"股骨颈之骨折"，文中对三翼钉内固定手术进行了详细的介绍，说明当时在上海进行该手术在理论和实施上都是完全可行的。此外，在张家瑜医师编著的《股骨颈骨折及其 360 年来之疗法》一书中提到，抗日战争中为解决股骨颈骨折内固定手术缺少 X 线设备的问题，中央大学医学院的陈恒义教授于 1944 年设计了三翼钉辅助手术器械，并认为术中冲洗 X 线片既浪费时间还增加感染机会，不如切开复位简捷。说明在此之前，股骨颈骨折的内固定手术在国内已经积累了相当多的经验。这些资料可以说明，陈恒义应在叶衍庆之前开展股骨颈骨折的内固定手术。而孟继懋又早陈恒义 3 年在北京协和医院工作，虽然没有查到孟继懋和陈恒义之间直接相关的文字资料，从孟继懋的学习和工作经历推测，由孟继懋于 1936 年在国内首先引进并开展三翼钉内固定治疗股骨颈骨折是可信的。

陈恒义（1901—1982），北京人，幼年在教会学校读书。1919 年（民国 8 年）参加"五四运动"。1928 年毕业于协和医学院，获博士学位并留校任教。1934 年（民国 23 年）任南京中央医院外科主任医师，1935 年（民国 24 年）赴美国哥伦比亚大学医学院进修。1936 年（民国 25 年）回国，带回骨科牵引手术台和三翼钉手术的全套设备。1937 年（民国 26 年）抗战爆发后去重庆、成都，先后担任南京中央大学医学院、重庆宽仁医院、上海仁济医院外科主任，成都中央大学医学院教授、外科主任，曾为周恩来诊治手臂骨折，为蒋介石等国民党高级官员治病。1945 年（民国 34 年）到上海，兼任中美、瞿直甫、南洋、西门妇孺等医院外科主任，是上海较早开展股骨颈骨折三翼钉内固定治疗的医师之一，也是改脊椎麻醉为局部麻醉，用无水酒精注射治疗三叉神经痛的先行者。1950 年起在上海纺织工业局第二医院任外科主任、院长。1953—1955 年三次被评为上海市劳动模范。曾被推选为上海市第一、二、三、四届人大代表。1973 年退休，1982 年病逝于加拿大多伦多市。

张家瑜（1915—1968），江苏扬州人。1938 年经上海转道香港赴重庆就读于江苏医学院，1944 年毕业后入海军任军医，后升任南京海军总司令部诊疗所少校主任，兼海军总司令桂永清将军保健医师。1949 年参加上海医疗卫生工作，历任华东保健医院住院医师、主治医师，市第一结核病医院公费门诊主任医师，市结核病中心防治所主治医师；1958 年任普陀区结核病防治所副所长、普陀区第三、四届政协委员。其著作《股骨颈骨折及其 360 年来之疗法》一书于 1952 年 1 月由上海中外书局出版。我们对该书的内容和当时国外期刊的部分有关文献作了对照。书中主干部分译自美国医师 Peter Cordasco 发表于 *Archives of Surgery* 的论文 "Evolution of treatment of fracture of neck of femur"，并以当时国外相关文献进行了内容上的充实。其国外参考文献更新到 1950 年底，书中除了介绍了陈恒义教授设计的三翼钉辅助手术器械外，也详细介绍了自己所设计的锁栓（Lock-Bolt）固定钉板系统。该固定系统和现在的锁定接骨板有些异曲同工之妙，但仅限于动物实验和尸体研究，未用于临床患者。总之，该书对股骨颈骨折的描述无论从基础到临床，还是从历史到现在，都可称得上是一本极有参考价值的学术专著。

1949 年中华人民共和国成立后，中国的医学教育和医院建设模式从此前效仿欧美转向学习模仿苏联。1955 年开始的西医学习中医热潮，推进了中国传统医学的发展以及中西医结合研究的发展，对于股骨颈骨折的治疗，国内学者也发表了一些中医或中西医结合治疗股骨颈骨折的经验报道，也有针刺麻醉在三翼钉内固定手术中应用的文献报道。但由于中医对股骨颈骨折的传统积淀不多，未出现有代表性的研究成果。三翼钉一直作为治疗股骨颈骨折的主流方法用于临床，代表性的文献有蔡汝宾等报道了 1957—1976 年间北京积水潭医院的 592 例三翼钉（三刃钉）治疗股骨颈骨折的临床结果，总结了他们对股骨颈骨折的疗效"高于一般文献报道的水平"的原因，提出了手术适应证的选择和严格手术操作规范是提高疗效的关键：①复位时应防止过度牵引，这是在麻醉下复位时经验不足的医师比较容易发生的错误。牵引时应将骨盆摆正，在两下肢完全对称的位置上测量大转子与髂前上棘的关系。透视下复位则更易防止过牵。②骨折线较为垂直的头颈型骨折较易发生股骨头旋转，且往往内收。遇此情况，可先由大转子下经股骨颈在股骨头上方穿一固定导针，然后再安放导针和打钉，尤应注意导针通过骨折面时的位置勿过低，以防股骨头内收。③一个合乎要求的三翼钉位置应是入口位于大转子下 2~3cm，经颈时靠近内侧皮质，钉尖位于关节面正中，深达软骨下 0.5cm，侧位片钉居头颈正中。每次调整导针或打钉时，均应坚持拍照 X 线片，力争达到标准位置。④钉尾移行部分最易造成骨皮质劈裂，应注意入口与其相适应，勿勉强打入。这对后来股骨颈骨折的治疗从三翼钉到螺纹钉的过渡，也是有借鉴意义的。山西医学院包尚恕等在 1970—1990 年的一系列三翼钉治疗新鲜和陈旧股骨颈骨折临床和实验研究，曾获得国家卫生部科学技术成果奖二等奖。虽然早在 1976 年，英国医学研究委员会就得出"三翼钉不适用于有移位的股骨颈骨折"的结论，但在中国，三翼钉一直使用到 20 世纪 90 年代甚至 21 世纪。

空心螺纹钉治疗股骨颈骨折在我国的开展，始于北京积水潭医院的骨科医师危杰。他 1986 年 7 月至 1987 年 2 月作为 AO fellow 在瑞士进修骨科，正值 AO 学会对空心螺钉治疗股骨颈骨折的疗效总结阶段。危杰医师回国后于 1989 年 10 月在国内率先应用 AO 空心钉治疗股骨颈骨折。1991 年在《创伤骨科学报》上发表"中空加压螺丝钉及其在股骨颈骨折治疗中的应用"，1994 年在《中华创伤杂志》再度发表了相关研究报道。此后，有关空心加压螺钉治疗股骨颈骨折在全国范围内得到了广泛的推广，有关研究论文也成倍增加，内容包括了从基础研究到临床疗效的诸多领域。但这些研究多是对国外相关研究的跟踪与验证，缺少原创性和大样本的循证医学研究，在国际上的影响相对较小。

我国人工关节在股骨颈骨折中的应用，在中华人民共和国成立前的文献中未见相关报道。文献中，1957 年范国生开始采用 Judet 人工股骨头治疗高龄股骨颈骨折，于 1963 年报道 7 例。人工关节的相关研究也开始于 1950 年代后期，用于治疗骨肿瘤、陈旧性骨折等疾病。1964 年赵定麟在《天津医药骨科副刊》上介绍了人工股骨头治疗股骨颈骨折的方法。1965 年王桂生应用人工股骨头置换术治疗股骨颈骨折。20 世纪 70 年代我国开始仿制国外人工股骨头，并于 1973 年由北京积水潭医院用于临床治疗股骨颈骨折。此后，我国国产仿制的人工股骨头的临床应用日渐增多，大多是以上海和北京的研究仿制的产品为主流。数年之后，国产双杯人工髋关节、骨水泥全髋关节研制成功并应用于临床，特别是钴铬钼合金在人工关节上的应用以及国产骨水泥、珊瑚面生物型人工关节系列产品相继研发成功。虽然这些人工关节的研究理念均是借鉴国外研究结果，而且在生产工艺方面也和国外发达国家的产品也存在相当的差距，但这些仿制的人工关节对于国内大量的患者发挥了雪中送炭的重要作用。

（童天朗　梅　炯）

参考文献

[1] CURATE F, ASSIS S, LOPESC, et al. Hip Fractures In The Portuguese Archaeological Record [J]. Anthropological Science, 2011, 119 (1): 87-93.

[2] BARTONÍCEK J, VLCEK E Femoral neck fracture-the cause of death of Emperor Charles Ⅳ [J]. Arch Orthop Trauma Surg, 2001, 121 (6): 353-354.

[3] HERNIGOU P. Ambroise Paré's life (1510—1590): part I [J]. Int Orthop, 2013, 37 (3): 543-547.

[4] LAPLAGNE-BARRIS G. Alexis Boyer, premier chirurgien de Napoléon, et ses attachés gasconnes [J]. Bull Soc Archeol Hist Litt Sci Gers, 1970, 71: 75-84.

[5] COLLES A. On the Fracture of the Carpal Extremity of the Radius [J]. Edinb Med Surg J, 1814, 10 (38): 182-186.

[6] COOPER AP, TRAVERS B. Surgical essays. Part Ⅱ [M]. London: Longman, Hurst, Rees, Orme and Broun, 1819: 20-54.

[7] ELLIS H. Sir Astley Cooper: pioneering surgeon, anatomist and teacher [J]. Br J Hosp Med (Lond), 2018, 79 (8): 474.

[8] ELLIS H. Sir Astley Cooper, a great surgeon, who reported his failures as well as his successes [J]. J Perioper Pract, 2020, 30 (11): 360-361.

[9] HUTCHISON RL, RAYAN GM. Astley Cooper: his life and surgical contributions [J]. J Hand Surg Am, 2011, 36 (2): 316-320.

[10] BROCK RC. The life and work of Sir Astley Cooper. [J] Ann R Coll Surg Engl, 1969, 44 (1): 1-18.

[11] DOBSON J . Pioneers Of Osteogeny Frederick Oldfield Ward [J]. J Bone Joint Surg (Br), 1949, 31-B (4): 596-599.

[12] MALGAIGNE JF. Double vertical fractures of the pelvis. 1859 [J]. Clin Orthop Relat Res, 2007, 458: 17-19.

[13] MARKATOS K, ANDROUTSOS G, KARAMANOU M, et al. Jean-Louis Petit (1674-1750): a pioneer anatomist and surgeon and his contribution to orthopaedic surgery and trauma surgery [J]. Int Orthop, 2018, 42 (8): 2003-2007.

[14] DOBSON J. Percivall Pott [J]. Ann R Coll Surg Engl, 1972, 50 (1): 54-65.

[15] SEFTON MT, SEFTON GK. Pott and his fracture; with a note on the surgical ambience of the age [J]. J Med Biogr, 1993, 1 (3): 171-174.

[16] WALUSINSKI O, POIRIER J. Percivall Pott (1713-1788)on the curvature of the spine and the French contribution [J]. Rev Neurol (Paris), 2022, 178 (7): 635-643.

[17] JONES EW. The life and works of Guilhelmus Fabricius Hildanus (1560-1634)[J]. Med Hist, 1960, 4 (3): 196-209.

[18] SHAW AB. Benjamin Gooch, eighteenth-century Norfolk surgeon[J]. Med Hist, 1972, 16 (1): 40-50.

[19] KIRKUP J. John Aitken[J]. J Med Biogr, 2004, 12 (2): 121-122.

[20] KIRKUP J. John Aitken's chain saw[J]. J Med Biogr, 2009, 17 (2): 80.

[21] KAUFMAN MH. John Aitken (d. 1790)—grinder or scholar?[J]. J Med Biogr, 2003, 11 (4): 199-205.

[22] DOBSON J. PERCIVALL POTT[J]. Ann R Coll Surg Engl, 1972, 50 (1): 54-65.

[23] BEESON BB. Pierre Joseph Desault[J]. Ann Med Hist, 1933, 5 (4): 342-348.

[24] DE SANTO NG, BISACCIA C, DE SANTO LS, et al. Pierre-Joseph Desault (1738-1795)—a forerunner of modern medical teaching[J]. J Nephrol, 2003, 16 (5): 742-753.

[25] DEVITT SM, YEO CJ, MAXWELL PJ. Baron Guillaume Dupuytren: when brilliance combats professionalism[J]. Am Surg, 2012, 78 (9): 915-916.

[26] WYLOCK P. The life and time of Guillaume Dupuytren[J]. Can J Surg, 1989, 32 (6): 473-477.

[27] DUPUYTREN G. The Classic: On osteo-sarcoma, spina-ventosa, and tubercles in bone. Injuries and Diseases of Bones, 1847: 416-433[J]. Clin Orthop Relat Res. 2006, 450: 17-24.

[28] STORES W. Discussion on the diagnosis and treatment of fractures of the upper third of the femur, including the neck[J]. British Medical Journal, 1895, 2 (1815): 881-895.

[29] POWER D XIII. Sir William Stokes, 1839-1900: An early advocate of Listerian surgery[J]. British Journal of Surgery, 1937, 24 (96): 637-639.

[30] NONE.Sir William Stokes[J]. The Boston Medical and Surgical Journal, 1900, 143 (8): 196.

[31] HALL DP. Our Surgical Heritage: Europe (Aguste Nelaton)[J]. Am J Surg, 1964, 108: 449.

[32] DAGNINO-SEPÚLVEDA J. William Hunter (1718-1783): su legado a trescientos años de su nacimiento[William Hunter (1718-1783): his legacy three hundred years from his birthday] [J]. Rev Med Chil, 2019, 147 (1): 96-102.

[33] KERR JM. William Hunter; his life, personality and achievements[J]. Scott Med J, 1957, 2 (9): 372-378.

[34] EVANS CH. John Hunter and the origins of modern orthopaedic research[J]. J Orthop Res, 2007, 25 (4): 556-560.

[35] SHAYOTA BJ, OELHAFEN K, SHOJA M, et al. Abraham Colles and his contributions to anatomy[J]. Clin Anat, 2014, 27 (5): 670-674.

[36] LYONS JB. Abraham Colles, 1773-1843[J]. J Ir Med Assoc, 1973, 66 (14): 374-378.

[37] FALLON M. Abraham Colles of Dublin and Edinburgh[J]. J R Coll Surg Edinb, 1976, 21 (6):

378-382.

[38] SHAH HM, CHUNG KC. Robert William Smith: his life and his contributions to medicine [J]. J Hand Surg Am, 2008, 33 (6): 948-951.

[39] TOLEDO-PEREYRA LH. Birth of scientific surgery. John Hunter versus Joseph Lister as the father or founder of scientific surgery [published correction appears in J Invest Surg. 2010 Apr, 23 (2): 123][J]. J Invest Surg, 2010, 23 (1): 6-11.

[40] SMITH R. On the diagnosis of fractures of the neck of the femur [J]. Dublin J Med Chem Sci, 1835, 6: 205-30.

[41] ROBERT JONES, OLIVER LODGE . The discovery of a bullet lost in the wrist by means of the roentgen rays [J]. The Lancet , 1896, 147 (3782): 476-477.

[42] THOMAS JL. A reconsideration of the principles and methods of Hugh Owen Thomas: I. Some reflections on thomas's splints [J]. Br Med J, 1916, 2 (2898): 71-72.

[43] THOMAS JL. A reconsideration of the principles and methods of Hugh Owen Thomas: II. Some reflections on thomas's splints and practice [J]. Br Med J, 1917, 2 (2954): 175-179.

[44] MACNAB DS. Hugh Owen Thomas (1834-1891): The Founder of Orthopaedic Surgery [J]. Can Med Assoc J, 1941, 45 (5): 448-452.

[45] Hugh Owen Thomas (1834-1891) rustic orthopedist [J]. JAMA, 1966, 196 (7): 658-659.

[46] CARTER AJ. Hugh Owen Thomas: The Cripple's Championt [J]. BMJ, 1991, 303 (6817): 1578-1581.

[47] BUMBASIREVIĆ MZ, ZAGORAC SG, LESIĆ AR. Emil Theodor Kocher (1841-1917)— orthopaedic surgeon and the first surgeon Nobel Prize winnert [J]. Acta Chir Iugosl, 2013, 60 (3): 7-11.

[48] BEATTY WK. Nicholas Senn—surgeon and travelert [J]. Proc Inst Med Chic, 1980, 33 (1): 8-9.

[49] NICOLAYSEN J. Om lårhalsfrakturens behandling med nagling [J].Nordiskt Medicinskt Arkiv, 1897, 8: 1-19.

[50] BRAND RA. Biographical sketch: Franz König, MD 1832-1910 [J]. Clin Orthop Relat Res, 2013, 471 (4): 1116-1117.

[51] LORENZ HEISTER. Eighteenth century surgeon [J]. JAMA, 1967, 202 (11): 1048-1049.

[52] KOCHER TH. Die Fracturen am oberen Femurende. In Beiträge zur Kenntniss einiger praktisch wichtiger Fracturformen [J]. Carl Salmann Verlag, Basel und Leipzig, 1896, 203-307.

[53] DAWS JJ. Thomas Hodgkin and the museum at Guy's Hospital [J]. Cancer Treat Rev, 1999, 25 (3): 145-149.

[54] ALBEE FH. Late end results in ununited fracture of the neck of the femur treated by the bone

peg or the reconstruction operation［J］. J Bone Joint Surg (Am), 1928, 10 (1): 124-143.

［55］ GROVES EWH. Treatment of fractured neck of the femur with especial regard to the results
［J］. J Bone Joint Surg (Am), 1930, 12 (1): 1-11.

［56］ ASSOCIATION T . ROYAL WHITMAN 1857-1946［J］.J Bone Joint Surg (Am), 1946, 28 (4):
890-892.

［57］ WHITMAN R. A new method of treatment for fracture of the neck of the femur, together with
remarks on coxa vara［J］. J Bone Joint Surg (Am), s1-15 (1): 338-352.

［58］ WHITMAN R. The reconstruction operation for arthritis deformans of the hip-joint［J］. Ann
Surg, 1924, 80 (5): 779-785.

［59］ WHITMAN R. The reconstruction operation for arthritis deformans of the hip joint. 1924［J］.
Clin Orthop Relat Res, 2006, 453: 14-16.

［60］ WHITMAN R. The abduction treatment of fracture of the neck of the femur: an account of
the evolution of a method adequate to apply surgical principles and therefore the exponent of
radical reform of conventional teaching and practice［J］. Ann Surg, 1925, 81 (1): 374-391.

［61］ LEADBETTER GW . A treatment for fracture of the neck of the femur［J］. J Bone Joint Surg
(Am), 1933, 15 (4): 931-940.

［62］ LEADBETTER GW. Closed reduction of fractures of the neck of the femur［J］. J Bone Joint
Surg (Am), 1938, 20 (1): 108-113.

［63］ SMITH-PETERSEN MN, CAVE EF, VANGORDER GW. Intracapsular fractures of the neck
of the femur. Treatment by internal fixation［J］. Arch Surg, 1931, 23 (5): 715-759.

［64］ JOHANSSON S. On the operative treatment of medial fractures of the neck of the femur［J］.
Acta Orthop Scand, 1932, 3 (3-4): 362-392.

［65］ AAOS. Treatment of fractures of the neck of the femur by internal fixation［J］. J Bone Joint
Surg (Am), 1941, 23 (2): 386-390.

［66］ MALENFANT J, ROBITAILLE M, SCHAEFER J, et al. Henry Jacob Bigelow (1818-1890):
his contributions to anatomy and surgery［J］. Clin Anat, 2011, 24 (5): 539-543.

［67］ MAQUET P. Friedrich Pauwels (1885-1980)［J］. Int Orthop, 1980, 4 (3): 237-238.

［68］ BARNES R, BROWN JT, GARDEN RS, et al. Subcapital fractures of the femur: A
prospective review［J］. J Bone Joint Surg Br, 1976, 58 (1): 2-24.

［69］ SCHUMPELICK W, JANTZEN PM. A new principle in the operative treatment of
trochanteric fractures of the femur［J］. J Bone Joint Surg (Am), 1955, 37 (4): 693-698.

［70］ HENDERSON MS. Internal fixation for recent fractures of the neck of the femur［J］. Ann
Surg, 1938, 107 (1): 132-142.

［71］ LIPPMANN RK. Experiences with the corkscrew bolt［J］. J Bone Joint Surg (Am), 1939, 21
(3): 735-746.

[72] LIPPMANN RK. Recent experiences with the corkscrew bolt in fractures of the hip [J].Am J Surg, 1949, 78 (1): 54-64.

[73] GODOY-MOREIRA FE. A special stud bolt screw for fixation of fractures of the neck of the femur [J]. J Bone Joint Surg (Am), 1940, 22 (3): 683-697.

[74] GODOY-MOREIRA FE. Difficult fractures of the neck of the femur treated with the stud-bolt screw: Simplification of technique [J]. J Bone Joint Surg (Am), 1945, 27 (4): 595-602.

[75] WATSON-JONES R, BONNIN JG, KING T, et al. Medullary nailing of fractures after fifty years; with a review of the difficulties and complications of the operation [J]. J Bone Joint Surg (Br), 1950, 32 (4): 694-729.

[76] ASNIS SE, WANEK-SGAGLIONE L.Intracapsular fractures of the femoral neck: results of cannulated screw fixation [J]. J Bone Joint Surg (Am), 1994, 76 (12): 1793-803.

[77] BHANDARI M, DEVEREAUX PJ, TORNETTA P 3RD, et al. Operative management of displaced femoral neck fractures in elderly patients. An international survey [J]. J Bone Joint Surg (Am), 2005, 87 (9): 2122-2130.

[78] DAVIDOVITCH RI, JORDAN CJ, EGOL KA, et al. Challenges in the treatment of femoral neck fractures in the nonelderly adult [J]. J Trauma, 2010, 68 (1): 236-242.

[79] WRIGHT JG. Evidence-based orthopaedics: The best answers to clinical questions [M]. Philadelphia: Saunders Elsevier, 2009: 396-400.

[80] TOH EM, SAHNI V, ACHARYA A, et al. Management of intracapsular femoral neck fractures in the elderly: is it time to rethink our strategy? [J]. Injury, 2004, 35 (2): 125-129.

[81] MOORE A, BOHLMAN HR. Metal hip joint. a case report [J]. J Bone Joint Surg, 1943, 25 A: 688-693.

[82] MOORE A. The self-locking metal hip prosthesis [J]. J Bone Joint Surg, 1957, 39 A: 811-827.

[83] HERNIGOU P. Earliest times before hip arthroplasty: from John Rhea Barton to Themistocles Glück [J]. Int Orthop, 2013, 37 (11): 2313-2318.

[84] THOMPSON FR. John Rhea Barton [J]. Clin Orthop, 1955, 6: 3-8.

[85] THOMPSON FR. Two and a half years' experience with a vitallium intramedullary hip prosthesis [J].J Bone Joint Surg Am, 1954, 36 (3): 489-500.

[86] THOMPSON FR. Vitallium intramedullary hip prosthesis: preliminary report [J]. N Y State J Med, 1952, 52: 3011-3020.

[87] SMITH-PETERSEN M. Evolution of mould arthroplasty of the hip joint [J]. J Bone Joint Surg Br, 1948, 30: 59-75.

[88] JOHANSSON S. On the operative treatment of medial fractures of the neck of the femur [J].

Acta Orthopaedica Scandinavica, 1932, 3 (3-4): 362-392.

［89］ JUDET J, JUDET R. The use of an artificial femoral head for arthroplasty of the hip joint［J］. J Bone Joint Surg Br, 1950, 32-B (2): 166-173.

［90］ JUDET R, JUDET J. Technique and results with the acrylic femoral head prosthesis［J］. J Bone Joint Surg Br, 1952, 34-B (2): 173-180.

［91］ CHRISTIANSEN T. A new hip prosthesis with trunnion-bearing［J］. Acta Chir Scand, 1969, 135: 43-46.

［92］ COATES RL, ARMOUR P. Treatment of subcapital femoral fractures by primary total hip replacement［J］. Injury, 1979, 11 (2): 132-135.

［93］ THOMPSON FR. Two and a half years' experience with a vitallium intramedullary hip prosthesis［J］. JBJS Am, 1954, 36-A (3): 489-502.

［94］ KESSLER HH, SIMONSON HM .Procedure for cutting the stem of a vitallium hip prosthesis. The Journal of bone and joint surgery［J］. American volume, 1954, 36-A (1): 158-159.

［95］ CHRISTOPHE K. Femoral head prosthesis.BMQ［J］.the Boston medical quarterly, 1953, 4 (2): 58-59.

［96］ MOORE AT. Metal hip joint; a new self-locking vitallium prosthesis［J］. Southern medical journal, 1952, 45 (11): 1015-1019.

［97］ BRADFORD CH, KELLEHER JJ, O'BRIEN PI, et al. Primary prosthesis for subcapital fractures of the neck of the femur: Preliminary report［J］. N Engl J Med, 1954, 251 (20): 804-807.

［98］ BRADFORD CH, KELLEHER JJ, O'BRIEN PI, et al. Primary Prosthesis for Subcapital Fractures of the Neck of the Femur-Preliminary Repor［J］. N Engl J Med, 1954, 251 (20): 804-807.

［99］ BATEMAN JE. Single-assembly total hip prosthesis—preliminary report: 1974［J］. Clin Orthop Relat Res, 1990, (251): 3-6.

［100］ GILIBERTY RP. Low friction bipolar hip endoprosthesis［J］. International surgery, 1977, 62 (1): 38-41.

［101］ GILIBERTY RP. Treatment of femoral-neck fractures［J］. Clin Orthop, 1954, 3: 209-215.

［102］ GILIBERTY RP: A new concept of a bipolar endoprosthesis［J］. Orthop Rev, 1974, 3: 40-43.

［103］ ENGH CA SR. Pioneering in the first century of hip replacement: experiences of a surgeon-designer［J］. Clin Orthop Relat Res, 2003, (407): 35-49.

［104］ COATES RL, ARMOUR P. Treatment of subcapital femoral fractures by primary total hip replacement［J］. Injury, 1979, 11 (2): 132-135.

［105］ HARRIS WH. The first 32 years of total hip arthroplasty. One surgeon's perspective［J］. Clin Orthop Relat Res, 1992, (274): 6-11.

［106］Chammout GK, Mukka SS, Carlsson T, et al.Total hip replacement versus open reduction and internal fixation of displaced femoral neck fractures: a randomized long-term follow-up study［J］. J Bone Joint Surg Am, 2012, 94 (21): 1921-1928.

［107］SCHMIDT AH, LEIGHTON R, PARVIZI J, et al. Optimal arthroplasty for femoral neck fractures: is total hip arthroplasty the answer?［J］.J Orthop Trauma, 2009, 23 (6): 428-433.

［108］吴谦. 医宗金鉴［M］. 刘国正，校注. 北京：中医古籍出版社, 1995: 948.

［109］钱秀昌. 伤科补要［M］. 上海：上海科学技术出版社, 1958: 22.

［110］合信. 西医略论［M］. 上海：仁济医馆, 1857: 15-16.

［111］花宏艳. 王韬与墨海书馆传教士的交往考略［J］.宗教学研究, 2019, (2): 218-223.

［112］张大庆.《西医略论》编译的参考文本及学术网络之探究［J］.自然科学史研究, 2020, 39 (2): 209-228.

［113］王申，吕凌峰. 汇而不通：晚清中西医汇通派对西医的取舍［J］. 科学技术哲学研究, 2015, 32 (6): 82-87.

［114］顾恺时. 股骨颈之骨折［J］. 国立上海医学院季刊, 1937, 2 (4): 467-479.

［115］张家瑜. 股骨颈骨折及其360年来之疗法［M］. 上海：中外书局, 1952: 104-107.

［116］WANG GS, CHOU TS, FENG CH, et al. The founders of orthopedic surgery in China. Chi-Mao Meng, Hsien-Chi Fang, and Yan-Qing Ye［J］. Clin Orthop Relat Res, 1987, (215): 4-14.

第二章
积基树本

第一节　股骨距的解剖概念与功能概念

股骨颈的内侧是致密的骨皮质，上薄而下厚，前后薄而内侧厚，最后与强壮的股骨干骨皮质相延续（图2-1-1）。对于该结构的最早描述，出现在 Robert Bentley Todd（1809—1860）编写的 *The cyclopaedia of anatomy and physiology* 专著中，书中"Hip-Joint，Abnormal Conditions"这一章节由爱尔兰著名医师 Robert Adams 编写。书中在描述股骨颈囊外骨折时指出："股骨颈的主要应力由内侧致密弓状结构所承担，该结构起自股骨头颈交界处、经由股骨颈、止于小转子。"书中展示了正常股骨近端在剖面上的弓形结构。

此后的文献对于股骨颈内侧这一弓形致密骨皮质有不同的名称，在英文文献中称为亚当弓（Adams' arch），在德文文献中则有的称为 Adam Bogen，有的称 Adambogen 或 Adamscher Bogen。但在现在的文献中，无论是英文文献还是德文文献，无论是解剖学文献还是临床文献，都较少使用 Adams' arch 或 Adam Bogen 这个术语。对于该弓形结构，基本都统称为 calcar，在中文都译为"股骨距"。

作为解剖概念的提出，亚当弓（1836—1839）、Ward 悬臂梁（1838）、股骨距（1859）几乎是在同一时间出现。从现在的角度审视历史，对于股骨近端内侧皮质，应该是以亚当弓最为准确。

第一个使用"Adam's arch"这一术语的，是美国著名的外科医师 Nicholas Senn。他在1883年发表的论文中使用了 Adam's arch。同年，他在关于股骨距的一篇论文中写道："作为亚当弓的一部分，在其较低部位可以清楚地看到位于松质骨中的这一垂直结构"。他的文稿没有列出参考文献来源，推测他的信息来源很可能来自 Smith 的文稿，当然也可能来自 Todd 的《百科全书》。Robert William Smith（一位著名的爱尔兰外科医师，命名 Colles 骨折者）

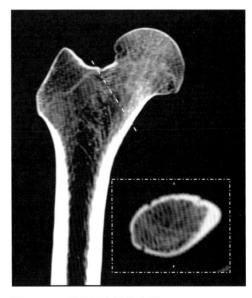

图2-1-1　股骨颈内侧骨皮质

最早介绍了 Adams 的观察研究，他于 1835 年发表了关于股骨颈骨折诊断的论文，引用了他从 Adams 那里借来的文稿，提到了股骨颈内侧皮质增厚的重要性，并补充了相应的图示。1850 年，他再次发表了一篇关于骨折的重要著作，其中包含了关于股骨颈骨折的大量内容。此后描述亚当弓的文献大约在 20 世纪初，1924 年 Faltin 在他对股骨颈骨折治疗的历史概述中写道"有一坚强的皮质层，称为亚当弓"。他在文中提到了 Nicholas Senn，但没有提及 Adams 和 Smith。说明他有可能是从 Senn 那接受了 Adam's arch 这个解剖概念。在德文文献中，查阅 19 世纪研究股骨近端骨结构的几个著名解剖学家的文献，如 Georg Hermann von Meyer、Von Fr. Merkel 以及 Julius Wolff 等，都没有提及 Adams 这位作者，以及任何类似于 Adams 命名的这类弓形结构的术语。直到 20 世纪才出现在一些德文文献中，如 Lanz 和 Wachsmuth（1938），Müller（1957 年），Pauwels（1965 年）等，主要是在有关转子间骨折的文献中提及 Adambogen，但均未标出参考文献。

但在此后更多的文献中，亚当弓则基本是和股骨距混为一谈，除了一些关于"股骨距"的专题研究，大多临床研究均没有将两者区别开来讨论，而统称为"距（calcar）"。事实上，亚当弓和股骨距是两个不同的解剖概念，既有联系又有区别。两者之间的联系在于亚当弓是股骨距结构的基底，共同在股骨颈的后内侧形成了一个 U 形的凹槽，对股骨颈和股骨干结合部的骨质强度起加强作用。股骨距是原始股骨颈皮质的残留，大、小转子和转子间嵴受髋周肌肉止点牵拉变化，成年后的股骨距包裹在股骨颈之中。Bigelow 将股骨距这一结构描述为"真正的股骨颈"，1875 年，Bigelow 发表了题为 "The true neck of the femur: its structure and pathology" 的论文，专门讨论了股骨距的解剖和功能，即解剖学上的 Bigelow 间隔。并描述了股骨距在病理状态的作用，如在转子骨折发生后骨折片形成方面的影响以及在股骨颈骨折中嵌插型和非嵌插型之间诊断和治疗方面的差别。

解剖学概念上的股骨距是位于小转子下缘水平骨皮质深部到股骨颈中上部后侧骨皮质的一个增厚的致密骨嵴（图 2-1-2），如同从小转子下股骨内侧皮质到股骨颈内侧皮质，向股骨颈后上方骨松质内植入的一个楔形骨皮质板，呈拱形跨越小转子区，凸侧面指向髓腔。在前后位 X 线上，股骨距表现为股骨小转子外侧的一条高密度弧线（图 2-1-2A），在 CT 扫描断层上股骨距表现为股骨近端骨内与小转子和股骨颈骨皮质相关联的骨皮质样骨板（图 2-1-2B）。基于 CT 重建图像的 3D 绘画显示股骨距的空间结构（图 2-1-2C~F）。经股骨小转子矢状面剖开股骨近端骨骼标本，刮除骨松质，可清楚显示股骨距与小转子之间的关系（图 2-1-2G）。如果将股骨近端骨骼标本的骨皮质磨去，可以观察到股骨距与骨皮质的结合是一条从前下斜向后上的厚板状骨，楔状突入到骨松质中（图 2-1-2H、I）。

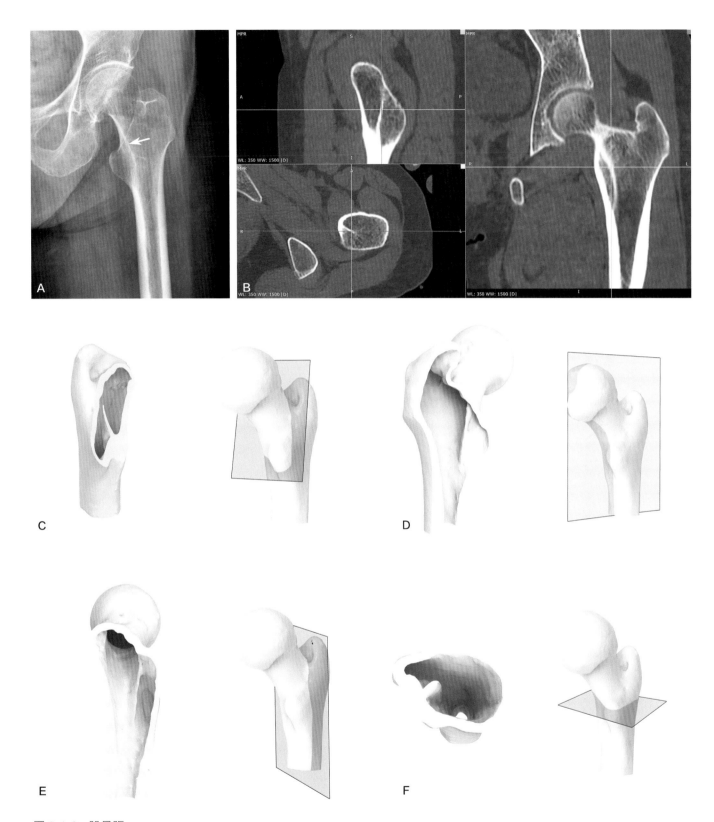

图 2-1-2　股骨距

A. 髋关节前、后位 X 线片（白色箭头）；B. CT 断面；C. 股骨距-股骨颈剖面；D. 股骨距-冠状面；E. 股骨距-矢状面；F. 股骨距-横断面；

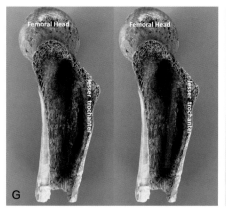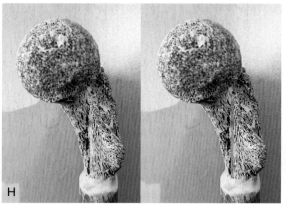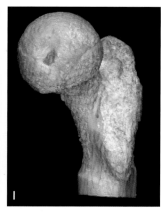

图 2-1-2(续)

G. 股骨近端骨骼标本,去骨松质髌后股骨距图像;H. 股骨近端骨骼标本去皮质后股骨距表面图像;I. 股骨近端去皮质后 CT 扫描重建股骨距透视图。

文献中,股骨距近端平均在小转子近侧缘上方 1.46cm±0.52cm,与股骨颈后侧上中 1/3 交界处的骨皮质融合。其远端于小转子远侧缘下方 0.4cm±0.67cm 处,与小转子下缘的股骨骨皮质融合。股骨距平均长度为 5.4cm(5.26~5.54cm)。80% 的股骨距最宽最厚部分在小转子近侧缘和近侧缘下方 0.6cm 之间。显微镜下,股骨距并不是致密的骨松质结构,而是由环行骨板组成的骨单位,又称哈弗斯系统(Haversian system)和骨间板组成,为典型的骨皮质结构。股骨距的显微结构虽与骨皮质相似,但其硬度明显小于股骨骨皮质强度,密度和矿物质含量也约低于骨皮质。股骨距显微结构随年龄变化有所差异,老年人股骨距近端仍为骨皮质结构,胶原纤维仍呈环形排列,但有些骨单位的哈弗斯管(Haversian canal)腔明显扩大。中部骨结构骨松质化,有较多大腔隙存在,一些部位已演变为小梁骨。末端骨小梁明显变细,数量减少,许多部位骨小梁断离,胶原纤维排列较稀疏紊乱。现在的观点认为,股骨距在股骨颈和股骨干交接处所发挥的生物力学作用是十分重要的。如果股骨距受破坏,可引起股骨上段应力的重新分布,股骨后内侧皮质应力显著增加,而前外侧皮质应力明显降低。

解剖学概念上的股骨距是指位于股骨小转子前方深部骨质中由前内斜向后外方向的突向骨内的骨皮质结构,即股骨颈中轴后侧的那一片增厚的骨嵴。关于股骨距的力学功能,如果单把解剖学概念上的股骨距结构独立讨论,作为股骨颈内侧骨皮质的一部分,离开内侧骨皮质去讨论股骨距的力学功能也欠合理。而临床医师所说的股骨距,一般是指股骨颈内侧增厚的骨皮质,解剖学概念上的股骨距自然包括其中。而且在大多研究股骨距功能的文献中,所研究的解剖结构基本都包括了股骨颈内侧小转子区域的骨质结构,即解剖学上的亚当弓区域,有的研究还包括了整个小转子。现有的研究基本都没有体现股骨距作为一个独立的解剖结构所发挥的力学功能。

(陈 锐 梅 炯)

第二节 股骨颈骨小梁结构再认识

股骨近端包含着大量的骨松质。最重要的是内侧骨小梁柱,起于股骨上端内侧骨皮质和股骨距，与亚当弓融为一体。而外侧骨小梁柱则组成了股骨颈外侧的支撑结构。在传统的观念中，对外侧骨小梁柱的功能往往有所忽略，多认为包含小转子在内的股骨近端后内侧骨结构是决定髋部骨折稳定性的关键因素，内侧皮质的解剖复位是获得术后早期稳定性的关键。

前面已经说到，早在 1875 年 Frederick Oldfield Ward 在其《人类骨骼学》（*Human Osteology*）第 3 版中，阐述了股骨头颈部的骨小梁结构，Ward 三角周围的骨小梁紧密排列，彼此交织加强，形成近似于圆柱体样的结构。并将这种在 Ward 三角上下的小梁结构比作路灯吊臂的三角形支架，位于股骨颈内下的骨小梁柱延伸到股骨头发挥着支撑作用，而 Ward 三角上方较水平的骨小梁柱则发挥拉力作用。在 *Human Osteology* 第 370 页，Ward 是这样描述股骨颈内的三角形形态的（图 2-2-1）："股骨颈的结构如图 A 所示，其机械原理类似于图 B 所示的支架，其中 a 是主要支撑结构，b 是一个横档，将 a 系于墙或柱上使之构成一个整体。很明显，组件 a 是发挥其刚性作用，组件 b 则是发挥其韧性作用，以支撑重量；换句话说，重量使前者趋于弯曲，而后者趋于拉伸。参考图 A（为使主纤维方向清晰明了，人为省略了之间的交叉纤维等），将支架的组件 a 和 b 分别标记为 aa 和 bb，代表各自的骨纤维组合。纤维组 aa 是支撑头部骨骺 cc 的斜柱，依托于股骨颈下方增厚的皮质 d。横向纤维组 bb 与 aa 组交叉，并将其系于股骨颈上方较薄的皮质 e，以及股骨上端的拱形结构 ff 上。这个拱形结构的中间是一更致密的组织柱，如图中阴影部分 f 所示：这部分是由于纤维汇集交叉而成，部分是由于有多个接受营养血管的骨性管道，通过颈部上壁的小孔垂直进入骨内。图 B 中间隙 g（相对于支架结构 a 组和 b 组之间的明显间隙 g）由疏松的网状组织填充，呈不规则的排列。"在 X 线未被发现前，Ward 关于股骨颈三角区的描述在很多年中并没有引起人们的关注，直到 X 线清晰地显示股骨近端这一三角形透光区，压力骨小梁和张力骨小梁的概念又回到大众视野，并沿用至今。

综上，以一示意图显示亚当弓、股骨距和 Ward 三角的关系（图 2-2-2）。

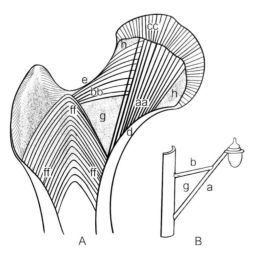

图 2-2-1　Ward 三角重绘图
A. 股骨颈的结构；B. 机械原理。

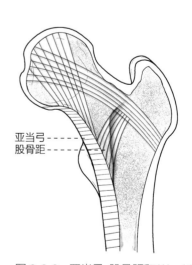

图 2-2-2　亚当弓、股骨距和 Ward 三角的关系

Ward关于股骨颈骨小梁柱的描述是基于股骨干垂直状态下的静态结构观察。事实上，人体结构作为一个运动体，结构和功能的关系远比我们所认识到的要复杂。姑且忽略髋部肌肉、股骨干前弓及股骨颈前倾角等因素所带来的生物力学功能变化，就单纯讨论人体在直立静止时，Ward所描述的股骨干垂直地面的状况不是一种常态，也不是一种标准的解剖学姿态。这种基于骨骼标本的观察是很容易以股骨干的轴线作为观察基线的，沿用到现在很可能也有这方面的原因，即观察者都是面对骨骼标本。但如果我们以标准的站立位进行观察，即股骨干是处于轻度内收的位置，此时外侧骨小梁柱与水平面的角度明显加大，如果我们将路灯吊臂的三角形支架反过来模拟比较人体股骨近端，同样以支撑功能的a和牵拉功能的b来比拟股骨颈的外侧和内侧骨小梁柱（图2-2-1B），外侧柱与水平面构成40°左右的夹角，并不能发挥（最少不能最佳发挥）Ward所描述的力学作用。而髋关节在其他位置时，如外展，如屈髋等位置，髋臼所施与股骨头颈的力，都应该是压力为主。髋关节作为人体运动时躯干与下肢的枢纽，在奔跑、跳跃等运动中，股骨头颈的位置变化是极其多样的。因此，以张力骨小梁和压力骨小梁来简单描述股骨近端的功能结构肯定不足以反映人体复杂的运动。

我们采用手工刮除疏松骨松质的方法去显露和观察骨小梁柱的空间结构。为保证手工刮除过程中的力量相对均衡，标本由同一个人尽可能用相同的力量去操作刮匙，这样可以较好地感知骨松质硬度。直到采用同等力量不能刮除骨松质，此时留下的所有骨结构即为我们所要观察的骨小梁柱和股骨距。由此可以看到，股骨近端的骨小梁柱呈"人"字形相互支撑着致密的成团状的股骨头骨小梁核，外侧骨小梁柱和内侧骨小梁柱两柱间相互轻微的螺旋状（图2-2-3）。外侧骨小梁柱起自股骨大转子下缘骨皮质内，大约占股骨颈矢状径的前2/3，沿股骨颈前倾角向内上方走行，中途与股骨颈前方和上方的骨皮质融合，然后向后上方进入股骨头小梁核与内侧骨小梁柱相融合。内侧骨小梁柱起自小转子下缘水平股骨颈内侧及内后侧皮

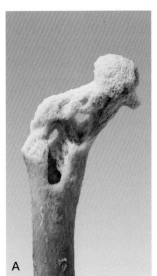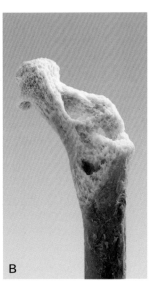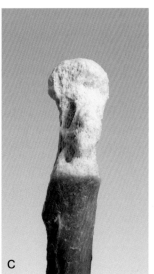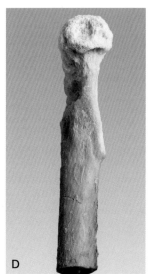

图2-2-3 手工刮除疏松骨松质的方法显露骨小梁柱的空间结构
A.骨小梁前面观；B.骨小梁后面观；C.骨小梁上面观；D.骨小梁下面观。

质内和股骨距，与股骨颈内后侧皮质紧密相连，大约占股骨颈矢状径的后 1/2，沿股骨颈内后方呈近似圆锥状放射向上走行。在股骨颈内，内侧骨小梁柱与外侧骨小梁柱没有交集，最后在股骨头中心区交叉融合。在股骨颈基底部，以股骨距为基础的致密骨小梁板由后下方向前上方拱形连接内、外侧骨小梁柱，构成了 Ward 三角的 3 条致密骨小梁边缘框架。随着年龄的增加，股骨颈中部两束骨小梁柱之间的 Ward 三角会变得越来越明显。这是由于随着年龄的增加骨质疏松的程度加重，之间的骨小梁/骨松质逐步减少，有的最后完全被脂肪组织所代替。不同的是在股骨头头端，相当于骨骺板融合处以上，骨组织显微结构大多较为均匀、致密，即使在老年人中，该区域骨质的含量依然还是很致密的。因此，如果用于固定股骨颈骨折的内置物主要位于 Ward 三角内而不到达骨骺板融合线以上，内固定失败的可能就会增大。因此在进行股骨颈骨折内固定时，应根据骨质疏松的程度，或通过选择较大直径的螺钉或增加螺钉的数量来增加骨折端的稳定性。与此同时，螺钉在软骨下的位置也是十分重要的。一般认为在置入螺钉的时候，钉头应置于股骨头轮廓（即软骨下骨板）的下方 3~4mm，此时内固定的稳定性最好。手术者在置入螺钉时，螺钉到达此区域时手术者会感觉螺钉旋入的阻力增大，有时会明显感到螺钉与骨质的摩擦感。这需要手术者有较多的临床积累和精细的手上感觉。

　　股骨颈骨内小梁的双柱结构，在股骨颈骨折的发生发展过程中也有重要的影响。这种影响主要体现在致密的骨小梁柱在股骨颈内的断裂部位和移位过程中，如果小梁柱的断裂位置高于股骨颈外周骨皮质的水平，随着骨折端的移位，小梁柱会向上撞击股骨头内的骨松质，形成股骨头内骨松质的压缩缺损（图 2-2-4A）；反之，如果股骨颈中小梁柱的断裂位置低，股骨颈外周骨皮质的断裂水平高于小梁柱，小梁柱则会向下撞击股骨头内的骨松质，造成股骨颈内骨松质的压缩缺损（图 2-2-4B）。因此，股骨颈内的骨小梁柱所造成的骨松质撞击或压缩，可以发生于骨折部位近端的骨松质，即股骨头内骨松质的压缩，也可发生于骨折部位

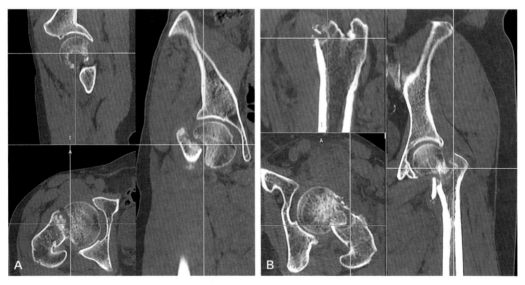

图 2-2-4　股骨颈骨折断端的骨小梁受撞击
A. 近端的骨小梁受撞击；B. 股骨颈骨折远端的骨小梁受撞击。

远端的骨松质，即股骨颈基底部的骨松质压缩。移位严重者，骨折远近端的骨松质可同时发生压缩。骨松质压缩的结果是在骨皮质复位后被压缩的骨松质不能复原，继而残留程度不同的骨缺损，严重的撞击所遗留的较大的骨缺损必将对股骨头和股骨颈内的骨质血供和骨折愈合产生不良影响。

从股骨近端的骨骼形态看，位于前面的转子间线和后面突起的转子间嵴表面的骨皮质将大转子和小转子连接起来。该区域既是骨骼形态变化的地方，也是骨皮质和骨松质相互移行的地方，凸起的大转子、小转子和转子间嵴是骨骼发育和生长过程中肌肉牵拉的结果，这种骨皮质形态缓慢变化的过程并不改变其深面皮质状的板层骨质结构以及致密骨小梁柱的承重结构。自下而上喇叭状扩大的骨皮质，构成了股骨颈骨小梁柱坚实的基座。

大转子是臀中肌的附着，小转子是髂腰肌的附着，转子间嵴为髋外旋肌群附着。在大转子外侧的股外侧肌嵴，是股外侧肌的附着点，临床上常作为在髋部手术中的骨性标志。又称第三转子（trochanter tertius）或无名结节（tuberculum innominatum）。匈牙利医师 Rehnberg 和 Olerud（1989，1993）认为，它在进行股骨颈骨折内固定时，则可视为内固定的第三个支撑点。该观点和 2004 年 Gotfried 所提出的大转子外侧壁（lateral trochanteric wall）的概念有些相似。大转子外侧壁亦称外侧壁（lateral wall），股骨外侧壁（lateral femoral wall）或股骨外侧皮质（lateral femoral cortex），是一个主要针对股骨转子间骨折内固定手术所提出的外科学概念，一般不涉及股骨颈骨折的治疗。关于外侧壁的解剖基础一直存在不同的观点。一般是指股外侧肌嵴以远到股骨小转子水平面的股骨近端外侧皮质。因为对于股骨转子间骨折内固定手术，无论是采用钉板系统还是髓内系统，股骨头颈钉的置入，都是以小转子平面以上的股骨外侧壁为进针点。我们认为，任何功能概念离开了解剖结构本身是不够完整的。外侧壁厚度的测量是基于前后位 X 线片，在大转子无名结节下 3cm 处画 1 条与股骨干轴线向内成角 135° 的直线，该直线上股骨外侧皮质和骨折线之间的距离定义为外侧壁厚度，20.5mm 为其界值。方法虽简便，但基于 X 线片的测量不可避免地存在投照角度和患者体位的误差，虽有作者建议在患肢牵引下内旋位拍摄可减少测量上的误差，这对于骨折面近似于矢状面的骨折或许有益，但如果骨折面更接近于冠状面的骨折，单纯前后位 X 线片测量可能会误判所述的外侧壁的测量厚度。

2018 版 AO/OTA 分型将外侧壁的厚度作为区分股骨转子间骨折 A1 型和 A2 型的依据。有人认为外侧壁的重要性甚至高于拉力螺钉在股骨头内的置放位置（即尖顶距，TAD）。外侧壁概念的提出，将股骨近端的解剖结构从以前认知的 4 个部分增加到 5 个部分，即股骨头颈、股骨干、大转子、小转子和外侧壁。这些观点尚有许多值得商榷之处，一是在外侧壁受损的病例中虽然有较高的内固定失败率，但从文献中看，整体上不超过 20%。其中大多数患者还是取得了满意的疗效，这说明就外侧壁破裂这概念而言，其中一定还有更深层次的原因，还需要更大样本和更细致的骨折形态分析来设计进一步的研究来验证；二是外侧壁的解剖学定位及其影响范围，髓内、外固定对股骨近端包括外侧壁力学在内的力学稳定性等诸多细节问题，如小转子区域后内侧骨皮质的碎裂及骨折移位程度对股骨转子间骨折稳定性的影响是否增加外侧壁骨折对骨折稳定性的危害，也需要进一步的基础和临床研究来验证。

外侧壁概念一般不适用于股骨颈骨折，对于特殊类型的股骨颈骨折而言，即骨折同时涉及股骨颈和股骨大转子。大多数情况下，这种损伤与高能量损伤有关，患者年龄更常见于年轻患者，股骨头的损伤一般比较严重，有的还并发有股骨头骨折。这种类型的骨折在临床上较为少见，临床处理也更为复杂（图2-2-5）。

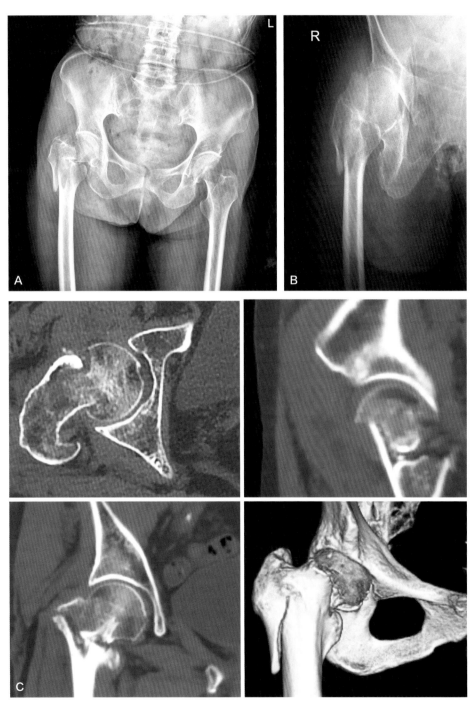

图2-2-5　股骨颈合并大转子骨折
A.骨盆正位片；B.髋关节侧位片；C、D. CT定位图。

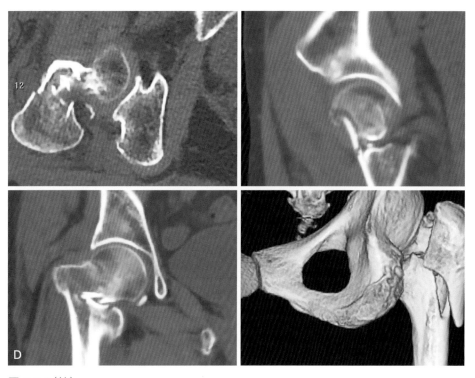

图 2-2-5(续)

（廖鹏　钱光）

第三节　股骨头血供的桥梁——关节囊内韧带

成人髋关节除了股骨颈后外侧的远（外）1/2 无关节囊覆盖外，整个股骨头和大部分股骨颈均位于关节囊内。关节囊由环形和纵形的纤维加强。环形纤维在关节囊的后下部分围绕股骨颈起到悬吊作用。纵向纤维则包括髂股、坐股和耻股韧带。关节囊前方由倒 Y 形的髂股韧带（Bigelow 韧带）和耻股韧带加强。关节囊后方由相对较弱的坐股韧带加强。髂股韧带起于髂前上棘与髋臼上方止于转子间线下方，限制髋关节过伸和外旋。

（一）圆韧带及其圆韧带血管

圆韧带是髋关节内的一条重要韧带，由髋臼窝中的间充质干细胞发育而来，在胚胎发育的 4 个月内逐渐转化为成熟的纤维组织，起自髋臼横韧带，止于股骨头小凹。圆韧带的整体形态呈角锥状，略扁平，由坚韧且排列有序的 I 型、Ⅲ型及Ⅴ型胶原蛋白组成，长30~35mm，个体差异较大。圆韧带表面覆有滑膜，但滑膜表面缺乏明显的血管。圆韧带起点较为广泛，不仅与整个髋臼横韧带相混合，而且还通过 2 条束带连接在耻骨及坐骨的髋臼切迹上，同时还会发出分支附于髋臼切迹处。圆韧带的止点位于股骨头小凹处，此处无关节软骨的覆盖。股骨头小凹呈约向后下方偏移的椭圆形，这样的结构能够更好地容纳紧张的圆韧带，有利于调节圆韧带紧张时的张力。Demange 等观察到，圆韧带含有 3 条明显的分支，即前支、中间支及后支。其中后支最长，而中间支较为薄弱。圆韧带在股骨头小凹处存在由纤维组织到骨组织的改变，组织学形态上存在 4 个典型的区域：纤维组织区、未钙化的纤维软骨细胞区、钙化的纤维软骨细胞区和骨细胞区，未钙化的纤维软骨细胞区与钙化的纤维软骨细胞区之间存在一条波浪形的界限。

圆韧带的确切功能尚未被完全认识。一般认为其可能在稳定髋关节、血液供应、伤害感受、本体感受及促进滑膜液分布方面发挥一定的作用。

1. 维持髋关节稳定性　股骨头圆韧带与膝关节的前交叉韧带具有较多的相似特征，两者与关节外的其他韧带不同，是关节内成束状的韧带，具有相似的胶原分布及纤维细胞特征。两者在生物力学特征、极限荷载及破坏比方面也极为相似，因此推断圆韧带是稳定髋关节的重要结构，可以起到抵抗关节半脱位的作用。股骨头圆韧带在髋关节处于内收屈曲及外旋位置时最为紧张，可对抗较大外力防止关节的半脱位。动物实验也表明切断圆韧带会增大髋关节脱位的概率，但是尚未证实人类的圆韧带断裂是否增加髋关节脱位的风险。圆韧带断裂后可出现髋关节的微不稳定，跑步等剧烈活动可加重这样的不稳定状态，并易导致髋关节软骨及盂唇的损伤。

圆韧带的发育与儿童发育性髋关节发育不良（developmental dislocationof the hip，DDH）的发生密切相关。人类在婴幼儿时期髋臼较浅，股骨头的表面为平滑的弧线，随着生长发育，髋臼会不断地加深，股骨头的弧度也会变大，髋关节逐渐趋于稳定，这需要头臼同心的相互作用，而股骨头圆韧带便是保持头臼同心的重要组织结构。

目前有研究表明 19.8% 的 DDH 患者存在圆韧带缺失的状况，这可能是先天性圆韧带缺失或者在后期脱位期间撕裂或者磨损所致。Li 的研究发现高位脱位的患者中存在较多圆韧带缺失的情况，并且圆韧带的病理改变与 DDH 的进程显著相关。圆韧带缺失的 DDH 患者的股骨头呈现很多共同的特点，包括极小的圆形股骨头、非常薄且粗糙的软骨表面以及几乎暴露的软骨下骨。这样发育不良的股骨头可能与缺乏圆韧带动脉的血供有关。

关节囊及圆韧带的松弛是导致 DDH 的主要原因之一。正常的圆韧带内富含多种胶原，这是保证髋关节稳定的重要因素。随着年龄的增长，正常发育的髋关节及 DDH 圆韧带均会发生Ⅰ型胶原减少、Ⅲ型胶原增加的情况。但 DDH 患者的变化更明显，在年龄较大的患儿中甚至出现Ⅰ型胶原完全消失的状况。

2. 伤害感受及本体感受　股骨头圆韧带可能在伤害感受及本体感受方面发挥一定的作用。圆韧带内的Ⅳa型游离神经末梢可作为本体感觉的感受器并传导信号，同时也可能对关节炎症和疼痛刺激作出反应，从而有利于防止造成关节损伤的过度运动。

3. 促进滑膜液分布　目前髋关节圆韧带的促进滑膜液分布作用仅为假说，Gray 认为在髋关节活动时，股骨头圆韧带可发挥"挡风玻璃雨刷"作用，将关节滑液分布至关节腔内，从而更有利于髋关节的活动。

圆韧带动脉位于圆韧带内，来自闭孔动脉分支。通常认为圆韧带动脉来源于闭孔动脉后侧分支的前支，关于圆韧带动脉对股骨头的血供作用一直存有争议，一般认为它只供应股骨头端的较小区域。Sevitt 的研究发现，股骨头圆韧带动脉的血供作用个体差异较大，有的仅存在于圆韧带中，并不进入股骨头内。而进入股骨头者大多数仅供养股骨头小凹部附近的骨质，但有极少数可通过骨内血管吻合供给整个股骨头。我们对 100 个完整干燥股骨标本进行观察，其中56个标本在股骨头小凹区观察到滋养孔，44个标本股骨头小凹区无滋养孔。对10个标本的股骨头圆韧带血供范围进行观察，其中有1个标本圆韧带动脉供应了整个股骨头。还有研究发现圆韧带内静脉偶尔会含有静脉瓣，这样的结构可防止静脉受到挤压时静脉血回流至股骨头。也有研究认为，一般情况下圆韧带上的动静脉作用不大，但是，当髋部骨折发生后，它们的作用就显现出来。当然，该观点只是一种假设，需要更多的临床或实验研究支持。

（二）Weitbrechti 韧带与支持带血管

整个股骨头和大部分股骨颈位于关节囊内，而关节囊的内层在股骨颈的远侧关节囊附着处反折，并在股骨颈的后下、后上和前方发出纤维束紧贴股骨颈向上延伸到股骨头颈结合处的关节软骨边缘，这3条反折的纤维束称为 Weitbrechti 韧带或股骨颈支持带，按支持带所在位置，分为上（外侧）支持带、下（内侧）支持带和前支持带。关节囊的内层和股骨颈表面都有滑膜覆盖，Weitbrechti 韧带也全在滑膜的覆盖下（图 2-3-1）。

早期几乎所有的医师都认为附着于股骨颈上的滑膜纤维韧带有类似长骨骨膜的作用，这些滑膜纤维韧带对于股骨颈囊内骨折的预后具有重要意义。1933年，美国骨科医师 Willis Cohoon Campbell（1880—1941）详细观察了股骨颈骨折以后的骨愈合过程，发现股骨颈骨折后的骨折端并没有长骨骨折愈合过程中的那种骨痂形成，进而观察到股骨颈的表面并不存在长骨表面的骨膜结构，此后才将股骨颈表面的"骨膜血管"改称为"滑膜血管"。上、下和前支持带均起自髋关节囊的远侧附着部。可视为髋关节关节囊远端沿股骨颈的反折。也可理解为髋关节关节囊于股骨颈基底部分为2层向上，外层止于髋臼周围，内层（即支持带）紧贴股骨颈向上止于股骨头关节软骨的边缘。支持带分为上支持带、前支持带和下支持带三束。其中以上支持带和下支持带较为恒定，出现率均为100%。

上支持带（图 2-3-2）外形呈四边形，形态变异最小，起自邻近转子窝的股骨颈基底部关节囊附着处股骨颈上方关节囊内，这个平面沿着股骨颈的后上边缘延伸直至关节软骨的边缘，起点位居钟面系统的11:00~13:00。平均宽15mm，沿股骨颈轴向方向上中间较薄约1.2mm，外侧由于折返皱襞，内侧关节软骨覆盖而变厚可达2.5mm。

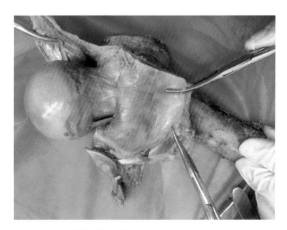

图 2-3-1　支持带大体照

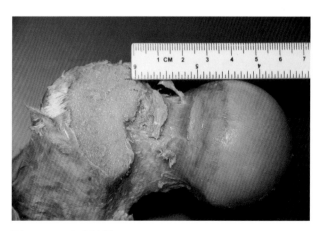

图 2-3-2　上支持带

下支持带呈条索状,有2~3条,之间偶有侧支相连呈"Y""V"或"N"形,总体远宽近窄,与股骨颈结合不紧密,有一定活动度,呈一带蒂的滑膜皱襞,血管通过其内不与股骨颈相贴。下支持带起点位居钟面系统的6:00~7:30,由小转子上方股骨颈基底部的关节囊附着体向股骨头延伸,直至到达关节软骨的边缘(图2-3-3)。

前支持带多数呈一种不规则膜状结构,只有少数由2至3个平行丝状带组成,出现率为60%。自转子间线的内侧沿股骨颈表面行至股骨头关节面边缘。起点位居钟面系统的2:30~4:00。紧贴股骨颈,平均宽约13mm;股骨颈轴线方向上中段平均厚度为1.5mm,内侧到达股骨头后逐渐变薄,外侧因折返皱襞而略增厚(图2-3-4)。

我们对股骨颈支持带的结构进行了显微结构观察,沿3条支持带边缘连同股骨颈骨质一起完整切下,再沿支持带中线连同股骨颈骨质纵向切开。用电子放大镜观察切面,支持带纤维分3层,内外层纤维结构致密而中层纤维结构较疏松,类似于三夹板样结构,丰富的血管和神经行走于中间层的疏松纤维组织中(图2-3-5)。

对支持带进行苏木精-伊红染色(HE染色)和马松染色(Masson染色)可以观察到,支持带由不同方向的胶原纤维、弹性纤维、疏松结缔组织及血管神经组成。支持带中间层相对较疏松,内含有丰富的血管,且血管大都走行在疏松的结缔组织中而不是致密的纤维组织中。在支持带起止的两端,即股骨颈基底部以及股骨头关节软骨边缘,支持带纤维束几乎呈直角紧密铆入骨质之中,树根样在骨质内分出密集的纤维束。但在支持带经股骨颈中段的沿途,支持带一般都平行于股骨颈骨质表面,除了进入股骨颈滋养孔的血管神经束,较少有纤维进入骨质。我们还观察到,下支持带在股骨颈中段和股骨颈多无接触,为分离状态,但其起止两端和股骨颈骨质的连接同样十分紧密。

支持带这样的结构可以解释这一临床现象:支持带的起止两端和股骨颈骨质连接十分紧密,Masson染色可见大量纤维结构进入骨内与骨质交织(图2-3-6A),一般外力较难剥离,而中间部分连接较松,Masson染色可见支持带与骨质表面界限清楚,较少有纤维组织进入骨内(图2-3-6B),较小的外力也容易使支持带和骨质发生分离。这可以很好地保护行走于其

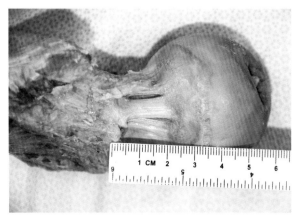

图2-3-3　下支持带

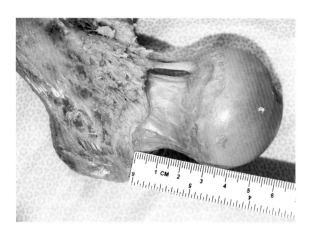

图2-3-4　前支持带

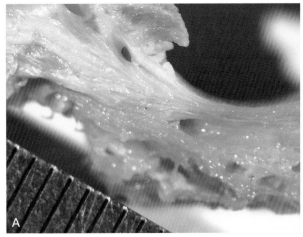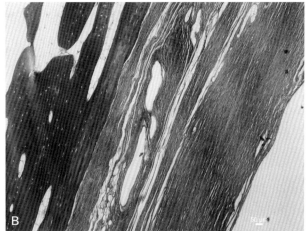

图2-3-5 支持带结构
A.支持带血管;B.支持带血管组织切片。

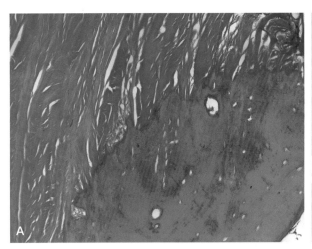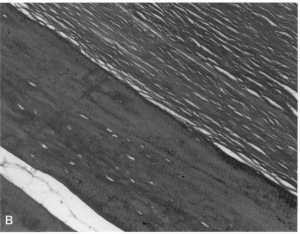

图2-3-6 Masson染色显示支持带与股骨颈骨质的关系
A.支持带两端与骨质紧密结合;B.支持带中段与骨质界面清楚。

中的血管。当股骨颈发生骨折移位时,如果支持带和骨质紧密结合,则支持带势必随着骨折移位而发生撕裂,损伤走行于其中的血管;如果在骨折移位时,支持带和股骨颈骨面随即分离,则可大大缓冲骨折移位对支持带的损伤能量,减少对其中血管的损伤。而紧密附着的两端则可使支持带保持结构上的连续性,发挥桥梁一样的功能,使行走其中的血管跨越骨折端通往股骨头,最大限度地减少骨折移位对股骨头血供的危害。

外展嵌插型股骨颈骨折发生股骨头坏死的病例也并不少见,这和支持带血管的损伤有何联系未见相关文献报道。可以推测的是,由于外展嵌插型股骨颈骨折的发生嵌插的部位多是在股骨头颈结合处后外侧,这里正好是上支持带的止点,也是上支持带血管进出股骨头骨内的地方。外展嵌插的结果除了造成该部位的血管夹闭外,随股骨颈一起嵌入骨内的支持带也会阻隔骨折面的接触而影响骨折愈合。我们对外展嵌插型股骨颈骨折后发生股骨头坏死的部分病例的切除标本进行了观察,有的现象还是值得进一步积累资料进行分析总结的。

一位 79 岁的女性患者,早锻炼"倒走"过程中跌倒致伤。患者平素身体健康无慢性疾病,伤前尚可自己登上泰山。因为患者是一名退休内科医师,在诊断"左侧股骨颈骨折"后自认为是"外展嵌插型骨折"而不愿手术治疗,在家休养 10 周后在助步器保护下不负重行走活动。但在随后的逐渐增加活动量的过程中,患者感觉患髋疼痛有所加重,来我院就诊,对照患者伤后即刻和目前的 X 线,患者的确属于"外展嵌插型股骨颈骨折",经过 3 月余的保守治疗,骨折端并没有发生明显的移位(图 2-3-7A~D)。因为在患者的 CT 扫描图像上发现了密度不均影(图 2-3-7E),我们对患者进行了 MRI 检查,结果发现患侧股骨头已经出现坏死征象(图 2-3-7F,图 2-3-7G)。患者接受了关节置换手术。鉴于患者外展嵌插型骨折伤后 3 个月即出现股骨头坏死的特点,我们对该患者关节置换所切除的股骨头进行 Micro-CT 扫描及组织学、电镜等观察,探讨早期股骨头坏死的原因。手术采用后外侧入路,术中小心切取股骨头,保留股骨颈表面的支持带,避免所切取的股骨头表面或内部的骨质受到损伤。切除标本的大体观,可见股骨颈骨折端嵌插部分是稳定的,没有异常活动。头颈结合处的后外侧压缩变短,部分上支持带的有颜色变浅白色,相对应的股骨头后外侧的软骨有剥脱(图 2-3-7H);股骨头小凹圆韧带附着处见较大孔隙,内有滑膜样组织填充但不是滋养孔结构,孔隙与股骨头内骨质相通(图 2-3-7I);股骨颈下方最醒目的特点是下支持带失去了正常的红润色而变成了枯白色的条索样结构(图 2-3-7J)。Micro-CT 扫描观察到股骨颈后上嵌入到股骨头骨质中,嵌入深度 16mm 左右,空隙最大径约 6mm(图 2-3-7K)。嵌入的股骨颈和股骨头骨质之间存在 1mm 左右的间隙(图 2-3-7L),可以看到头颈结合处的滋养孔嵌入骨松质之中(图 2-3-7M)。骨折远近端相互压缩呈一碎裂的条带,条带中的骨小梁结构被压缩变形(图 2-3-7N)。股骨头小凹的深面是一空腔,内无任何骨质结构,这是一个很值得关注的特征。对骨内空腔的 Micro-CT 图像进行形态学分析,缺损空腔位于股骨头小凹与头颈压缩带之间,外形似一枚粗壮的螺丝钉,方向位于股骨头颈轴线方向(图 2-3-7O~Q)。本计划对该标本做进一步的组织学研究,遗憾的是在我们拟进行股骨头内骨质的组织学观察时,刚做完 Micro-CT 扫描的标本丢失了,致使进一步的观察被迫终止。该患者的最终资料虽然不完全,但从已有的资料中可以观察到以下现象:①部分外展嵌插型股骨颈骨折也可以很早发生股骨头坏死。②骨折端头颈压缩带的骨小梁结构完全消失,这种压缩在骨折的修复重建过程中病理特征值得更深入的研究。③在股骨头坏死的标本中,支持带颜色变成枯白色是以前没有注意的问题。可以推测出的是这枯白色的支持带中一定是缺少血供的。这在股骨头坏死过程中是原因还是结果值得进一步深究。④股骨头小凹深面的骨小梁缺失是如何造成的? 我们对患者术前影像进行了分析,发现在 X 线片、CT 和 MRI 上均没有该空腔的影像表现,也就是说,空腔是在术中形成的(极有可能是在股骨头脱位时形成的)。从空腔位置结合术前影像,空腔是位于股骨头坏死区域内,推测是圆韧带的纤维结构伸入股骨头中,因为股骨头坏死,坏死区骨松质结构受损,手术中脱位股骨头过程中,股骨头中的和圆韧带纤维有关联的骨松质被拔出而形成的缺损性空腔。⑤还有一个有意思的现象,如果股骨头内的空腔是坏死的骨松质被拔出的结果,股骨头小凹表面的口径要比股骨头内的空隙的最大直径要小,这说明被拔出的组织是可以变形的,不是一个完整的固态结构,否则小凹处一定会有碎骨片形成,而 Micro-CT 扫描并未看到。

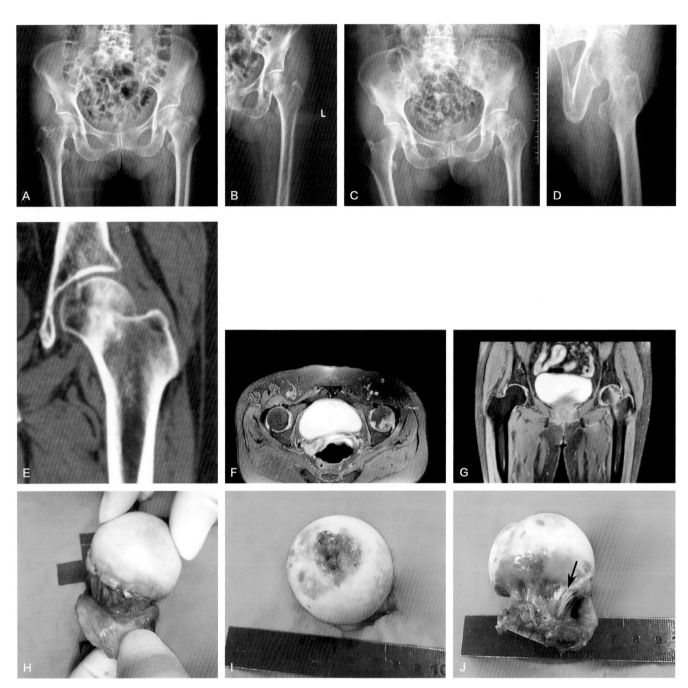

图 2-3-7　外展嵌插型骨折病例一

A.受伤时骨盆正位 X 线;B.受伤时患髋正位 X 线;C.受伤 3 个月后骨盆正位 X 线;D.受伤 3 个月后患髋侧位 X 线;E.受伤 3 个月后患髋 CT 显示密度不均影;F.受伤 3 个月后 MRI 水平面图像;G.受伤 3 个月后 MRI 冠状面图像;H.髋关节置换术后股骨头标本大体观(头颈结合处);I.髋关节置换术后股骨头标本大体观(股骨头小凹);J.髋关节置换术后股骨头标本大体观(下支持带);

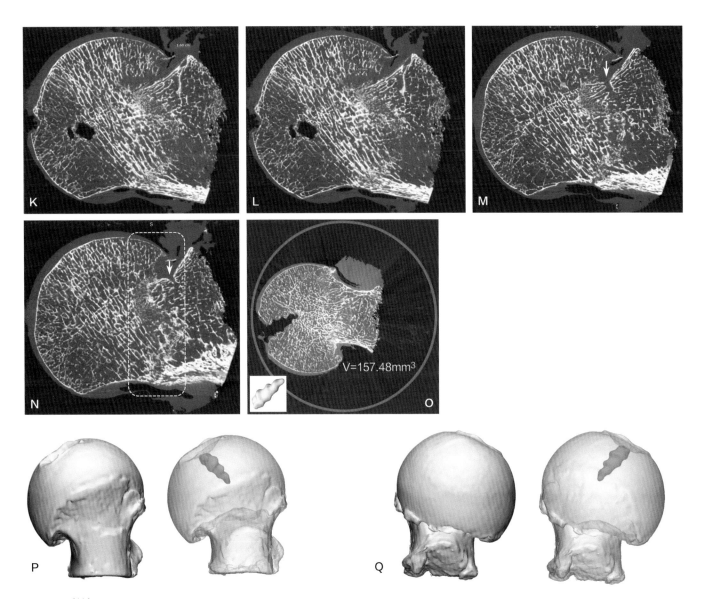

图 2-3-7（续）

K. Micro-CT 扫描结果显示股骨颈后上嵌入股骨头内；L. Micro-CT 扫描结果显示嵌入的股骨颈和股骨头骨质之间存在间隙；M. Micro-CT 扫描结果显示头颈结合处的滋养孔嵌入股骨头骨松质内；N. Micro-CT 扫描结果显示骨折断端骨小梁情况；O. Micro-CT 扫描结果显示股骨头小凹深面空腔；P. 股骨头小凹深面空腔的 Micro-CT 3D 重建结果（内侧观）；Q. 股骨头小凹深面空腔的 Micro-CT 3D 重建结果（外侧观）。

另一例患者，女，63岁。也是外展嵌插型股骨颈骨折，骨折移位并不严重（图2-3-8A、B）。予原位螺钉内固定（图2-3-8C、D）。术后3个月患者髋部无疼痛，骨折愈合，患者能完全自行行走（图2-3-8E、F）。此后状况一直很好，直到术后1年患者髋部出现疼痛，ECT提示股骨头坏死（图2-3-8G）。外展嵌插型骨折对股骨颈外上方滋养孔的卡压，从解剖结构上看是必然的。股骨颈外上方滋养孔的分布，主要是密集在股骨头关节软骨外的1cm范围内（图2-3-8H），外展嵌插超过1cm，势必对进出该区域的血液循环造成损伤。好在外展嵌插型股骨颈骨折对前支持带和下支持带的损伤相对较轻，尚能代偿。但如果其他区域的滋养孔包括股骨头小凹的滋养孔分布较少或者缺失，外上方滋养孔的损伤可能对股骨头的血供造成致命的后果。

（三）髋是一个独立解剖间室

对于肿瘤外科而言，解剖分区是一个重要概念。由于发生于髋关节内的肿瘤并不多见，即使股骨近端是转移性肿瘤的好发部位，但发生于股骨头和股骨颈的病理性骨折也很少见，文献中多为小样本或者个案报道。我们知道，髋关节关节囊内的股骨颈平均长度达7cm，但股骨颈只是干骺端的一部分，在结构上和管状骨完全不同，其内无髓腔，表面也没有骨膜，髋部肌肉位于关节囊外，和股骨颈骨质无接触（图2-3-9）。股骨头完全处于髋臼之中，髋臼内壁很薄，有圆韧带和股骨头相连。这些解剖特点决定了发生于股骨颈的恶性肿瘤是不会产生长管状骨干骺端或骨干所特有的骨膜反应和软组织肿块，这种现象很容易和一些感染相混淆。对于发生于股骨头内的恶性肿瘤，肿瘤更容易经股骨头小凹沿圆韧带而侵及髋臼，发生肿瘤向关节外扩散。

发生于股骨颈的肿瘤以良性肿瘤和转移性肿瘤多见，原发性恶性肿瘤相对较少。病理性骨折往往是股骨颈良恶性肿瘤的首发症状。对于股骨颈良性肿瘤而言，病损区刮除植骨内固定是常用手术方法。而内固定的稳定性，又往往与骨质受累区域的大小，位置有关，要对股骨颈病理性骨折的治疗方法进行总结以及比较不同治疗方法的疗效，对病损侵及区域和大小进行界定是十分必要的。

在我们所治疗的股骨颈病理性骨折中，骨破坏虽然均是以股骨颈区域为主，但有的肿瘤向上侵及部分股骨头，有的肿瘤向下侵及部分转子区。关于病损区的位置和大小描述，由于X线的放大率不一致，也不是所有的病损区边界都能在X线上显示清楚（特别是恶性肿瘤），如果存在病理性骨折，骨折移位的短缩和重叠都会影响对肿瘤的数值描述。加上股骨头颈的大小受年龄、身高、性别等因素的影响，个体差异大，也不是所有的患者术前都有CT或MRI结果，因此，病损区大小用数值的大小标识并不能反映股骨颈病损的特点。再则，体积同样大小的股骨颈病损，病损区是偏于头侧还是转子侧，更会对患者的治疗方法选择产生影响。

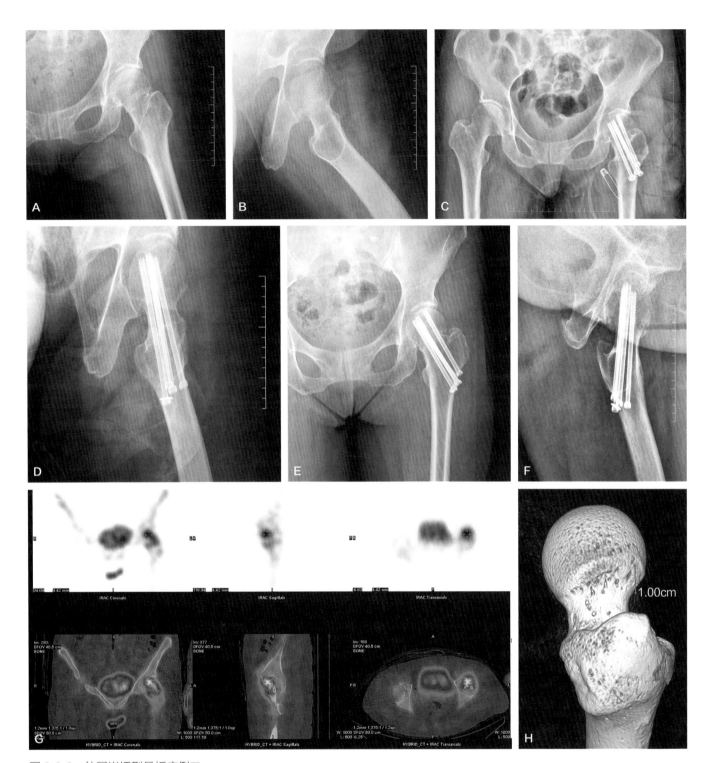

图 2-3-8　外展嵌插型骨折病例二

A. 受伤时患髋正位 X 线；B. 受伤时患髋侧位 X 线；C. 术后 3 个月后骨盆正位 X 线；D. 术后 3 个月后患髋侧位 X 线；E. 术后 1 年后患髋正位 X 线；F. 术后 1 年后患髋侧位 X 线；G. 术后 1 年后 ECT 提示股骨头坏死；H. Micro-CT 3D 重建显示股骨颈外上方滋养孔的分布范围。

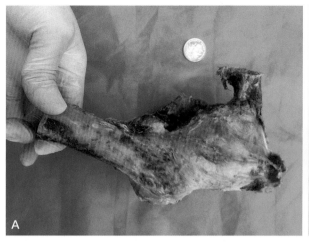
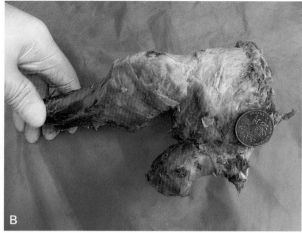

图 2-3-9　髋关节大体观
A. 前面观；B. 后外侧观。

　　股骨近端病损发生在不同区域，其临床意义肯定是不一样的，特别是需要行内固定治疗的良性病损。我们在临床中尝试用 2 条线将股骨近端按解剖部位划分为 3 个区域（图 2-3-10）：股骨头（femoral head，H），股骨颈（femoral neck，N）和股骨转子（trochanter，T）。我们将这种分类方法作为股骨近端病理性骨折手术方案选择和预后判断的初步指导，初步观察的结果表明这是一种简单有效的分类方法，但由于此类病例数量的限制，其科学性尚需要纳入更多病例作进一步的总结。

　　正如前面所述，髋关节和其他关节相比，在解剖学上有其特殊性。首先是股骨头和大部分股骨颈位于关节囊内，发生于关节囊内的病理性骨折由于有关节囊的限制，除了股骨颈基底部的骨折外，一般不会造成髋关节外软组织的肿瘤扩散污染。所以可以把髋关节视为一个独立的解剖间室；其次是股骨颈表面形状虽类似长骨，却没有骨膜，也没有肌肉包裹，和一般干骺端恶性肿瘤不同，骨皮质的破坏较少形成特征性的骨膜反应和明显的软组织肿块，可能会影响良恶性肿瘤的判断；第三，股骨近端的生物力学特点决定了股骨颈内侧的支撑以及病损近端正常骨松质的长度非常重要，以股骨头的受侵范围为例，病损部位越靠近远侧，就意味着股骨头内的正常骨质越多，内置物在股骨头内的把持空间和把持力就越大。在股骨颈区域也是同样。在股骨转子区域，小转子平面以下是更厚更强的股骨干骨皮质，表现出更强的力学特点。

　　基于股骨近端的这些特点，我们认为有必要将股骨头、股骨颈和转子区 3 个区域再作与稳定相关的细分，为便于记忆，我们将每一区域又分为上下两个亚区，远侧部分定义为 1 区，近侧部分定义为 2 区。这对于内固定而言，1 区的稳定性要优于 2 区的稳定性。

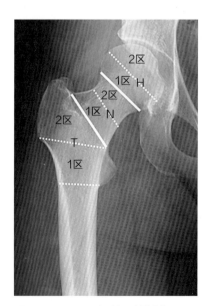

图 2-3-10　股骨近端区域划分

　　股骨头区域：经股骨头圆心画一条与头颈交界线平行的直线，将股骨头区域分远近两个区，远侧部分为 1 区，近侧部分为 2 区；股骨头的两个区都在关节囊内，该区的肿瘤都属于间室内肿瘤。

股骨颈区域：以股骨颈上、下缘的终点连线为界，也将股骨颈分为1、2区，远侧部分定义为1区，近侧部分定义为2区；就解剖间室而言，1区部分在间室内，部分在间室外。2区全在间室内。就内固定的稳定性而言，1区的稳定性优于2区。

股骨转子区域：上分界线以小转子上缘和大转子外侧结节的连线为界，下分界线为小转子下缘的水平线。整体上完全属于股骨近端的间室外区域。转子区也分两个区，远侧部为1区，为小转子平面股骨干移行扩大区域，与股骨干呈垂直状，是一个皮质增厚的力学稳定区域。近侧部分为2区，即大转子区域，也是良恶性肿瘤的好发部位，该区域肿瘤常涉及股骨颈1区。

这样的分区主要基于股骨近端骨质解剖结构及其内置物稳定性的特点，特别是对于进行保髋治疗良性病损，在病损区刮除植骨内固定手术后，病变部位在1区的稳定性要好于2区。

以下图为例表示股骨近端病理性骨折分区（图2-3-11）。

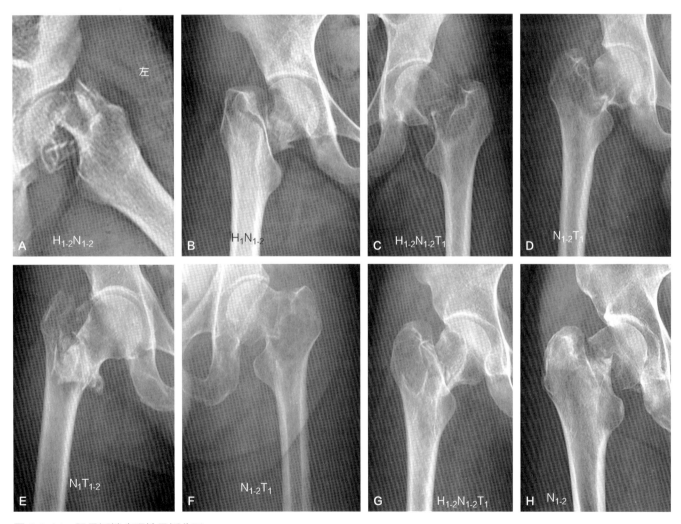

图2-3-11　股骨近端病理性骨折分区

（崔学良　梅　炯）

第四节 细说股骨头颈部的血供

一、关于股骨头颈部血管的名称问题

我们曾在《股骨头血供：我国〈外科学〉教材之因袭及其商榷》一文中，系统梳理了1958 年沈克非主编的《外科学》到 2014 年第 8 版《外科学》教材中，关于股骨头颈部血供描述。在 1958 年版《外科学》中，只提到旋股内、外侧动脉和圆韧带动脉是股骨头的主要血供来源，没有提及股骨干滋养动脉。在 1975 年武汉医学院主编的《外科学》中，增加了股骨干上端滋养动脉的描述。1977 年第 1 版《外科学》教材至今，关于股骨头血供的描述无论文字还是插图几乎未变。唯一的改动是将"骺外侧动脉供应股骨头的 4/5~2/3 地区"改成"骺外侧动脉供应股骨头 2/3~4/5 区域的血液循环"。对照我国不同版本的《外科学》教材，对股骨头供血血管就有"骺内、外侧动脉""颈升动脉""干骺端上、下动脉"以及"支持带动脉"等不同的描述，即使是在同一本教材中，如第 8 版《外科学》中，在"股骨颈骨折"章节以及在"股骨头骨软骨病"和"股骨头坏死"章节（677、739、747 页），对股骨头供血血管的血管名称也不一致。对照国外相关专著或论文，对股骨颈血管的命名也并不统一，我国的一些文献包括《外科学》教材，也是参考国外文献而成的，存在不同的血管命名也就在所难免了。

对股骨头颈部血供的描述，一般对股骨干滋养动脉升支、圆韧带动脉以及旋股内侧动脉，旋股外侧动脉的名称比较统一，但对于颈基底动脉环分出的营养动脉，相关术语并不一致。因这些血管走行于支持带中，一些学者将其描述为支持带动脉，也有学者根据一般长骨的血供模式，称为骨骺动脉和干骺端动脉。有的作者则按照血管的走行部位，称为上、下、前、后颈升动脉。

基于股骨近端的解剖特点，股骨颈支持带分为上、下支持带血管和前支持带血管 3 束。股骨颈基底动脉环分出的血管正是通过支持带进入股骨头颈部骨内。作者认为以旋股内、外侧动脉－基底动脉环－支持带动脉三级供血系统更符合股骨头颈部的解剖特点。上支持带动脉和下支持带动脉是旋股内侧动脉的分支，而前支持带动脉则是旋股外侧动脉的分支。对照我国前后十几个版本的教材不难看出，关于股骨头血供的描述和示意图，主要是以 1949 年Tucker 的论文以及 1953 年 Trueta 和 Harrison 的论文为基础。2005 年出版的 8 年制教材，还参考了 1965 年 Crock 以及 1976 年 Chung 的研究。教材中所描述的股骨头的主要供血动脉——干骺端上动脉和外侧骺动脉，这对于股骨头骨骺未闭合的少年儿童，两血管的确是各自营养股骨头颈部不同的区域，但它们从基底动脉环分出时，同行于上支持带之中，在股骨颈外后表面，均沿途发出分支进入颈部的滋养孔，只是在终末端，有的先进入骺板下方，有的则在骨外跨过骺板进入股骨头骨骺中。随着股骨头骨骺的闭合，两动脉穿过骺板相互吻合。所以，干骺端上动脉和外侧骺动脉只是支持带动脉先后在股骨颈不同部位发出的分支。而上、下、前、后颈升动脉，本质上就是上、下、前支持带动脉。由于上、下支持带均偏股骨颈后方，上支持带动脉偏后下的分支和下支持带偏后上的分支很容易被误解成与前支持带动脉相对应的另一供血系统。我们对股骨头颈部的滋养孔和支持带的观察，也可印证这一观点。随着研究的深入，欧美的大多解剖学和骨科学专著或论文中，由旋股内、外侧动脉分出的股骨头颈的营养血管被称为"支持带动脉（the retinacular arteries）"者为多。

二、股骨近端血供来源

股骨近端的干骺端周围动脉丛来自旋股内、外侧动脉、臀上动脉、臀下动脉和闭孔动脉。由于该动脉丛存在广泛血管吻合，单一动脉的闭塞对股骨头坏死没有决定性的影响。另一方面，丰富的关节外血管网可解释为什么股骨转子周围的骨折通常伴有相当大的失血量。

（一）股深动脉

股动脉是下肢的主要供血动脉，从腹股沟韧带延伸到腘肌下缘。约在腹股沟韧带下方的 3.5cm（2.5cm~5cm）处，股深动脉从股动脉分出。股深动脉在其起始部发出旋股内、外侧动脉。股骨干滋养动脉也由股深动脉发出，其升支参与了股骨头颈部的血供，一般认为作用不大，仅供应股骨颈基底部的血供。但在我们的一次关于股骨头血供的解剖学研究过程中，一个标本因为在解剖时不小心损坏了旋股内侧动脉，为有效利用标本资源，就顺水推舟利用这弄坏的标本尝试观察股骨干滋养动脉升支对股骨头的血供作用，于是彻底结扎了旋股内、外侧动脉并切断圆韧带后，经股深动脉灌注造影剂，结果观察到股骨干滋养动脉升支在股骨头内和旋股内、外侧动脉存在吻合，通过该吻合进入到股骨头顶部（图 2-4-1）。

（二）旋股内侧动脉

大多数学者认为旋股内侧动脉（medial femoral circumflex artery，MFCA）是股骨头的主要血供。MFCA 发自股深动脉的后内侧面（65%~81%），少数直接发自股动脉（4%~34%）。有关研究以 Lazaro 等的研究较为详细。MFCA 按其走行方向分为横段、升段及深段。横段走行于髂腰肌与耻骨肌之间，然后向后绕行，移行为 MFCA 升段，在闭孔外肌和短收肌之间行至转子间嵴，再进入闭孔内肌与股方肌之间的脂肪组织内。在远端，MFCA 在外侧分出转子支，口径大约 1.4mm，其主干穿过后侧的闭孔外肌肌腱后续为 MFCA 深段，行于关节囊内至外旋短肌间。

1. MFCA 横段　在内下方，下支持带动脉在距小转子平均 4.1cm 处自 MFCA 分出，在关节囊外的平均长度约为 1.1cm，于关节囊中部、距小转子近端约 2.9cm 处进入关节囊。进入关节囊后，血管位于下支持带内，随下支持带斜向后上方移行至股骨头软骨边缘的后下侧面。下支持带动脉在关节囊内的平均长度约 2.4cm，分为 5 个终末支，在股骨头颈移行处内下方、距关节软骨面约 4mm 处，股骨颈钟面 4: 50 至 8: 10 方进入骨内。若以小转子至股

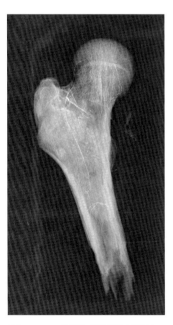

图 2-4-1　股深动脉灌注造影股骨干滋养动脉升支在股骨头内和旋股内、外侧动脉存在吻合，通过该吻合进入到股骨头顶部。

骨头中心作一连线，下支持带动脉便位于此线稍内侧，此线外侧可作为手术解剖的"安全区"，不易伤及下支持带及下支持带动脉。下支持带动脉在 CT 血管造影不容易检测，但在解剖学观察中比较恒定。

MFCA 横支与臀下动脉（inferior gluteal artery，IgA）和旋股外侧动脉（lateral circumflex femoral artery，LFCA）横支之间有交叉吻合。Lazaro 等的一项尸体研究，使用钆（Gd）增强 MRI 评估股骨头血流灌注情况，发现在 MFCA 的深支和升支被结扎后，股骨颈内侧的下支持带血管，可提供股骨头约 30% 的血供。下支持带血管也发自 MFCA 深支，走行于股骨颈下部，自股骨头颈结合处滋养孔进入股骨头内。如果仅保留下支持带血管而阻断其他全部支持带血管，股骨头则只有后侧和外侧小部分区域可继续维持血供。Boraiah 等人向动脉内注入造影剂钆，进行动态的磁共振成像，观察到下支持带血管的对于股骨头的血供，可能会影响到股骨头内侧区的 56%，上侧区的 34%，外侧区的 37% 以及 68% 的下侧区域。由此可见，下支持带血管对于股骨头的血供贡献不小。若下支持带血管受损，可能会造成股骨头相应区域的缺血。

2. MFCA 升段　MFCA 横段与升段的交界处位于股方肌前方（深面），距小转子近端平均 2.2cm，内侧 1.2cm 处。走行于闭孔外肌近侧缘与股方肌之间的脂肪组织内。MFCA 的升支绕过闭孔外肌之后变为深支进入转子间窝，与臀下血管和旋股外侧动脉（lateral femoral circumflex artery，LFCA）的梨状肌分支有吻合。关节囊内最为重要的动脉是上支持带动脉。它是 MFCA 深支的分支，进入股骨头后，广泛分布于股骨头的上侧、内侧、外侧以及中央区域，前后侧及小凹下区域也能获得这条动脉的部分血供。如果上支持带血管断裂，则股骨头内的血供会受到严重的影响。

3. MFCA 深段　MFCA 的深段与升段交界于闭孔外肌肌腱远侧缘。髋关节后侧入路时，在股方肌近侧缘处很容易观察到旋股内动脉深段，其位于转子间嵴后缘平均 1.5cm 处，其分出转子支后，主干自闭孔外肌止点后方平均 1.3cm 处穿过闭孔外肌。深段于关节囊的股骨附着点，距闭孔内肌肌腱远端 3mm，距腹股沟镰止点 1.2cm 处，于股骨颈钟面约 10∶54 分方向入髋关节囊，然后走行于关节囊内的股骨颈上支持带之中，称为上支持带动脉。MFCA 深段分为 4 到 9 个分支，穿入上支持带行至股骨颈，最后止于股骨头颈移行处上方距关节软骨边缘 6mm 处，9∶32 分至 12∶50 分方向经滋养孔进入骨内。其中，有 20% 的人位于前方，80% 位于后方。在到达股骨头的途中穿过上孖肌止点和梨状肌止点上方的后关节囊之前，动脉位于腹股沟镰前方（上孖肌/下孖肌和闭孔内肌）（图 2-4-2）。

MFCA 转子支与闭孔动脉之间有沟通吻合，这使得髂内、外血管系统得以沟通。在 MFCA 主干阻断时，该吻合可发挥重要的代偿功能。

在涉及股骨近端的外科手术时，理解 MFCA 的行程对于防止医源性损伤十分重要。在股骨颈后侧，闭孔内肌的肌肉和肌腱可保护 MFCA 免受创伤。上孖肌/下孖肌和闭孔内肌腹股沟镰的撕裂，可能发生 MFCA 的深支损伤的风险。因此在施行髋关节后显露手术时，在转子间嵴上约 1.5cm 处，应注意将腹股沟镰和关节囊整体剥离，以保护 MFCA 深支。以创伤性髋

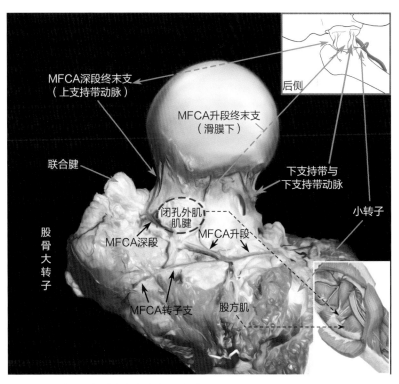

图 2-4-2　旋股内侧动脉的走行和分支

关节脱位为例，闭合复位后股骨头坏死的发生率为 11%，而切开复位的坏死率则高达 31%。Gautier 等认为这种差异可能就是医源性创伤 MFCA 的结果。因此强调在髋关节脱位手术过程中，显露关节囊的切口应从头侧向梨状肌，以避免伤到 MFCA。

（三）旋股外侧动脉

旋股外侧动脉（LFCA）发自股深动脉外侧，正好在 MFCA 分支环绕小转子水平的远侧。极少数直接发自股动脉。动脉穿过股神经分支，经髋关节和缝匠肌、股直肌之间。血管分支口径小（平均直径 0.25~1.1mm），在股直肌的后内侧面为升、横、降三大分支。升支走行在股直肌深面，沿转子间线向上行与臀上动脉的髋臼上支吻合。然后进入髋关节囊成为股骨颈的前支持带动脉，在股骨颈的不同平面经滋养孔进入骨内。有研究表明，前支持带动脉穿过关节囊后，39% 的标本立即进入干骺端骨，42% 的标本在股骨颈的中部，18% 的标本达到关节边缘。LFCA 降支在股直肌深面和股外侧肌的前缘向远端走行，支配该两肌。LFCA 的横支最小，在股中间肌浅面向外行，穿越股外侧肌在股骨大转子下方包绕股骨，与 MFCA、IgA 和第一穿动脉吻合形成交叉吻合。如果髂外动脉和股动脉之间存在堵塞，交叉吻合可维持血流到远端的腘动脉。LFCA 升支可用作吻合血管的腓骨移植治疗股骨头无菌性坏死的供血动脉，在髋关节前路 Smith-Petersen 入路和髋关节镜手术中，也可以遇到 LFCA 升支（图2-4-3）。LFCA 横支或降支可作为股前外侧皮瓣蒂。在文献中，对 LFCA 任何分支结扎的后果并不那么明显。一般认为，LFCA 分支对股骨近端的动脉灌注并不那么临床必需，但可作为损伤后血运重建的重要来源。

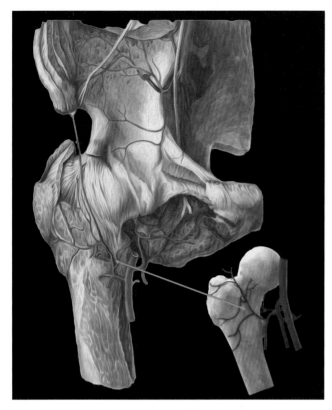

图 2-4-3　旋股外侧动脉的走行和分支

（四）臀下动脉

臀下动脉（inferior gluteal artery，IgA）也参与了股骨头的血供。IgA 出坐骨大切迹后，在梨状肌下方和上孖肌上方离开骨盆。然后分支营养臀大肌和腘绳肌/内收肌在坐骨结节的起点。

MFCA 深支虽是股骨头的主要血供来源，Jedral 等发现，人类在胎儿时期，50% 的胎儿是以 IgA 为股骨头的主要血供来源。IgA 的梨状肌分支在下孖肌和闭孔外肌之间与 MFCA 吻合连接。Grose 等通过尸体研究显示，所有标本都可通过髂外动脉、MFCA 与髂内动脉逆流到 IgA。通过 IgA 与 MFCA 的吻合到达股骨颈的外侧和内侧骨骺动脉。因此，一些外科医师认为在 Souther 和 Kocher Langenbeck 手术入路中，分开臀大肌的方法有损伤 IgA 分支的风险，倾向于改良 Gibson 入路做髋部手术。O'Hara 和 Dommisse 通过显微解剖乳胶灌注评估 19 例新生儿髋部血供，发现几乎一半的髋部有 IgA 为主的股骨头血供。进而推测 IgA 优势对股骨头坏死可能有保护作用，尤其是在髋关节极度的外展和屈曲位，导致 MFCA 与髋臼缘撞击。Gautier 通过对尸体标本的灌注发现，MFCA 与臀下动脉存在吻合，当 MFCA 因为外力或者其他原因损伤时，臀下动脉可以部分代偿股骨头的血液供应。这可解释为什么股骨髓内钉在股骨近端的入钉点最有可能损伤 MFCA，却极少因为股骨髓内钉手术而继发股骨头坏死者。但对于儿童股骨干骨折，交锁髓内钉治疗仍存在股骨头坏死的风险，MacNeil 等对行交锁髓内钉治疗儿童股骨干骨折进行系统回顾。骨坏死的发生率经梨状窝进钉者为 2%，经转子进钉者为 1.4%；而大转子外侧入钉者无一患者发现股骨头坏死。有学者认为是由于手术进钉期间损伤了上支持带血管的结果。这提示成人和儿童患者之间的股骨头的血供差异较大。

虽然 Gautier 提出 MFCA 与臀下动脉存在吻合支，却没有具体描述两者吻合的具体的解剖学特点。不少学者的进一步研究，观察到 MFCA 可反流到臀下动脉的解剖学证据。他们通过仔细地解剖暴露 MFCA 与臀下动脉，然后自 MFCA 内注入示踪剂，可以清晰地观察到臀下动脉得到了较好的灌注。MFCA 深支在穿经髋关节囊下方之前，至少会与一条臀下动脉的吻合，其吻合点一般恒定在关节囊外侧的闭孔外肌肌腱位置。

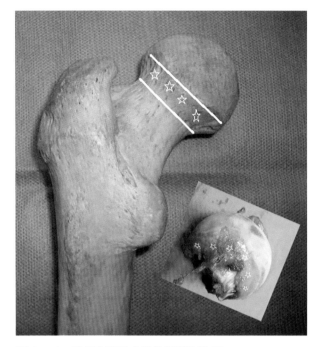

图 2-4-4　股骨头颈结合处的滑膜动脉环

（五）股骨头滑膜血管环

Chung 提出股骨头颈部存在两个相互吻合的血管环，一是临床医师熟悉的由后方的 MFCA 和前方的 LFCA 在关节囊外形成的基底动脉环，一是位于关节囊内股骨头关节软骨边缘头颈结合处的滑膜动脉环。在颈基底动脉环中，MFCA 先后发出下支持带动脉和上支持带动脉，LFCA 则发出前支持带动脉。这 3 组支持带动脉沿股骨颈发出终端营养动脉在股骨头关节软骨边缘滑膜下吻合所形成的动脉环颈基底环，经股骨颈软骨边缘的滋养孔进入到股骨颈骨内。有研究发现，股骨头颈部的血管滋养孔，80% 位于后上、前上象限，而只有 18% 是在后下象限。在股骨头关节软骨边缘，增厚的滑膜沿股骨头颈交界处绕股骨颈，形成一个较明显的滑膜环（图 2-4-4），三组支持带动脉的终末分支在此滑膜环内扇形分开，经头颈交界处的滋养孔进入股骨头。有研究认为，该动脉环受纤维鞘保护，主要供应（66%~80%）股骨头外侧承重部分的血供。内侧骨骺动脉发自 MFCA 和/或闭孔动脉，通过圆韧带动脉进入小凹，供应股骨头剩余的 20%~33%。

（六）圆韧带血管

圆韧带动脉大多发自闭孔动脉后部，有的发自 MFCA，或同时发自二者，走行于股骨头圆韧带内。股骨头血液供应的能力存在较大的个体差异。大多数研究认为圆韧带动脉对大多数成年人股骨头血供的贡献很小，有的成年人圆韧带内无动脉血管，有的圆韧带内虽有血管存在却不进入股骨头骨内，有的动脉血管进入股骨头后仅提供股骨头小凹附近区域骨质的供血，仅极少数成人圆韧带动脉可与股骨头内其他动脉分支吻合供应整个股骨头。因为在髋关节脱位的手术中，切开复位对髋关节发育不良的患者，牺牲圆韧带似乎并不增加股骨头缺血坏死的发生率。Chandler 观察了 114 例完整的股骨头圆韧带标本，除 1 例圆韧带中血管缺失外，113 例圆韧带标本中均有动脉的存在且大多有较好的血供，但其中 4 例标本中血管细如同毛细血管。Nordeson 对 129 例圆韧带进行了解剖学及组织学的研究，发现所有的圆韧带内都有血管，但年龄较大的标本中，血管存在不同程度的粥样硬化及闭塞。但由于圆韧带血管动脉直径较大，粥样硬化的动脉依然可以发挥其供血能力。Chung 发现，在 123 个股骨头血管灌注标本中，113 个标本的圆韧带动脉得到了灌注。但其中的

78 个标本的圆韧带血供并不进入股骨头骨内。20 个标本中有 1 条供应股骨头中心的血管。而另外 15 个标本中，股骨头中心区域有 2 条及以上的供血良好的血管。Sevitt 在仅保留完好的圆韧带情况下，对新鲜尸体标本进行了血管灌注观察，17 例标本中，有 16 例（94%）圆韧带血管得到灌注。其中 6 例（35%）血管未进入股骨头骨内，6 例（35%）仅在股骨头小凹附近区域的骨质得到灌注，5 例（29.4%）在股骨头小凹区域以外，如髌外侧区、髌下区也得到了灌注，而其中有 1 例整个股骨头内骨质均得到了良好的灌注。作者因此认为，圆韧带动脉对于大多数的股骨头的血液供应并不重要，但对于少数个体，圆韧带动脉的作用较大。我们也对 10 个标本的股骨头圆韧带血供进行了墨水灌注观察，其中 6 个股骨头未见任何血液供应区域，两个股骨头小凹区域骨质得到灌注，1 个股骨头中心区域灌注，1 个标本的圆韧带动脉供应了整个股骨头。Trueta 描述了圆韧带动脉的年龄相关特征。从出生到大约 3 到 4 岁，圆韧带的血管并不提供股骨头血流灌注。7 岁后，圆韧带动脉较为恒定。Tucker 在其观察的 24 例儿童标本中，圆韧带动脉的平均直径为 0.183mm。其中 8 例（33.3%）标本中圆韧带动脉对股骨头及其骨化中心有明显有效的血供。而在 24 例成人标本中，圆韧带血管平均直径为 0.328mm，其中 14 例（70%）标本可见有效的股骨头血供。Tucker 认为，圆韧带动脉随着年龄的增大而逐渐增长。在他的资料中还特别提到一例股骨颈头下型骨折后 4 个月的尸检观察，该患者的股骨颈支持带动脉虽然完全遭受破坏，但股骨头的内侧 1/3 骨质在圆韧带动脉的供血下依然保持良好的存活状态。

三、股骨头颈部血供的三维全景图的制作及实现

从以上的研究中可以看到，无论采用何种方法均不能既表现骨内血管，又表现骨外血管的方法。目前临床所用的 CT 及 MRI 并不能全面地展现股骨头颈部骨内外血管系统，即使在专业的解剖学研究中，所用方法诸如 X 线显微照相术、连续组织切片以及树脂、墨水和乳胶灌注等研究观察，也很难去展现一个血供的三维结构。要显现骨内血管就必须对标本进行脱钙处理，这样骨外的血管就会受到破坏。但如果不对骨质进行脱钙，骨内细小的血管就会因为骨质的干扰而难以显示，甚至还须把股骨头切成薄片进行观察。因此对于股骨头颈部骨外血供的文献描述虽然基本一致，但仍然缺少简明的解剖图示。更没有将骨内外血供联系在一起的，能反映股骨头颈部血供全貌的解剖图。随着计算机图像技术的进步，医学影像技术以及诸多图像处理软件的开发，使得以前较难直接观察的骨内外血管可得以直观显现。我们研究团队通过成人新鲜尸体标本和福尔马林固定标本的解剖学研究，以灌注腐蚀标本的 CT、Micro-CT 扫描获取图像信息为基础，结合相关文献中的解剖标本的描述及大量图片，通过多媒体计算机，保留主要供血血管，去除无关血管分支，进行计算机图像处理：①以 3ds max 软件建立的头颈部骨与血管的 3D 模型为基础，依照骨与血管特性，采用多边形建模（把复杂的模型用一个个小三角面或四边形组接在一起表示）；样条曲线建模（用几条样条曲线共同定义一个光滑的曲面，特性是平滑过渡性，不会产生陡边或皱褶）；细分建模（结合多边形建模与样条曲线建模的优点而开发的建模方式），分别建造出股骨上端、血管、软组织等模型。②将 3ds max 制作的模型在 ZBrush 软件中进行精细的雕刻，

ZBrush 能够雕刻高达 10 亿多边形的模型。③根据前期制作的解剖资料，使用 Photoshop、Substance Painter 软件来绘制相应的材质贴图，使模型的材质和贴图与解剖标本实物属性相一致。④3D 模型完成后，便可应用 3D 动画软件实现分镜头剧本设计的镜头效果。在 3ds max 中模拟出展示股骨头血管每一处细节，软件动作的模拟与画面的变化通过关键帧来实现，设定动画的主要画面为关键帧，关键帧之间的过渡由计算机来完成。⑤通过非线性编辑软件 After Effects，对每一个镜头进行单独校色，合成以及添加相应的特效，以每秒 25 帧的速率单独输出每一个镜头，最后采用剪辑软件 Premiere，对影片进行最终的调整与输出，按需求输出成各式图像文件或视频文件，达到清晰直观地展现股骨头颈部血供的每一处细节的效果，实现了股骨头颈部血供的三维全景图像制作。全景图能直观地从不同角度进行旋转、缩放及横截等交互式操作来观察股骨头颈部的血供来源，包括基底动脉环的组成及解剖学分布，旋股内、外侧动脉及其分支支持带动脉的骨外解剖分布和走行以及进入股骨头颈后的骨内网状分布状态，和股骨干滋养动脉升支自骨髓腔向上行走于股骨颈基底部与其他动脉吻合等解剖分布状态（图 2-4-5）。

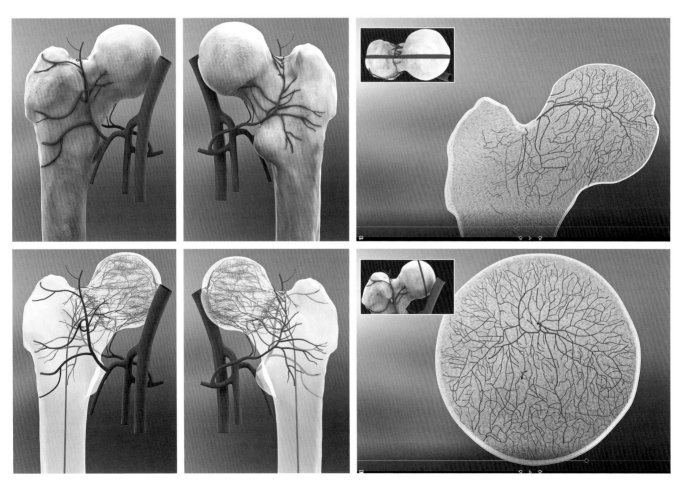

图 2-4-5　股骨头颈部血供的三维全景图

通过股骨头颈部血供的三维全景图并结合相关研究文献，股骨头颈部的动脉来源可以归纳为：①圆韧带动脉，变异较大，有的仅在圆韧带内并不进入股骨头。进入股骨头者大多数仅限于股骨头小凹附近的骨质，极少数可通过骨内血管吻合供给整个股骨头。②股骨干滋养动脉升支，沿股骨干髓腔内上行至股骨颈，与骨头颈内其他来源血管吻合交通，有的可到达股骨头顶部。③旋股内、外侧动脉分出的上支持带动脉、下支持带动脉和前支持带动脉，该三组血管是股骨头颈部最重要的营养动脉，主要为上、下支持带动脉，尤其是上支持带动脉最为重要。旋股内、外侧动脉大多发自股深动脉。旋股外侧动脉构成基底动脉环的前部，终末支在股骨颈前方分出 1~2 支血管进入前支持带；旋股内侧动脉构成基底动脉环的后部，先于股骨小转子顶端上方分出 2~3 支小动脉进入下支持带，其终末支分出 4~7 支小动脉进入上支持带。这些在支持带中通行的动脉即支持带动脉。支持带动脉在上行途中又发出数目不等的分支进入股骨颈表面的滋养孔，最后呈树根样进入股骨头软骨边缘的滋养孔，与股骨干滋养动脉升支和圆韧带动脉相互吻合。

四、股骨头颈部血供的个体差异

在临床工作中我们常常遇到这样的现象，在对移位严重的股骨颈骨折患者行髋关节置换时，无论是骨折端还是圆韧带的断面，断面出血的程度差别很大，有的甚至可以在头侧的骨折面看到丰富的骨松质出血，在取出股骨头后，圆韧带断面的出血有时需要多次电凝才能完成止血。当然，有的头侧骨折面骨松质出血也和残留的支持带血管供血有关，这在我们切开关节囊后所看到的支持带损伤状况是一致的。在股骨颈骨折行关节置换的患者中，切开关节囊，大多数患者的骨折端是有滑膜组织（支持带）连接的，虽然对于移位严重的患者存在较为广泛的撕裂，但很少见到有 3 条支持带完全断裂、股骨头呈游离状态的病例，股骨头或多或少地和支持带相连，特别是下支持带基本都保留较完整。我们对支持带的显微解剖研究对这种现象进行了解释，这和维系股骨头血供的支持带血管的解剖特点密切相关，即股骨颈支持带"两端紧中间松"以及"三夹板样"的结构特点，可以缓冲骨折移位中对支持带血管的损伤。

滋养孔是微血管穿过骨骼留下的孔洞，一般存在于四肢骨等长骨中。股骨颈上的滋养孔是支持带动脉进入股骨颈的通道，从骨表面滋养孔数量，可间接反映骨骼血供的富与贫（图 2-4-6）。

我们曾对股骨头颈部的滋养孔进行观察和统计，股骨颈上的滋养孔分布和股骨颈支持带的分布是一致的，个体差异较大（图 2-4-7）。股骨头小凹部的滋养孔是圆韧带血管进出股骨头的通道，个体差异同样很大，甚至是有或无的差别。我们对 100 个完整干燥股骨标本进行观察，只在其中 56 个标本上的股骨头小凹区观察到滋养孔，而另外 44 个标本在股骨头小凹区根本就没有滋养孔存在。在这 56 个标本中，如果以滋养孔总面积代表股骨头的供血量比例，上支持带区占 58%，下支持带区域占 14%，前支持带区域占 20%，小凹区域占 8%。而在 44 个小凹区无滋养孔的标本中，滋养孔数目上支持带区域占 65%，下支持带占 15%，前支持带占 20%，说明小凹区滋养孔的有无直接影响上支持带内滋养孔数目在股骨头区总滋养孔数目的占比。

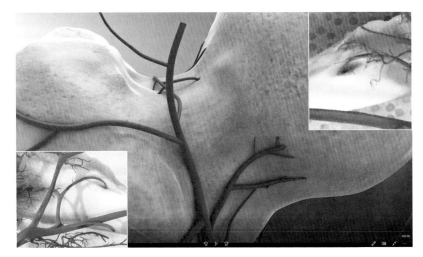

图 2-4-6 股骨颈滋养孔血管的三维模式图

滋养孔血管腐蚀标本 1（左下方小图）；滋养孔血管腐蚀标本 2（右上方小图）。

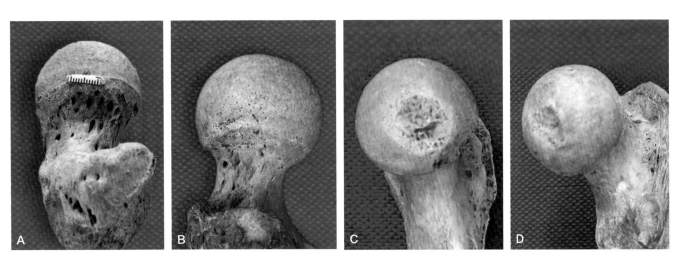

图 2-4-7 股骨头颈的滋养孔分布

A. 上支持带区滋养孔丰富；B. 上支持带区滋养孔贫乏；C. 股骨头小凹滋养孔丰富；D. 股骨头小凹滋养孔贫乏。

　　我们使用精度为 0.01mm 的 3D 扫描仪，获得股骨近端的高分辨率的数字图像（分辨率为 130 万像素）。使用 3-matic 软件（materialise）处理数据，对每个 3D 模型进行标准化和水平镜像，尽可能匹配 3D 标准模型。并在标准模型中显示每个标本的滋养孔，叠加所有标本中滋养孔的位置以显示滋养孔的位置的三维分布地图。最后将样本的所有滋养孔叠加以计算 3D 模型中的滋养孔出现频率绘制滋养孔的频率热图。在股骨头小凹区域，滋养孔密集区位于小凹中央，约占滋养孔分布的 1/2。在股骨颈区域，滋养孔分布主要位于股骨颈后上方区域，其次是前侧区域，最后是下方区域。在股骨颈前方，滋养孔密集区主要集中在前支持带的远近两端。在股骨颈上方有 3 个密集区，1 个位于头颈结合部，另两个位于股骨颈基底部的前后两侧。在股骨颈下方，密集区位于头颈结合处的后半部区域。在股骨转子区域，滋养孔主要密集分布于股骨大转子周围（图 2-4-8）。

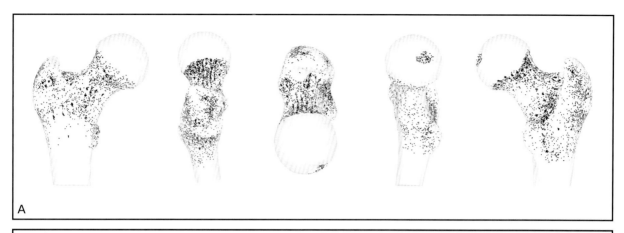

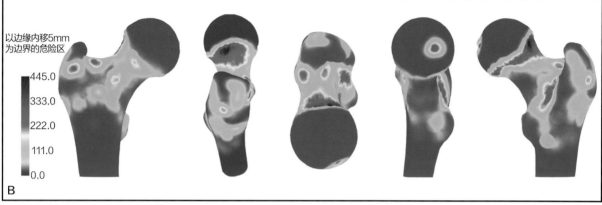

以边缘内移5mm
为边界的危险区

445.0
333.0
222.0
111.0
0.0

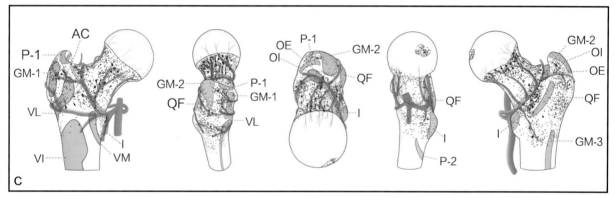

图 2-4-8 股骨头颈滋养孔的三维分布地图

A. 滋养孔点图;B. 滋养孔热图;C. 滋养孔与血管肌肉附着的关系。

AC:关节囊;P-1:梨状肌;P-2:耻骨肌;GM-1:臀小肌;GM-2:臀中肌;GM-3:臀大肌;VL:股外侧肌;VI:股中间肌;VM:肌内侧肌;I:髂腰肌;OI:闭孔内肌;OE:闭孔外肌;QF:股方肌。

此外,滋养孔的数量和股骨的参数相关,上支持带滋养孔数量和股骨长度相关,上支持带滋养孔的面积和股骨长度、股骨颈长度都有关,下支持带动脉滋养孔的面积和股骨颈长度相关。

在上述研究的启迪下,我们进一步对股骨头缺血坏死(包括创伤性和非创伤性)行关节置换所切除的股骨头进行了观察,采用 Micro-CT 扫描获取 Dicom 数据进行股骨头表面重建,对股骨头小凹区的滋养孔进行观察和测量,发现在 118 例非创伤性股骨头坏死标本中,无滋养孔的占有 86.4%(102 例)。而在 31 例创伤性股骨头坏死标本中,77.4%(24 例)无滋养孔。而且即便是在有滋养孔存在的标本中,无论是在数量和口径上,均和以前所观察的股骨头干燥骨骼标本差异甚大。为此我们猜想，如果股骨头坏死与股骨头小凹滋养孔的有或无相关，最有可能的机制或许是圆韧带血供的代偿能力，包括动脉供血的代偿和静脉回流的代偿，影响并改变股骨头骨折时的股骨头内的血流动力学，这些变化将体现在血流量、血流阻力以及对微血管的压力等方面。对此，我们正在针对这些问题，比较圆韧带血管的有或无之间，骨内动静脉分布的解剖学差别，并在此基础上建立相应的数字模型，研究各自的血流动力学特点，以及这些力学变化对血管内皮细胞的影响，进而影响股骨头内的血液循环和骨代谢环境，为股骨颈骨折治疗方案的更精准选择提供参考。

五、仍未完全明了的骨内血液循环

和全身血液循环一样，长骨血液循环的模式同样是包括输入（动脉）血管、微血管网络，和输出（静脉）3 个部分，这是最为广泛接受的概念。长骨的输入血管包括滋养动脉、骨膜动脉、干骺端动脉和骺动脉 4 个部分。干骺端周围的血管丛来自四肢主要血管分支，干骺端动脉和骺动脉均来自干骺端动脉丛，前者直接进入干骺端骨内，后者在骨外先跨越生长板，再经过滋养孔进入骨骺。骨膜在骨的血供中具有重要的作用，骨膜血管网是由覆盖在骨面上的软组织以及骨皮质周围的毛细血管所构成。骨膜动脉分支是经过筋膜附着处的滋养孔进入深层骨皮质。因此手术中保护骨骼的筋膜附着点可减少骨骼血管的损伤。

长骨干中的骨髓和骨皮质中的微循环是由骨的滋养动脉的分支所供应，其从离心方向通向骨膜下皮质并供应中央哈佛氏毛细血管。骨皮质的血流方向取决于骨龄，未成熟骨骼的血流是向心性的，随着骨骼成熟血流变成离心方向。

骨的输出（静脉）血管系统的架构与骨的输入（动脉）血管系统相似。骨髓血窦通过收集管道进入位于长骨干中心的中央静脉窦然后排出。股骨头骺中央血窦经旋股内、外静脉系统，再经由股深静脉至股静脉。臀上静脉、臀下静脉和闭孔静脉也有重要的作用，它们也流入髂内静脉。Hulth 发现股骨颈附近的静脉血管网（成对的静脉）和动脉毗邻。因此，当我们通过血管造影观察静脉时，就可以得到关于动脉的间接信息。如果血管造影能看见完整的静脉，就可以推断动脉没有受损害。Moon 和 Cho 早期的动物研究表明：在股骨颈骨折的愈合过程中，骨折处的骨内血流首先恢复，然后出现旋股内侧静脉和圆韧带静脉的静脉回流。如果静脉回流能通过骨折部骨痂到头部，说明骨折愈合进程正常。此外，恰当的治疗可使创伤性股骨头缺血性坏死的发生率降至最低，骨折的精确复位和良好固定能促进早期成骨和骨内静脉血流量的恢复，从而促进骨折早期愈合。通过测量造影剂经交叉静脉流入股骨头的清除时间，可以明确股骨头缺血性坏死的诊断。如果造影剂被引流静脉迅速清除，说明股骨头是具有活力的。

和所有其他器官一样，动脉分支最终成为毛细血管的小动脉，继而和静脉一起组成毛细血管网。骨内循环的特殊性在于，骨松质的蜂窝状结构可以防止回流血管的扩张。这种骨松质的蜂窝状结构是一种刚性腔隙，在儿童时期，其间充满着红骨髓，而在成年人时期则充填着更多的黄骨髓。另一方面，骨松质内血管窦和肝脾血管窦类似，没有血管外膜的限制，血管窦的扩张可以很好地营养骨组织。随着免疫荧光技术的发展，骨内血管细胞层面和分子水平的特征也有了很多新的发现。2014年，Adams等人发现了一种新的毛细血管亚型，具有不同的形态、分子和功能特性。由于此类血管在免疫荧光染色中，CD31和Emcn染色呈强阳性，因此将其命名为H型血管，其内皮细胞被命名为H型血管内皮细胞。与之相对的CD31和Emcn染色呈弱阳性的血管和内皮细胞分别被命名为L型血管和L型内皮细胞。H型血管数量少，分布于骨内膜表面、干骺端等位置。而L型血管数量多，分布于骨干区域。尽管H型内皮细胞在骨内皮细胞中的比例很低（1.77%），但其内高表达对成骨细胞存活和增殖有影响的分泌型生长因子mRNA，如Pdgfa，Pdgfb，Tgfb1，Tgfb3和Fgf1，促使成骨前体细胞（可分化为成骨细胞和骨细胞）选择性分布于其周围。H型血管随着年龄增大不断丢失，伴随骨祖细胞的显著减少，但L型内皮细胞增殖率在幼年动物和老年动物之间没有显著差异，以上均提示H型血管内皮细胞的促成骨作用。另外，H型内皮细胞参与新生血管生成。H型内皮细胞具有高度增殖能力，并且可以产生L型内皮细胞。

股骨近端的解剖有其特殊性。首先是股骨头和股骨颈几乎完全位于关节囊内；其次是股骨颈的平均长度达7cm，但在股骨颈的表面却没有骨膜。这种特殊性体现在股骨头的血供方面，一是股骨干滋养动脉的升支走行距离比一般长骨长；二是干骺端动脉丛包括来自股深动脉、臀下动脉和闭孔动脉的分支，血供来源丰富；三是股骨头颈部是人体最长的干骺端且位于关节囊内，除了圆韧带及圆韧带血管，血管从关节囊外的股骨颈基底动脉环进入关节内经股骨颈表面到股骨头是行走于股骨颈的支持带内，以支持带为通行的桥梁。因此，若以一般长骨的血供模式来描述股骨近端血供，不能体现股骨头血供的特点。

滋养孔是血管穿过骨骼时留下的孔洞，一般存在于四肢骨等长骨中。股骨颈上的滋养孔是支持带动脉进入股骨颈的通道，其数量不定，我们曾对股骨头颈部的滋养孔进行观察和统计，股骨颈上的滋养孔分布和股骨颈支持带的分布是一致的，股骨头小凹部的滋养孔是圆韧带血管进出股骨头的通道，个体差异很大。

关于股骨头骨内血管的研究，大多是以1949年Tucker以及1953年Trueta和Harrison的研究为基础。限于当时的研究条件，其研究方法基本是采用造影剂灌注，标本切片后脱钙，然后进行X线成像观察，并不能反映股骨头颈部血供的全貌。我们曾以传统解剖学为基础，结合Micro-CT等方法获取医学图像数据，运用计算机软件完成股骨头颈部血供的三维全景图像的制作。但这些方法所显示的主要是动脉系统的图像，对于动静脉的沟通以及静脉系统的图像，目前均无很好的观察方法。2019年德国科学家Anika Grüneboom等在 *Nature Metabolism* 上发表一篇论文"A network of trans-cortical capillaries as mainstay for blood circulation in long bones"，作者发现长骨存在一种可以让血细胞和骨髓中的免疫细胞进行快速迁移、循环的血液系统，该血管几乎可以与骨骼长轴成90°角贯穿骨骼皮质内外。研究人员首先在小鼠体内发现了这种跨皮质血管（trans-cortical vessel，TCV）。他们先利用肉桂酸乙酯处理小鼠，使小鼠的腿骨呈透明状。通过将小鼠的血细胞染色，显微镜下可观察到被染色的血细胞直接贯穿了骨皮质。单是在小鼠的胫骨，就发现了大约1 000条跨皮质血管。在股骨等长骨中，大约80%的动脉血管和59%的静脉血管都需要通过这个血液网络。在人体同样可观察到跨皮质血管。虽然要明确跨皮质血管在人体内的确切作用仍有大量的工作要做，但现代成像技术的进步，可以更加细致地了解骨内血液循环的更多细节。

股骨颈骨折对股骨头内血液循环的影响日渐受到重视，股骨头缺血性坏死与股骨头骨内压力增高的关系也取得了一些阶段性成果：①脂肪代谢的改变导致血管窦的空间受到挤压；②后循环堵塞引起的静脉充血对骨代谢的影响；③股骨颈骨折移位导致股骨近端骨内、外血液循环的损伤；④股骨颈骨折后即刻的复位和内固定对骨内、外循环的修复意义；⑤骨折端早期和良好的复位对骨内、外静脉回流的影响；⑥成年人股骨头骺端和干骺端的血液循环相互沟通为一体，不同来源的血管及其在股骨头内的沟通。由于直接暴露于血流中，血管内皮细胞受到多种来自血液流动过程中所施加的力，主要包括剪切应力、周期性张力。以上两种力在血管系统中分布不均匀，并与血液流动状态关联。在动脉直端，血流一般呈层流状，剪切应力高；在动脉分支和弯曲处，血流受到干扰，流动不规则呈湍流状，剪切应力低。周期性大小数值和血压相关，高血压条件下，血管内皮细胞受到的周期性张应变从生理状态的5%左右升高到14%~20%。血管内皮细胞和血管平滑肌细胞感受并响应力学刺激。其中，血管内皮细胞承载周期性张应变、血流剪切应力，而平滑肌细胞主要承载周期性张应变。这些力作为机械信号，参与调控血管内皮细胞许多生物学功能如（迁移、肥大、增殖、分化和凋亡），从而影响血管的生长、修复、适应性变化及损伤等过程。周期性张应变直接影响血管内皮细胞的功能。周期性张应变是指在压强差的作用下细胞受到沿着管壁圆周方向的拉伸。高张应变可以促进内皮细胞炎症。提高20%的张应变引起钙离子通道开放，细胞膜去极化，显著增加促炎因子的表达。此外牵拉引起的钙离子通道瞬时开放可以通过影响其他通道的功能发挥作用，例如促进内皮细胞释放NO。此外，内皮祖细胞（endothelial progenitor cell，EPC）参与高周期性张应变血管损伤-修复过程。EPC是一组骨髓来源的细胞，参与血管新生和血管内皮损伤修复。血管内皮损伤引起血小板聚集到损伤部位并分泌VEGF等细胞因子，促进内皮祖细胞的募集和归巢，参与修复与血管新生。高血压会引起内皮祖细胞增殖和迁移能力、修复血管能力和产生NO能力下降。周期性张应变通过整合素、离子通道和G蛋白偶联受体感受周期性张应变，并激活PI3K/AKT、MAPK/ERK通路影响基因表达，进而影响血管修复过程。剪切应力也会影响内皮细胞的功能。剪切应力是指血液和血细胞对管壁产生的摩擦力，生理条件下血管受到的切应力为$10\sim70dyn/cm^2$。研究显示剪切应力与血管重构密切相关：直小动脉的基线剪切应力能够维持内皮细胞稳定，而小动脉分支处的低剪切应力可以促进内皮细胞上调生长因子VEGF表达，促进内皮细胞沿着血流方向进行迁移、延长和重新排列，从而诱导成血管过程，促进小动脉分支化。当血液流量增加时的高切应力可能通过下调ERK1/2和p38MAPK信号通路，抑制内皮细胞的增殖。在高血压条件下，血管内血流量降低，内皮祖细胞所受的剪切应力降低，引起内皮祖细胞迁移和黏附功能下降，表现为内皮修复过程受阻。病理条件（如静脉移植手术）下的高剪切应力抑制血管内皮细胞的增殖和凋亡、促进内皮细胞迁移，其机制可能是移植静脉的高剪切应力下调ERK1/2和p38 MAPK通路。

股骨颈骨折损伤股骨头的供血动脉，会改变股骨头内的血流动力和血流状态，造成内皮细胞的所受剪切应力、周期性张力变化，因此上调或下调内皮细胞促血管修复、成骨细胞因子表达，最终影响骨折修复。圆韧带血管存在或将改变股骨头内血管分布模式，基于上述假设,即便在同样的骨折模式下,受损骨组织内血流动力学情况也不一致。这种差异对血管修复、骨组织愈合,以及股骨头坏死的影响仍然有待阐明。

(梅 炯 贾光耀 刘时伟)

第五节 股骨近端生物力学

早在 15 世纪,Leonardo Da Vinci(1452—1519)就指出,基于"一切能够运动的物体都遵循力学定律而运动"的观点,可以从人体解剖学角度探讨人体姿势与运动的力学原理,生物力学也可从力学原理推测人体结构。1628 年,William Harvey(1578—1657)就是依靠力学理论中的质量守恒法则和流体力学的连续性原理,推测出人体血液循环系统的存在。即使今天回首往事,在当时实验手段和相关理论体系并不完善的情况下,这些精彩绝伦的观察与计算依旧令人叹为观止。随着当今运动测量仪器的发展以及生物力学理论的进步,都说明了人体生物力学原理都可以从一些数学和物理法则中得到解释。

人体运动生物力学包括骨骼肌肉、关节韧带等组织的力学结构和功能,以及这些结构对人体整体运动的影响。目前的运动生物力学研究大多限于人体运动系统的力学特点和人体整体机械运动特征。其中有些力学问题我们似乎还很难建立合适的物理和数学模型。

髋关节作为连接躯干和下肢的骨性结构,股骨近端既承受着人体垂直向下的应力,也承受着髋关节活动过程中所产生的多方面的力学作用。由于独特的解剖形态与力学特征,股骨近端骨折或病损的修复重建,一直是临床治疗的难点。股骨近端的定义,如果按 AO 骨折分型方法,是指股骨近侧经小转子下缘水平横线以上的部分,包括股骨头、股骨颈、股骨大小转子及其内部的骨小梁等结构。但作为生物力学的研究对象,这样的分类对于研究股骨近端的生物力学是远远不够的。因此,许许多多的研究者一直在致力于从生物力学角度,寻求对损伤机制的了解以及治疗方法的优化。

一、正常生物力学

股骨近端的解剖结构、生物力学特点及解剖与力学的关系一直为国内外学者所关注。为适应人类特有的直立行走需要,股骨近端具有独特的解剖形态。早在 19 世纪,就有学者将股骨近端的结构和路灯及吊车进行对比,以说明它的功能适应性。股骨近端在各方面的力量并不是完全一样的,且随着年龄增长而改变。在儿童和青少年期,整个头颈部是紧密连接的。骨松质和骨小梁的发育一直到青春期末才逐渐定型。股骨头近似半球形而并非规则的球形,这在早期的解剖研究中即有结论。颈干角和前倾角的存在使股骨头朝向前方、上方和内侧与髋臼构成关节。股骨头表面覆有光滑的关节软骨,关节软骨的厚度一般 3~4mm,与软骨下的骨质一直保持着紧密的连接。股骨头与髋臼之间的重叠部分为负重区,呈椭圆形分布。股骨头向外与股骨颈相连续,大、小转子位于股骨颈基底部的内外侧,供髋部肌肉附着。

股骨头颈组成了一个双臂杠杆系统,一个杠杆臂是体重,另一个则是外展肌的力量。两臂的比值是 3 : 1。这使得作用在股骨头上的合成压缩力达到 4，也就是说，股骨头所承受的压力超过体重的 4 倍。在跑步和跳跃的时候股骨头颈的压力还将会增加。行走中，髋关节的运动不是单轴的。每走一步，髋关节都会有轻微的内翻和外翻。如果股骨头和髋臼窝之间不协调，就会发生骨软骨复合体的损伤。首先会发生疼痛性滑膜炎，随后进展为广泛的骨关节炎。

股骨颈长轴与人体冠状面形成前倾角，通常为 10°~15°。在髋关节屈曲、伸展、外旋、内收的时候，承重面相当于股骨颈向前倾了 10°~15°。股骨颈长轴与股骨干形成颈干角，成人约 110°~140°。颈干角可以增加下肢的运动范围，并使躯干的力量传递至较宽的基底部。正常前倾角度有利于人体运动，为臀大肌、臀中肌提供了一个矢状面上的杠杆臂，使作用在股骨颈上的力矩增大，增大的力矩又使得臀肌的作用成倍增加。力臂越长，身体直立时在髋关节上所需要的臀肌肌力就越小。

关节软骨由软骨下骨所支撑。它们都必须确保必要的弹性。马蹄形或半月形的髋臼软骨在负载后可以延伸，可使髋臼和股骨头紧密结合。一般垂直压缩力主要作用在球面的股骨头上，而弯曲和剪切力则作用在股骨颈上。受力的大小除了取决于颈干角，也取决于人重力杠杆臂的长度和外展肌力量收缩力的长度。如果颈干角 >135°（髋外翻），肌肉拉力会因杠杆臂的缩短以及股骨头负重面的减少而增加。因此，股骨头端所受压力也会增加。如果颈干角小于 110°（髋内翻），杠杆臂变长（转子尖端和身体中线之间的距离），这样股骨头所受压力就会减小。

股骨近端的骨质主要是骨松质，骨松质内骨柱和骨板相互交织成网，构成多孔样骨组织并有序排列。我们将股骨颈骨小梁按其密度分为内侧柱、外侧柱和基底束 3 组，由于其功能属性仍需要进一步的研究检验。股骨颈骨小梁在生物力学方面的论述，目前较多依旧以传统的主压力小梁、主张力小梁、次压力小梁、次张力小梁、大转子小梁 5 组来叙述相关生物力学功能。小梁排列方向主要沿着其承受主要载荷的主应力方向，并形成密度减低的"Ward 三角区"和致密骨质构成纵行骨板，共同构建了符合生理需求的负重系统，即 Internal weight-bearing system。股骨颈骨小梁在空间上呈一扭转的立体结构，以适应在不同功能状态下来自不同方向的应力。Garden 将骨小梁比喻成股骨颈中可以旋转的弹性条，认为将两个独立骨小梁系统投射到一个平面上，会忽略其三维结构的功能。股骨近端还有一个重要结构被称为股骨距（calcar femorale），它是位于小转子深部股骨颈、体连接部的内后方的致密骨板，是股骨体后内侧皮质向松质内的延伸。Bigelow 把他描述为"真正的股骨颈"。股骨距上起于股骨颈后内侧，向下止于小转子下股骨内侧皮质，前附于股骨前内侧，向后外移行于大转子，并融于股骨上端骨松质，为连续性螺旋状板层状结构。股骨距在影像学表现为附于股骨颈、干交界部内侧的骨皮质，向髓腔延伸，其上端在颈后侧上、中 1/3 移行处与颈后皮质融合，下端在小转子下缘水平，位于转子间线和小转子下缘内侧的两者中点处，与骨皮质融合，全貌呈弓状三棱柱形的密质骨板，是髓腔内侧壁一条纵向骨嵴，宛如围墙加固的支持部分。股骨距及其相连的股骨颈内侧致密骨皮质是股骨上端偏心性受载的着力点，相当于起重机基梁的基础，直立时承受巨大的压应力。

关于骨小梁的结构与力学的关系，不同研究者从不同的角度进行解释，其中最经典是 Wolff 定律。Wolff 定律由德国医学博士 Wolff 在 1892 年提出，认为骨骼的形态与其所担负的功能是相适应的，骨骼具有适应功能需要的调整能力。此后 Meyer、Thoma 等提出 Trajectorial 系统理论，即当外力作用于有弹力的机体时，机体内部可产生两个主要方向的应力，在其中一个方向上产生最大压应力，另一个方向上产生最大张应力。股骨近端被认为是解释这一理论的最好案例。Tobin 在 1955 年总结前人观点后指出：在股骨近端有两个主要的骨小梁模式：第一部分是从内侧部分发出的向上延伸到头部的压力组；第二组为拉力组，是从外侧部分发出弯曲着向上止于股骨颈的上部及股骨头的前部。两个系统相交成直角。这一理论被许多学者通过影像学及解剖学验证，逐渐形成了股骨近端内部骨小梁分为主压力骨小梁，主拉（张）力骨小梁，次压力骨小梁及次拉力骨小梁这些概念。

我们对股骨近端内部骨小梁的观察，所谓压力骨小梁和张力骨小梁，即股骨近端骨内的内侧小梁柱和外侧小梁柱。而股骨近端外部皮质的隆起——大转子和小转子，其主要功能是为髋部肌肉提供附着的地方，如果去除大、小转子等这些外面的疏松骨小梁，内部的内、外侧小梁柱实际就是股骨干管型骨负重结构的延伸。观察研究显示，股骨颈内部的内侧骨小梁柱依托股骨近端内侧皮质，对机体压力的传导起到主要支撑作用，而外侧小梁柱所起到的所谓张力牵拉作用并不明显，甚至在很大程度上，这个"拉力骨小梁"也是承担着压力。从股骨颈骨折的骨折移位模式上看，很多股骨颈骨折都是从外展嵌插开始的，从完全移位的骨折中，超过一半的患者可以观察到股骨头的外侧存在或轻或重的压缩或撞击痕迹。这从另一个角度说明了股骨颈内部的外侧骨小梁柱最少在大多数情况下承担着向下的压力。

随着现在影像学技术的发展及工程力学软件在医学领域的广泛应用，股骨近端结构和力学分析得以进一步分析和验证。近来有研究用拓扑结构优化和定量研究的方法模拟了人类股骨近端骨小梁适应有效性从而验证 Wolff 定律。结果表明，在优化过程中的小梁结构的应变能量分布变得更均匀，骨形态从结构拓扑优化的观点考虑，也可以被视为一个最佳结构。研究还发现，非正交的交叉点的优化更支持日常活动的负荷，而不是支持 Wolff 定律。还有学者构建一个微有限元模型（micro finite element，MFE）分析整个在人类股骨近端骨皮质和完整的小梁结构。结果显示，实际的骨皮质以及骨小梁，在人体股骨近端有结构上的最佳形状，对承重受力贡献不大的骨结构趋于消失。研究还定量测定每个骨骼结构的贡献：小梁适应完成时，骨小梁支持在人的股骨近端占总负载的 54%，骨皮质支持占 46%。还有学者用计算机模拟骨小梁在应力下重建的过程来验证 Wolff 定律。

二、病理生物力学

股骨近端解剖结构的变化可导致生物力学特征发生改变。股骨颈骨折后，如果不能恢复正常的颈干角及前倾角，骨小梁的方向及负重力线会发生改变。研究发现，当股骨颈前倾角大于 15° 时，骨小梁需承受除轴向应力以外的剪切力，后者长期存在会引起骨改建或重塑，造成内部骨小梁的分布异常。

股骨正常颈干角的存在，使得股骨近端离髋关节活动 / 旋转中心，以适应髋关节大幅度活动的需要；同时股骨头的负荷与股骨颈所承受的应力之间达到生理平衡。当颈干角减小（髋内翻）时，股骨头的负荷减小，但股骨颈所承受的应力大增；反之当股骨颈干角增大（髋外翻）时，股骨头负荷增加，但股骨颈所承受的应力则相对减小，以致剪切力完全变为压缩力，从而股骨颈的总负荷以压应力为主。但无论髋外翻或髋内翻，均可引起股骨近端负重及应力分布的改变，最终继发结构异常和功能障碍。髋内翻患者长期从事剧烈活动时，如军事训练或体育运动，可导致股骨颈应力性骨折的发生。但总体来讲，股骨近端结构异常对应力分布影响的具体程度，限于当前认识或研究手段的不足，尚缺乏系统全面的研究。

随着医学影像和数字技术的进步，股骨近端骨质分布与骨折发生关系的研究得到较多关注。Kenneth 等对高龄女性股骨颈骨折患者进行髋部 CT 扫描，利用图像处理软件建立骨皮质的厚度及分布云图，发现：所有股骨近端在头颈交界区上方均有一个明显的骨质薄弱区，该区域的位置与股骨颈骨折的部位高度一致。Fjola 等对 400 余例老年人股骨颈 CT 图像进行测量后发现，股骨颈中段骨皮质的分布存在差别，上方骨皮质的厚度明显小于下方，男性差别更为显著；他认为股骨颈上方骨皮质是抵御股骨颈骨折的重要因素。

股骨颈骨折后骨折端的骨缺损必然会影响股骨近端的生物力学性能。缺损的部位、体积大小如何对骨折稳定和内固定强度产生影响，未见相关文献报道。相信随着当今医学图像处理技术的进步，股骨颈骨折端骨缺损的检查和处理，一定会是将来股骨颈骨折治疗中重要的考虑内容。

骨质疏松可以导致股骨近端的生物力学性能明显下降。各种原因导致的骨小梁数量和质量下降、力学强度降低，会导致骨质疏松症的发生，股骨近端的生物力学结构和性能下降。当作用于股骨近端的外力超过骨结构所能承受的极限、达到屈服点时，会发生骨折，最常见的为股骨颈骨折。由于骨组织抗张应力能力较弱，故骨折多发生在承受张应力最大的部位，即股骨颈外上头颈交界处。这与股骨近端影像分析的结果一致。另外，老年骨质疏松症患者在日常生活中可能会发生跌闪或扭伤，此时在股骨头颈交界外上方会出现骨小梁的疲劳骨折。骨小梁骨折和修复可反复发生，但由于压力骨小梁的支撑作用，临床上可仅有髋痛症状。但如果发生跌倒，股骨颈受力骤增，可导致典型的股骨颈骨折。髋关节的生物力学特点及骨质疏松症与股骨颈骨折的发生、治疗、康复等均密切相关。减少髋关节负荷最有效的方法是持拐或手杖，故老人持杖行走应大力提倡。

三、治疗生物力学

股骨近端最常见的损伤包括股骨颈骨折以及转子部骨折，多见于骨质疏松的老年人群。股骨颈骨折的并发症如骨折不愈合和股骨头坏死是目前治疗的难点，发生率分别高达 10% 和 25%。转子部骨折是发生在股骨颈基底部至小转子水平部位的骨折，包括转子间骨折和转子下骨折。随着社会的老龄化，该骨折的发生率有逐年上升的趋势。股骨转子部骨折保守治疗并发症及死亡率较高，目前以手术治疗为主。

股骨颈骨折后衍架结构破坏，负荷分散能力丧失，所以股骨颈骨折治疗中内固定材料的生物力学性能极其重要。股骨颈是躯干力量向下肢传递的轴心，骨折后断端承受的是一包含压应力、弯应力和剪切力的混合力，这对内固定的要求是具有良好的抗剪切和抗旋转功能，同时要求操作简单,对股骨颈骨质损伤小。Gozna等认为股骨颈骨折内固定需要满足以下条件:①抵抗作用在骨折端的剪切力;②抵抗弯应力;③可以轴向加压。

螺钉最佳的进点是在小转子水平面上。由于此处骨皮质比较薄弱,尤其是老年患者骨脆性较大,在以 Smith-Peterson 钉为主流治疗选择的时代,进钉时外侧骨皮质碎裂或者发生转子下骨折的情况时有发生。此后,也有学者设计了一种带有支撑板的螺钉固定系统,使之在骨折固定时能提供额外的稳定。两枚螺钉能预防骨折端的旋转,能有效消除剪切力和扭转力,附带的钢板可提供外侧的支撑。在力学结构上和 Adams' 弓形成一个双臂杠杆,其长杠杆臂能明显减少股骨颈上的压力。目前,三枚空心钉平行固定是固定股骨颈骨折最常用的方式,生物力学研究表明,倒三角形固定是较合理的固定方式。其他可用于治疗股骨颈骨折的器械超过 100 种,每一种都有其优点和潜在的问题,但没有哪种器械可以单独承受髋部的循环负荷而不需骨质的支持。

股骨颈骨折固定置入物的选择是治疗这类"unsolved"骨折的最具争议的话题之一。一项问卷调查对包括 540 名骨科创伤协会(OTA)/加拿大骨科协会(COA)成员和 52 名 AO 创伤外科医师在内的临床医师进行了调研,调查报道显示,在手术决策方面存在地理差异,特别是对不稳定的 Pauwels Ⅲ型骨折以及在股骨颈后下方区域存在粉碎区的情况下,高剪切力和内翻不稳定使得骨折内固定失败和骨折不愈合的概率增加。即使骨折愈合,也常伴有股骨颈缩短和/或内翻塌陷。下肢长度不一致和股骨偏移缩短所导致跛行往往是患者所不能接受的功能结局。

股骨颈骨折内固定通常使用空心螺钉(cannulated screw,CS)、带或不带防旋螺钉的动力髋螺钉(dynamic hip screw,DHS)、带螺旋刀片的 DHS(DHS-blade)或类似置入物。传统的 DHS 加抗旋螺钉是世界范围内比较普遍接受的国际金标准,但在欧洲,更多骨科医师将选择 DHS-blade 治疗不稳定股骨颈骨折。对于头下型或经颈型不稳定有移位的股骨颈骨折(OTA/AO 31-B),3 枚平行空心螺钉(3CS)仍是治疗的主流。与 3CS 相比,两种 DHS 系统在提供稳定性的同时,都需要较大的皮肤切口和更广泛的软组织剥离。

开发理想的微创置入物,既能确保固定骨折所需的稳定性,又不会出现明显的股骨颈缩短或股骨头倾斜和旋转。新型微创股骨颈置入系统(femoral neck system,FNS)是近年来为股骨颈骨折的动态固定而开发的,它结合了角度稳定性和微创外科技术的优点。带有小侧板的置入物可以固定到股骨干,同时可以减少置入物的接触面积。股骨头的固定是通过螺钉锁定在螺栓上得以实现,两个部件可沿着板筒一起滑动,进行动态固定。Stoffel 等通过对 Pauwels Ⅲ型的人体尸体模型,与现有市场上的 DHS-blade、DHS-screw 和 3CS 等置入物进行比较,以验证新 FNS 置入物的安全性,研究发现 FNS 在循环载荷下的生物力学性能优于其他置入物。由于 FNS 缺少中长期临床随访数据,其最终效果尚需进一步评估。但从设计理念上推测,FNS 不会对股骨颈骨折的内固定治疗带来革命性的进步,比如,FNS 的滑动加压性能就决定了设计者的初衷已经为股骨颈骨折的断端骨缺损问题进行了妥协,其或许可以做到微创、抗旋转、抗倾斜,但抗短缩的效果不会优于其他内置物。

股骨颈基底部骨折和股骨转子间骨折之间有很多类似之处。文献中对股骨颈基底部骨折的专项研究不是很多，或许有关股骨转子间骨折的治疗理念对股骨颈基底骨折的治疗具有一定的参考价值。

早在 1980 年 Kaufer 就提出了股骨转子部骨折影响内固定的 5 大因素：骨组织的质量、骨折类型、骨折复位程度、内固定物的选择和内固定物的安放位置，其中后 3 个因素是临床医师可以控制的。目前用于治疗粗隆骨折的内固定材料较多，大致分为髓外、髓内两种固定方式。髓外固定系统，以动力髋螺钉（DHS）为代表；髓内固定系统，以股骨近端髓内钉（proximal femoral nail，PFN）为代表。

DHS 是针对股骨转子部骨折的解剖特点而设计的具有动力加压特点的钉-板固定系统。DHS 钉板设计的颈干角度为 135°，半螺纹设计的 10.5mm 螺钉与主板为尾端可加压的滑动式设计。DHS 的优点可以适应大多数转子间骨折，且结构牢固，具有滑动加压功能。生物力学实验表明，DHS 固定不稳定型转子间骨折时由于受剪力作用，使套筒与加压螺钉杆之间产生滑动，有利于骨折间隙加压，即将不利于骨折愈合的剪力变为有利于骨折愈合的加压力。对不稳定型转子间骨折，不能单纯依靠坚固的内固定物，而应重视骨折块的解剖复位，以增加稳定性。对粉碎性转子间骨折后内侧骨折块难以整复者，应作外展和内移截骨再行固定，以增加骨折压力侧的稳定性，有利于减少术后负重导致的髋内翻畸形。

髓内固定是股骨近端骨折治疗的研究热点。由于髓内固定的力学轴线更靠近人体轴心，其生物力学特性理论上优于髓外固定。髓内固定系统包括 Gamma 钉（1989）、髓内髋螺钉（intramedullary hip screw，IMHS，1995）、近端交锁髓内钉（PFN，1998）、防旋型股骨近端髓内钉（proximal femoral nail antirotation，PFNA，2003）等，均被广泛应用于临床。早期观点认为髓内固定并发症少，是治疗股骨近端的理想选择，但随着时间的推移，多中心大样本临床研究证明髓内固定也存在较多并发症。

PFNA 是股骨近端骨折最新的髓内固定系统，由髓内主钉、螺旋刀片和远端锁钉组成。螺旋刀片内芯直径呈圆锥状，可以压紧股骨头周围骨质，起到防旋、抗压作用；髓内钉和螺旋刀片的结合可以将股骨上段和股骨颈固定成一体；髓内钉远端锁孔为椭圆形，锁钉固定后可防止骨折旋转移位。Strauss 等经生物力学研究比较螺旋刀片与拉力螺钉治疗转子间骨折的差异，发现螺旋刀片治疗的稳定性明显优于拉力螺钉。螺旋刀片的唯一缺陷是不能像拉力螺钉那样对骨折块进行加压，因此需强调术中骨折的良好复位。有报道显示 PFNA 的几何构型与股骨生理性前弓，尤其是亚洲人的前弓不匹配。PFNA 主钉的标准长度为 200mm，最短也有 170mm，而亚洲人身材相对矮小，PFNA 主钉尾端极易超过股骨生理前弓的顶端，导致股骨骨折。因此术前应常规摄股骨全长 X 线片，选用合适长度的髓内钉。目前有关 PFNA 临床并发症的报道不多，除了 PFNA 自身设计的优点以外，也可能与 PFNA 刚开始应用于临床，一些远期并发症尚未发现有关。

由于股骨近端的解剖结构，不管采用髓外还是髓内固定，螺钉均有向内上方移位甚至切出股骨头的风险。为判断内置物在股骨头内的位置并预测切出率，Baumgaertner 等提出尖顶距（tip apex distance，TAD）概念，即通过测量术后正侧位片上螺钉尖端到股骨头顶点的距离之和（需矫正放大比率）预测螺钉切出的概率，TAD 值 <25mm 可有效防止拉力螺钉切出。

该观点已被广泛接受和验证。2009 年，Haidukewych 在 *JBJS* 杂志发表手术教程，介绍股骨转子间骨折内固定的 10 个手术技巧，其中 TAD 的重要性排位第一。由于 TAD 是以 DHS 为基础提出的，它是否适用于新型内固定物，如 PFNA 等目前尚不得而知。同时，TAD 是以股骨头中心顶点为测量依据，没有考虑螺钉在三维空间尤其是偏下的位置，不能解释螺钉偏下导致 TAD>25mm 但螺钉稳定性更好的现象。也有学者对 TAD 价值提出了质疑。在此背景下，Kuzyk 等对传统 TAD 进行改良，提出了"股距尖顶距"（calcar referenced tip apex distance，CalTAD）概念，但其应用价值尚需要生物力学和临床病例的进一步验证。

髋关节的生物力学异常可以通过髋部的截骨手术加以改变。股骨头所受压力可以通过改变杠杆臂的长短而得以减少。对于一个股骨头仅部分发生坏死的患者，可以通过截骨手术来预防股骨头的塌陷，同时通过截骨术中使用带血管蒂的植骨来恢复股骨头的承重面；或通过截骨旋转，使已经塌陷的承重面避开其负荷，再用血供丰富的骨松质重新支撑塌陷区；或通过减小关节面所受压力以减缓骨关节炎的进展。这些技术均充分体现了生物力学知识在外科手术中的重要性。

股骨近端具有独特的解剖学特点及复杂的生理功能，其生物力学研究日益得到重视。但由于缺乏有效的研究方法，目前绝大多数关于股骨近端的生物力学研究只是对骨骼进行静态分析，缺乏符合人体生理状态的动态性、系统性研究；也很少考虑肌肉和其他软组织对整体力学特征的影响。基于股骨近端骨质的特点，观察标本也不能准确地模拟骨骼和骨折端的情况。现代生物力学具有精确客观、灵敏有效、简单快速的优点。随着计算机技术、电子技术和测量技术的进步，特别是现代三维摄像系统，三维测力系统以及摄像、测力同步系统，使得对人体运动的外部力学性状的认识能在三维空间上得以建立，再加上肌电测量系统的同步，可以探究肌电与肌力间的关系。但这种研究是极为困难的，其主要原因是影响人体运动的影响因素太多，每一个动作，肌肉均以功能群的形成参与工作，每块肌肉所参与工作的时间、顺序、用力形式、工作条件等过程均会对最后结果产生影响。

（倪　明　陈　锐　熊文峰）

第六节　股骨颈骨折后的病理学变化

1883 年 Nicholas Senn 就说过："我们有充足的理由断言，股骨颈囊内骨折不愈合的唯一原因，是我们无法在骨折愈合所需要的时间内保持骨折端的完美对合与固定。"直到今天，这句话依然指导着许多临床实践。从内固定材料的改进，诸如铁钉、骨钉，三翼钉、空心螺钉、DHS，到近年来的 FNS 等等，以及各种内固定材料在股骨颈内的合理分布，诸如平行或交叉、正三角或倒三角等等，无一不是为了实现理想的骨折端对合以及可靠的内固定维持这一目标。

在笔者骨科医师生涯的早期阶段，对股骨颈骨折的内固定治疗是以三翼钉为主，也有用多枚螺钉，有时也用多枚骨圆针（3.0 斯氏针或 2.5 克氏针），缺少一种统一的操作规范。1994 年，我们对不同内固定方法治疗的新鲜股骨颈骨折的疗效进行了比较，观察了 152 例新鲜股骨颈骨折患者，结果显示只要手术操作规范，各种内固定方法之间的疗效并没有明显的差异。虽然当时的手术技术和内置物材料和今天不可同日而语，但关注每一例患者的骨折特点，仍是我们一直坚持的理念。大多数临床医师认为，股骨颈骨折的预后主要取决于骨折移位对股骨头血供所造成的影响，但这种观点并不能解释所有临床现象。临床中不乏未移位股骨颈骨折发生股骨头缺血性坏死的病例，同样也可以看到骨折虽严重移位而最终恢复很好的病例。尽管这些患者只是少数，但其中必定隐藏着一些必然的病理生理学基础。

一、骨折的发生及骨折形态

成人的骨骼是非常强壮的，一般只有在高能量损伤中才会断裂。在老年人中，股骨近端的骨组织因骨小梁的萎缩和减少变得更脆，即使没有病理改变时，轻微的跌倒也会导致骨折。股骨颈骨折中，股骨头缺血坏死是最严重的并发症，复位或内固定失败以及骨不连假关节形成也是常见并发症。除了前面说到的骨折端压缩缺损的问题，内固定并发症如复位丢失或内置物脱落的发生往往也取决于骨质疏松的严重程度。在有骨小梁萎缩的情况下，单一的内固定方式难以保证骨折的稳定性。只有用符合解剖和病理特点的内固定以及充分的植骨，才能使骨折端获得必要的稳定性。

许多人认为，只有在没有外伤跌倒的情况下发生的股骨颈骨折才可称为自发性骨折（或特发性骨折）。追问病史可以看到，这类患者大多数在骨折发生前就已经存在髋部负重时的不适感和持续性疼痛，因此才被考虑为应力性骨折。但股骨颈骨感染、软骨病、脊髓灰质炎、良性或恶性肿瘤以及一些全身性疾病等，也会使骨质承重力变弱，亦存在骨折前的持续疼痛，在很小的创伤下即可发生骨折。可这些骨折并不是严格意义的自发性骨折。

虽然 X 线片可诊断大多数股骨颈骨折，但对于骨折的形态特征，即使是多平面的 X 线也很难对股骨颈骨折的形态特点进行准确描述。CT 扫描和三维重建技术使得对骨折形态的细节的认识更为清晰。就股骨颈骨折而言，临床医师不仅可依靠 CT 扫描发现隐匿性股骨颈骨折（occult femoral neck fracture），也可依靠 CT 实现对移位骨折的骨折端的移位距离、空间移位角度等骨折细节数据实现精准的测量。但 CT 扫描不能发现的股骨颈隐匿性骨折，临床上也偶有所见。Rogers NB 等于 2020 年在 JBJS 上发表了题为"Improving the Diagnosis of Ipsilateral Femoral Neck and Shaft Fractures：A New Imaging Protocol"的文章，对 33 例股骨干骨折合并同侧股骨颈骨折的情况进行 MRI 评价，其中有 4 例（12.1%）在薄层高分辨率 CT 或 X 线成像中未发现的股骨颈骨折被确诊（2 例完全骨折，2 例不完全骨折）。在更早的文献中，也有不少散在的类似病案报道。

磁共振成像（MRI）并非诊断股骨颈骨折的常规检查手段。文献中，MRI 对股骨颈骨折的研究多限于应力性骨折和隐匿性骨折。对于应力性骨折多是用于进展判断，如 Steele CE 等对 305 例股骨颈应力骨折进行了分析，MRI 显示 54.4% 的患者出现骨折线伴水肿，45.6% 的患者为单纯性水肿。MRI 出现髋关节积液是骨折进展的独立危险因素，应考虑早期预防性手术干预。对于隐匿性骨折则主要用于发现骨折。也有用于股骨颈骨折的预后判断，如 Cionca D 等对股骨颈骨折患者伤后 48 小时内进行 MRI 检查，认为增强磁共振成像可用于早期无创评价股骨颈骨折后股骨头血流灌注，进而帮助临床医师在保留关节治疗和髋关节置换术之间做出合理选择。

关于股骨颈骨折发生的暴力机制，在以往的文献中有不少研究。代表性的文献包括Backman在99个新鲜尸体股骨上进行了骨折机制的研究，作者采用压缩、弯曲、扭转或其组合的暴力，产生了12个头下型骨折和60个经颈骨折，其中只有2个以这种铰链方式产生的头下型骨折，所显示的骨折线与临床的骨折模式非常一致。Backman认为剪切力在股骨颈骨折产生过程中占主导地位。在较短物体的弯曲中，由于杠杆较短，弯曲运动较小，所需剪切力较大。Backman假设，在臀部着地跌倒时，臀肌被压缩顶住股骨头和股骨颈后部，从而在股骨颈部形成杠杆的支点。他通过对10根股骨施加动态力来验证这个假设，用海绵橡胶或黏土模型从后面支撑股骨颈。由此产生的骨折与临床上人体的经颈型骨折相似。Backman的研究可以解释部分临床股骨颈骨折的发生机制。然而，他的研究并没有反映出股骨颈骨折后方碎骨片的产生。

Kocher通过尸体标本的实验还原股骨颈骨折的发生机制。他通过直接撞击大转子，或撞击股骨长轴，同时让肢体外旋模拟骨折过程。他认为股骨头前方有关节囊和髂股韧带固定，当股骨颈向后旋转时，股骨颈后侧皮质撞击髋臼后缘，股骨颈向后屈曲，导致股骨颈后侧皮质嵌入股骨头的骨松质中。髋臼后缘对股骨头的固定形成了杠杆的支点。

关于MRI用于股骨颈骨折损伤机制的观察和判断，这在所知的文献中尚未见相关报道。

我们对51例股骨颈骨折患者伤后2~3天的MRI图像进行了初步回顾观察，这组MRI资料是从患者的临床检查资料中提取的，不是严格按照临床研究计划进行的MRI检查。有的是为了排除隐匿性骨折的诊断，有的是为了排除病理性骨折，有的是为了观察股骨头的血供损伤情况。51例患者中，33例患者在股骨大转子附近存在大小不等的血肿，血肿从骨面达深筋膜外皮下，有的位于大转子的正外侧或前外侧，更多位于大转子的后外方偏下（图2-6-1）。这和临床实际也是相符的，大多数患者在受伤时是臀部着地受伤，有的患者在体格检查时可以看到股骨大转子部位的皮下瘀血甚至局部的皮肤挫伤（图2-6-2）。在对老年股骨颈骨折经

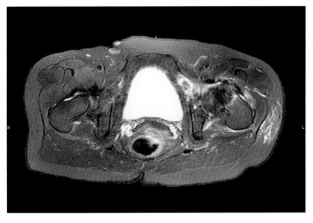

图 2-6-1 MRI 显示股骨大转子附近存在血肿

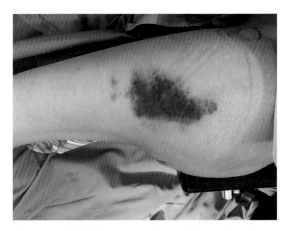

图 2-6-2 体检发现股骨大转子部位存在皮下瘀血

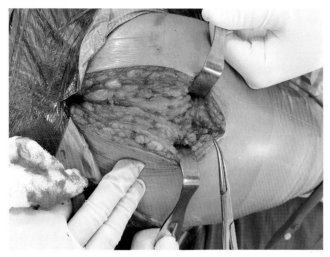

图 2-6-3　髋关节置换术中可观察到在股骨大转子外侧从皮下达深筋膜内的软组织内瘀血

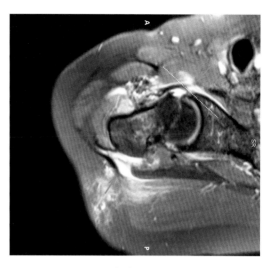

图 2-6-4　MRI 显示血肿位置

后外侧入路行髋关节置换的过程中，不少患者也可观察到在股骨大转子外侧从皮下达深筋膜内的软组织内瘀血（图 2-6-3）。血肿肯定是由暴力撞击产生的，较多患者就诊时主诉跌倒臀部着地，也可印证这种由大转子受撞击的暴力沿股骨颈长轴传导造成的骨折，至少是部分股骨颈骨折患者的损伤机制。如果把血肿位置的中心点作为暴力的起点，在股骨头受髋臼限制的情况下，分析暴力的传导方向可以解释骨折发生和移位的力学原理（图 2-6-4）。当然，这血肿也可能是骨折发生后患髋失去支撑再受到撞击所致。而且，也有部分股骨颈骨折患者在其股骨大转子部位并没有血肿发生，说明除了大转子受撞击的损伤机制之外，其他形式的损伤机制也是造成股骨颈骨折的原因之一。

　　从这组 MRI 资料中我们还观察到另一有趣现象，在股骨颈骨折患者的 MRI 图像中，骨折附近的骨松质内的水肿范围差别较大，有的不全骨折和/或无移位骨折患者其骨折部位的水肿范围较大，而有的移位较严重的骨折其骨折部位骨松质的水肿范围却相对较小，显然这和暴力的大小没有成正比的关联。移位较少的股骨颈骨折，其关节囊相对完整，关节囊的完整可能使得关节囊内压力较高，进而影响骨内血液循环。若骨折移位较大，关节囊内的血液潴留也不多，关节囊周围的水肿也不很明显。水肿肯定是和骨内血液循环有关的，不是骨内骨松质损伤的结果。这种水肿和股骨颈骨折后的创伤性股骨头坏死是否有关联值得关注。关于股骨颈骨折后 MRI 的表现及其原理，及其与预后的关系，尚需要有更系统的研究。

　　从有限的资料看，Kocher 的实验研究要比 Backman 的实验研究更合理，Backman 认为在跌倒臀部着地时，是臀肌被压缩顶住股骨颈后方形成杠杆的支点，但 MRI 中并没有看到股骨颈后方臀肌的水肿。而 Kocher 关于股骨大转子受撞击的假说有 MRI 图像的支持。Kocher 认为股骨头前方是受关节囊和髂股韧带的限制而固定，从 MRI 的观察，股骨头似乎更像是受髋臼前上方的限制和固定，临床上最常见的股骨头外翻后倾，是作用在大转子上的暴力与髋臼的反作用力共同作用的结果。至于股骨颈后侧骨皮质与髋臼后缘的撞击，这只有在股骨颈极度向后旋转时发生，在臀部着地受伤时，股骨颈极度向后旋转的体位很难同时发生，除非是来自经股骨干传导而来的暴力。从我们这组 MRI 图像上看，Kocher 所说的股骨颈后侧骨

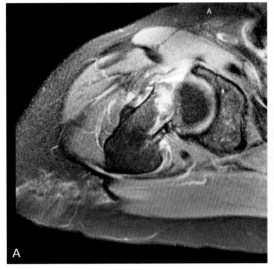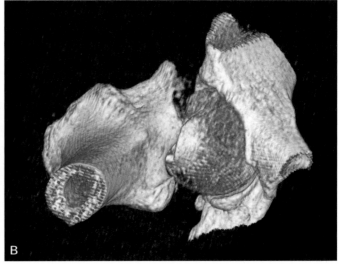

图 2-6-5　股骨颈前侧皮质与髋臼前缘的撞击
A. MRI 图像；B. CT 三维重建图像。

皮质与髋臼后缘的撞击的影像学表现也是存在的，但并不多见。更多的情况是在髋臼前缘的撞击（图 2-6-5）。由此可以推断，股骨颈和髋臼盂唇的撞击，是在骨折发生之后，也就是说，骨折的发生在先，是骨折后骨折端的成角挤压股骨头撞击髋臼盂唇。这样的解释比 Kocher 关于髋臼盂唇是股骨颈骨折发生的支点更为合理。

　　影响骨折发生发展的因素不外乎以下几方面：受累骨骼的解剖学特点，受伤时肢体所处位置及环境，所受暴力的大小、方向和速度。骨折的移位程度反映了骨折损伤的不同阶段。无移位的股骨颈骨折是骨折损伤发生的第一个阶段。临床上我们经常看到，不少股骨颈骨折患者在外伤后甚至还能行走，直到数天或数周后疼痛加重或不能行走才去医院就诊。通过复习这类患者的从无移位到完全移位过程的影像资料，也可以反映骨折从无移位到移位的全过程变化。股骨头颈部骨质无论是其外形还是其内部结构都十分不规则，髋关节作为躯干和下肢连接的枢纽，活动度很大，在不同体位受到方向不同、大小不同的暴力，骨折形态千变万化。

　　如果说股骨颈骨折都是从无移位骨折开始的，其完全移位状态大多也比较一致，即股骨头完全离开股骨颈，最终移位到股骨颈的内后下方。这一过程是由髋关节的解剖结构所决定的，髋关节囊前紧后松，股骨头有髋臼的约束，大小转子有髂腰肌和外旋肌的附着，一旦股骨颈骨折，股骨头都会被约束在髋臼之中，而骨折远端受肌肉的牵拉外旋上移。

　　但股骨颈骨折患者所受的暴力却是千变万化的。从不完全骨折到完全移位骨折，不同损伤机制所造成的不同类型的骨折之间，其差别主要体现在骨折移位过程中对骨折端骨质的损伤程度。

　　股骨颈骨折后的病理学变化与股骨近端的解剖学特点密切相关，包括股骨头在髋臼内的位置，易受损伤的血管，股骨颈的前倾角以及老年性骨质疏松等，决定了股骨颈骨折的病理学特点。虽然有的并不直接属于骨折的病理，如老年患者的全身健康状况严重影响着骨折的修复，但和年龄相关的一些严重并发症有时会在手术方案的选择和康复方案的制定方面起着决定性的作用。

由于股骨颈骨质的结构特点，股骨颈外上方的骨皮质较薄，内下方的骨皮质较厚，骨内有 2 条致密的骨小梁柱共同完成股骨颈对股骨头的支撑功能，以保证身体活动中的力学传递。当股骨颈发生骨折，无论是骨折之初的外展嵌插骨折还是头、颈完全分离的骨折，骨折端在外力的作用下相互撞击，碎裂和移位交替进行，虽然骨松质的压缩和骨皮质的碎裂各有不同的损伤特点，共同之处是这些骨质损伤结果都是使骨质失去了正常的支撑功能。

股骨颈骨折发生的部位不同，其骨折愈合的结果是不一样的。头下型骨折、经颈型骨折以及基底部骨折的预后差别在相关文献中已有广泛的认同。但这些部位的界定并无严格的标准，基于骨折部位的分型在临床上仍有值得商榷的地方。不同部位骨折的骨折移位程度对于骨折内固定后的骨折端稳定性有很大的影响，在选择内固定方法时必须加以考虑。

术前处理不当可加重骨折的移位。特别是有的患者在骨折后仍可进行程度不同的活动甚至行走，这会使骨折端凹凸不平的表面磨损而导致骨折端的不稳定性或使原本无移位的骨折发生移位，进而导致股骨头血供的永久性损伤。

二、重视骨折端的骨缺损问题

早在 19 世纪末 20 世纪初，虽然那时 X 线尚未发现，一些研究者就通过尸体解剖或骨骼标本观察，注意到股骨颈骨折的移位多表现为股骨头的后倾和股骨颈向前成角，造成股骨颈后面的骨松质压缩或骨皮质的碎裂。

X 线用于医学临床后，股骨颈后侧的骨皮质粉碎问题进一步受到关注。代表性的研究主要包括：①1944 年，Linton 基于对 365 例股骨颈骨折患者的 X 线片观察，报道了 55% 的病例在股骨颈后部存在骨缺损。Linton 认为这些骨缺损是由于股骨颈后部骨折端受到压缩所致，并推测股骨颈骨折后这种较大骨缺损可能会对骨折愈合造成不良影响。但是 Linton 并没有继续观察股骨颈后方的骨缺损会对股骨颈骨折愈合率会造成多大的影响。②Scheck 对于股骨颈骨折后股骨颈后侧骨质粉碎的研究。Scheck 认为，内收型股骨颈囊内骨折不愈合原因主要包括以下 3 个方面，一是股骨头供血不足；二是股骨颈表面缺少骨膜，不能形成骨痂；三是股骨近端的形态结构，构成了股骨头颈部特殊的生物力学特点。前两个原因，即股骨头颈部的血供和股骨颈缺少骨膜，是解剖学特点所固有的，不可改变。但股骨近端的力学因素却因骨折形态的不同而存在较大的变异。对此，Pauwels 根据前后位 X 线片测量骨折线的倾斜角是对股骨颈骨折的力学问题较为广泛接受的解释。Scheck 注意到，有的股骨颈骨折虽然复位满意，内固定排布的位置也很好，但术后骨折端却发生了移位，这种现象在临床上并不少见。过去人们常将这种不稳定归咎于 Pauwels 所强调的骨折面的倾斜角度，随着对股骨颈侧位 X 线所见的后侧骨皮质蝶形碎片的认识，才逐渐认识到 Pauwels 角可能不是影响骨折端稳定性的唯一原因，股骨颈后侧骨皮质碎裂也是另一重要因素。为此，Scheck 对 100 例新鲜股骨颈囊内骨折患者进行了观察，股骨颈骨折后侧粉碎的发生率为 62%。在发生内固定失效的患者中，除了骨折复位和内固定位置分布不良的原因外，股骨颈后方骨皮质粉碎是骨折发生再移位的重要原因。

Meyers MH 等在对股骨颈骨折患者行切开复位内固定手术中观察到 70% 的股骨颈骨折在后方存在较大的粉碎或压缩，这对于股骨颈骨折的内固定无疑有重要影响，是影响预后的重要因素。

关于股骨颈骨折后侧粉碎的产生机制，普遍的观点是股骨颈骨折移位之初，大多是从股骨头后倾，骨折端向前成角开始的，成角的顶点在股骨颈前方，股骨头常向后旋转。Linton 引用 Bigelow 的观点，认为在股骨颈骨折端之间，绕着几乎垂直于股骨颈长轴的轴向发生铰链样的运动，并将其称之为铰链式骨折。由于股骨颈表面的骨皮质相对坚硬，骨折端向前成角的结果要么使后部皮质嵌入股骨头骨松质中，要么断裂成重叠的骨皮质碎片。这也是骨折初期只有少数病例可看到骨折后方骨皮质的蝶形碎片的原因。部分病例只有在骨折复位后，才能在侧位片中看到。

我们对有移位股骨颈骨折的骨缺损情况进行了观察，发现不仅所有患者都存在或多或少的压缩性碎骨片，而且这种压缩性碎骨片可以发生在股骨颈的各个方位上。这种现象可以解释为股骨颈所受的压缩暴力可能会随肢体体位和暴力方向的不同，发生在股骨颈的任何方向，而不一定是在标准意义上的前后内外方向，因此，在特定的正位和侧位 X 线上，股骨颈有的地方的碎骨片可能被遮掩而得不到很好的显示。股骨颈骨皮质的结构在股骨颈四周是各不相同，整体状况是远端较厚，近端较薄。从股骨颈的解剖方位上看，内下方骨皮质较厚，类似于管状骨的皮质，厚而强壮。在内收暴力的作用下，有的表现为长斜形的尖刺状（类似于大多数 Pauwels Ⅲ 型股骨颈骨折），有的表现为横断型骨折（类似于长管状骨横形骨折），局部可有因撞击而形成的较小的粉碎性骨块。股骨颈内侧发生嵌插短缩者比较少见，仅见于少数头颈结合处的骨折。股骨颈外上皮质较薄，作用于外上的压缩暴力常使远端的皮质嵌入近端股骨头内，以骨松质的压缩为主，骨皮质的碎裂大多并不严重。股骨颈前方和后方的骨皮质和内下骨皮质有移行，其皮质厚度大约为内侧的 1/2。当其受到压缩暴力，碎裂的骨皮质多带有部分骨松质，并和股骨颈外面的支持带和滑膜相连，很少完全游离。

Scheck 在给股骨颈骨折患者行假体置换时发现，股骨颈后方的粉碎碎片要比 X 线所显示的要大，还有一些较小的骨折碎片散落其他地方，有的颈部骨皮质嵌入股骨头骨松质内。如果骨折端获得良好的复位和内固定，骨折端的后方会遗留一个很大的间隙。这个间隙不仅造成股骨颈后端的骨质缺少支撑，也会使内固定的稳定性大大降低。因此，Scheck 建议在切开复位时，可对股骨颈前部骨质做修剪，使其与后侧皮质处于同一水平，从而获得支撑。对于老年患者，则建议直接行假体置换。关于修剪股骨颈的手术仅限于 Scheck 的设想，没有相关临床应用的文献报道。从常理上看，这种修剪股骨颈骨折端的手术不仅会加重手术的创伤，还会造成股骨颈的短缩，弊大于利。

以往的文献中一直都在强调股骨颈骨折后侧皮质粉碎是影响患者预后的重要因素。后侧皮质粉碎在股骨颈骨折中是很常见的，但后侧皮质损伤到何种程度才会影响到股骨颈骨折的预后——这需要一个量化的标准或者损伤的程度范围界定。况且，股骨颈骨折端的其他部位皮质是否也有粉碎及其相应的骨缺损，没有相关文献报道。事实上，股骨颈内侧皮质粉碎的情况也不少见。也没文献报道，当皮质粉碎和骨缺损发生在后侧和发生在其他部位如内侧、外侧或前侧，其预后又有何差异？而临床上，无论是切开复位还是闭合复位，要对这些碎骨片进行复位都是非常困难的，因为股骨颈骨折后侧皮质粉碎往往伴有程度不同的骨缺损，特别是老年患者，几乎不可避免地存在骨皮质的粉碎和骨小梁的压缩缺损。骨折复位后，遗留的骨缺损更为突出。因为股骨颈表面没有骨膜覆盖，骨折造成的骨缺损并不能被骨痂修复。即使在骨折愈合后，这种压缩性骨缺损所遗留的骨缺损间隙依旧不能被修复而长期存在。

诸如这类患者的情况在临床上也并非个例，这里只对患者股骨颈骨折的治疗情况做一介绍。

男，15岁，意外高处坠落伤致全身多脏器损伤及多处骨折。患者经历了一系列复杂而紧张的救治。从患者股骨颈骨折的骨折形态和损伤过程看，该股骨颈骨折属于干轴向暴力损伤的内收屈曲型损伤（图2-6-6A）。手术前对骨折端骨缺损进行了评估，骨折端的缺损体积为2 914.56mm³，骨缺损主要发生在股骨颈的外上方，暴力方向近似于股骨颈的正上方向，股骨颈前方和后方也存在压缩，骨缺损的范围大致相近，但内下方的缺损并不明显（图2-6-6B）。考虑到患者全身多处骨折需要处理，虽然术前已经充分评估了股骨颈骨折端的骨缺损问题，但在股骨颈骨折手术方案的选择上还是没有首先选择直接切开复位植骨内固定，而是先试行闭合复位内固定。患者很幸运，骨折复位一蹴而就，没有任何困难（图2-6-6C）。4枚平行半螺纹空心钉固定骨折端。术后影像显示骨折复位满意，但骨折断端的缺损区清晰可见（图2-6-6D，图2-6-6E）。术后1年复查，患者已恢复上学，步态正常，患髋无疼痛，活动度正常。但奔跑速度明显受影响。X线片见骨折愈合，骨缺损区仍清晰可见，内固定无松动（图2-6-6F，图2-6-6G）。ECT提示股骨头血供无异常，股骨颈骨折端已愈合（图2-6-6H）。

我们观察测量了300多例股骨颈骨折患者术前X线和CT的图像资料，对股骨颈骨折后骨缺损的情况进行了总结。患者年龄跨度为21~99岁，方法是将患者DICOM数据导入mimics中，读取患者数据；使用mimics的bone segmentation工具初步分割患者骨盆、健侧股骨、患侧股骨头、患侧股骨干；继续使用mimics的多层编辑工具（multiple slice edit）和空腔填充工具（cavity fill）沿着患侧股骨头、患侧股骨干、健侧股骨外轮廓分别进行图像分割和填充。完成上述操作后，在mimics对患者的四部分骨块进行三维重建，并将生成的STL文件导入到3-matic中。

在3-matic中，根据患侧骨盆数据，选取骨盆上解剖标志点，确定镜像面。沿镜像面，将患者健侧股骨镜像至患侧，记作"健侧股骨mirror"。使用3-matic的点配准（n-points registration）和自动配准（global registration）工具，将患侧股骨头和患侧股骨干分别配准复位至健侧股骨mirror上。使用布尔运算工具（Boolean operations），将复位后患侧股骨干、患侧股骨头布尔运算为一个整体，标作"患侧复位"。用"健侧股骨mirror"布尔减去"患侧复位"，即可得到骨缺损区域的最大缺损值和缺损总体积。

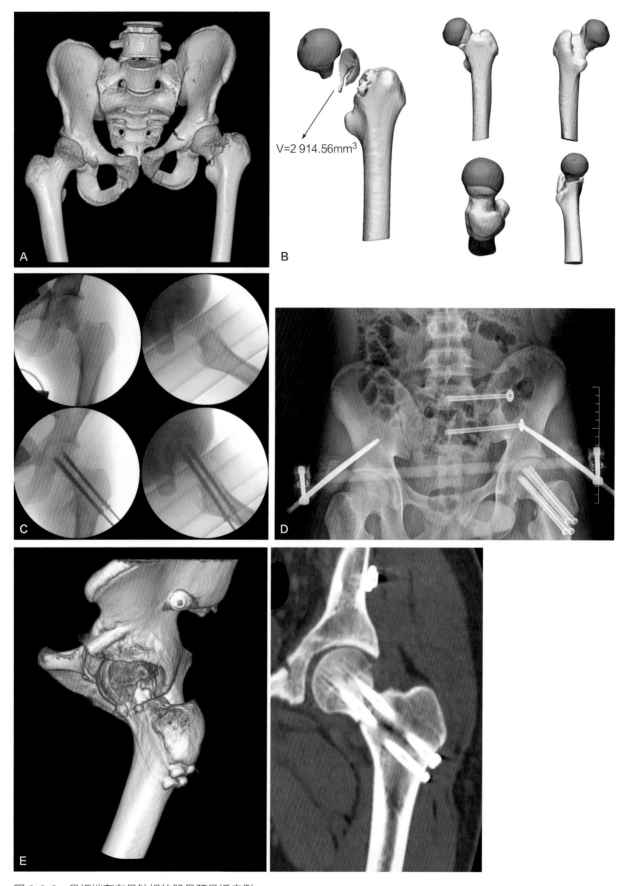

图 2-6-6　骨折端存在骨缺损的股骨颈骨折病例

A. CT 三维重建图像；B. 骨折断端的骨缺损部位、体积及其三维重建结果；C. 行闭合复位内固定术；D. 术后 X 线片；E. 术后 CT 三维重建及冠状位图像；

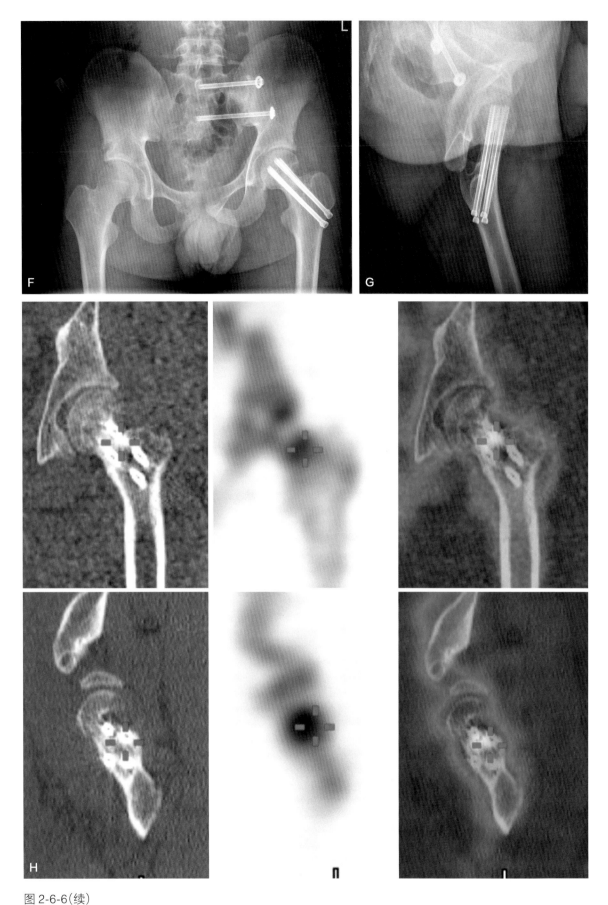

图 2-6-6(续)

F. 术后 1 年骨盆正位 X 线片;G. 术后 1 年左髋侧位 X 线片;H. 术后 1 年 ECT 提示股骨头血供无异常,股骨颈骨折端已愈合。

对数据进行统计学处理可以看到，凡是有移位的股骨颈骨折，都存在或大或小的骨缺损。患者年龄与骨缺损区总体积呈正相关（$P=0.001$），但与缺损区最大高度无统计相关。说明年龄越大骨缺损区的总体积越大，这可能与年龄相关的骨质疏松有关。其中，最大缺损区域位在前下象限的病患，其骨缺损区总体积会显著大于位在前上象限的病患。缺损区最大高度与骨缺损区总体积呈正相关（$P<0.000\ 1$）。

股骨颈骨折后的骨缺损问题必须引起重视，这是以往文献中没有提及的。骨缺损得不到修复，必然会影响骨折愈合和内固定的稳定，这是显而易见的常识。在我们所观察的病例中，正常股骨颈的骨质总体积约为 40 000mm³ 左右，骨折虚拟复位后骨折端的平均缺损体积为 4 443.88mm³，最大缺损体积达 32 888.16mm³，最小缺损体积为 2 104.58mm³；而骨折端的最大缺损间距最大值高达 38.83mm，最小值也有 6.1mm，平均值为 14.68mm。虽然在这些病例中，有的患者施行了关节置换，有的行闭合复位内固定手术，有的行切开复位内固定手术，与骨缺损相关的疗效缺少可比性，但行切开复位的患者进行了骨缺损区植骨可明显减少内固定失效所致的翻修手术。同时，骨折端的骨缺损也是影响股骨颈骨折闭合复位效果的重要原因，这在我们对闭合复位失败而改用切开复位的患者中可以得到证实。通过切开复位时的观察，骨缺损严重的患者不仅闭合复位困难，就是在切开复位时也不容易复位，其原因一方面是骨缺损严重的患者，其骨折端曾经历撞击压缩，骨折端的解剖标志不明确；另一方面即使已经满意复位，骨缺损状态下容易造成视觉上复位不良的错觉而反复尝试和调整其他位置上骨折端的"满意对合"，不仅浪费时间，而且也增加骨折端的损伤。这是我们初期常犯的失误，在对骨缺损发生部位和缺损程度认识不充分的情况下，只能在手术过程中花更多时间。有时甚至会因为认识不足而在手术前没有做好植骨（自体或同种异体骨）的准备，当术中感觉需要植骨时再临时消毒髂骨供骨区。

我们对部分切开复位内固定的患者术中进行了自体髂骨植骨。统计学分析发现，植骨与非植骨组除了在患者性别、骨缺损总体积、最大缺损高度等方面存在显著差异外，骨缺损部位位于股骨颈前或后，以及骨缺损涉及范围也存在显著差异。在非植骨组患者中的股骨头坏死率为 19.1%，而在植骨的患者中，股骨头坏死率为 33.3%，两组间有显著性差异（$P=0.048$）。其中原因可能是在这一组资料中，植骨手术大多是在切开复位手术过程中发现有明显的骨缺损才临时予以植骨，这些患者本身的骨缺损体积就很大。数据分析也表明，在非植骨组的最大骨缺损高度平均为 13.87 ± 4.67mm，而植骨组平均为 17.52 ± 4.83mm。反映在骨缺损的体积上，162 例非植骨患者中，21 例（13.0%）为大缺损患者，而在 42 例植骨患者中，属于大缺损范畴的患者高达 26 例（61.9%）。

骨折地图的 Mapping 技术是研究骨折形态特征的常用方法。本研究团队也使用 3D mapping 技术研究了 256 例移位股骨颈骨折（displaced femoral neck fracture，DFNF）的骨折形态特征（图 2-6-7），探索 DFNF 中骨缺损大小与现有骨折分型系统的关系，以期提高对 DFNF 的理解，进而指导对不稳定和粉碎性股骨颈骨折的治疗。我们的研究显示，股骨颈骨折存在较为一致的骨折线和骨缺损密集区，骨缺损大小与患者年龄以及 Garden 分型呈正相关，而与简化的 AO/OTA 分型（不含 p，q，r 亚型）呈负相关，骨缺损与 Pauwels 角的大小

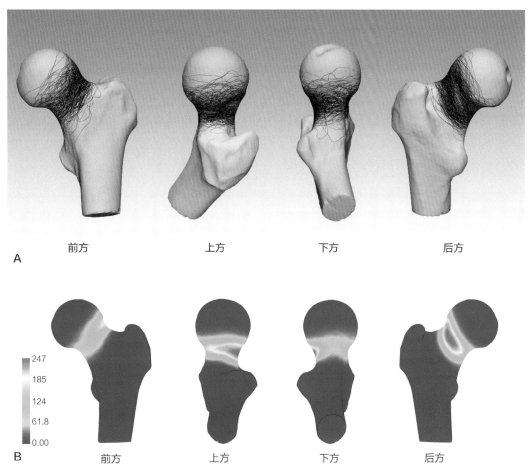

图 2-6-7　移位股骨颈骨折(DFNF)的骨折形态特征
A. 3D Map DFNF 骨折线；B. 3D Map DFNF 骨缺损。

之间没有相关性。较多研究提示，年龄是股骨颈骨折内固定失败的首要和独立风险因素，而 Garden 分型被认为是内固定后骨坏死的重要危险因素。我们的研究进一步显示，Garden Ⅳ 骨折、AO/OTA31B1.3 的高龄 DFNF 患者往往伴有较大的骨缺损存在。这提示我们，在临床上关于 DFNF 手术方式的选择（内固定或关节置换）不仅要参考年龄，还应充分考虑到骨缺损所带来的潜在风险。因此，对于 Garden Ⅳ、AO/OTA 31B1.3 的老年 DFNF 患者，髋关节置换术可能是一个合理的治疗选择。DFNF 中的骨缺损与 Pauwels 角、Pauwels 分型以及 AO/OTA 分类中与 Pauwels 相关的分型，之间并无相关。Pauwels 分型主要用于评估剪切应力和压缩力。由骨折断端之间的相互作用力引起的骨折位移和剪切力引起的内翻塌陷可能会抵消部分引起骨缺损的力，因此，虽然两者关系难以确定，但 Pauwels 分型和骨缺损或完全粉碎都是评估 DFNF 不稳定性的两个重要因素。

　　对 DFNF 形态的理解有助于评估骨折潜在的损伤机制和指导术中复位。我们目前的研究并没有将股骨颈轴向损伤和股骨干轴向损伤的骨缺损形态分别讨论比较，这还需要积累更多的临床病例。既往研究可能低估 DFNF 相关的骨缺损程度或股骨颈内骨松质压缩缺损程度。

　　我们的研究结果显示，DFNF 的骨缺损主要分布在股骨颈后部，并向上延伸，骨皮质的粉碎和骨松质的压缩缺损位于股骨颈的后方和上方区域。在以往的文献中也有提到，在重视股骨颈后侧粉碎区的同时，也需要注意股骨颈上方的粉碎区。这是影响 DFNF 内固定不稳定的一个重要因素。尽管有不同内固定设备和骨内分布的改进，但股骨颈骨折术后骨不连的发生率并没有明显的减少，仍然维持在 10%~20% 之间。因此，骨折线和骨缺损的密集区域和重叠区域也需要给予足够的重视。这些区域有可能是应力集中区域，容易发生骨折，并在骨折断端导致皮质粉碎或骨松质压缩。

关于骨折形态特征对股骨头血供损伤的影响，在认识股骨颈骨折的初期就有头下型、经颈型和基底型的区别，后来也有 Garden 分型关于骨折移位程度对股骨头血供的影响。我们研究团队关于股骨头颈部血管滋养孔的观察，发现滋养孔主要分布在股骨颈的后上方，且股骨头小凹滋养孔的缺乏与股骨头坏死相关。因此从股骨头整体血供的保障考虑，股骨头颈交界处的残余血液供应对于 DFNF 患者至关重要，尤其是当股骨头中央凹的营养孔缺失的情况下。

股骨颈骨折后骨缺损对骨折稳定性的影响近些年已有所重视，虽然没有相应的临床疗效报道，但在近期一些关于股骨颈骨折内固定的生物力学研究中，骨折模型都增加了楔形截骨形成骨缺损的元素。在这些研究中，各自的研究对象如 DHS-blade、screw-anchor fixation、locking plate system with spring-loaded telescoping screws、FNS 等均显示了各自的稳定方面的优势，但无一得到临床疗效的验证。在近期的文献中，Bliven 等对 30 具新鲜冰冻股骨标本后侧楔形截骨制作 31B2-Pauwels Ⅲ 型不稳定股骨颈骨折模型，比较 3 枚倒三角形空心螺钉、滑动髋螺钉 + 防旋转螺钉或带弹簧载荷锁定螺钉系统，在动态循环载荷下观察破坏试验。结果显示该类锁定钉的生物力学性能最好，可能是治疗不稳定股骨颈骨折的一种有前途的替代方法。但生物力学研究并不能完全代表临床应用中的生理负荷，生物力学研究之间的比较也很困难，正如在生物力学研究显示出锁定钢板固定股骨颈骨折良好的生物力学效果，但其固定失败所带来的灾难性后果很少有可用的补救方法，这是临床治疗上难以接受的。Berkes 等的研究表明，在同一机构进行的股骨颈骨折内固定手术，锁定钢板与多枚螺钉比较，尽管 2 组患者年龄和骨折类型无差异，但锁定钢板的临床和影像学结果明显较差，其疗效不可接受。

应变理论认为，采用刚性固定的骨折端若存在微小间隙，该间隙对骨折愈合的危害要远远大于骨折在解剖复位后骨折端存在的微动。对于有移位的股骨颈骨折而言，无论骨折复位状况如何，骨折端均存在或大或小的骨缺损，此时，坚强固定将增加骨-螺钉界面的载荷与疲劳，原因之一是其固有的结构刚性将导致骨折间隙应变过大；其二，由于股骨颈表面没有骨膜结构，这使得骨折端缺少形成骨痂的能力以逐渐减少骨折端的高应变。因此，骨折端植骨的重要性显得尤为重要。

下面这个病例可以诠释股骨颈骨折存在骨缺损的情况下，刚性固定可能造成的灾难性危害（图 2-6-8）。虽然缺少骨折时的 CT 数据，但从 X 线上仍可以清楚看到股骨颈外上方骨折处的碎骨片。虽然骨折复位效果也较为满意，但术后 2 个月不到，骨折端即可见到明显的骨吸收，术后 5 个月开始，X 线片显示一枚螺钉出现松动；由于另两枚螺钉与侧板锁定牢固，髋内翻的结果最终导致了侧板固定螺钉的拔出，造成内固定的失败。内固定拆除后的 CT 扫描图像可以看到，这例患者内固定的灾难不仅体现在内置物的松动方面，而且还对股骨头和股骨颈的骨质造成了较大的缺损，从而彻底丧失了保髋的机会。

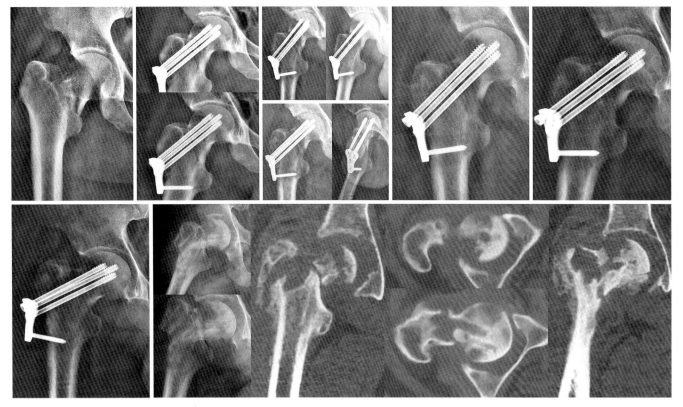

图 2-6-8　锁定钢板的刚性固定所造成的灾难性结果

　　骨缺损发生位置不同，骨折端的稳定性是各不相同的，任何一种内固定模式都解决不了所有不同方位缺损所造成的骨折不稳定，植骨是最有效的稳定辅助方法。针对股骨颈后方骨缺损区进行植骨早有临床报道，并取得了良好的效果。但股骨颈后侧的肌骨瓣移植方法也有其缺陷，最主要的问题是手术经关节囊后方显露会损伤股骨头血供，而且肌骨瓣移植手术需要的显露范围也比较大。人工骨填充物增强股骨颈粉碎性骨折的生物力学也得到了检验。在粉碎性股骨颈骨折间隙模型中，观察到在固定后的生物力学测试中，羟基磷灰石增强可防止缩短，而非增强固定结构。其他的植骨方法，如 Lindequist 等采用的同侧大转子骨松质空心钻取骨移植方法，将松质骨柱通过空心钻孔植入股骨颈骨折部位，填满颈部缺损区并用打击器压实。该方法不破坏股骨头血供，缺点是闭合复位方法一方面难以确保骨折复位的准确，另一方面也难以确保缺损间隙的植骨是否充分，植骨是否会从骨折端漏出。Elgeidi 等认为缺损间隙骨松质植骨难以使骨折端获得有效的支撑，采用腓骨支撑植骨结合动力髋螺钉（DHS）治疗青年新鲜股骨颈骨折伴后侧粉碎的疗效更好。他们采用 DHS 联合腓骨干支撑植骨治疗移位伴后侧粉碎的青壮年股骨颈骨折 35 例，其中 34 例获成功，仅 1 例固定失败行关节置换。认为闭合复位、腓骨支撑植骨、DHS 内固定是治疗青壮年股骨颈骨折伴后路粉碎的可靠方法。在 Zahid 等的研究中，36 例患者术后 2 年随访，接受骨松质螺钉固定和腓骨支柱植骨增强治疗的年轻股骨颈骨折患者中，有 20 例（56%）的 Harris 髋关节评分结果从好到优。Gadegone 等采用外翻截骨术和腓骨支柱移植治疗陈旧性股骨颈骨折。95%的患者获得了愈合，85%的患者获得了良好的功能结果。

我们采用的内固定方法主要有3种，即3枚空心半螺纹钉、4枚空心半螺纹钉和DHS，研究结果未显示之间的疗效差异。但也有学者认为，3枚平行螺钉固定的稳定性不如菱形4枚平行螺钉固定。Kauffman等比较了倒三角3枚平行螺钉与菱形4枚平行螺钉固定股骨颈骨折的生物力学稳定性，在后方皮质无骨缺损时，二者无显著性差异。如果股骨颈后方皮质缺损，则4枚螺钉的固定效果更好。Rajnish等认为对于严重移位的粉碎性骨折，即使在复位后，也很难用传统的固定方法来维持固定，4枚螺钉菱形固定可提高成功率。也不少学者对内固定的选择进行了研究，Rupprecht等比较Intertan钉与动力髋螺钉（DHS）对粉碎性Pauwels Ⅲ型股骨颈骨折的固定效果，结果显示，无论采用何种固定方法，粉碎性骨折由于缺乏后内侧支持，都会降低骨折内固定的稳定性。Wright等针对青年垂直型股骨颈骨折伴股骨颈后下粉碎问题，在人工股骨标本上建立了4个Pauwels-Ⅲ型股骨颈骨折模型：垂直于冠状面（COR）、冠状面与颈轴倾斜（AX）、垂直于冠状面伴后下方粉碎（CCOM）、冠状面倾斜伴后下方粉碎。每组10个标本分别用3枚空心螺钉（CS）或一枚滑动髋螺钉（SHS）固定，比较各组扭矩失效值。结果显示，与COR组相比，后下粉碎组的失败扭矩显著降低（$P<0.05$）。与SHS固定相比，CS固定在各组均显示出更高的失效扭矩（$P<0.01$）。说明股骨颈后下方粉碎会明显影响垂直型股骨颈骨折内固定失败率。3枚皮质空心螺钉比滑动髋螺钉能更好地抵抗轴向和扭转组合载荷。

以内固定失效作为观察点，我们进一步对所有204例行内固定手术的患者进行统计学分析，其中17例（8.3%）患者手术后发生内固定失效。年龄、骨缺损总体积与内固定失效显著相关，说明患者年龄越大、骨缺损体积越大，则内固定失效的风险也越大。单因素分析显示，相对于年龄50岁以下的病患，70岁以上的病患其内固定失效的风险增加了7.273倍（95% CI：1.426~37.087）；而相对于骨缺损总体积较小的病患组，骨缺损总体积较大的病患组其内固定失效的风险增加了26.250倍。将单变量分析中有显著的变项纳入多变量分析，发现内固定失效的风险因子仅与骨缺损总体积相关，相较于骨缺损总体积较小的患者组，骨缺损总体积较大的患者组内固定失效的风险增加了23.073倍。

单因素分析显示，相较于年龄<50岁的病患，年龄>70岁的病患其并发症风险增加了4.727倍（95% CI：1.023~21.852）；相较于骨缺损总体积较小的患者组，骨缺损总体积较大的患者组并发症风险增加了10.062倍（95% CI：2.138~47.351）。将单变量分析中有显著的变项纳入多变量分析，发现并发症风险因子仅有骨缺损总体积，相较于骨缺损总体积较小的患者组，骨缺损总体积较大的患者组并发症风险增加了8.945倍（95% CI：1.829~43.749）的并发症风险。

因为数据分布的关系（内固定失效人数太少、并发症人数太少），数据统计可能存在偏倚。从单变量分析中可以看到，骨缺损总体积较大的患者组若接受植骨手术，内固定失效的风险为0.098倍（95% CI：0.022~0.430）。调整年龄这个干扰变项，发现骨缺损总体积较大的患者组若接受植骨手术，内固定失效的风险为0.022倍（95% CI：0.002~0.268）。同样，术后并发症的风险为0.107倍（95% CI：0.024~0.474）；调整了年龄这个干扰变项，发现骨缺损总体积较大的患者组若接受植骨手术，术后并发症的风险为0.023倍（95% CI：0.002~0.299）。

说明了以骨缺损总体积为指标探讨是否植骨与预后的关系，对于有较大骨缺损患者中，采用自体髂骨移植的患者其内固定失效率和并发症发生率均可显著降低。

　　通过对严重骨缺损患者的影像资料观察，我们注意到，较大的骨缺损通常在骨折端存在2次碰撞（图2-6-9），第一次是在骨折发生移位的初始，以股骨头的外翻和后倾多见，常是骨折远端嵌入近端股骨头后上方的骨松质，随着暴力继续，骨折远端骨皮质在向上移位的过程中，内后侧坚硬的骨皮质形成对股骨头骨松质的碰撞挤压。也有的股骨颈骨折（如内收型骨折）移位是从内下碰撞开始的，因为股骨颈内下方的骨皮质比较厚实，内翻方向的暴力一般是首先造成骨皮质的碎裂，进而在骨折移位过程中对股骨头骨松质形成进一步的挤压。外翻暴力和内收暴力在患者影像资料上是有差别的，外翻暴力一般会在骨折处的外上方留下骨折端的相互碰撞痕迹，骨折边缘多因碰撞而呈圆钝状，而内翻暴力骨折端边缘在外上方则多因骨折端张裂而形成锐利的边缘（图2-6-10）。此外，年轻患者和老年患者的表现也是不一样的，老年患者由于骨质疏松，股骨头的骨松质受挤压后往往在股骨头骺板下方形成较为光滑的硬化面，骨缺损的体积也比较大。年轻患者的压缩多为楔形嵌入式的骨缺损，骨缺损体积相对较小。

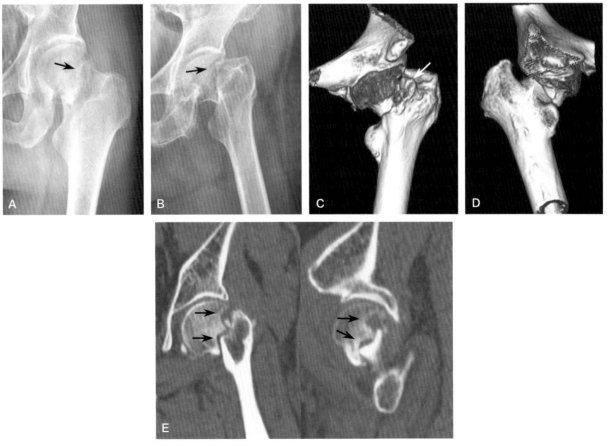

图2-6-9　股骨颈骨折中较大的骨缺损通常存在两次碰撞
A. X线正位显示外上方碰撞痕迹；B. X线侧位显示骨折端完全移位；C. CT三维重建显示前外侧碰撞痕迹；D. CT三维重建显示后内侧碰撞痕迹；E. CT断层图像显示两个碰撞凹陷。

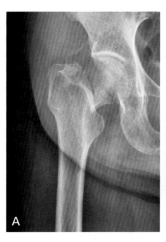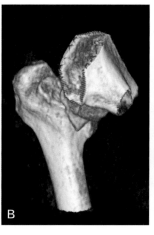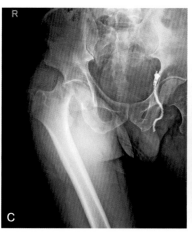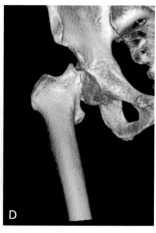

图 2-6-10　外翻及内翻暴力所引起的股骨颈骨折的骨缺损
A. 外翻暴力:X 线正位片显示外上方圆钝边缘;B. 外翻暴力:CT 三维重建显示外上方圆钝边缘;C. 内翻暴力:X 线正位片显示外上方锐利边缘;D. 内翻暴力:CT 三维重建显示外上方锐利边缘。

我们研究的局限性在于不是前瞻性的随机双盲对照,对于植骨患者的选择以及植入的相关标准也缺少界定,对于早期的植骨患者的选择多是依靠手术中的观察到存在较大的骨缺损而临时采用植骨的方法,后期的部分患者才有手术前的计划安排。但研究结果是令人鼓舞的:一是建立了一种可靠的电子数字测量方法用于股骨颈骨折后骨缺损的测量,这对于日后相关研究具有借鉴意义;二是对于年龄处于目前行内固定或关节置换交界区的股骨颈骨折患者的治疗选择,骨缺损体积可作为一个参考指标;三是对于骨缺损体积大的青壮年患者,骨缺损区植骨可以减少内固定失败的风险。

三、关节囊内压的影响

不少学者认为,支持带血管的压迫是造成股骨头坏死进展的主要原因。这种压迫主要是因关节内血肿增加了关节内压力进而造成血管受压。在影像学上可以观察到股骨头颈部血供的减少能够证明这一观点。很多文献都强调股骨颈骨折的治疗中,及时的复位和内固定对股骨颈骨折的预后非常重要。也有一些实验和临床资料表明,早期复位固定可预防血管损伤的进展并使闭塞的血管得以及时开放,使支持带和干骺端的血流可以恢复或改善。也有研究认为良好的复位能使静脉淤血得以缓解,可以降低股骨头骨内的高压状态,进而可能减少晚期并发症的发生率和严重度。

早在 20 世纪 60 年代,Soto-Hall 等人提出了股骨颈骨折后的髋关节囊内压(intraarticular pressure,IAP)升高可引起股骨头缺血性坏死的观点,此后国内外诸多动物实验或临床观察都支持股骨头缺血性坏死与关节囊内压力升高存在某种关联。Bonnaire 等研究发现旋股内、外动脉的血压大约在 40~80mmHg 范围,当囊内压高于毛细血管压时,股骨头灌注量减少,临界值是 40mmHg,高于此值可以阻断血流。Drake 等认为当髋关节囊内压 IAP 高于 80mmHg 时,即相当于动脉舒张压水平,股骨头的灌注将显著下降。Holmberg 等利用 TC-MDP 探测关节内压,发现囊内压 >80mmHg 时,吸收率降低,股骨头坏死率增高。但无论如何,关节囊内的压力即使在张力性血肿存在的情况下也不应超过平均动脉压。因此,

IAP 最多只能减少血流量。静脉壁变得更薄，并且静脉压也会更低。关节内血肿甚至会减少或中断股骨头的静脉回流。

　　基于髋关节的解剖学特点，体位变化是影响髋关节囊内压最重要的因素。Stromqvist 等测得髋关节 IAP 在伸直内旋位时最高可达 280~300mmHg。这应该是在一些特定的条件下，首先关节囊必须完整无破损，其次是在骨折之初关节囊必须在松弛的位置下存在几乎饱和的积血，这样才能在关节囊由松弛转为紧张时产生如此高的囊内压。许多学者研究了完整关节囊存在的情况下肢体不同方位下关节内压力的变化，髋关节在伸直内旋位时，关节腔容积较少，关节腔压力较高；而在外展外旋屈曲位时，关节囊及其韧带较为松弛，关节内压力较低。因此有医师建议，对于不能很快手术的患者，在牵引时就应该考虑到确保髋关节轻度的屈曲，下肢应该用置于 Braun 架之上固定，而不是用枕头垫在患肢下面。同时，患肢内旋不应该超过中立位置的程度。

　　正常的股骨头髓内静脉压力为 10~20mmHg，一般不超过 30mmHg，如果 IAP 的压力明显超过了髓内压力，必然造成静脉回流受阻。有研究比较了股骨颈骨折后手术时间与股骨头缺血性坏死之间的关系，发现在骨折后时间小于 12 小时，12~36 小时以及大于 36 小时的患者，股骨头坏死的发生率分别为 13.8%、18.5% 和 57.1%，三组间有显著差异。Hughes、Pforringer 等的研究也支持股骨颈骨折后早期 24~36 小时的减压及内固定能明显改善股骨颈骨折的预后。但也有不少学者却对此持反对态度，认为髋关节囊内压影响股骨头血供的观点并无循证医学证据的支持，因此对于新鲜股骨颈骨折并不需要急诊关节囊内减压手术。

　　我们也对股骨颈骨折后关节囊内压升高对股骨头血供的影响进行了体外动物实验和相应的有限元模型计算观察，结果显示关节囊内压的升高可降低血管的血流量，但并不会完全阻断其血流，相对于关节囊内压升高，血管的扭曲和拉伸对血流量的影响更大，说明良好的骨折复位比关节囊减压更重要。

　　股骨颈骨折造成的血管损伤多是由于支持带血管的破裂、夹闭和扭转，股骨头颈部的韧带常伴随损伤。股骨头圆韧带的血管一直是完整的，支持带由于其结构特点的保护，远端血管也经常保持完整。骨折移位不可避免地造成支持带血管的撕扯，但如果支持带能够保持其连续性，早期由血管扭结或损伤后的移位所造成的循环障碍一般是可逆的。

　　在临床上，即使是移位十分严重的股骨颈骨折，股骨头完全缺血的情况在理论上也极少发生，包括圆韧带在内的韧带极少全部随骨折移位而断裂，只要股骨头不脱位到髋臼之外，至少圆韧带的血供仍然是完整的。

　　早在 1964 年，Woodhouse 通过动物实验发现，在中断股骨头血供 6 小时后就可发生血流灌注紊乱，认为 6 小时是骨细胞开始死亡的时间。到 12 小时即可观察到骨组织完全失活。如果这个时间限定在人体中也是如此，那么该时间外的任何血供的修复都是徒劳，部分或全部的骨坏死总会不可避免地发生。在医院，很少有在 12 小时内对股骨颈患者实行急诊内固定手术。也没有循证医学证据表明 12 小时内的复位内固定手术可以降低股骨头缺血坏死的发生率。因此，在没有股骨头缺血坏死等晚期并发症的情况下，陈旧性骨折进行内固定治疗也可收到满意的效果，这已有很多临床研究所证实。

我们的实验没有对股骨颈骨折后骨内静脉回流的状况进行观察，但骨内静脉回流障碍是造成髓内高压的重要原因已有不少文献报道。在无移位的股骨颈骨折中，关节囊保持完整，关节囊内压力也许会因为血肿的原因而增高。关节腔内支持带动脉的血供往往会随着骨折端较大移位的情况下才会受到影响，相对于关节囊内积血所造成的压力增高，骨折移位所导致的支持带血管的撕扯、扭曲对于支持带血供阻碍更为重要。特别是骨折端存在骨松质压缩时，骨折本身对骨髓内的血供影响可能会更大。在骨折端，骨小梁之间的毛细血管网破裂，骨小梁之间的腔隙受压缩而变形，都会阻止股骨头内的血液循环，主要表现为骨松质之间的血流变得缓慢以及骨髓腔内压力增高。髓内压力增高也是非创伤性股骨头坏死重要的病理基础。许多基于激光多普勒、骨代谢的测量、^{99}Tc骨扫描和氧消耗等的临床或动物实验研究已经证实了骨髓腔内压力增高与股骨头缺血坏死之间的关联。

50多年前就有不少学者对新鲜股骨颈骨折患者进行过连续静脉造影观察，发现造影剂在和动脉走行平行的静脉中并不显影，却是首先通过骨折端的缺口和骨折末端的骨折片，然后再通过转子区域内的静脉回流。通过对这些股骨颈骨折患者的随访，发现这些造影剂回流是否经过股骨头静脉，其中晚期股骨头坏死的发生率并无差别。根据Strömqvist的研究，在无移位或嵌插型股骨颈骨折中，关节内的压力会显著增高。临床上，部分Garden Ⅰ和Ⅱ型的股骨颈骨折也会发生股骨头坏死，虽然其发生率不到有移位股骨颈骨折的1/3。无移位股骨颈骨折其表面通过的支持带血管受损是很轻微的，我们的实验也证明了单纯的关节囊压力增高并不足以闭塞动脉的血供，而静脉回流的受阻或不充分所导致的骨髓腔内压力增高，可能才是股骨头坏死的决定性因素。由此可以推测，股骨颈骨折后股骨头缺血性坏死的结局或许可以通过早期股骨头血流的干预加以改善。

这些结果和20世纪70年代Arnoldi等的观察相似。Arnoldi认为，股骨头的活性并不是因骨折后血供的中断，而是因为静脉回流受损，导致静脉压力升高。外展型骨折的预后良好，是由于股骨头的动脉供应基本完好，静脉引流正常。而内收型骨折预后差，则主要是骨折近端的血供中断。在Pauwels分型中，Pauwels角越小预后越好，反之预后越差，除了剪切力对垂直骨折的愈合不利外，他们观察到，Pauwels Ⅰ型骨折的骨内血供要好于Ⅲ型垂直性骨折。他们还通过对72例股骨颈骨折患者的股骨头和颈部的髓内压力测量，评估了在骨愈合前股骨头的血管供应状态。随访2年或3年，直至缺血性坏死明显。结果发现，骨折对股骨头血供所造成的初始影响和骨折的外科治疗一样，对股骨头坏死的发生发展同样重要，支持带动脉的损伤可能不是股骨头坏死发病的唯一决定性因素。骨折的准确复位和可靠的固定似乎更为重要，这对于重建骨折部位的骨内血流提供了最佳的环境。

四、支持带损伤对骨折预后的影响

我们在前面已经讨论了股骨颈支持带的解剖特点，除了下支持带外，前支持带和上支持带都紧贴股骨颈骨质表面。尤其是在支持带的起始两端，支持带纤维深入骨质，像树根扎入土地一样和骨质紧密融合。这样的结构也决定了在发生骨折时，特别是当骨折发生移位时，一定有一些支持带纤维在发生撕裂时是连带骨松质一起撕下的。这在我们对股骨颈骨折患者行关节置换时，基本都可以观察到这一现象。被撕下的骨块有的较小，有的较大，有的则会卡在骨折端。而复位后依然被嵌在骨折端的支持带滑膜样组织，对骨折的愈合肯定是不利的。

图 2-6-11 可见由前支持带撕裂的微小骨片（白色箭头所指），这种骨片虽然不会卡入骨折端，但可以说明支持带所造成的撕裂骨片在股骨颈骨折时并非偶然现象，而作用到骨片上的暴力中，可以看到关节囊在暴力传导中的作用。

支持带撕裂的骨片有时也会比较大，撕裂下来的碎骨片卡在骨折端，说明支持带在骨折部位发生了断裂，支持带近端止点的收缩使得碎骨片进入骨折端。这种碎骨片一般不会在复位时随着支持带的牵拉而复位。因为支持带断裂后碎骨片是和近侧断端连在一起的，断端远侧的支持带对骨片并无牵拉力。

并不是所有撕裂的骨片都会被带入骨折端之中。但尚无相关文献报道被卷入到骨折端中的骨片会对骨折愈合造成什么样的影响。因为骨片是和支持带联系在一起的，而支持带又是股骨头血供的桥梁，理论上是不利于股骨头血供的。我们初步的观察可以看到，嵌入骨折端的骨片似乎最终并未和股骨颈或股骨头的骨质愈合，也没有被吸收。图 2-6-12A、图 2-6-12B 为同一患者术后 6 周和 3 个月的 CT 冠状面图像，可以看到碎骨片随骨折端的骨质一并吸收；图 2-6-12C 为另一患者术后 1 年的图像，碎骨片依旧存在。图 2-6-12D 为另一患者术后 9 个月的图像，嵌入的骨片发生硬化。

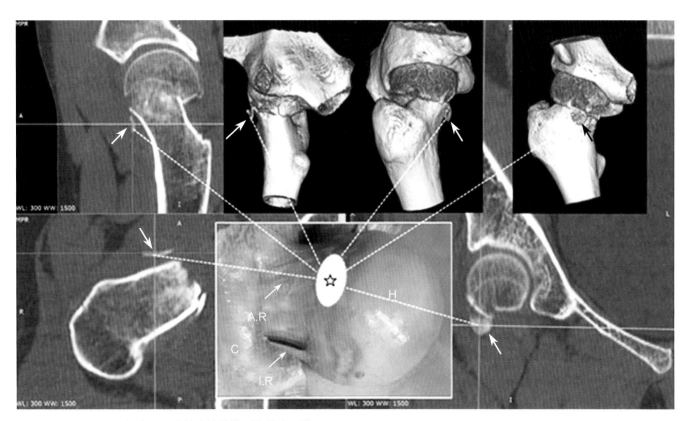

图 2-6-11　股骨颈骨折中可见由前支持带撕裂的微小骨片

H,股骨头;C,关节囊;A.R,前支持带;I.R,下支持带;白色标识为支持带撕裂区。

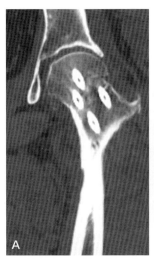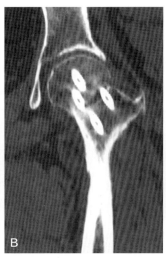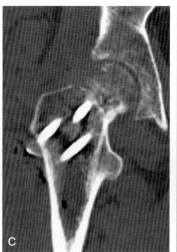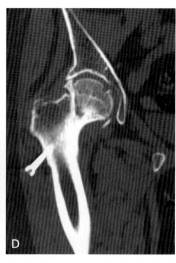

图 2-6-12　股骨颈骨折端中的骨片

A. 术后 6 周 CT 冠状面图像显示碎骨片的存在；B. 术后 3 个月 CT 冠状面图像显示碎骨片已吸收；C. 术后 1 年 CT 冠状面图像显示碎骨片依旧存在；D. 术后 9 个月 CT 冠状面图像显示嵌入骨折端的碎骨片发生硬化。

　　图 2-6-13 为一 62 岁男性患者，内收伸直型股骨颈骨折完全移位。术前可见上支持带撕裂骨片嵌入骨折端，切开复位时证实了术前观察。术中注意保护上支持带与骨片的连接，骨折复位后用丝线将支持带骨片原位缝合。术后 5 个月摄 X 线片复查，撕裂的骨片并未在原来位置愈合。

　　随着股骨颈骨折的移位，支持带或轻或重都会受到损伤。

　　我们曾对 110 例有移位青壮年股骨颈骨折进行切开复位内固定手术治疗，患者平均年龄 43.2 岁，男性占 64.5%，平均随访 36.7 个月（11~77 个月），25 例（22.7%）在初次闭合复位试验失败后转为开放复位，85 例（77.3%）直接接受了开放复位。其中 26 例发生股骨头坏死。我们重点对支持带损伤程度与股骨头坏死的关系进行分析，设计了一个反映支持带损伤程度的评分标准，该评分标准没有考虑圆韧带血管的供血情况，仅依靠股骨颈骨折时可能损伤的前、内（下）和外（上）3 组支持带的损伤程度计分：无损伤计 0 分，有损伤按程度不同分别计 1~3 分，1 分代表支持带外形完整，可见支持带表面有瘀血；2 分代表支持带有部分撕裂，部分残留连续性；3 分最严重，为完全断裂。前、内（下）和外（上）3 组支持带全部断裂计 9 分。取总分的 1/2，故以 5 分为观察点。统计学分析显示，支持带的损伤程度（以损伤评分表示）与多次闭合复位治疗明显相关（4.62±2.12 vs 6.24±2.20，P=0.009）且和股骨头缺血坏死的发生高度相关（4.3±1.9 vs 7.3±1.4，P<0.001）。为了进一步确认支持带损伤程度与多次闭合复位的关系，根据年龄、性别、骨折侧和固定材料的不同调整影响因素，多因素分析显示，只有前支持带损伤与反复闭合复位显著相关（OR=7.48，P=0.041）。表明支持带损伤程度与闭合复位治疗高度相关，尤其是对前支持带。

　　我们进一步对发生股骨头缺血坏死的患者与闭合复位和支持带损伤评分的关系进行了分析，显示股骨头缺血坏死与支持带损伤显著相关。且多因素分析进一步证实了股骨头缺血坏死与支持带损伤程度的关系（OR=3.44，P=0.021）。

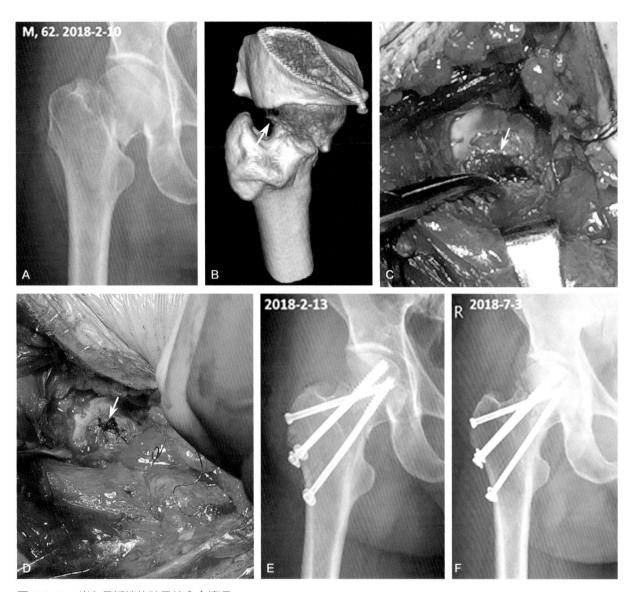

图 2-6-13　嵌入骨折端的碎骨片愈合情况

上排 3 幅图与下排 3 幅图对比。A. 伤后 X 线正位片；B. CT 三维重建显示有碎骨片嵌入骨折端；C. 术中见碎骨片为上支持带撕脱所致；D. 术中原位缝合骨片；E. 术后即刻 X 线正位片；F. 术后 5 个月 X 线正位片显示碎骨片未愈合且硬化。

　　对是否经过闭合复位的患者的支持带损伤程度以及和股骨头缺血坏死的关系进行统计学分析，结果显示，对于直接切开复位治疗的患者，只有下支持带的损伤程度与股骨头缺血坏死的关联性显著增高（OR=10，P=0.048）。另一方面，经闭合复位失败后再行切开复位的患者，股骨头坏死与支持带损伤程度也有高度的相关性（总分 OR=2.94，P<0.01）。这些数据表明，无论在切开复位前是否进行过闭合复位，股骨头坏死与支持带损伤程度均高度相关。

　　支持带评分与年龄和性别之间未发现相关的显著因素（均 P>0.05）。值得一提的是，我们这组资料中，最终股骨头缺血坏死的发生率为 23.6%（26/110），无一发生骨不连相关的内固定失败。这个比例相对于其他文献资料，股骨头坏死率并没有明显降低。但内固定失败率则明显优于文献报道。说明切开复位后满意的复位虽不能降低股骨头缺血坏死的发生，但可以明显降低内固定失败的发生率。对这些资料进行分层分析，我们注意到一些分析结果值得临床医师参考，在女性患者的单变量分析中，支持带损伤评分每增高 1 分，股骨头坏死的概率增高 3.070 倍（调整年龄后为 3.105 倍）。在调整年龄、性别和内固定材料差别因素之后，仍然可以看到显著结果（aOR：6.424，95% CI：1.511~27.318）。而在男性患者的单变量分析中，支持带损伤评分每增高 1 分，股骨头坏死的概率增高 2.013 倍（调整年龄后为 2.067 倍）。由此可见，支持带损伤程度的判断对于判断股骨颈骨折后股骨头坏死的发生概率是一项值得进一步深入的临床研究工作。

我们通过对拟行髋关节置换的股骨颈骨折患者术前行股骨颈骨折闭合复位的操作，观察闭合复位对支持带损伤的影响。观察对象为 65 岁以上的 Garden Ⅲ、Ⅳ型股骨颈骨折患者，闭合复位采用标准的 Leadbetter 复位方法或 Whitman 复位方法，复位次数均为 3 次和 5 次，然后通过后外侧入路行髋关节置换（全髋或半髋），小心显露关节囊并"T"形切开，观察支持带损伤情况，观察证实了在移位型股骨颈骨折患者中，反复闭合复位可能会加重支持带的损伤，从而间接地提示了反复多次的闭合复位，可能会导致股骨头坏死的发生概率增高。

把支持带损伤程度作为评估这些患者骨坏死风险的参考指标尚需要更多临床数据的支持。因为我们的研究存在明显的局限性。首先，股骨颈骨折后支持带的损伤程度受多种因素的影响，暴力大小和骨折移位程度是最主要的因素，骨折移位的方向也会对不同的位置的支持带产生不同程度的影响，而手术前反复的闭合复位只是其中的因素之一；其次，关于支持带损伤程度的分类是一种主观的分类，虽然其损伤程度的评分来自于多个手术医师的观察。但接受观察的患者只能接受股骨颈骨折切开复位手术，而切开复位过程本身是有创的，如果操作不熟练，还有可能加重支持带的损伤；第三，从骨骼血供的解剖学结构看，支持带的血供仅是骨外血供，不代表股骨头血供的全部。股骨颈骨折后，股骨头骨骼内外的血供损害及其影响可能是不一样的。

对于年龄更小的股骨颈骨折患者，尚无充足的手术切开复位临床资料。对支持带损伤的深入研究将有助于确定年轻股骨颈骨折患者的适当手术方式（闭合复位、开放复位、内固定或关节置换）。因此，未来的研究将集中在开发方法上，采用无创的方法对支持带进行观察是未来的方向，如高分辨力的磁共振成像或者超声目前已用于一些小韧带损伤的诊断，但对于股骨颈支持带的观察尚无相关的研究报道。如使用磁共振成像技术或其他检查技术，可以更准确地确定支持带损伤以及股骨头骨内血供的损伤，将有助于指导股骨颈骨折患者的个性化治疗。

五、股骨颈骨折的愈合机制

长管状骨骨干的骨折愈合可分为一期愈合（直接愈合）和二期愈合（间接愈合）。一期愈合是在骨折解剖复位和坚强内固定/骨折端加压时发生的愈合方式，此时骨折端应变较低，一般加压钢板和拉力螺钉可以产生这种稳定的生物力学环境。其愈合过程中无骨痂形成，亦无明显骨皮质吸收，主要靠成骨细胞和破骨细胞的直接作用而愈合，骨折断端可通过哈弗系统重建直接发生连接，形成骨皮质间的直接愈合。二期愈合是骨膜内成骨与软骨内成骨两种成骨方式的结合，有骨痂形成。临床上骨折愈合过程多为二期愈合，骨折断端间隙相对较大并存在一定程度的微动，其骨折的愈合过程一般包括四个阶段：血肿形成期、软骨性骨痂形成期、骨性骨痂形成期和骨痂重建期。对骨折愈合机制的深入了解是进行理想骨折治疗的先决条件。

干骺端或骺端的骨折主要是骨松质骨折，其愈合机制研究较少，大多认为与长管状骨的愈合机制类似，只是愈合过程中很少形成骨痂。骨松质骨折的愈合主要通过骨髓来源的间充质干细胞分化成的成骨细胞的骨生成作用。一般其愈合速度要快于骨干骨折，主要归因于骨小梁表面积较大、骨重建水平较高和矿化速度较快、血供更为丰富等。

多种因素可影响骨折愈合，包括局部因素和系统性因素，前者包括骨折特点（骨折粉碎及移位程度、力线异常、软组织损伤程度等）、血供和感染等；后者包括高龄、肥胖、贫血、内分泌异常、激素使用、营养不良和吸烟等。骨折断端的血供和内固定的有效性（生物力学环境）对其愈合尤为重要。Carter 和 Cleas 等人的既往研究表明，骨折端的力学环境与骨折端愈合过程中形成的组织成分有明显相关性：低应变倾向于促进骨性愈合，中度应变诱导软骨形成，而高应变的力学环境则容易产生纤维肉芽组织和纤维软骨、抑制骨愈合。骨折断端分离越多/缺损越大或固定不牢靠，骨折端越不稳定，那么其初始应变就越高，使得后期血管生成越少，同时也越不容易形成骨性愈合。所以，促进骨折愈合的治疗方式除了系统性治疗外，骨折端应在减少血供破坏的情况下，尽量选择符合最佳生物力学原则的固定方式、减少骨缺损。前面已经说到，骨松质骨折的愈合主要通过骨髓来源的间充质干细胞分化成的成骨细胞的骨生成作用。就股骨颈骨折而言，伴随骨折移位的结果是骨折端的压缩缺损，不同部位的骨折其募集间充质干细胞的水平是否有很大的差异？骨松质缺损的范围又是如何影响成骨细胞的成骨？植骨对于骨松质骨愈合能带来什么样的帮助？由于股骨颈骨折大多采用闭合复位内固定，骨折端的骨缺损问题往往被忽略，而且，骨松质的骨缺损往往同时伴随骨松质的压缩，这些对于股骨颈骨的骨愈合都是不利的。从下面这个病例我们可以看到，骨松质的压缩在部分患者中正是影响骨折愈合的原因之一。患者骨折属外展嵌插型，采用闭合复位内固定手术，术中简单牵引即可满意复位。术后功能恢复和其他大多数患者并无差异，但术后 6 个月复查可以看到患者原来骨松质压缩区边缘骨质硬化，缺损区内并无新生骨形成（图 2-6-14）。

我们以一例临床病例来说明。患者，50 岁女性（图 2-6-15）。行走中踏空跌倒致右侧股骨颈骨折。急诊时对影像学检查的第一印象是患者属于典型的内翻屈曲型损伤，也是典型的 Pauwels Ⅲ 型损伤，AO/OTA 分型属 31B2.3。患者接受了闭合复位内固定手术。考虑到患者股骨颈前内侧骨皮质存在碎裂，我们在股骨颈上方先用半螺纹螺钉加压，再在股骨颈下方用全螺纹螺钉支撑，希望能增强内侧皮质的支撑力。术后 X 线片见骨折复位和内置物分布尚满意。但术后 CT 扫描发现股骨颈后外侧存在较明显的楔形骨缺损。这骨缺损是如何形成的？如果是损伤的初始形成的，那么，这患者按损伤机制就属于外翻伸直型。外翻伸直型骨折的力点是在股骨颈的后上方，在暴力的继续下，骨折端的相互压缩碰撞也在继续，整体趋势是以股骨颈的后侧为主，股骨头向外向后旋转，骨折端的接触点也从上向下移，股骨颈的后侧压缩或碎裂较为常见。仔细观察本例患者的图像资料可以看到，患者股骨颈的后外侧骨皮质

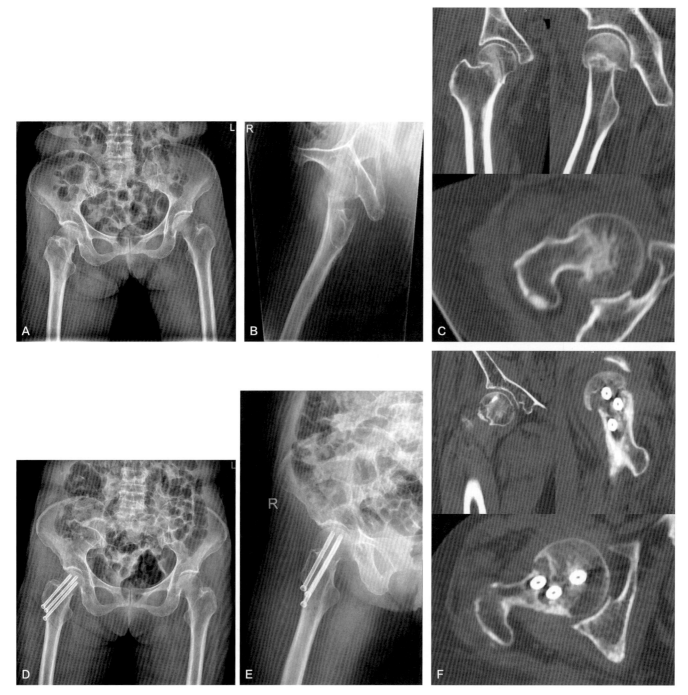

图 2-6-14　骨折端存在骨松质缺损及压缩的外展嵌插型股骨颈骨折

A. 术前 X 线正位片;B. 术前 X 线侧位片;C. 术前 CT 断层图像;D. 术后骨盆 X 线正位片;E. 术后患髋 X 线侧位片;F. 术后 6 个月 CT 断层图像。

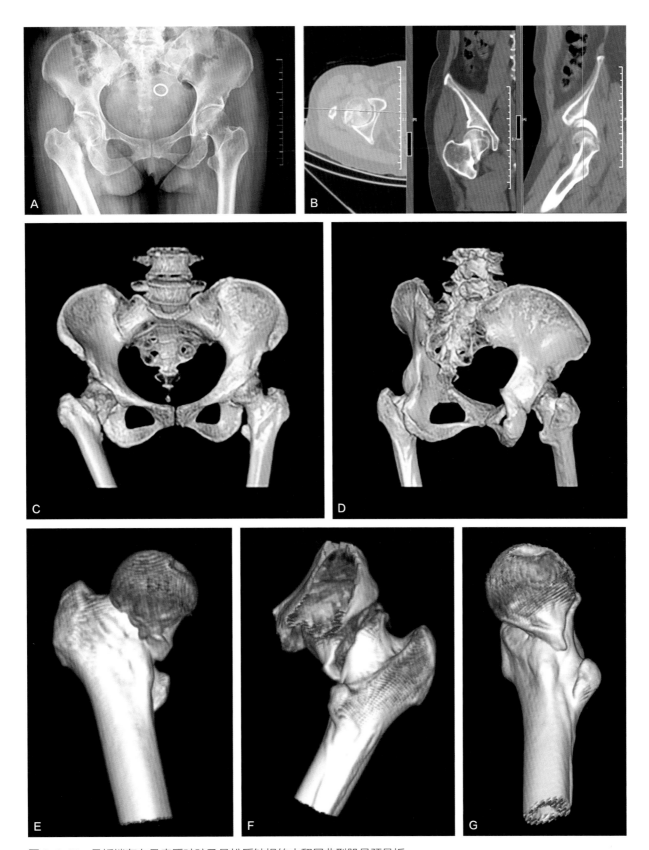

图 2-6-15　骨折端存在骨皮质破碎及骨松质缺损的内翻屈曲型股骨颈骨折

A. 术前骨盆 X 线正位片；B. 术前 CT 断层图像；C. 术前骨盆 CT 三维重建图像（前面观）；D. 术前骨盆 CT 三维重建图像（后面观）；E. 术前患侧股骨近端 CT 三维重建图像（前面观）；F. 术前患侧股骨近端 CT 三维重建图像（后面观）；G. 术前患侧股骨近端 CT 三维重建图像（内面观）；

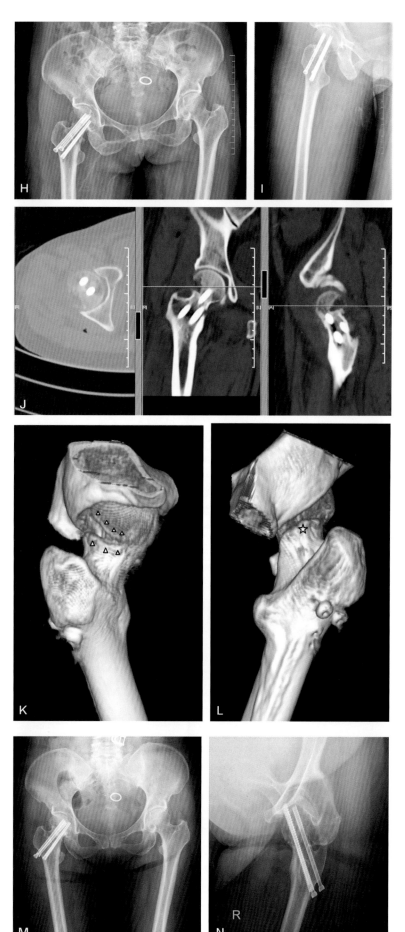

图 2-6-15(续)

H. 术后骨盆 X 线正位片;I. 术后患髋 X 线侧位片;J. 术后 CT 断层图像;K. 术后患髋 CT 三维重建图像(上面观);L. 术后患髋 CT 三维重建图像(后面观);M. 术后 3 个月骨盆 X 线正位片;N. 术后 3 个月患髋 X 线侧位片;

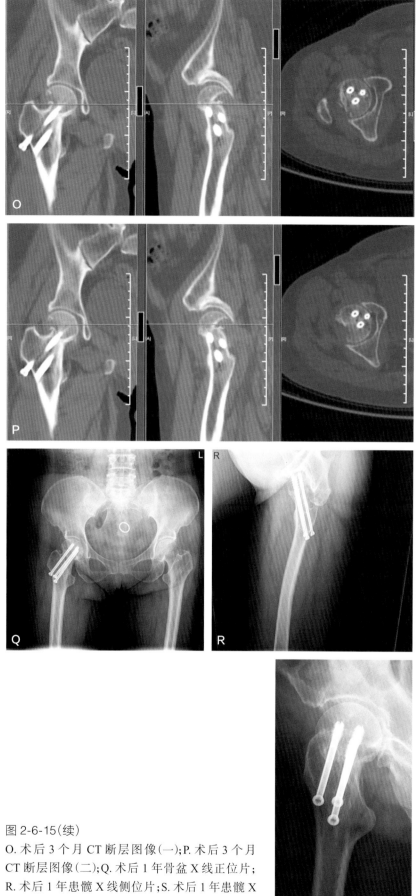

图 2-6-15(续)

O. 术后 3 个月 CT 断层图像(一);P. 术后 3 个月 CT 断层图像(二);Q. 术后 1 年骨盆 X 线正位片;R. 术后 1 年患髋 X 线侧位片;S. 术后 1 年患髋 X 线斜位片;

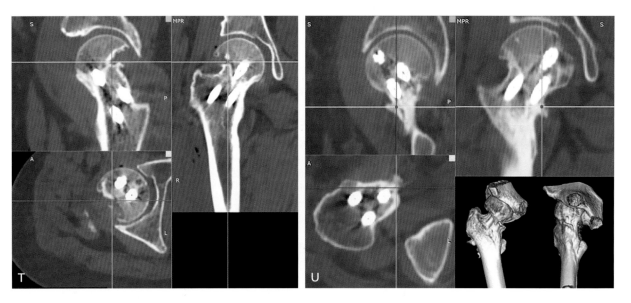

图 2-6-15（续）

T. 术后 1 年 CT 断层图像（一）；U. 术后 1 年 CT 断层图像（二）及三维重建图像。

是较为完整的，骨折面从后外斜向前内，CT 断层图像可以看到是股骨颈的前侧顶着前倾的股骨头，复位后的 CT 三维重建可看到股骨颈前内侧受压缩而变得致密的骨折边缘。因此，可以判定，本例患者股骨头后外侧的骨缺损不是骨折初始发生的部位，而是在骨折移位过程中形成的，骨折的损伤机制应是属于内翻屈曲型。患者术后即开始不负重功能锻炼，术后 3 个月开始逐步负重锻炼，随后出现股骨颈短缩，表现为半螺纹螺钉退钉和全螺纹螺钉穿出。术后 1 年患者感患髋酸痛，更换内固定后症状消失。但最后的 CT 扫描见骨折内固定术后虽然过去 1 年，前内侧碎裂的骨折块也已愈合，但股骨头后外侧受撞击形成的骨缺损只是在范围上稍有减少，骨缺损的边缘骨质硬化，依旧没有愈合。

　　股骨颈几乎全部位于关节囊内，虽然外在形态上类似管状骨，但其内无髓腔，股骨颈表面覆盖支持带、却没有骨膜和肌肉包裹。所以股骨颈骨折主要被视为关节内骨折，其骨折愈合过程类似于骨松质愈合，主要依赖骨髓基质干细胞来源的成骨细胞的骨生成作用，不形成明显骨痂。但股骨颈的内侧皮质及股骨距是典型的骨皮质结构，除了没有骨膜，其他构成都和管状骨的结构一样，股骨颈骨折内侧皮质的愈合过程中没有骨膜内成骨过程参与，是无骨痂形成的。对于该部位的骨愈合机制我们未见相关的研究文献，我们的问题是，如果该部位的骨折没有达到解剖复位和坚强内固定以控制骨折端的应变，骨折断端的哈弗系统不能直接连接，骨皮质间的直接愈合是不能实现的。没有骨膜的骨皮质在没有坚强固定的情况下，其骨折愈合的过程值得进一步的研究。

　　在股骨颈骨折行闭合或切开复位及内固定时，其目的是尽量解剖复位、降低骨折端的移位和不稳定倾向，通过内固定（或植骨）形成一个低应变的力学环境。股骨颈骨折的内固定方式主要包括两种：①允许骨折端产生平行滑动加压的内固定器械，比如空心螺钉和动力髋螺钉等；②维持股骨颈长度的内固定器械，比如股骨近端锁定钢板、全螺纹螺钉等。前者应用最为广泛，主要适用于无移位型或骨折端无较大缺损的移位型股骨颈骨折，通过平行滑动加压的方式即刻或逐渐消除骨折断端间隙，使骨折端获得持续的加压，减少骨折端的高应变，从而促进骨折愈合。后者在骨折端缺损区进行充分植骨的基础上，可谨慎用于骨折端有较大缺损的移位型股骨颈骨折。已有研究证实，不论是在股骨颈骨折还是长管状骨的干部骨折中，术后骨折端较大范围的缺损是造成再次手术的重要危险因素。假如骨折端缺损区域未予以植骨，坚强内固定的方式会导致骨折缺损处的应变过大、增加骨-螺钉界面的载荷与疲劳，不利于骨性愈合，在这种情况下负重锻炼会导致复位丢失和内固定失效。

如果对股骨颈骨折追求解剖复位而不辅助植骨，骨折端的骨缺损问题将转化为骨折端稳定和愈合的主要矛盾。我们在临床实践中也尝试过在闭合复位中不追求骨折端的解剖复位，重点关注骨折端对合时的接触面积，从不多的病例看，骨折愈合问题虽然减少了，但复位不良使得医师和患者间都有对远期疗效的顾虑。一旦后期出现股骨头坏死，可能存在潜在的医疗纠纷。因此，我们对于该方法并不主张常规应用，如果在特殊状况下应用，应和患者及家属进行充分地沟通。下面这例患者对于骨折愈合问题有较高的期望，与患者充分沟通后，患者愿意尝试骨折接触面优先的内固定方式。

患者是一名长跑爱好者，男，54岁（图2-6-16）。一次在运动中平地滑倒致右股骨颈骨折，分析损伤机制，属内翻伸直型损伤。术前计算机虚拟复位后在股骨颈骨折端的后内侧可见较大的骨缺损。术中复位在骨科牵引床上采用Whitman复位方法，患者很容易即可达到理想Lowell曲线和Garden对线，但在透视下，股骨颈内侧有一明显的透光影，似乎存在外展位的"过牵"，放松牵引，透光影则立即消失，但股骨颈又出现了10°左右的内翻成角，而在侧位透视上，无论是否牵股骨颈的对线均尚满意。根据术前虚拟复位观察，这透光区是由于股骨颈后内侧缺损间隙造成的，而且股骨颈的前外侧皮质有向外爆裂。我们按术前规划选择了骨折端对合面优先，希望避免股骨颈骨折端存在的骨缺损对骨折愈合造成的不利影响，股骨头内翻10°左右可使骨折面有最大面积的紧密对合，或许更有利于骨折的愈合。但在这种复位状态进行固定，股骨颈就会存在一定的成角，股骨头必然存在一定程度的向下向内的偏心应力，不利于骨折端的稳定。为对抗这种偏心应力，我们先沿股骨颈后侧皮质水平方向打入一枚螺钉使骨折端加压，以实现对股骨头后侧的杠杆支撑。术后X线相对术中透视，不那么"美观"，CT三维重建图像符合术中想象。患者在术后6周、3个月、6个月如期进行了门诊随访，每次复查中骨折端的对位和内固定的分布均未出现变化，说明骨折端的固定是稳定的。但术后6个月的SPECT检查见骨折端核浓聚，提示骨折未愈合，股骨头无坏死征象。患者右髋活动度恢复较好，患髋无明显疼痛，术后半年患者已能弃拐杖而改用手杖辅助行走。术后1年半X线复查患者骨折已经愈合，并恢复了伤前的长跑活动和自行车活动。术后2年半患者行MRI检查未见股骨头坏死征象。术后3年患者的骨折复位无丢失，螺钉无松动。能参加5km长跑运动而无髋部疼痛不适。回顾患者的治疗过程，我们认为患者骨折端一直能维持稳定状态一定和整个骨折面的全面贴合有关。在患者目前功能恢复较好的前提下，我们也很难对当初的选择作出客观的利弊因果的本质评价。在保持了股骨颈长度和颈干角解剖复位的基础上达到骨愈合，当然是最理想的。如果当初我们按照普适的标准，选择遗留后内侧骨缺损的外轮廓满意，骨折也未必不能愈合。我们顾虑的是，如果选择了股骨颈长度和颈干角

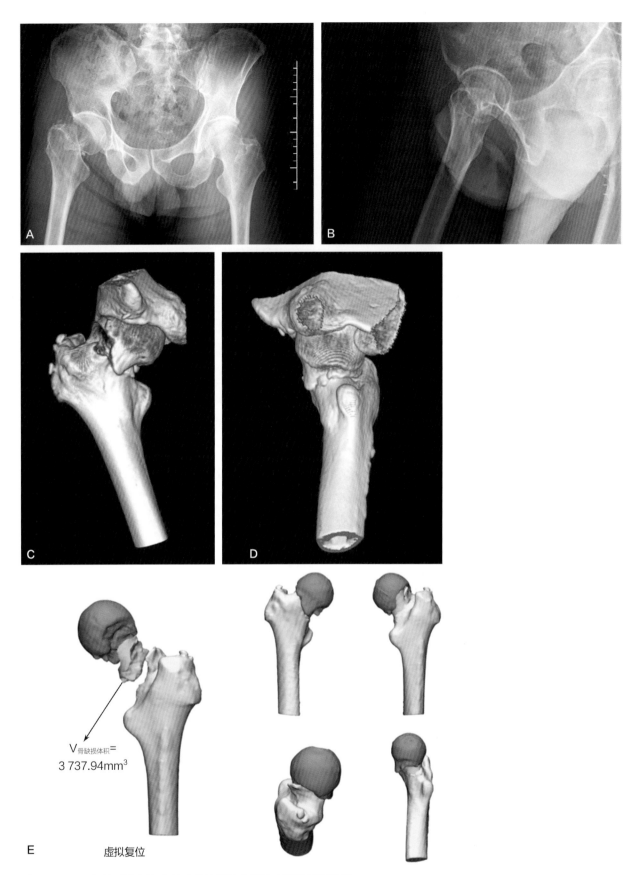

V骨缺损体积=
3 737.94mm³

E   虚拟复位

图 2-6-16　骨折端后内侧存在较大骨缺损的内翻伸直型股骨颈骨折

A. 术前骨盆 X 线正位片；B. 术前患髋 X 线侧位片；C. 术前患髋 CT 三维重建图像（前面观）；D. 术前患髋 CT 三维重建图像（内面观）；E. 术前患侧股骨近端 CT 三维重建图像模拟复位；

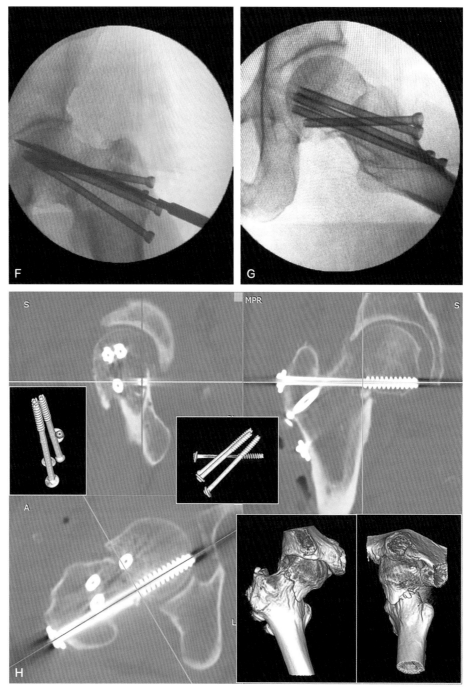

图 2-6-16（续）

F. 术中患髋 X 线正位片；G. 术中患髋 X 线侧位片；H. 术后 CT 断层及三维重建图像；

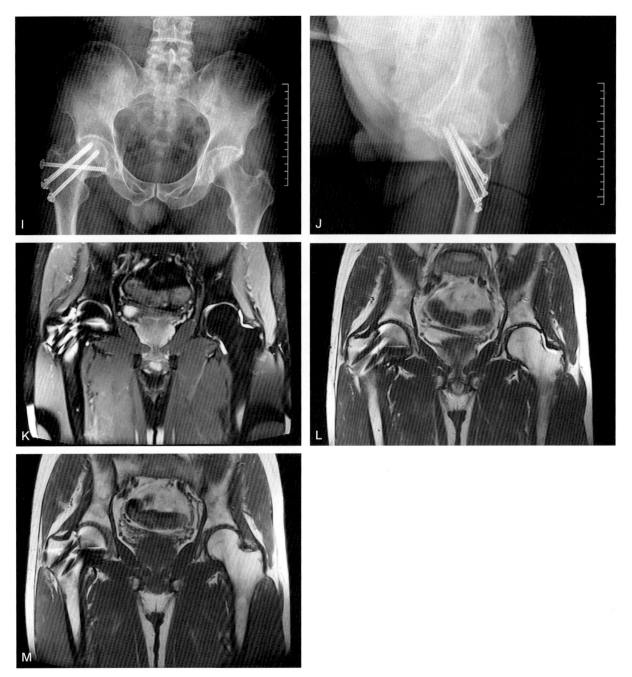

图 2-6-16（续）

I. 术后骨盆 X 线正位片；J. 术后患髋 X 线侧位片；K~M. 术后 31 个月骨盆 MRI。

的解剖复位，那么在股骨颈的后内侧就将会存在 10mm 左右的缺损间隙，这是否会影响骨折愈合？再则，骨缺损同样也会造成内固定应力的增加进而造成内固定的松动。我们当时思考的重点在于，要保证骨折愈合，首要的因素是骨折端要有充分的接触，其次是后内侧的短缩可使下支持带处于松弛状态更有利于下支持带动脉的供血，再次是在倒三角螺钉固定的基础上打入 1 枚水平螺钉以对抗股骨头后内侧的偏心应力。

六、骨移植理论与股骨颈特区

骨移植是骨科临床常用技术，涉及骨科的创伤、畸形、骨病、感染、肿瘤等分支。而骨科医师对于选择骨移植手术的目标也不完全一致，有的侧重于恢复骨骼的机械功能，如肢体骨肿瘤保肢手术中的大块骨软骨移植；有的是侧重于骨骼的生物功能，并不以机械结构功能为目标，如刺激促进新骨形成以利于骨断端或关节间骨融合的自体髂骨移植。

（一）影响骨移植选择的几个概念

1. 骨生成（osteogenesis） 是指由移植骨本身衍生的细胞驱动，或宿主来源尚存活的成骨细胞前体细胞，促进新骨形成的能力。移植的骨皮质和/或骨松质内含有新骨形成所需的细胞成分、生长因子和基质，并在宿主部位存活下来，诱导血管生成和间充质干细胞（mesenchymal stem cell，MSC）进一步形成新骨。这在骨修复的初始阶段至关重要。

2. 骨诱导（osteoinduction） 是指宿主部位及其周围的间充质干细胞被募集、增殖和分化为成软骨细胞和成骨细胞的过程。该过程受移植骨基质衍生生长因子的调节，这些生长因子包括一种或多种骨形态发生蛋白，与骨形成有关的血小板衍生生长因子、白细胞介素、成纤维细胞生长因子等，以及血管内皮衍生生长因子等血管生成因子。这些基质衍生生长因子在其骨矿物质被清除时会被激活。

3. 骨传导（osteoconduction） 是指毛细血管、血管周围组织和骨髓间充质干细胞从宿主部位朝移植物方向有序而立体的由外向内地生长过程。移植物的生物学特点以及宿主与移植界面之间的力学环境，是决定这些细胞群爬行能力的结构基础。因此，仅有成骨活性和新骨形成是不够的，新骨还必须在移植体中连续分布，并且必须与局部宿主骨相结合。否则没有足够的力学强度来维持功能。

（二）不同的骨移植材料及其特性

1. 自体骨移植 自体移植骨具有完全的组织相容性，且同时具备骨生成（骨髓源性成骨细胞以及成骨前体细胞）、骨诱导和骨传导的生理学特点。是骨科临床中最常用的骨移植材料。其主要缺点在于移植材料的资源问题，尤其是儿童。此外，供区（肋骨、腓骨、髂骨等）术后并发症、增加手术时间和失血量等，也是临床需要考虑的问题。

自体骨松质（autogenous cancellous bone）的表面存在大量的休眠和/或活跃的成骨细胞，成骨性非常强，一般在移植的第 2 天即可出现新生血管，血运重建迅速，能与受区快速融合。自体骨松质移植虽然缺乏机械强度，但其诱导和产生的新骨能使受区的稳定性逐渐得到加强。自体骨松质置入后的生物力学变化是通过在死骨上形成的新骨来实现的，即伴随坏死骨的吸收和替代，移植骨界面的机械强度逐渐恢复。

骨皮质移植早期血运重建和再吸收是从外周哈弗氏管和骨板开始。它和骨松质的差异在于血运重建率和骨诱导程度。自体骨皮质移植表现出最显著的爬行替代。爬行替代过程一般是与移植物长轴平行的横向方向进行。因此初期的植骨修复主要发生在移植物与宿主间的连接处，然后再继续到移植物与宿主界面之间的中间区域。X 线可以清楚观察到骨皮质移植后的放射性密度变化。与自体骨松质移植不同，骨皮质移植在很长一段时间内持续着坏死骨和新生骨的共存，重塑过程中的骨丢失可导致移植骨的力学强度持续下降，根据所移植骨的大小，持续到术后数月至数年。这在非血管化皮质尤为明显，对于带血管的自体骨皮质移植影响不大，因为其吸收和重塑过程基本与正常骨相同。

2. 同种异体骨移植　临床所用的同种异体骨多为商业化的冷冻或冻干保存制品，使用方便，来源充足。但相对于自体骨，同种异体骨在骨吸收、骨传导和骨诱导等方面都要比自体骨移植要差。

对于同种异体骨皮质的需求有时是自体骨所难以提供的。但异体骨皮质在加工过程中的冷冻干燥等处理工艺会改变骨皮质的材料特性，即使按操作要求在置入前需要对骨皮质进行再水化处理，但脆性仍然很大，在置入和固定中容易发生碎裂。且其力学强度在术后 1 年内明显减弱，临床中要充分考虑到这一特性。

异体骨松质比异体骨皮质块的降解更速度更快，也比骨皮质更容易重建血运。但异体骨松质的主要功能还是发挥支架作用，宿主细胞在其表面爬行替代形成\新骨。

1965 年 Urist MR 在 *Science* 上发表了"Bone: formation by autoinduction"的论文，首次提出脱钙骨基质（demineralized bone matrix，DBM）有诱导成骨的能力，开创了骨诱导研究的新领域。这种脱钙、部分脱脂的同源骨基质为细胞填充和生成新骨提供了合适的框架，也可能通过诱导 MSC 分化为成骨细胞。此后，特别是 20 世纪 90 年代以后，各种 DBM 复合材料普遍用于临床，各种载体可望实现更好的骨传导和骨诱导。

（三）股骨颈骨折的植骨问题

我们的前期研究表明，①凡是存在移位的股骨颈骨折，骨折端都存在或多或少的骨缺损，且骨缺损的大小与骨折移位程度呈正相关；②在骨折端的骨缺损区植骨，可以降低股骨颈骨折骨不连的发生率。但股骨颈骨折所造成的骨缺损问题，长期以来就没有作为一个重要的临床问题进行过专门的讨论。股骨近端解剖的特殊性不仅涉及形状和血供，关节囊隔离了股骨颈与肌肉的接触，而股骨颈表面也缺少一般长骨表面的骨膜结构。股骨颈的植骨手术一般都需要切开髋关节的关节囊，从髋关节前方切开可以最大限度地减少对股骨近端和股骨头血供的损伤，这一理论已经成为共识。

我们早期对股骨颈骨折患者的植骨，主要是对于那些因闭合复位失败而改用切开复位的股骨颈骨折患者。因为复位后发现骨折端存在较大的骨缺损而临时补充植骨，一般以异体骨松质条为多，有时也会加入部分大转子附近的骨松质，或混合髂骨抽吸的骨髓，或富血小板血浆，总之是希望富集骨髓中的干细胞来提高骨愈合能力。关于股骨颈骨折断端植骨的必要性以及相关的手术指征，我们的研究尚处于起步阶段，对于股骨颈骨折的植骨问题尚不足以提出有实证意义的规范。

在此后进行的一批计划性切开复位内固定的患者中，大多也规划了取自髂骨的自体骨松质做骨移植，取得了较好的临床效果，为股骨颈骨折的治疗提供了富有临床价值的一手数据：①股骨颈骨折复位后，撕裂的支持带可能被卷入骨折端影响骨折面的接触。②骨折端较大的骨缺损会在骨折复位后留下较大的骨缺损间隙，患者能自身修复的极限是多大范围？如果没有植骨提供支架，难以实现有利于断端修复的对合。③骨折端缺损区的大小和形状千变万化，对骨折端稳定性的影响应充分评估，不可希望以一种内固定模式应对变化的骨折端。④应充分评估植骨对骨折端的结构支持能力及时效性，探讨不同内固定方案所能提供的骨折端维稳时效，探讨有利于骨折愈合的内固定模式之间的生物力学负荷的动态变化。根据股骨颈作为植骨受区的局部解剖学特点以及骨缺损大小的不同，在手术设计中是以机械功能（mechanical function）优先还是生物功能（biologic function）优先，还是两者并重。⑤应充分认识在关节囊的阻隔下，断端周围基质干细胞的募集能力要弱。有必要评估移植物的类型（自体或异体，骨皮质或骨松质，重组人生长因子 rhBMP-2、DBM 复合材料等新材料）对骨折端愈合及稳定修复所需要的时间平衡问题。⑥骨折端较大缺损的骨皮质支撑问题，在我们的临床工作中，带血管腓骨和异体腓骨（髓腔填充自体骨松质或生物活性材料），均取得了较好的临床效果；如果不用骨皮质植骨，有无更合理的植骨与内固定模式。

（倪明　王华　梅炯）

参考文献

［1］ GOLDBLATT D. The great names of our profession. Robert Bentley Todd (1809—1860)［J］. Semin Neurol, 1986, 6 (3): 332-335.

［2］ MALENFANT J, ROBITAILLE M, SCHAEFER J, et al. Henry Jacob Bigelow (1818—1890): his contributions to anatomy and surgery［J］. Clin Anat, 2011, 24 (5): 539-543.

［3］ HALL DP. Our surgical heritage: United States of America. Henry Jacob BIGELOW［J］. Am J Surg, 1961, 101: 824-825.

［4］ HARTY M. The calcar femorale and the femoral neck［J］. J Bone Joint Surg, 1957, 39 (3): 625-630.

［5］ BIGELOW HJ. The Classic: The true neck of the femur: Its structure and pathology［J］. Clin Orthop Relat Res, 1997, 344 (2): 29-33.

［6］ GRIFFIN JB. The calcar femorale redefined［J］. Clin Orthop Relat Res, 1982, 4 (164): 211-214.

［7］ 史博礼. 论股骨颈骨折及其主要并发症［J］. 震旦医刊, 1949, 14 (2): 113-157.

［8］ 张家瑜. 股骨颈骨折及其360年来之疗法［J］. 上海: 中外书局, 1952: 3.

［9］ 梅炯. 股骨距" 还是 "股骨矩" ?［J］. 中国骨与关节杂志, 2016, 5 (7): 557-559.

［10］ 武汉医学院, 上海第二医学院. 外科学［M］. 北京: 人民卫生出版社, 1980: 841.

［11］ GOTFRIED Y. The lateral trochanteric wall: a key element in the reconstruction of unstable pertrochanteric hip fractures［J］. Clin Orthop Relat Res. 2004, 8 (425): 82-86.

［12］ MEINBERG EG, AGEL J, ROBERTS CS, et al. Fracture and Dislocation Classification Compendium-2018［J］. J Orthop Trauma, 2018, 32 (Suppl 1): S1-S170.

［13］ SEVITT S, THOMPSON RG. The distribution and anastomoses of arteries supplying the head and neck of the femur［J］. J Bone Joint Surg (Br), 1965, 47 (3): 560-573.

［14］ GOJDA J, BARTONÍČEK J. The retinacula of Weitbrecht in the adult hip［J］. Surg Radiol Anat, 2012, 34 (1): 31-38.

［15］ DOU B, MEI J, WANG Z, et al. Histological observation of the retinacula of weitbrecht and its clinical significance: A cadaveric study［J］. Indian J Orthop, 2018, 52 (2): 202-208.

［16］ 沈克非. 外科学［M］. 北京: 人民卫生出版社, 1958: 前言, 150.

［17］ 维利科列茨基. 外科学［M］. 黄汉兴, 译. 北京: 人民卫生出版社, 1955.

［18］ MEI J, NI M, WANG G, et al.Number and distribution of nutrient foramina within the femoral neck and their relationship to the retinacula of Weitbrecht: an anatomical study［J］. Anat Sci Int, 2017, 92 (1): 91-97.

［19］ MEI J, QUAN K, WANG H, et al. Total cross-sectional area of the femoral neck nutrient foramina measured to assess arterial vascular beds in the femoral head [J]. J Orthop Surg Res, 2019, 14 (1): 439.

[20] MEI J, YAN F, NI M, et al. Changes in intraarticular pressure on the blood supply in the retinaculum of the femoral neck [J].Clin Biomech (Bristol, Avon), 2019, 68 (8): 73-79.

[21] KOLODNY A. The architecture and the blood supply of the head and neck of the femur and their importance in the pathology of fractures of the neck [J]. J Bone Joint Surg Am, 1925, 7 (3): 575-597.

[22] WOLCOTT WE. The evolution of the circulation in the developing femoral head and neck: An anatomic study [J]. Surg Gynecol Obstet, 1943, 77 (1): 61-68.

[23] TUCKER FR. Arterial supply to the femoral head and its clinical importance [J]. J Bone Joint Surg Br, 1949, 31 (1): 82-93.

[24] TRUETA J, HARRISON MHM. The normal vascular anatomy of the femoral head in adult man [J]. J Bone Joint Surg Br, 1953, 35 (3): 442-461.

[25] CROCK HV. A revision of the anatomy of the arteries supplying the upper end of the human femur [J]. J Anat Lond, 1965, 99 (1): 77-88.

[26] CHUNG SMK. The arterial supply of the developing proximal end of the human femur [J]. J Bone Joint Surg Am, 1976, 58 (7): 961-970.

[27] SEELEY MA, GEORGIADIS AG, SANKAR WN. Hip Vascularity: A Review of the Anatomy and Clinical Implications [J]. J Am Acad Orthop Surg, 2016, 24 (8): 515-526.

[28] MACNEIL JA, FRANCIS A, EL-HAWARY R. A systematic review of rigid, locked, intramedullary nail insertion sites and avascular necrosis of the femoral head in the skeletally immature [J]. J Pediatr Orthop, 2011, 31 (4): 377-380.

[29] 王华, 梅炯. 股骨头颈部血供的三维全景图制作及临床意义 [J]. 同济大学学报 (医学版), 2017, 38 (6): 46-51.

[30] LISTED N.Proceedings of the Eighth Symposium on Joint Preserving and Minimally Invasive Surgery of the Hip. Ottawa, Ontario, Canada. June 2010 [J]. J Bone Joint Surg Am, 2011, 93 (Suppl 2): 1-148.

[31] HULTH A. Intra-osseous venographies of medial fractures of the femoral neck; the residual vascularity of the head fragment in different types of fractures and its relation to the prognosis [J]. Acta Chir Scand Suppl, 1956, 214: 1-112.

[32] HULTH A. Intraossäre Venographie bei medialer Schenkelhalsfraktur [Intraosseous venography in medial femur neck fractures][J]. Zentralbl Chir, 1959, 84 (14): 552-553.

[33] MOON MS, CHO DY. Trochanteric intra-osseous venography in femoral neck fractures in the dog [J]. Int Orthop, 1980, 3 (4): 265-269.

[34] KUSUMBE AP, RAMASAMY SK, ADAMS RH. Coupling of angiogenesis and osteogenesis

by a specific vessel subtype in bone [J]. Nature, 2014, 507 (7492): 323-328.

[35] GRÜNEBOOM A, HAWWARI I, WEIDNER D, et al. A network of trans-cortical capillaries as mainstay for blood circulation in long bones. Nat Metab. 2019, 1 (2): 236-250.

[36] STOFFEL K, ZDERIC I, GRAS F, et al. Biomechanical Evaluation of the Femoral Neck System in Unstable Pauwels Ⅲ Femoral Neck Fractures: A Comparison with the Dynamic Hip Screw and Cannulated Screws. J Orthop Trauma, 2017, 31 (3): 131-137.

[37] HAWKS MA, KIM H, STRAUSS JE, et al. Does a trochanteric lag screw improve fixation of vertically oriented femoral neck fractures? A biomechanical analysis in cadaveric bone [J]. Clin Biomech (Bristol, Avon). 2013, 28 (8): 886-891.

[38] MÜLLER MC, WELLE K, STRAUSS A, et al. Real-time dosimetry reduces radiation exposure of orthopaedic surgeons. *Orthop Traumatol Surg Res*. 2014, 100 (8): 947-951.

[39] SCHECK M. Intracapsular fractures of the femoral neck.Comminution of the posterior neck cortex as a case of unstable fixation [J]. J Bone Joint Surg Am, 1959, 41 (10): 1187-1200.

[40] ASNIS SE, WANEK-SGAGLIONE L.Intracapsular fractures of the femoral neck: Results of cannulated screw fixation [J]. J Bone Joint Surg Am, 1994, 76 (12): 1793-1803.

[41] BRAY TJ.Femoral neck fracture fixation [J]. Clin Orthop Relat Res, 1997, 339 (6): 20-31.

[42] CAVIGLIA HA, OSORIO PQ, COMANDO D. Classification and diagnosis of intracapsular fractures of the proximal femur [J]. Clin Orthop Relat Res, 2002, 399 (6): 17-27.

[43] LUND EA, SAMTANI R, WINSTON M, et al. Association of Perioperative Computed Tomography Hounsfield Units and Failure of Femoral Neck Fracture Fixation [J]. J Orthop Trauma, 2020, 34 (12): 632-638.

[44] KNOBE M, ALTGASSEN S, MAIER KJ, et al. Screw-blade fixation systems in Pauwels three femoral neck fractures: a biomechanical evaluation [J]. Int Orthop, 2018, 42 (2): 409-418.

[45] STOFFEL K, ZDERIC I, GRAS F, et al. Biomechanical Evaluation of the Femoral Neck System in Unstable Pauwels Ⅲ Femoral Neck Fractures: A Comparison with the Dynamic Hip Screw and Cannulated Screws [J]. J Orthop Trauma. 2017, 31 (3): 131-137.

[46] BLIVEN E, SANDRIESSER S, AUGAT P, et al. Biomechanical evaluation of locked plating fixation for unstable femoral neck fractures [J]. Bone Joint Res, 2020, 9 (6): 314-321.

[47] Levack AE, Gausden EB, Dvorzhinskiy A, et al. Novel Treatment Options for the Surgical Management of Young Femoral Neck Fractures [J]. J Orthop Trauma, 2019, 33 (Suppl 1): S33-S37.

[48] BAKSI DP. Internal fixation of ununited femoral neck fractures combined with muscle-pedicle bone grafting [J]. J Bone Joint Surg Br, 1986, 68 (2): 239-245.

[49] MEYERS MH, HARVEY JP JR, MOORE TM. Treatment of displaced subcapital and

transcervical fractures of the femoral neck by muscle-pedicle-bone graft and internal fixation. A preliminary report on one hundred and fifty cases [J]. J Bone Joint Surg Am, 1973, 55 (2): 257-274.

[50] MEYERS MH, HARVEY JR JP, MOORE TM. The muscle pedicle bone graft in the treatment in displaced fractures of the femoral neck: Indications, operative technique, and results [J]. Orthop Clin North Am, 1974, 5 (4): 779-792.

[51] LINDEQUIST S. Bone grafting in femoral neck fractures: results in 28 cases operated on with multiple pinning and cancellous bone grafting [J]. *Arch* Orthop Trauma Surg, 1989, 108 (2): 116-118.

[52] ELGEIDI A, EL NEGERY A, ABDELLATIF MS, et al. Dynamic hip screw and fibular strut graft for fixation of fresh femoral neck fracture with posterior comminution [J]. Arch Orthop Trauma Surg, 2017, 137 (10): 1363-1369.

[53] GADEGONE WM, RAMTEKE AA, LOKHANDE V, et al. Valgus intertrochanteric osteotomy and fibular strut graft in the management of neglected femoral neck fracture. Injury 2013, 44: 763-8.

[54] KAUFFMAN JI, SIMON JA, KUMMER FJ, et al. Internal fixation of femoral neck fractures with posterior comminution: a biomechanical study [J].J Orthop Trauma, 1999, 13 (3): 155-159.

[55] WRIGHT DJ, BUI CN, IHN HE, et al. Posterior Inferior Comminution Significantly Influences Torque to Failure in Vertically Oriented Femoral Neck Fractures: A Biomechanical Study [J]. J Orthop Trauma, 2020, 34 (12): 644-649.

[56] SOTO-HALL R, JOHNSON LH, JOHNSON RA. Variations in the intra-articular pressure of the hip joint in injury and disease. A probable factor in avascular necrosis [J]. J Bone Joint Surg Am, 1964, 46 (4): 509-516.

[57] BECK M, SIEBENROCK KA, AFFOLTER B, et al. Increased intraarticular pressure reduces blood flow to the femoral head [J]. Clin Orthop Relat Res, 2004, (424): 149-152.

[58] MEI J, YAN F, NI M, et al. Changes in intraarticular pressure on the blood supply in the retinaculum of the femoral neck [J]. Clin Biomech (Bristol, Avon), 2019, 68 (8): 73-79.

[59] DRAKE JK, MEYERS MH. Intracapsular pressure and hemarthrosis following femoral neck fracture [J]. Clin Orthop Relat Res, 1984, (182): 172-176.

[60] RANDELLI F, VIGANÒ M, LICCARDI A, et al. Femoral neck fractures: Key points to consider for fixation or replacement a narrative review of recent literature [J]. Injury, 2021, 25 (9), 798-801.

[61] CHASE SW, HERNDON CH. The fate of autogenous and homogenous bone grafts [J]. J Bone Joint Surg Am, 1955, 37 (4): 809-841.

[62] PHEMISTER DB. Treatment of ununited fractures by onlay bone grafts without screw or tie fixation and without breaking down of the fibrous union [J].J Bone Joint Surg Am, 1947, 29 (4): 946-960.

[63] KIRKPATRICK JS, GOLDNER JL, GOLDNER RD. Revision arthrodesis for tibiotalar pseudarthrosis with fibular onlay-inlay graft and internal screw fixation [J]. Clin Orthop Relat Res, 1991, (268): 29-36.

[64] GOLDBERG VM, STEVENSON S, SHAFFER JW, et al: Biological and physical properties of autogenous vascularized fibular grafts in dogs [J]. J Bone Joint Surg Am, 1990, 72: 801-810.

[65] URIST MR. Bone: formation by autoinduction [J].Science, 1965, 150 (3698): 893-899.

第三章
承先启后

借用 1934 年美国医师 Kellogg Speed 在美国医师学院上的演讲来开始股骨颈骨折相关临床问题的讨论："之所以选择这个骨折来讨论，是因为一个多世纪以来，外科医师对该骨折的治疗及其结果一直在争议和探索。而且，尽管现在显示的结果有所改善，但根本无法与其他部位的骨折相提并论。"Speed 特别提到在此之前的一个多世纪里，股骨颈骨折的疗效并无实质性进展。从此至今，文献中对 Speed 问题的引用从未中断，再过十余年，又是一个世纪过去，股骨颈骨折所造成的骨不连和股骨头缺血性坏死，依旧是股骨颈骨折治疗的两大难题。

股骨颈骨折的治疗选择，目前最主要的决定因素包括两个方面：一是患者年龄；一是骨折是否移位。其中基本是以年龄为主导的。一般除了对青壮年股骨颈骨折和无移位的股骨颈骨折（无论年龄大小）首选内固定之外，除非患者的全身情况不能耐受手术或麻醉，对老年有移位的股骨颈骨折多选择关节置换。相对内固定，关节置换虽然会增加感染风险，增加出血量和手术时间，但显著减少 1 年内手术翻修的风险，且并不会增加术后 1 年内患者的死亡风险。当然，关节置换后的感染和翻修手术，无论是对患者肢体功能的影响，还是技术操作的复杂程度和持续时间，以及远期的疗效，都要比内固定后的翻修手术要困难许多。

有关影响股骨颈骨折患者预后因素的研究也有很多：例如骨折的移位程度、复位的满意度、固定的可靠性等因素都可影响内固定患者的预后，但临床上尚无公认的确定因素。此外，临床上也有不少反面的例子尚缺少合理的解释，如 Garden Ⅲ、Ⅳ型的股骨颈骨折并未发生股骨头坏死，而在有些 Garden Ⅰ、Ⅱ型股骨颈骨折却反而发生了。在文献中以及我们治疗的临床病例中，也有不少骨折复位不良却最终骨折愈合良好，且无股骨头坏死发生的病例。或许是医师太过关注于疗效不佳的患者，常常从医疗技术的角度去解释其原因，从而忽视了那些"疗效本应该好"却不好，或者"疗效本应该差"却不差的病例，这些"不合常理"的病例虽然不是大概率事件，却可能是我们提高股骨颈骨折治疗效果的突破点。

第一节　基于 X 线的临床分型仍是主流

股骨颈骨折的分型目前可大致分为两个阶段：一是在 X 线出现之前的骨骼实物观察阶段。包括尸体解剖观察、个人收藏的干骨标本观察以及临床观察等手段，如 1818 年 Colles 基于对 11 具髋部骨折尸体标本的解剖总结，按骨折形态将股骨颈骨折分为完全型和不完全型两大类，这是继 Paré 首次描述股骨颈骨折后的 200 多年间，第一次对股骨颈骨折进行分型。

1819 年，Cooper 基于动物实验（2 狗 1 兔）和临床观察，按骨折发生的部位将股骨颈骨折分为关节囊内骨折和关节囊外骨折两大类。这种分型在此后的 100 多年时间中得到了骨科医师的广泛认同，即使是对 Cooper 的大多观点持不同意见的 Henry Earle，在其专著《Practical Observations in Surgery》中也将关节囊外骨折作为股骨颈骨折的一种独立形态。Earle 将股骨颈骨折分为三型，一是"头颈交界处"，二是"头和转子中间"，三是"干和颈交界处"。并认为第三种类型是"最常见类型"，"骨折线经常从大转子延伸至小转子"，显然这属于典型的现代意义的转子间骨折。在 1895 年第 63 届英国医学会年会上，Sir William Stokes 主持了关于股骨颈骨折分型、诊断与治疗的专题讨论，会上所提出的分型则主要基于骨骼标本的观察，在综合 Colles 分型和 Cooper 分型的基础上提出了骨折端有无嵌插或压缩的问题。该分型在后来的文献中较少提及，但其分型理念在此后的一些文献中还是有所体现。

另一个阶段则是在发现 X 线并应用于临床检查之后。首先是法国医师 Pierre Delbet 于 1910 年将股骨上端骨折分为头下型、经颈型、基底型和转子间型 4 种。前 3 型股骨颈骨折至今仍用于临床，第 4 型划归股骨转子间骨折的分型。还有早期德国及其他一些德语国家广泛应用的外展型和内收型分类，德国医师 Friedrich Pauwels 提出分型以及英国医师 Garden RS 提出的股骨颈骨折分型均是基于骨折的 X 线特点。即使在 CT 扫描已广泛应用于临床后才提出的 AO/OTA 分型，也没有依靠 CT 图像分析骨折特征，而只是对 Garden 分型和 Pauwels 分型进行了组合。

目前主要专著和学术论文中，常用的股骨颈骨折的分型包括 3 种：①Delbet 根据骨折的解剖部位分为头下型，经颈型和基底型；②Pauwels 根据骨折线与水平面的夹角分为Ⅰ、Ⅱ、Ⅲ型；③Garden 根据骨折移位程度分为Ⅰ、Ⅱ、Ⅲ、Ⅳ型。

以上这些分型都是基于前后位 X 线图像进行分类的。其中，Delbet 分型距今已逾 100 年，而 Garden 分型距今也近 60 年。距今最近的 AO/OTA 分型所反映的骨折特征和对治疗的指导作用也并不优于前面的分型，因而在文献中较少应用。

骨折分型的总体要求是既能尽可能多地反映骨折的形态特征，又能指导治疗方案的选择并便于判断患者的预后。很明显，现有的分型体系甚至还不能概括股骨颈骨折的形态特点。举个例子，现在的分型系统没有一种分型纳入了内收嵌插型骨折以及股骨头前倾、股骨颈向后成角的骨折类型。而这些骨折类型在临床工作中还必须有所考虑。对于内收嵌插型骨折（图 3-1-1）和外展嵌插型骨折的治疗方法与预后之间差别，如是否复位及其方法、内固定选

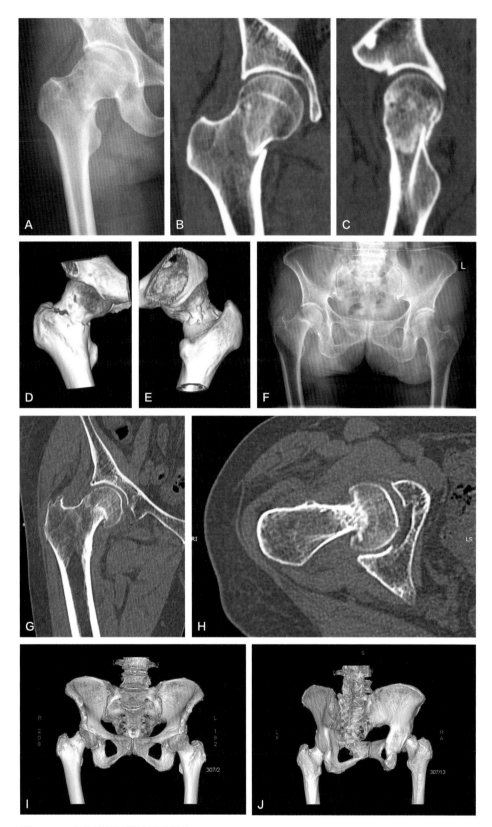

图 3-1-1　内收嵌插型股骨颈骨折

A. 髋关节前后位 X 线片,股骨颈骨折内翻嵌插移位;B、C. 股骨近端 CT 扫描,冠状面和矢状面显示股骨头呈内翻后倾;D、E. 股骨近端 CT 扫描 3D 重建,前面观和后面观显示骨折端的开口在前外侧,压缩在后内侧;F. 骨盆前后位 X 线片,股骨颈头下型骨折,内翻嵌插移位;G、H. 股骨近端 CT 扫描,冠状面和横断面显示股骨头呈内翻嵌插,前后倾并不明显;I、J. 骨盆 CT 扫描 3D 重建,前面观和后面观显示骨折端的开口侧和压缩侧均在股骨颈轴线上。

择等,都缺少相关文献报道。对于股骨头前倾型骨折(图 3-1-2),至少对于骨折的闭合复位内固定而言,目前临床所用的闭合复位方法都是不适合的。

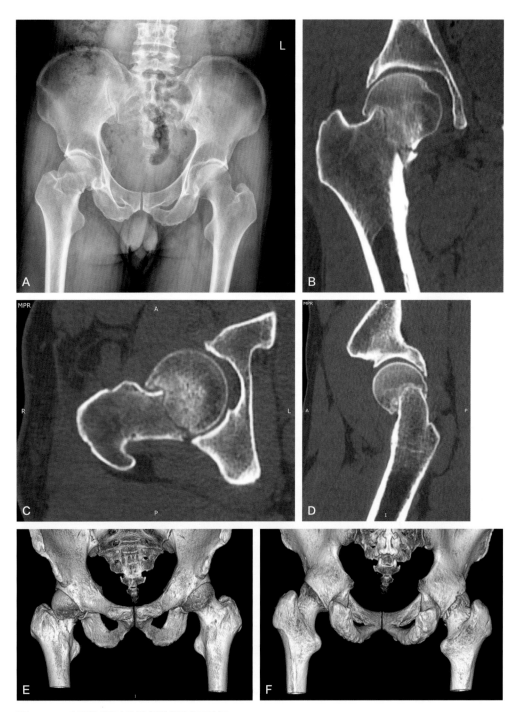

图 3-1-2　表现为股骨头前倾的股骨颈骨折

A. 骨盆前后位 X 线片,右侧股骨颈骨折,股骨头明显外翻移位;B~D. 股骨近端 CT 扫描,冠状面、矢状面和横断面显示股骨头向外向前呈外翻前倾移位;E、F. 骨盆 CT 扫描 3D 重建,前面观和后面观显示股骨颈骨折端的开口在后内侧,压缩在前侧。

当代先进的影像技术如 CT、MRI 为什么没有用于股骨颈骨折的分型？从内固定治疗的角度来看，近 100 年来股骨颈骨折内固定治疗的疗效并没有革命性的提高；而从关节置换治疗股骨颈骨折的角度来看，一是由于人工关节在假体材料和生产工艺的进步，以及手术经验和技术方面的进步，治疗股骨颈骨折的疗效日渐提高；二是由于股骨颈骨折患者大多是老年人，关节置换有效解决了股骨颈骨折所引起的骨折不愈合及股骨头缺血性坏死等并发症，更利于患者的早期活动。因此，治疗方案的选择更多取决于患者年龄而非骨折的类型。近些年来，建议对无移位的股骨颈骨折患者进行关节置换的文献也屡见不鲜。某种意义上，股骨颈骨折的治疗似乎与骨折分型无关，而是否骨折即决定了是否手术。

很多学者建议，将 Garden 分型中的 4 个分型合并成有移位和无移位 2 个分型，已足以解决老年股骨颈骨折的治疗选择。因此在一些研究论文中，"无移位型骨折"和"移位型骨折"的术语已较广泛使用。但临床上，单从前后位 X 线片要严格区分两者及其预后并不容易，而且患者在伤后等待手术的过程中，骨折的移位程度会由于不恰当的患肢护理或搬运而变化。同时，X 线评估分型本身就有其天生缺陷，特别是 Garden 分型中仅依靠一个平面的影像学资料尤其如此。比如标准的髋关节正位 X 线要求下肢在内旋角度拍摄，而有移位的股骨颈骨折的 X 线表现，在内旋位和外旋位的可能是完全不一样。相信很多医师都有这样的经验，不少在正位片上诊断为 Garden Ⅰ 型骨折，在侧位片上可认为是 Garden Ⅲ 型骨折。Thomsen 等将 96 例股骨颈骨折分别请 6 位医师进行分型，发现结果的相互符合率仅为 15%，其中 Garden Ⅱ、Ⅲ 型之间的争议最大。Frandsen 等对 100 例股骨颈骨折分别请 8 位医师进行 Garden 分型，结果发现 8 位医师分型后的相互符合率只有 22%，对于移位与否的争议占 33%，Garden Ⅰ 型与Ⅱ型之间以及Ⅲ型与Ⅳ型之间难以区分。因此，在评价疗效时，虽说都是基于 Garden 分型，但在分型时是否参照了侧位，患者的分布和疗效的评定是截然不同的。

Garden 后来提出的"力线指数"，就同时考虑到了正位和侧位片的影像，这在临床上很有价值并应用至今。正位片上压力骨小梁的中线和股骨干的中线形成了一个 160°角。在侧位片上，这个角则为 180°。Garden 力线指数不仅能更好地界定骨折程度，也用于评定股骨颈骨折的复位。例如股骨颈骨折力线指数为 160°/180°，复位前表达的是骨折属于 Garden Ⅱ 型，即 X 线片在正位和侧位上都没有移位的骨折；若是在骨折复位后，则表达的是骨折达到了满意复位。

在股骨颈骨折患者中，青壮年患者以及少年儿童患者和老年患者不同。这类患者对关节功能的运动性和耐久性有更高的要求，这是目前人工关节所不能达到的，切开（或闭合）复位内固定仍是治疗的首选。

对于青壮年股骨颈骨折患者，Pauwels 分型是文献中出现得最多的。该分型是在前后位 X 线片上，根据骨折线与水平面形成的夹角大小，即大家所熟知的 Pauwels 角，将股骨颈骨折分为 3 型：Pauwels 角 <30°为Ⅰ型，Pauwels 角在 30°~50°之间为Ⅱ型，Pauwels 角 >50°为Ⅲ型。Pauwels 分型直观地描述了骨折分型与骨折稳定性之间的关系，在相关的研究中，因为 Pauwels Ⅲ 型骨折最不稳定，如何有效地固定该型骨折是文献中最常讨论的话题。传统认为，Pauwels 分型在以下两种情况下是很重要的：①早期有学者建议对 Pauwels Ⅲ型股骨颈骨折行髋外翻截骨术，把剪切力转变为压缩力，以更好地实现骨折端的稳定。但随着骨折内固定材料的进步，这种创伤较大的手术已不再使用。②在 Pauwels Ⅲ型骨折中，如果内侧骨质结构失去支撑，内置物就会因为内侧的支撑不足而致固定失效。因此，对于内侧骨质结构失去支撑的患者，选择什么样的内固定来维持颈干角以避免复位丢失，大量的研究不仅涉及新型内固定的开发，也涉及现有内固定装置的组合优化。

但 Pauwels 分型也存在显而易见的不足：①影响骨折线走行方向的原因很多，暴力的大小和方向、患者受伤时的姿势和骨量水平等因素均可影响骨折线的走向，分型较少考虑到影响 Pauwels 角的损伤机制。②Pauwels 分型并没有考虑到骨折端的移位的方向、程度以及骨折端的粉碎状况，骨折端的移位与粉碎，直接受暴力大小和方向的影响。并且，骨折在移位过程又不可避免地加重骨折端骨质的结构损伤和股骨头颈部血供的损伤。姑且不论骨折端的移位与粉碎，如图 3-1-1 所示的内收型 Pauwels Ⅲ型骨折和临床常见的外展型 Pauwels Ⅲ型，之间的临床价值也值得讨论，尤其是对于青年患者。③作为一种基于 X 线的骨折分类，Pauwels 角测量的准确性问题已经被很多临床医师提及，髋关节运动的复杂性，加上股骨颈作为一个椭圆形短柱状体，骨折线的走向复杂多变，X 线的投照、受伤后患者的体位、髋关节所处位置、骨盆的倾斜等因素均可影响骨折线在摄前后位 X 线片时所测得的 Pauwels 角，特别是在肢体外旋的时候的 X 线影像通常会增加骨折线的垂直角度。很多医师都注意到股骨颈骨折复位前后 Pauwels 角的变化，多是出于这样的一些原因。

我们团队曾对 209 例 Pauwels Ⅲ型股骨颈骨折的 CT 图像进行测量，发现骨折面的形态在个体间差别很大。我们测量的方法是经股骨颈中轴线冠状面的垂直面定义为 0°测量基面，简化为一个从上到下的投影面，按钟面刻度将骨折线视为指针，股骨颈的前方定义为 6-12 点，后方定义为 0-6 点。根据骨折线与 9-3 点重叠为 0°，骨折线小于 9-3 点线定义为前 Pauwels Ⅲ型（骨折远端骨折面朝向前内侧），骨折线大于 9-3 点线为后 Pauwels Ⅲ型（骨折远端骨折面朝向后内侧）。鉴于经典的 Pauwels Ⅲ型股骨颈骨折是将骨折线定义为 0°的，考虑到临床图像资料中的骨折线并不是理想状态下的直线，我们将 9-3 点连线的 0°基线正负 5°区域内的骨折线均定义为经典 Pauwels Ⅲ型。以此为标准，209 例 Pauwels Ⅲ型股骨颈骨折中，测得前 Pauwels Ⅲ型计 60 例，占所有病例的 28.71%；后 Pauwels Ⅲ型 141 例，占 67.46%，经典 Pauwels Ⅲ型 8 例，占 3.82%。前 Pauwels Ⅲ型骨折线与基线的夹角平均为 22.54°（6.72°~39.31°）；后 Pauwels Ⅲ型骨折线与基线的夹角平均为 21.86°（8.51°~41.88°）。由此可见，我们平时研究 Pauwels Ⅲ型股骨颈骨折时，默认使用的 0°骨折面类型，其实只代表了临床上不到 5% 的患者人群。当然，前、后 Pauwels Ⅲ股骨颈骨折的力学特点是各不相同的，我们通过构建相应的有限元模型，对前、后及经典型 Pauwels Ⅲ型股骨颈骨折在不同内固定条件下的生物力学差别进行了比较。初步研究结果表明，不同的骨折类型对于不同的内固定方式，其力学稳定性是各不相同的。这一结果可以解释一些临床现象，即不同的内固定方式都有一定的失败率，可能就是由于某些看似一类的骨折，囿于检查方式的限制，其骨折特点实际上并不完全一致（图 3-1-3）。

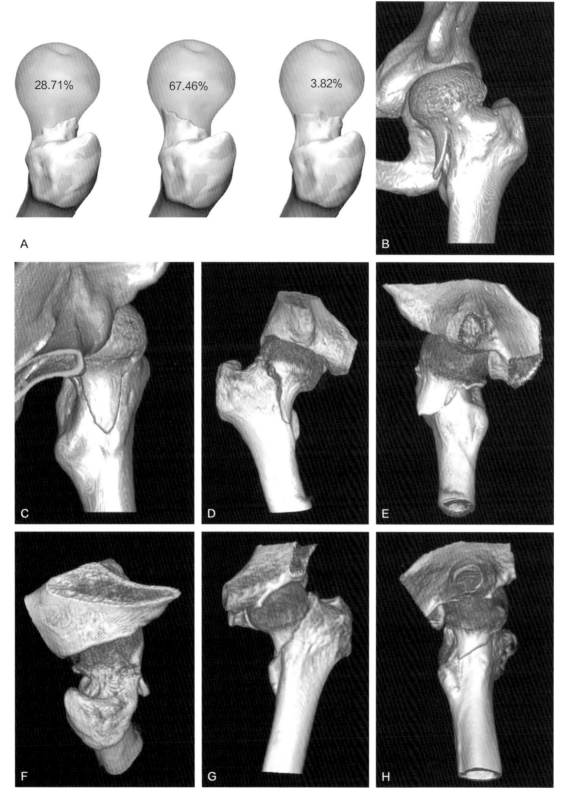

图 3-1-3　基于 CT 的 Pauwels Ⅲ型骨折形态存在较大差异

A. Pauwels Ⅲ型骨折可归纳为 3 种骨折形态;B、C. 经典 Pauwels Ⅲ型;D、E. 前 Pauwels Ⅲ型;F. 前 Pauwels Ⅲ型,后侧皮质常有压缩;G、H. 后 Pauwels Ⅲ型。

相对于其他部位骨折的 AO/OTA 分型，股骨颈骨折的 AO/OTA 分型在临床应用中并不大众。股骨颈骨折归类于股骨近端骨折（编号 31）的 B 型（31-B），然后进一步依据骨折发生部位和移位状况，再分为 3 个亚型。2007 年版（图 3-1-4）是在轻微移位、经颈和头下型无嵌插移位 3 型的基础上，将每个亚型再分为 3 类，共 9 个小类。

股骨，近端，颈部骨折，轻度移位（31-B1）

1. 外展嵌插≥15°
   （31-B1.1）（Garden I 型）
   （1）后倾<15°
   （2）后倾>15°

2. 外展嵌插<15°
   （31-B1.2）（Garden I/II 型）
   （1）后倾<15°
   （2）后倾>15°

3. 无嵌插
   （31-B1.3）（Garden II 型）

B1

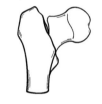
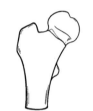
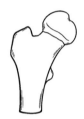

股骨，近端，颈部骨折，经颈型（B2）

1. 颈基底（31-B2.1）

2. 颈中内收（31-B2.2）

3. 颈中剪切（31-B2.3）

B2

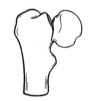
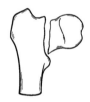

股骨，近端，颈部骨折，头下型，无嵌插，移位（31-B3）

1. 中度移位：内翻伴外旋
   （31-B3.1）（Garden III 型）

2. 中度移位：垂直移位伴外旋
   （31-B3.2）（Garden IV 型）

3. 显著移位（31-B3.3）
   （Garden III/IV 型）
   （1）内翻
   （2）伴移位

B3

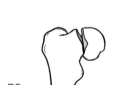

图 3-1-4　2007 年版 AO 分型

本质上就是 Garden 分型和 Pauwels 分型的融合并兼顾骨折的外展、内收状况。首先是按骨折部位分为头下型和经颈型，因为头下型骨折是否移位直接影响骨折预后和治疗选择，所以又按骨折移位程度分为 2 型，将无移位或轻度移位、预后较好不需要关节置换的定义为 Bl 型，而将移位明显有可能行关节置换的定义为 B3 型。B1 型和 B3 型之间插入了定义为 B2 型的经颈型骨折，该型骨折所涵盖的是治疗方法类似 B1 型骨折、以内固定为主的患者，但预后相对 B1 型要差，因而把颈基底型骨折也勉强划入其中。Bl 型主要是外展嵌插骨折，分为外翻角≥15°，<15°以及无嵌插三类，程度似乎由重到轻，但对于治疗选择差别不大，而且在31B1.1 和 31B1.2 两个亚型中，还以后倾角 <15°和后倾角 >15°再作了细分。前面已经叙述过，B2 型中加入股骨颈基底部骨折有些牵强，进而再分出经颈内收和经颈剪切两类，但临床上，如果没有类似于 Pauwels 角的界定，要明确区分内收和剪切还是有歧义的。B3 型又讨论头下型骨折,涵盖所有有明显移位的头下型骨折。和 B1 型及 B2 型骨折按程度再细分的规则不同，B3 型以骨折移位形态将骨折分为内收外旋、垂直外旋和明显移位三类。估计很多临床医师已经辨不出东南西北:首先这"明显移位"如何界定？其次，"内收外旋"型头下型骨折尚可理解，"垂直外旋"型骨折可以划入 B2 型吗？ 可能也正是因为这些问题，2007 年版的 AO/OTA 分型没有得到大多医师的认可，以至于在该分型推出后的 10 年间，都没有在临床研究中得到推广。

2018 年版（图 3-1-5）的股骨颈骨折 AO/OTA 分型为此作了较大的改进，完全以骨折部位为基础，B1，B2 和 B3 分别从上到下代表头下、经颈和基底三部位，使得分型更有条理性。将 B1 型骨折分为外翻嵌插、无移位和移位 3 个亚型，其本质就是 Garden 分型，其中 Garden I（外翻嵌插）、Ⅱ型（完全骨折无移位）无嵌插，将 Garden Ⅲ（部分移位）、Ⅳ型（完全移位）合并成"移位"一类。B2 型基本也是 Pauwels 分型的套用，不同之处除了在简单型经颈骨折和剪切型经颈骨折间列出了一型骨折端存在粉碎骨折的分型，同时在 Pauwels 角的分型和普遍接受的 Pauwels 分类也有所改变。关于 Pauwels 分型的源流我们在前面章节已有详细的叙述，目前普遍接受的分型是: Pauwels 角 <30°为Ⅰ型，Pauwels 角在 30°~50°之间为Ⅱ型，Pauwels 角 >50°为Ⅲ型。但 2018 年版的 AO/OTA 分型中将 50°变成了 70°，不知道是编写者原本就对 Pauwels 分型存在误解，还是觉得 Pauwels 角 >70°更具临床意义。B3 型仅颈基底部骨折一类，没有强凑三小类。经改良后的分型系统对股骨颈骨折特征的概括以及对治疗的选择和预后判断的确要简明很多。

表 3-1-1 为 2007 年版与 2018 年版的股骨颈骨折 AO/OTA 分型比较。

组别：股骨，近端节段，股骨颈，头下型骨折31B1

细分组：

外展嵌插骨折（31B1.1）

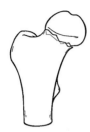

无移位骨折（31B1.2）

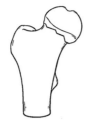

移位骨折（31B1.3）

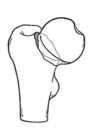

组别：股骨，近端节段，股骨颈，经颈型骨折31B2

细分组：

简单骨折（31B2.1*）

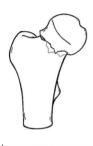

粉碎骨折（31B2.2*）

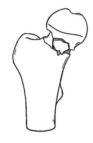

剪切骨折（31B2.3*）

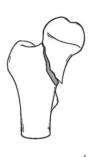

*限定分类：
p Pauwels Ⅰ 型（<30°）
q Pauwels Ⅱ 型（30°~70°）
r Pauwels Ⅲ 型（>70°）

组别：股骨，近端节段，股骨颈，基底骨折31B3

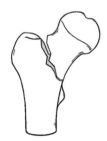

图 3-1-5　2018 年版 AO 分型

表 3-1-1　2007 年版与 2018 年版的股骨颈骨折 AO/OTA 分型比较

AO 分型	2007 年版		2018 年版	
31B1	1.1	轻度移位，外展嵌插≥15°，相当于 Garden Ⅰ型	1.1	头下型，外展嵌插
	1.2	轻度移位，外展嵌插 <15°，相当于 Garden Ⅰ/Ⅱ型	1.2	头下型，非移位
	1.3	轻度移位，非嵌插，相当于 Garden Ⅱ型	1.3	头下型，移位
31B2*	2.1	经颈型，基底	2.1	经颈型，单纯骨折
	2.2	经颈型，颈中内收	2.2	经颈型，多块骨折
	2.3	经颈型，颈中剪切	2.3	经颈型，剪切骨折
31B3	3.1	头下型，非嵌插移位，中度内翻外旋移位，相当于 Garden Ⅲ型	基底型	
	3.2	头下型，非嵌插移位，中度垂直外旋移位，相当于 Garden Ⅲ/Ⅳ型		
	3.3	头下型，非嵌插移位，明显移位，相当于 Garden Ⅳ型		

*B2 型在 2018 年的分型中还特意根据 Pauwels 分型角度差异再分为 p、q、r 三组亚型：p Pauwels Ⅰ型（<30°），q Pauwels Ⅱ型（30°~70°），r Pauwels Ⅲ型（>70°）。

（梅　炯　姜　超）

第二节　基于损伤机制的骨折分型

一、股骨颈骨折初始状态的影像学特点

　　髋关节是一个典型的球窝关节，股骨头的绝大部分是包容在髋臼之中的，内侧有圆韧带约束。其运动可以简化为围绕 3 个互相垂直的运动轴的运动，即沿水平冠状轴的前屈-后伸运动，沿水平矢状轴的内收-外展运动以及沿垂直轴的旋内-旋外运动。股骨颈发生骨折后，骨的连续性中断。不同的暴力方向和骨折远端不均衡的肌力分布决定了骨折的移位方向。由于髋关节不存在单纯的内旋肌群，髋关节周围的肌肉主要以外旋肌为主，当骨折发生移位时，骨折远端大多存在程度不同的外旋，在分析骨折移位机制时，都不能忽视这一点。

　　任何骨折的发生，除了和受累骨骼独特的解剖学特点密切相关外，以下两个因素也十分重要：一是患者受伤时的体位和暴力的着力点；二是患者所受暴力的大小、方向和速度。在股骨颈骨折的临床病例中，主诉臀部着地致伤的患者不是少数，也有高处坠落伤，或者交通事故中仪表盘损伤（dashboard injury）等等。文献中对不同损伤原因的描述不少，200 多年

前，法国医师 Desault 即对股骨颈骨折的损伤机制进行了分析，这在本书第一章中已有描述，包括 Sabatier 的观点以及 Richerand 的观点。但是，古往今来的诸多文献中，都较少将损伤原因和骨折形态联系起来讨论。

CT 扫描技术用于临床诊断已半个世纪，特别是近 20 年来，CT 的分辨率和三维重建技术均取得了巨大的发展，在临床诊断和治疗上发挥了巨大作用。就股骨颈骨折的诊断而言，临床医师基本上可依靠 CT 扫描发现大多数隐匿性股骨颈骨折，并且对骨折端的移位距离、空间移位方向等骨折细节数据可实现精准的测量和三维图像重建。我们对数百例股骨颈骨折 CT 图像的分析也可从骨折形态推测，因为髋关节周围丰厚的软组织覆盖，股骨颈极少遭受垂直于股骨颈长轴的暴力。髋臼对股骨头的约束，使得无论是作用于大转子上的暴力在经股骨颈长轴传导，还是远处的暴力经股骨干传导，都具有典型的间接暴力的特征，而非四肢长骨中的直接暴力特征。但 CT 图像的缺点在于，对于髋关节周围软组织的显示往往被忽视。MRI 成像对于软组织图像的显示虽然清楚却较少用于创伤性股骨颈骨折的诊断中。

相对于我们所收集的 CT 扫描数据，对于创伤性股骨颈骨折患者的 MRI 检查极少，目前积累的 MRI 资料尚不足 100 例。初步的 MRI 图像显示，约半数以上的患者在股骨大转子的后外侧附近可见外伤性血肿，这和临床上患者描述臀部着地受伤的过程是一致的。另一部分患者，即在 MRI 上未发现股骨大转子附近存在外伤性血肿者，数量也不少，约占现有资料中患者总数的 1/3 以上。但二者损伤机制是否更接近真实的占比，尚需要更多的病例统计。

MRI 成像可以观察到受撞击损伤的髋臼盂唇，这是髋臼对股骨头反作用力的着力点。因为髋臼的着力点和大转子外的着力点不在同一水平面，为了在临床工作中的 PACS 系统中简单地判断两个着力点之间的关系，我们需要首先在髋臼处的着力点建立一个水平面上的坐标线，如图 3-2-1。图中选用了耻骨支有撞击水肿的一位患者的图像，在耻骨支与髋臼移行处画坐标线，随着图像切面的下移，我们可以看到大转子外的血肿和耻骨轴线上的水肿带是在同一线上，这一现象在重建 MRI 轴线后更加清晰，可以看到作用力和反作用力都在一条直线上，这也是根据影像学判断损伤机制的重要佐证。因此，根据患者 MRI 图像上显示的大转子附近有无创伤性血肿、骨折形态、髋臼骨质及盂唇损伤状况这 3 个观察要素之间的关联，基本可以对骨折发生的过程进行还原。随着影像技术的进步，骨与软组织损伤的很多细节均可以在医学影像中准确体现，基于骨折损伤机制的骨折分型可以更直观地反映骨折临床特点和进行个性化治疗选择。

不完全性股骨颈骨折反映了骨折发生的最初状态。通过对一些不完全性股骨颈骨折的影像学资料进行分析可以看到，从这些患者的 X 线和 CT 图像上看不出什么特别差异。但从 MRI 图像上，每个患者的特征却不尽一致。有的在股骨大转子外侧可见明显的血肿，有的却没有。这些存在皮下血肿的股骨颈骨折的 MRI 征象在所有患者中基本相似，均为 T1 序列下的低信号和 T2 序列下的高信号。虽然同为不完全性骨折，但骨内的水肿范围却有较大差异。如果将大转子外血肿作为暴力的着力点，则可很好地理解骨折发生时骨内的暴力分布方向。

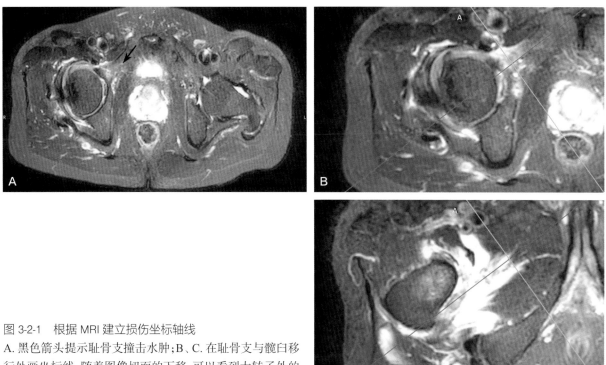

图 3-2-1　根据 MRI 建立损伤坐标轴线
A. 黑色箭头提示耻骨支撞击水肿;B、C. 在耻骨支与髋臼移行处画坐标线,随着图像切面的下移,可以看到大转子外的血肿和耻骨轴线上的水肿带是在同一线上(粉红色直线)。

　　下图为一位 33 岁男性患者（图 3-2-2），X 线片未见骨折。CT 扫描见股骨颈外上头颈结合处皮质不连续,提示股骨颈骨折,但无骨折端的嵌插征象。MRI 成像 T2 序列冠状面见股骨颈不完全性骨折,外上方水肿带明显并与关节腔相通。水平面上骨折也呈不完全性骨折,骨内水肿以股骨颈后侧为主,同时,这位患者在 MRI 平扫的同一横断位便出现了股骨大转子外后侧的皮下血肿,考虑软组织压缩弹性因素,可见血肿断面与股骨颈骨内显示的损伤水肿带是近于平行的,显示了暴力传递的方向。从这组图像可以推测,如果暴力继续,现在水肿严重区域的骨质将承受更大的暴力,骨质变形压缩的结果将是股骨头发生外翻和后倾,骨折也将从不完全性骨折变为完全性骨折,并会随着暴力的持续继续发生移位。

　　如果骨折开始发生移位,观察临床有轻度移位的股骨颈骨折患者,可观察理解骨折移位的过程和趋势。下图这例患者（图 3-2-3）,骨折移位虽不严重,但股骨颈后方较大的碎骨片与股骨颈前方较小的开口并不匹配,说明股骨颈后方的骨质压缩程度要严重得多。如果暴力持续,完全可以预见下一步骨折的移位趋势和骨折形态的变化。

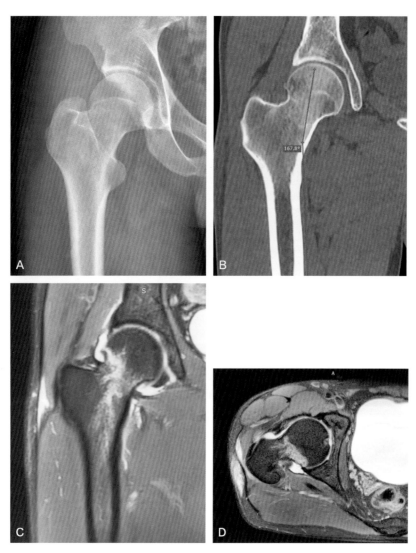

图 3-2-2　33 岁男性股骨颈骨折病例

A. X 线片未见明显骨折；B. CT 扫描见股骨颈外上头颈结合处皮质不连续，提示股骨颈骨折，Garden 指数 167.8°；C. MRI 成像 T2 序列冠状面见股骨颈不完全性骨折，外上方水肿带明显并与关节腔相通；D. 水平面上骨折也呈不完全性骨折，骨内水肿以股骨颈后侧为主，股骨大转子外后侧有皮下血肿。

受伤时患者的髋关节是处于伸直位还是屈曲位，暴力是沿着股骨干长轴方向传导而来还是沿着股骨颈长轴方向传导而来，对于骨折的发生及骨折移位也是不相同的。下图为一 61 岁男性患者（图 3-2-4），臀部着地致伤，X 线初看骨折对位尚可，属外展嵌插型骨折，Garden Ⅰ型或者 AO-OTA 分型 31B1.1。细看股骨头的外翻角相当大，CT 扫描矢状面和横断面均见股骨头不是后倾而是前倾，属于典型的屈曲型损伤。基于股骨颈骨折患者的 X 线片、CT 以及 MRI 图像分析，可以推测以这些临床资料为基础对股骨颈骨折进行的分类也许更能体现股骨颈骨折的骨折特征并有可能更利于治疗方法的选择和预后判断。

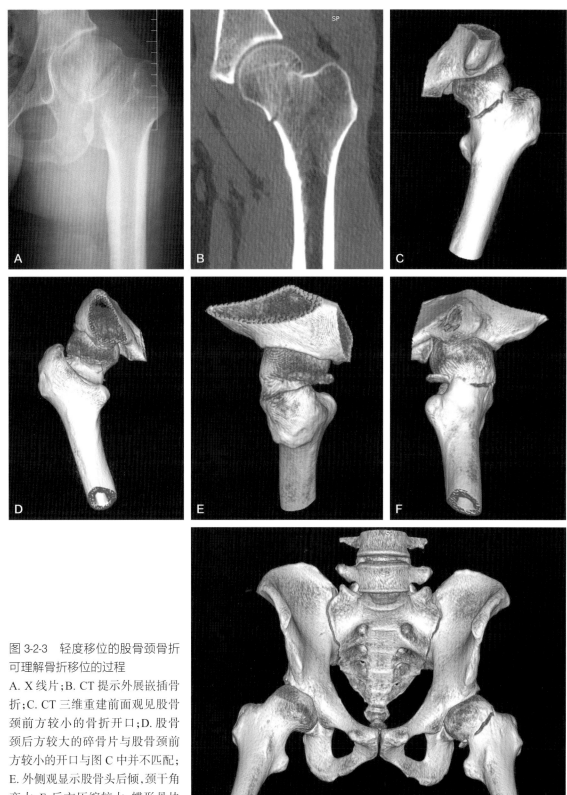

图 3-2-3　轻度移位的股骨颈骨折可理解骨折移位的过程

A. X 线片；B. CT 提示外展嵌插骨折；C. CT 三维重建前面观见股骨颈前方较小的骨折开口；D. 股骨颈后方较大的碎骨片与股骨颈前方较小的开口与图 C 中并不匹配；E. 外侧观显示股骨头后倾，颈干角变大；F. 后方压缩较大，蝶形骨块明显大于前方张口；G. 整体三维重建。

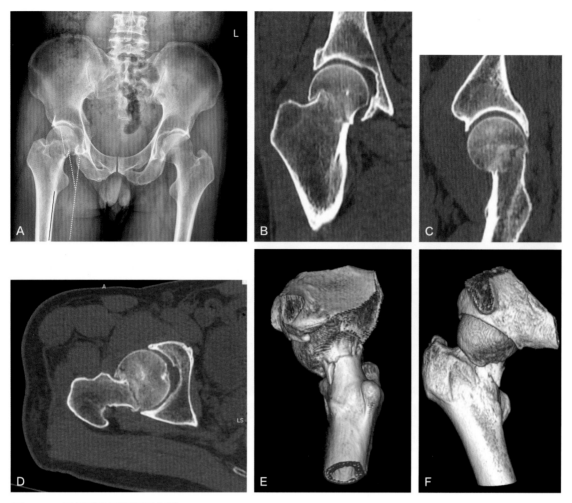

图 3-2-4　屈曲型股骨颈骨折病例

A. X 线骨折对位尚可,属外展嵌插型骨折;B~D. CT 扫描矢状面和横断面均见股骨头是前倾,属于典型的屈曲型损伤;E、F. 三维重建可以帮助进一步明确判断。

　　总之,由于骨折在移位过程中受多种因素的影响,比如跌倒时躯干和下肢的相对位置,有无二次暴力及其着力点,暴力作用过程中患者体位的变化等等,骨折移位所处的最终状态未必能真实反映损伤暴力的特点。但如果以无移位或者较少移位的骨折作为观察对象,则可以较为准确地分析骨折处损伤初期的受力状况,并可以推测在暴力继续作用的情况下骨折端的移位趋势。也可以对损伤严重(如合并股骨转子和髋臼骨折的股骨颈骨折)或者移位严重的股骨颈骨折进行逆向还原,推测股骨颈骨折的发生与发展。

二、股骨颈骨折的损伤机制

　　关于股骨颈骨折的损伤机制分型早就存在,特别是在德国或德语国家,按骨折端形态特点分为外展型和内收型。在早期发表的一些论文中应用较为广泛,现在临床研究中已较少使用,而是更多存在于教科书中作为股骨颈骨折各种分型之一的介绍。其较少出现于期刊论文中的原因,在某种意义上说明了该分型方法对于股骨颈骨折的形态特征及其对治疗方法的选择、疗效的评判，尚存在一定的分歧。理论上，基于骨折损伤机制的分型系统能更好地解释骨折发生发展的过程，对于治疗方案的选择无疑具有重要意义，踝关节骨折的 Lauge-Hansen 分型就是一个很好的例子。因此，早期的外展型和内收型的划分，并不是严格意义上的损伤机制分型，而是以骨折发生后股骨头最终所处的位置作为分型的标准。

基于股骨颈骨折患者的 MRI 图像表现，以股骨大转子附近有无血肿为标准，将患者分成两组进行观察，有大转子血肿的患者在髋关节外侧往往有明显的压痛，少数患者还可在髋关节外的皮肤看到明显的皮下瘀斑（图 3-2-5）。而在大转子外侧皮下无血肿的患者中，体格检查会发现在大转子周围没有明显的皮下压痛。因此，依靠简单的体格检查，即股骨大转子周围是否存在皮下触痛或观察是否存在皮肤瘀斑或擦伤，可以基本区分患者所受的原始暴力的着力点是否在股骨大转子附近。

从股骨大转子到股骨头的距离，成人约有 10cm。这是一种特殊的干骺端结构，圆柱状的股骨颈虽然在其内部充满了骨松质，但形态上却具有一些明显的长管状骨的特征。股骨颈内侧骨皮质增厚而外侧骨皮质菲薄，有点类似于桡骨远端的掌侧骨皮质结构较厚而背侧骨皮质较薄；和桡骨远端骨折后背侧的骨皮质和骨松质被压缩缺损往往较掌侧严重一样，股骨颈骨折中外上方的骨质的压缩和缺损，也往往较内侧严重。但如果股骨颈骨折以内侧骨皮质压缩塌陷为主，则多表现为碎裂的小骨片，这也如同桡骨远端骨折中的 Smith 骨折一样，掌侧的移位多伴随掌侧骨皮质的碎裂。

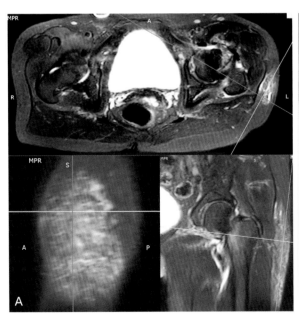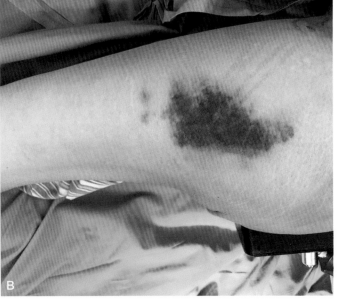

图 3-2-5　根据 MRI 判断暴力损伤的特点

A. 左髋 MRI 股骨大转子外侧血肿的横断面、冠状面和矢状面,显示血肿范围,骨折端,髋臼骨内水肿之间的关系,可见髋臼骨内水肿-骨折端嵌插点-皮下血肿在一条直线上(粉红线);B. 少数患者还可在髋关节外的皮肤看到明显的皮下瘀斑。

相对于桡骨远端的骨骼形态，股骨近端的形态结构更为复杂。除了不同部位骨松质密度和皮质厚度的差异，外形上股骨头、股骨颈和股骨转子三部分之间也形态迥异，界线区分明显，整体结构像一个两端膨大中间细圆的哑铃状。这样的形态结构将造成股骨头-股骨颈的结合部，以及股骨颈-股骨转子的结合部，在外力作用时成为应力集中的地方。

如果将 MRI 及 CT 三维图像结合对照分析，就能更好地理解股骨颈骨折的暴力作用及传递过程。根据股骨大转子附近是否为创伤暴力起始点，将暴力作用点及能量传递途径简单划分为两大类：一是经大转子-股骨颈-髋臼（骨盆/躯干）路径；一是足或膝-股骨干-髋臼（骨盆/躯干）路径。这两种暴力传导方式几乎可以解释所有股骨颈骨折的骨折形态特征。为此，根据暴力作用点的不同，姑且将这两种损伤形式分别命名为股骨颈轴向损伤（颈轴向损伤）和股骨干轴向损伤（干轴向损伤）。

（一）股骨颈轴向损伤

颈轴向损伤的暴力作用点在股骨大转子附近。从 MRI 图像显示的血肿区域来看，血肿多位于股骨大转子的外侧偏下偏后部位，少数位于大转子的正外侧。

髋臼对股骨头产生的反作用力在股骨颈骨折的发生和移位过程中具有重要的影响。在损伤过程中，骨盆/躯干相对于股骨近端所处的位置，决定了髋臼对股骨头反作用力的方向。部分患者可以在髋臼内的骨松质中看到暴力作用所产生的损伤性骨髓水肿（图 3-2-6），或者在髋臼边缘的盂唇部位看到盂唇损伤的影像表现（图 3-2-7）。

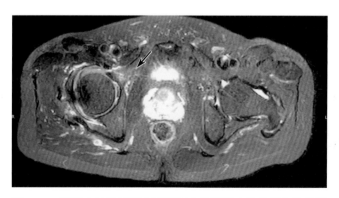

图 3-2-6　髋臼内的骨松质中看到暴力作用所产生的损伤性骨髓水肿

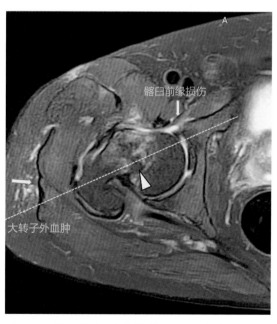

图 3-2-7　髋臼边缘的盂唇部位看到盂唇损伤

股骨颈前倾角和颈干角的存在，将作用于股骨大转子外下后方的偏心暴力转化为接近股骨颈长轴方向的暴力。而向后方膨出的转子间嵴受到暴力冲击，较广的受力部位经过相对狭小的股骨颈，再到膨大的股骨头，暴力方向正对髋臼前方。作用力与反作用力相互作用的结果是在股骨颈纵轴方向产生偏心暴力，造成股骨颈向前成角，股骨头后倾，股骨颈后侧受成角移位的影响而产生压缩和撞击，在股骨颈后方造成骨松质压缩性的骨缺损或后侧骨皮质的碎裂。当骨盆/躯干与下肢的夹角变小，特别是髋关节处于屈曲内旋状态，此时髋臼对股骨头的反作用力将转变为作用于股骨头的后上方侧，也会造成股骨头的前屈，这种股骨头前屈的情况在临床上比较少见。

股骨颈轴向损伤所造成的股骨颈骨折大多发生在股骨颈的头颈结合处和股骨颈中部。较少发生于股骨颈基底部的骨折，若该部位发生骨折，骨折近端的骨质往往嵌入股骨大转子的骨松质之中。有的患者可能会因为股骨大转子附近的暴力作用，在造成股骨颈骨折的同时，转子区域也同时发生骨折。股骨颈骨折是间接暴力造成的，而转子区骨折则是由直接暴力所致（图3-2-8）。

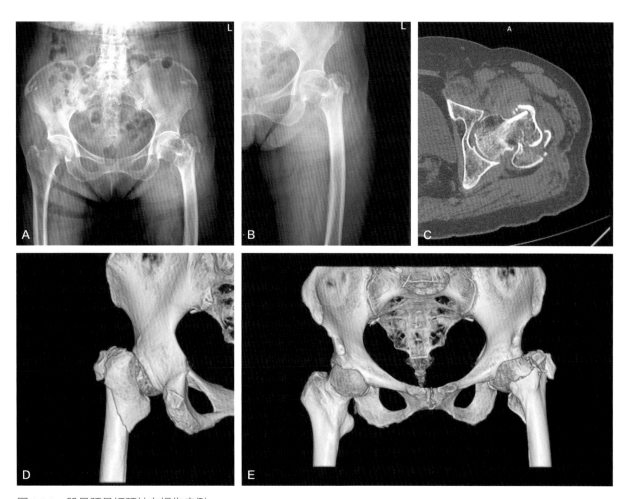

图 3-2-8 股骨颈骨折颈轴向损伤病例

A、B. X 线片显示股骨颈基底部的骨折,骨折近端的骨质往往嵌入股骨大转子的松质骨之中;C~E. CT 显示在造成股骨颈骨折的同时,转子区域也同时发生骨折。

股骨颈轴向损伤所造成的骨折主要以股骨颈后方的骨松质和骨皮质压缩为主，内（下）侧和外（上）侧的骨质压缩相对较轻，骨折移位多限于股骨头向后倾倒，股骨颈前方张口可导致前支持带的损伤。骨折远端受下肢重力的影响常有外旋，但多数移位并不严重，对上下支持带的损伤估计相对较轻。和传统的股骨颈骨折分型对照，头下型和 Pauwels 角较小的经颈型骨折大多属于股骨颈轴向损伤。

（二）股骨干轴向损伤

股骨干轴向损伤是指暴力经过股骨干长轴传导至股骨颈，然后再经股骨颈传导到股骨头和髋臼。暴力可以是作用于膝关节及以远自下而上的力，也可以是受阻碍而产生的反作用力（如坠落伤、汽车仪表盘损伤等等）。颈干角的存在使得股骨颈承受了以髋臼为支持点的剪切合力，而髋臼与股骨头不同的位置关系则产生不同的骨折形态。股骨干轴向损伤的特点是暴力的方向和股骨颈的轴线方向总是不相一致的，暴力往往会驱使骨折的远端偏离股骨颈轴线中心发生移位，而非在股骨颈轴线上产生压缩和撞击。暴力的方向可能会造成骨折端较大程度的移位，骨折线的形态特征表现为 Pauwels 角一般较大（图 3-2-9）。因此，股骨干轴向损伤可能更容易影响骨折端的稳定以及支持带的撕裂。

当髋关节在伸直状况下，因为股骨颈前倾角的缘故，髋臼的前上部分区域及其对应的股骨头形成一种朝向后下方的反作用力。当股骨颈发生骨折时，股骨头受髋臼约束，骨折近端大多只在髋臼中发生程度不同的旋转，而骨折远端则随着暴力传导的向前、向上的方向发生成角移位或分离移位。

当髋关节在屈曲状态下，沿股骨干传递而来的暴力经股骨颈和股骨头作用于髋臼的后上方，髋关节无论是内旋或外旋，股骨颈均受到向前屈的压力，只是随着旋转位置的不同而有不同的成角顶点。在股骨干轴向的屈曲损伤患者中，有一种常见类型是下肢处于屈髋屈膝位，如膝盖撞击汽车仪表板的机动车事故，暴力沿股骨干向上传导，此时如果髋关节处于内收位，

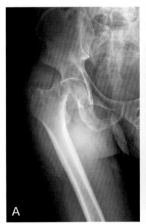
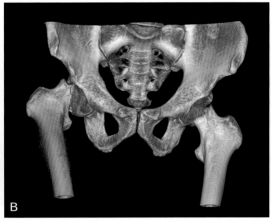
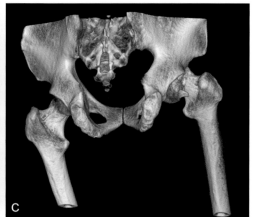

图 3-2-9 股骨颈骨折干轴向损伤病例
A. 髋关节正位片；B. 骨片 CT 三维重建前面观；C. 骨片 CT 三维重建后面观。

常见的结果是髋关节脱位或髋臼骨折，或两者同时发生，少数患者还可同时并发股骨头或股骨颈的骨折。这种同时合并有髋关节脱位、髋臼后壁骨折，以及股骨头和股骨颈骨折的损伤在临床上十分少见，因为暴力较大，骨折端常存在程度不同的骨压缩缺损，骨折复位和固定都十分困难，相关疗效也缺少较大样本的临床总结（图 3-2-10~图 3-2-13）。文献中，膝盖撞击汽车仪表板的机动车事故如髋关节处于外展位，则常导致股骨颈合并股骨干骨折。髋关节处于外展位的股骨干轴向损伤，如果是先发生头颈部的外展嵌插，暴力持续可能会造成较为严重的骨缺损。如果是髋关节处于内收位的股骨干轴向损伤，股骨颈内侧骨皮质会发生类似于外展嵌插骨折样的内收嵌插（见图 3-2-12），大多数会并发内侧骨皮质的粉碎骨折，使股骨颈骨折端的内侧支撑力显著下降。

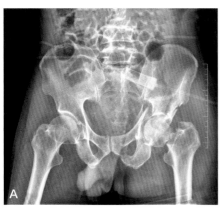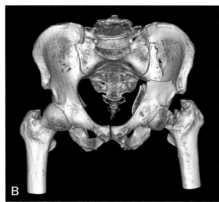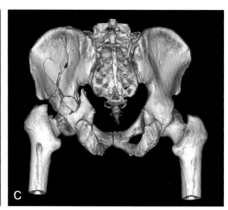

图 3-2-10 股骨颈合并髋臼骨盆骨折
A. 骨盆前后位 X 线;B. 骨盆 CT 三维重建前面观;C. 骨盆 CT 三维重建后面观。

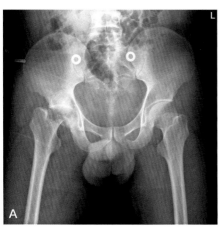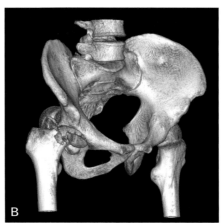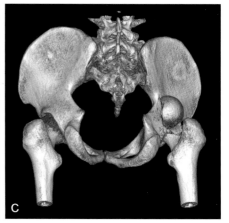

图 3-2-11 股骨颈合并股骨头骨折
A. 骨盆前后位 X 线;B. 骨盆 CT 三维重建前面观;C. 骨盆 CT 三维重建后面观。

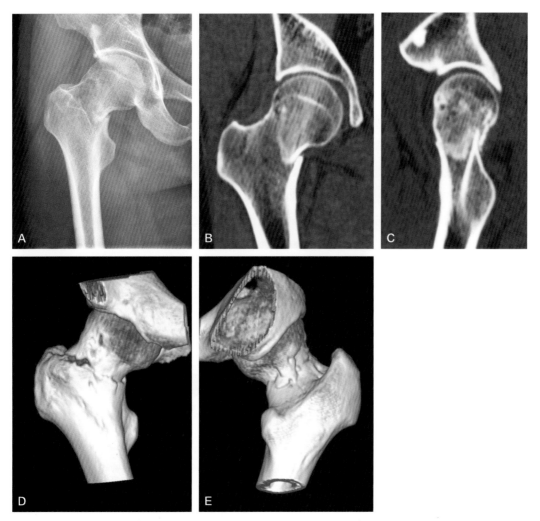

图 3-2-12　髋关节处于内收位的干轴-屈曲型损伤可造成类似于外展嵌插型骨折样的内收嵌插型骨折。

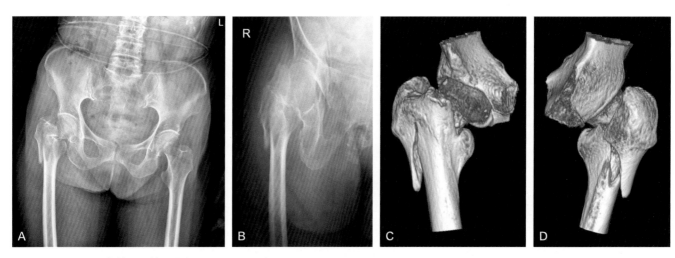

图 3-2-13　股骨颈合并股骨转子骨折
A. 骨盆前后位 X 线；B. 髋关节侧位片；C. 髋关节 CT 三维重建前面观；D. 髋关节 CT 三维重建后面观。

三、骨折移位程度反映骨折损伤的不同阶段

1949 年，瑞典医师 Per Linton 在其论文《股骨颈骨折移位种类和压缩观察》中，将股骨颈骨折的发生与移位总结为七点：①不同类型的股骨颈骨折代表同一移位过程的不同阶段；②移位始于"外展骨折"而终于"内收骨折"，其间有一"中间骨折（intermediary fracture）"阶段并不为人熟知；③这 3 种类型的骨折都是相同的损伤的结果，只是移位程度不同而已；④"内收骨折"中的股骨头并非位于股骨颈内侧，而是位于其后方；⑤"撞击"只是骨折位移的第一阶段，该阶段位移有限，骨折间仍保持接触；⑥"嵌插骨折"未必是稳定的，如果存在额外应变，则可能发展为移位和不稳定骨折；⑦这些原则不仅限于股骨颈骨折，也适用于所有长骨干骺端骨折。

但是，任何骨折的移位程度、移位方向和骨折端的粉碎状况都均是由所受暴力的大小、方向以及骨骼自身的性状等因素决定。股骨颈骨折的发生与发展远比 Linton 的描述复杂得多，股骨头颈部骨质无论是其外形还是其内部结构都十分不规则，髋关节作为躯干和下肢连接的枢纽，活动度很大，在不同体位受到方向不同、大小不同的暴力，骨折形态千变万化。

我们同意 Linton 的观点，无移位的股骨颈骨折代表着损伤机制的第一个阶段。临床上这样的病例并不是少数，有的患者在外伤后能自己行走，有的甚至还能独立无支撑行走。患者能骑自行车或者电动车，有的能坚持上下班，直到数天或数周后疼痛不缓解，或加重，或不能行走才去医院就诊。也由于医师重视不足，在暴力小、症状轻，X 线片未能清楚显示的骨折，特别是在自己步行来医院就诊的患者身上，发生漏诊的例子屡见不鲜。通过复习这类患者的从无移位到完全移位过程的影像资料，也可以反映骨折从无移位到移位的全过程变化。

如果说股骨颈骨折的开始是千变万化的，其结束状态则大多比较一致，即股骨头与股骨颈完全分离，股骨头最终位于股骨颈的内后下方。Emil Theodor Kocher 对这种现象的解释是，髋关节的解剖结构决定了骨折的移位过程，因为股骨头前方有关节囊和髂股韧带固定，使得髋关节的关节囊前紧后松。Kocher 的观点值得商榷，当股骨颈发生骨折时，股骨头有髋臼的约束，即股骨头在髋臼内并未发生移位，发生移位的是骨折远端。并且，髋关节前方的关节囊明显较后方的关节囊要长（部分股骨颈后侧在关节囊外）。当股骨颈骨折发生移位，股骨头都会在关节囊和髋臼的约束下在髋臼内旋转，而在骨折远端，大、小转子有髂腰肌和外旋肌的附着，骨折远端在暴力的驱使和肌肉的牵拉下，外旋向上移位。骨折端的接触面和接触点决定了头颈间平衡，骨折最终会完全移位，股骨头继续停留在髋臼中而股骨颈外旋绕过股骨头前方向外向上，位于股骨头的前外侧（股骨头的相对位置在股骨颈的后内下方）。股骨颈骨折的发生可以是不同的损伤机制，骨折发生的起始及移位过程也不相同，但最终骨折端的移位大多比较相似。骨折移位过程的不同，其间的差别更多是体现在骨折移位过程中骨折端相对位置的变化所造成的骨质的损伤程度。

按标准解剖位，经股骨头颈中心轴线，以冠状面和矢状面来区分股骨头颈的方位，可简略分为前内、前外、后内、后外四方向。与股骨头相对应的髋臼也同样划为前后内外4个区域。如果将髋臼理解为一个固定的结构，股骨头颈所处的空间位置相对于髋臼就有前屈（屈曲）、后伸（伸直）、外展、内收、内旋、外旋6个基本的状态。

作用于髋关节的外旋或内旋暴力极少，所受的旋转暴力多来自髋关节周围肌肉。对髋部骨折移位影响最大的除了暴力方向外，还有受伤时髋臼与股骨头颈的相对位置。因此，我们在损伤机制的分类上以暴力传递方向简化为股骨干轴向损伤和股骨颈轴向损伤两大损伤类型，在髋关节受伤时所处位置的分类上区分为伸直型和屈曲型两大类，然后根据暴力方向和髋关节所处位置两大因素，将股骨颈骨折概括为颈轴-伸直、颈轴-屈曲、干轴-伸直、干轴-屈曲四大类。

髋关节的结构特点决定了无论是暴力类型如何，在斜向外下的股骨颈长轴方向，骨折的远端的基础作用力总是外旋向上的，而在骨折近端，髋臼对股骨头的反作用力则是硬币的另一面。骨折端力的平衡，总是以骨折端的移位和骨松质的压缩来实现能量的释放。因此，暴力的大小和作用方向，不仅决定了骨折的形态，也决定了骨折端骨质的损伤程度及其稳定性，直接影响着治疗方法的选择和患者的预后。

（一）颈轴-伸直型与干轴-伸直型

将两者合并讨论的原因，是对于有移位的颈轴-伸直型与干轴-伸直型骨折，有时两者会十分相像，特别是完全移位的股骨颈骨折。由于暴力传导的方向不同，两种不同损伤机制的骨折在骨折产生、进展、治疗选择和预后等方面都存在差异，临床上若留意两种类型骨折的形态特征，二者的鉴别也不困难。

股骨颈骨折患者中不少是因为跌倒后的臀部着地致伤，暴力着力点是在股骨大转子附近，暴力的传递方向沿着股骨颈的轴线附近，这就是颈轴向型损伤的最原始损伤机制。对于颈轴-伸直型骨折而言，其暴力方向与股骨颈长轴接近，在X线或者CT可以观察到骨折端的嵌插压缩比较明显，压缩的支点一般在股骨颈轴线偏后侧。如果颈轴向型损伤暴力方向与股骨颈长轴近似一致的话，则会在股骨颈形成一种较为均匀的轴向压缩，骨折端没有明显的方向特征，轻者嵌插如蘑菇状；重者股骨颈呈轴向爆裂，可伴有股骨头或转子部的骨折，这种极端的病例在临床上较为少见（见图3-2-10~图3-2-13）。

从MRI扫描图像中看到，股骨大转子附近的血肿也大多位于大转子的后外下方。股骨颈前倾角和颈干角的存在使得大转子后外侧方向传导而来的暴力更接近股骨颈轴线方向，髋关节的球窝结构对股骨头的握持作用使得两头大、中间细的股骨颈成为力学上的薄弱点，尤其是在形态结构变化的头-颈结合处和颈-转子结合处。髋臼的前侧——耻骨移行部，是暴力的传递聚集处，也是股骨颈所受反作用力的着力点，股骨颈骨折的MRI图像可以观察到在股骨颈轴向损伤的患者中，该区域存在的水肿，如果将大转子外水肿区的和耻骨水肿区的中心连线，该连线与股骨颈轴线方向基本是一致的。如果股骨大转子外的着力点偏高，颈轴向型损伤也可在股骨颈外上方形成骨松质的压缩嵌插。

我们以一位61岁的女性患者为例（图3-2-14）说明颈轴向型损伤造成的外展嵌插型骨折。该患者从前后位及侧位X线（图3-2-14A、B）以及CT扫描的三维重建和断层（图3-2-14C~E）

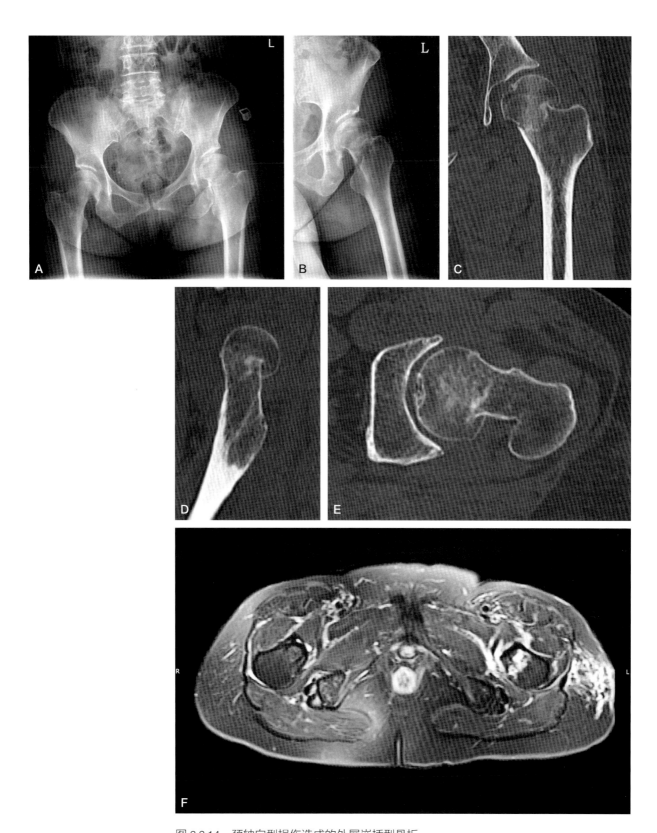

图 3-2-14　颈轴向型损伤造成的外展嵌插型骨折

A、B. 前后位及侧位 X 线片；C~E. CT 扫描的三维重建和断层，提示是外展嵌插型骨折；F. MRI 可以看到伤侧股骨大转子外侧偏前较为广泛的外伤性皮下淤血水肿。

上看，均为传统意义上的外展嵌插性骨折，但从 MRI 上（图 3-2-14F）可以看到伤侧股骨大转子外侧偏前较为广泛的外伤性皮下淤血水肿，水肿区域的上端在大转子上方，水肿区域的主体在大转子外侧，股骨颈长轴线的上方。因此，这种暴力机制下的骨折端骨松质所受到的撞击往往更接近于股骨颈中轴的垂直方向，偏心的力虽然也存在但不是主流，所造成的骨折其发生的部位以头下型居多，一般不波及股骨颈下 1/2。这种类型的骨折较少发生完全移位，即使骨折端发生较为严重的成角畸形，断端骨质依旧会保持一定的嵌插状态。需要注意的是，股骨颈坚强的内侧骨皮质在支撑股骨头过程中对股骨头内骨松质的挤压撞击而形成的骨缺损。

同为股骨颈轴向损伤，大转子处的着力点不同可能造成不同的骨折类型。在此以一例 58 岁的女性患者为例：患者在行走时滑倒臀部着地致伤，X 线和 CT 扫描表现为股骨头向内向后倾倒，股骨颈前外侧张口而后内侧嵌插。MRI 见大转子外侧的血肿约偏向前方，髋臼骨内的水肿仍在耻骨的髋臼移行处，连线髋臼与大转子外侧血肿的中点，股骨颈骨折端成角的支点正在连线上（图 3-2-15）。骨折端在股骨颈的外侧和前方均表现为较为锐利的骨折边缘，没有明显的压缩撞击痕迹，骨折端张口最大处所对应的股骨颈后内侧正是压力的止点，这正是一个典型的颈轴-伸直型病例。

干轴向型骨折暴力方向是偏离股骨颈轴线的，股骨干类似于杠杆一般将股骨颈掰断，因此，骨折的开始多是从常见的外展嵌插型骨折开始。随着暴力的继续，骨折端压缩加重，股骨头开始向后下方旋转，压缩进而波及骨折端的后方的内侧 1/2，最终，由于失去了近端骨折面的阻碍，股骨颈骨折远端于是在骨折端骨松质被不断压缩的同时，向前向上滑移到股骨头的前、外、上方。干轴向型骨折若骨折端无移位，股骨头的血供损伤程度不会很严重，预后大多良好，股骨头坏死的概率也很低（图 3-2-16A、B）。

外展嵌插型股骨颈骨折患者中也有发生股骨头缺血坏死的病例。这类患者的骨折对于股骨头血供影响最大的是上支持带血管进出骨质的滋养孔，虽然滋养孔的分布个体差异很大，我们从我们的滋养孔资料中随意拿出几个图像数据，便可以很直观地看到如果股骨颈嵌插 1cm，可能夹闭 50% 以上的支持带血管滋养孔——这是股骨头血供的主要来源（图 3-2-16C~E）。对于干轴-伸直型骨折而言，骨折端外上方受压缩的程度往往较颈轴向损伤型骨折要严重，这是因为干轴向损伤本身的偏心距离较大，较长的力臂类似杠杆一般，放大了骨折端的压缩力。

偏心损伤是干轴向型的特点之一，首先在骨折的发生方面，根据合力与分力的平行四边形定则，骨折线方向和股骨干纵轴方向有接近一致的趋势，故干轴向型骨折的骨折线多波及股骨颈下 1/2，具有较大的 Pauwels 角；其次，股骨干较长的力臂会放大骨折端的应力，也增加了骨折端的不稳定性；其三，髋臼与股骨头的关系决定了股骨颈所受张力与压力的部位，一般以后外上压缩，前内下张口多见。如果股骨颈外上方骨折端边缘锐利没有受撞击产生的骨质压缩，股骨颈内侧的压缩多以皮质粉碎为表现。干轴-伸直型骨折的暴力是在内前下到外后上的方向上，其骨折近端的内侧尖端总是指向内前方（图 3-2-17）。

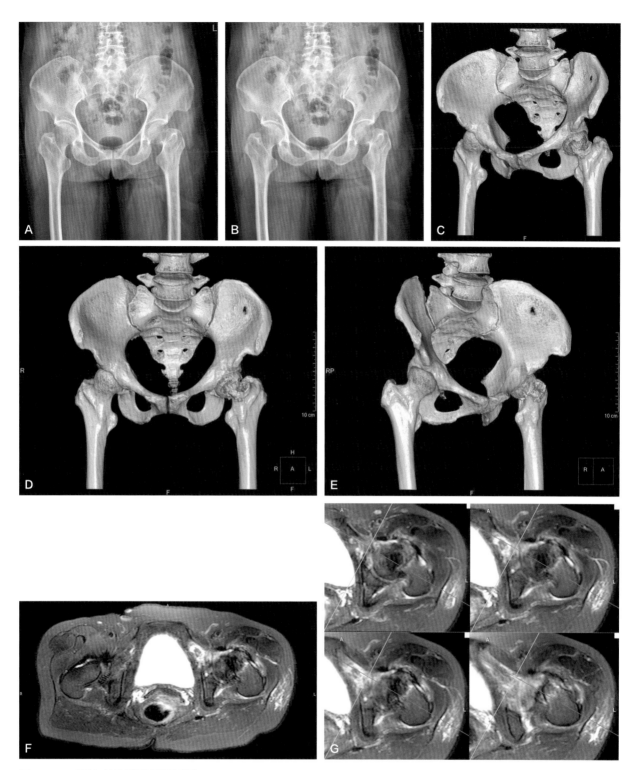

图 3-2-15　颈轴-伸直型股骨颈骨折

A、B. 骨盆正位 X 线片；C~E. CT 三维重建；F. MRI 见大转子外侧的血肿约偏向前方，髋臼骨内的水肿仍在耻骨的髋臼移行处；G. 连线髋臼与大转子外侧血肿的中点，股骨颈骨折端成角的支点正在连线上。

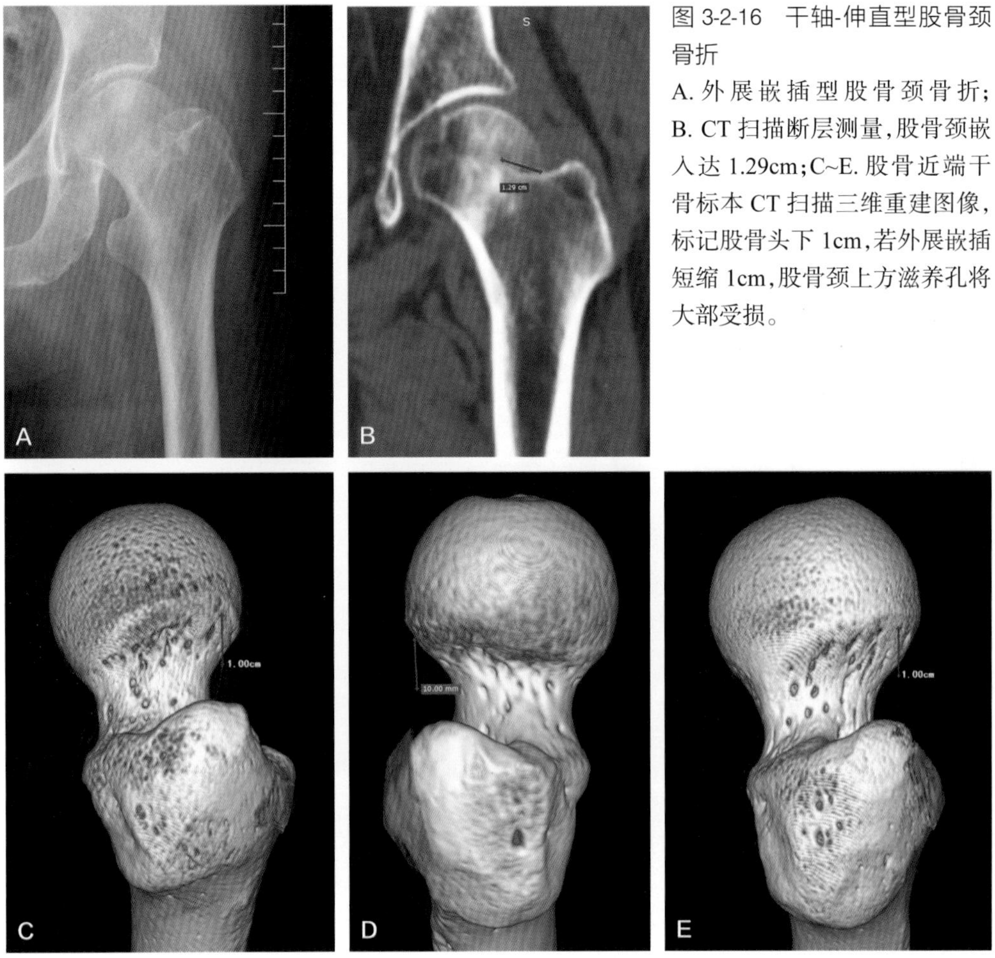

图 3-2-16 干轴-伸直型股骨颈骨折

A. 外展嵌插型股骨颈骨折；B. CT 扫描断层测量，股骨颈嵌入达 1.29cm；C~E. 股骨近端干骨标本 CT 扫描三维重建图像，标记股骨头下 1cm，若外展嵌插短缩 1cm，股骨颈上方滋养孔将大部受损。

股骨颈骨折端的"外上方撞击征"（图 3-2-18）是干轴-伸直型损伤的特点之一，这种现象提示有可能在骨折端存在潜在的较大骨缺损。对于临床上完全移位的股骨颈骨折患者，影像上可看到股骨头完全移位到股骨颈内后方，此时如果看到股骨颈外上的骨折端边缘呈现密度较高的较为光滑的钝圆形状，这是股骨颈骨折之初被撞击形成的骨折边缘，可以推测出从撞击之初到骨折最终移位状态碰撞滑移过程，该过程中所发生的骨缺损以及股骨颈表面的前、上、下方的支持带随着骨折的移位所发生撕裂和扭转，必然不利于股骨头血供的恢复和内固定的稳定。图 3-2-19 从临床实例资料展示了干轴-伸直型骨折随暴力发展而移位的各阶段，对于完全移位的骨折，骨折远端股骨颈后外侧的原始撞击痕迹是其特征。

不完全骨折是骨折的初始状态，在此，我们以不完全股骨颈骨折为例，从骨折的初始状态再次来探讨和鉴别干轴向型损伤和颈轴向型损伤，能较好地解释这两种骨折类型的特点。下面两例患者（图 3-2-20）在 X 线和 CT 扫描以及 MRI 成像上均表现为不完全性骨折。我们首先查体发现，第一例患者（图 3-2-20A~D）在大转子外下方可见明显的血肿，而另一例（图 3-2-20E~H）没有。血肿代表着外伤的着力部位，表明该患者属于股骨颈轴向损伤（见图 3-2-20C、D）。而另一大转子外无血肿的患者说明外伤的着力点不在大转子附近，属于股骨干轴向损伤（见图 3-2-20G、H）。其次，尽管 CT 冠状面图像上的 Garden 对线大致也相似，但仔细辨别 CT 图像，可以明显地观察到第二例患者股骨颈外上存在轻微的嵌插压缩，属于

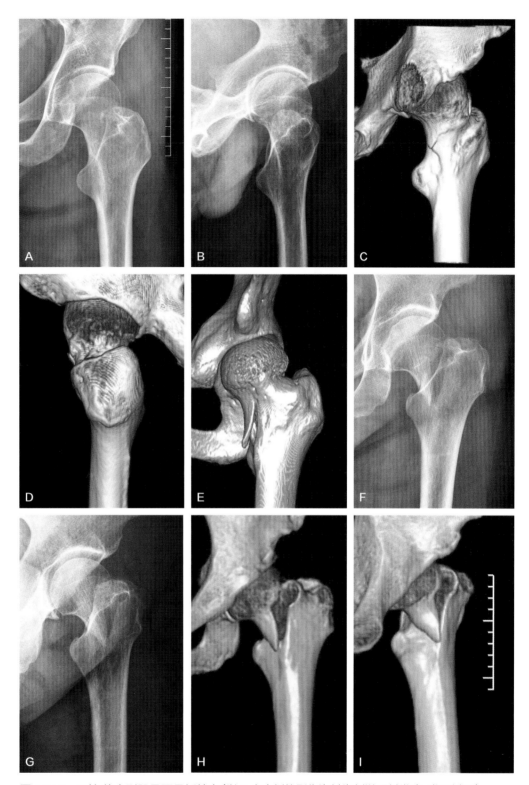

图 3-2-17　干轴-伸直型股骨颈骨折特点(以 3 个病例的影像资料为例说明其发生、发展过程)

A. 干轴-伸直型骨折起始阶段,正位 X 线片见股骨颈轻度外旋,骨折线不明显;B. 侧位 X 线片见股骨颈前方皮质骨不连续,骨折对线尚好;C、D.CT 扫描三维重建,调整角度与 X 线一致,可见股骨颈内侧骨折线达小转子上缘,股骨颈外侧皮质有轻度挤压,股骨头轻微后倾,可以推测,如果暴力继续,股骨颈外上压缩和股骨头后倾将进一步加重,骨折远端将向后上滑移,股骨头内侧的骨折尖端将突向内下,成为典型的 Pauwels Ⅲ型移位骨折(图 E,非同一患者)。另一患者的影像资料(图 F~I),可视为图 A~D 患者的发展版;另外 2 例患者均为干轴向-伸直型损伤。

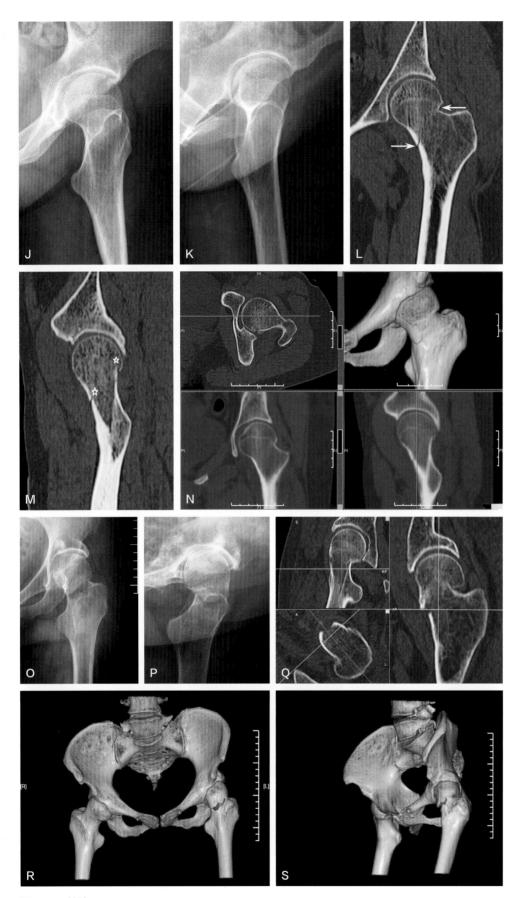

图 3-2-17(续)

J~N. 可视为骨折移位的起始；O~S. 可视为暴力继续的进一步移位状态。

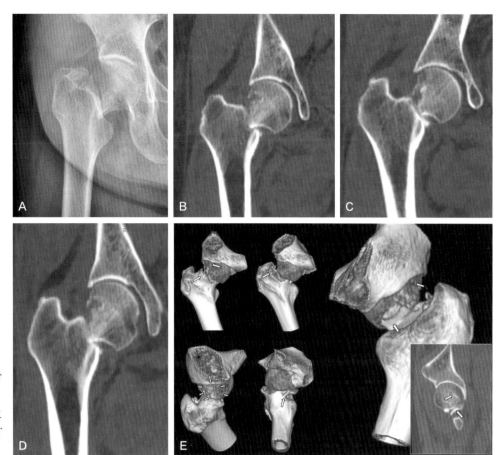

图 3-2-18 干轴-伸直型股骨颈骨
折的"外上方撞击征"
A. 术前 X 线片；B~D. 股骨头外上
方有明显的骨折端碰撞痕迹；E. CT
三维重建。

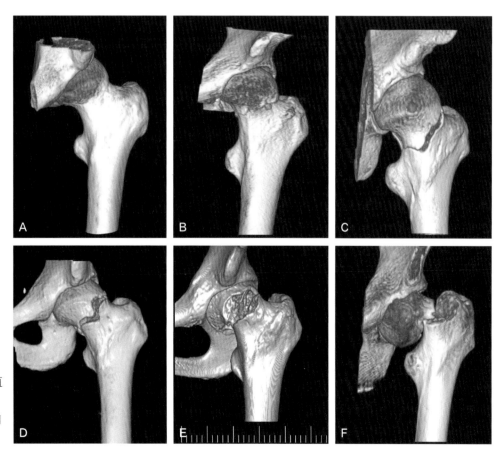

图 3-2-19 不同病例的干轴-伸直
型股骨颈骨折的"时空汇聚"
伸直干轴型骨折的发展过程,取自
不同类型患者。

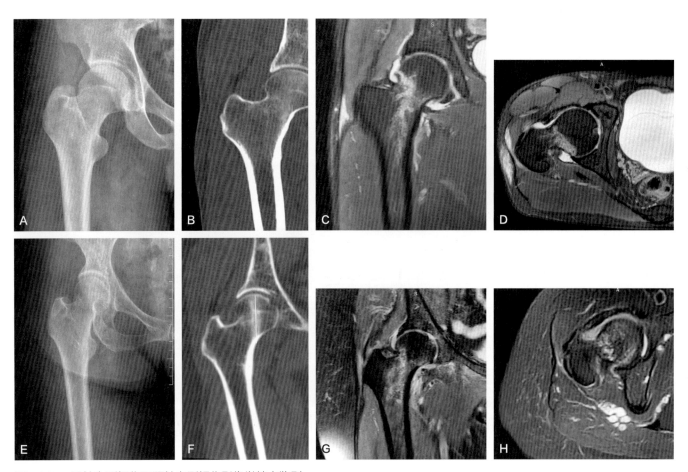

图 3-2-20 干轴向型损伤和颈轴向型损伤影像学特点鉴别

A. 病例一 X 线片；B. 病例一 CT 冠状位；C. 病例一 MRI 冠状位；D. 病例一 MRI 横断位；E. 病例二 X 线片；F. 病例二 CT 冠状位；G. 病例二 MRI 冠状位；H. 病例二 MRI 横断位。

外展嵌插型，颈干角增大，也符合干轴向型损伤特点。最后，第一例患者的 MRI 有明显的髋部血肿，与查体相符合，其属于颈轴向型损伤。在 MRI 的 T2 图像上，两例患者骨折端的血肿均以外侧为主，髋关节内的血肿均不严重，以此为基础，可以推测的是如果暴力继续，偏心的暴力会加重骨折端的成角移位，进而在股骨颈后侧造成较大范围的骨松质压缩和骨皮质碎裂，最终使骨折端彻底失稳而发生完全移位。理解了这种移位过程，也就不难理解为什么有的患者即使在骨折获得满意的复位后，骨折端的稳定和愈合依旧是临床医师要面临的挑战，骨折端在复位后所遗留的较大骨缺损是主要原因。

　　理解了颈轴向型和干轴向型的区分，我们再次举例来说明伸直型的特点。一般来说，伸直型可以简单地通过前倾角来判断：在没有骨缺损或者压缩的情况下，前倾角偏小，即头往后倒，即为伸直型，如前文中的（见图 3-2-17）病例；而头往前倒，即前倾角偏大，则为屈曲型。例如图 3-2-21 所展示的病例，一位 36 岁男性患者，骑电动车跌倒髋部着地致伤。患者到医院时患髋疼痛非常剧烈，以致不能在恰当的体位下拍摄 X 线片，CT 扫描可见患者股骨头有明显的后倾和外翻，尤其以后倾严重。股骨头后倾造成了股骨颈后侧较大的蝶形骨片，在骨折复位内固定后的侧位 X 线片上也可明显看到。从 MRI 图像分析骨折的损伤机制可以

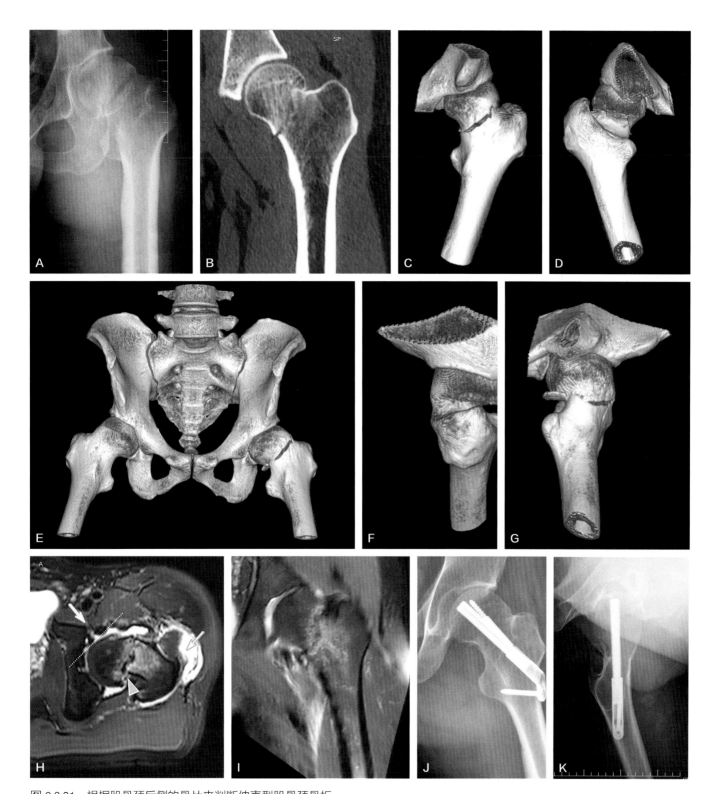

图 3-2-21　根据股骨颈后侧的骨片来判断伸直型股骨颈骨折

A. X 线片；B. CT 冠状位；C~G. 三维重建不同角度；H、I. MRI 显示在股骨大转子的外侧偏前方有一较大的血肿信号，可理解为外伤暴力的着力点（蓝白箭头），是为颈轴型；J. 术后正位 X 线片；K. 术后侧位 X 线片。

看到，在股骨大转子的外侧偏前方有一较大的血肿信号，可理解为外伤暴力的着力点（蓝白箭头），是为颈轴向型。髋臼前方可见破裂的盂唇，这是股骨头撞击的结果，可理解为髋臼对股骨头反作用力的着力点（橘黄箭头）。两个方向的偏心暴力造成了以股骨颈后侧皮质为支点的向前成角。

（二）颈轴-屈曲型与干轴-屈曲型

所谓屈曲型是指股骨颈在遭受暴力时骨盆与股骨颈的相对位置，之所以用股骨颈作为参照，是考虑到股骨颈存在的前倾角。臀部着地的颈轴向型损伤以及经股骨干传导的干轴向型损伤均可在髋关节屈曲状态下发生，上节我们已经分析了前倾角是屈曲和伸直型的一个重要鉴别要点。从损伤过程角度来分析，骨折的移位过程是以股骨头向前向下方向倾斜移位开始，随着暴力的继续以及髋臼和前方关节囊的限制，骨折远端内侧坚硬的骨皮质向上移位并撞击头侧骨松质，产生相应的压缩性骨缺损。干轴向型损伤也是以较大的 Pauwels角为特征，涉及股骨颈下 1/2，近侧骨折端的尖刺指向内后方，部分患者可见股骨颈内下方向的骨皮质粉碎或骨松质压缩。颈轴向型损伤也是多以头下型骨折为主，青壮年的高能损伤及老年人的低能损伤均可见到，在伸直型骨折中大多表现为临床上最常见的外展嵌插型骨折，股骨头外翻并后倾。而在屈曲型骨折中则表现为股骨头的内翻和前倾，这种情况在临床上并不多见，其治疗及预后我们也未查阅到相关文献报道。在我们有限的病例中，这种内翻嵌插型骨折主要以股骨头前内侧的骨松质受压缩为特征，主要有两种状况，一是内侧小梁柱断裂的位置较高，股骨颈内侧皮质嵌入股骨头骨松质中；一是内侧小梁柱断裂的位置较低而嵌入股骨颈骨松质内，同时股骨颈内侧皮质也嵌入股骨头骨松质中（图 3-2-22）。后者骨折端的稳定性要优于前者，从骨折移位形态上看，对股骨头血供影响最大的是下支持带血管，对这类骨折的治疗，我们现在通用的复位和内固定方法的效果又如何？需要有相关的临床研究数据。

由于人体在直立活动时下肢常处于轻度外旋状态，而股骨颈前倾角的存在使得股骨头的前部受力相对较多。患者跌倒臀部着地受伤时，髋关节屈曲外旋较为常见体位，若暴力集中于股骨大转子的后外侧，将造成股骨头的外翻和前倾。下图中这例患者在 X 线正位片上表现为典型的外展嵌插型骨折（图 3-2-23A），侧位片上股骨颈轴线无变化，股骨头无后倾也无前倾（图 3-2-23B）。CT 扫描图像可以看到股骨颈前方有一因撞击而形成的蝶形骨片，骨质的压缩除了股骨颈的内侧皮质外，股骨颈的前、后、外 3 个方向的骨质均有程度不同的压缩，以外上为重（图 3-2-23C~E）。MRI 图像上，大转子外后下方可见明显的外伤性水肿，耻骨上支髋臼移行处可见明显的骨内水肿（图 3-2-23F）。以受损耻骨支中轴线的长轴为坐标线，可以观察到股骨大转子外下的软组织血肿的中点也位于该坐标线上（图 3-2-23G）。为什么我们认为该患者的损伤机制是干轴屈曲型？股骨头是先发生前倾还是先后倾再前倾？或者前后同时发生？股骨颈前方的三角形蝶形骨片就是答案，我们知道蝶形骨片是由于偏心的挤压力造成的。而本例患者股骨颈后侧的压缩，是由于髋臼限制了股骨头的进一步前倾而改变了骨折端的受力方向。因此，本例患者其股骨颈骨折的初始，股骨头的移位方向即为外翻前倾。随着暴力的继续，外翻会进一步增大，前面已经说到，股骨颈的小梁柱是外侧柱居前而内侧

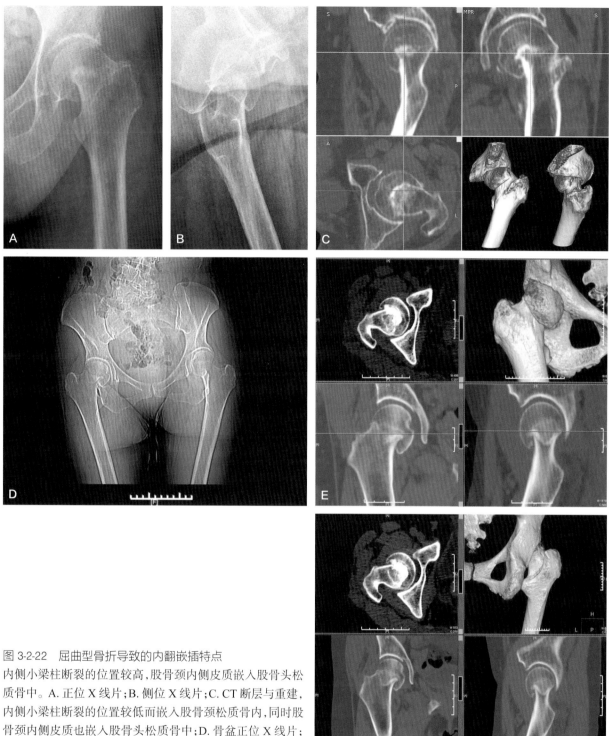

图 3-2-22　屈曲型骨折导致的内翻嵌插特点

内侧小梁柱断裂的位置较高,股骨颈内侧皮质嵌入股骨头松质骨中。A. 正位 X 线片;B. 侧位 X 线片;C. CT 断层与重建,内侧小梁柱断裂的位置较低而嵌入股骨颈松质骨内,同时股骨颈内侧皮质也嵌入股骨头松质骨中;D. 骨盆正位 X 线片;E. CT 断层与重建前面观;F. CT 断层与重建后面观。

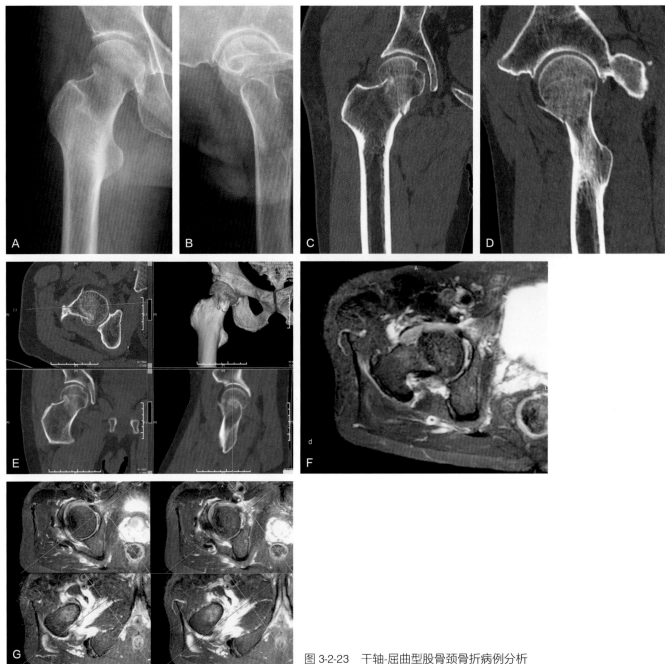

图 3-2-23　干轴-屈曲型股骨颈骨折病例分析

柱居后，股骨颈的后外象限骨小梁相对薄弱。前倾的股骨头将在暴力的作用下进一步挤压骨松质，直到致密的股骨颈前外侧柱与股骨头骺板相互接触，骨折端的支撑和髋臼的约束，股骨头开始向后旋转倒向骨松质较为疏松的后外方。当骨折端支撑失效，骨折的移位过程则和前面所述的伸直型骨折相似，在骨折端的支撑-移位的交替中释放外伤的能量。识别骨折端的初始压缩痕迹位置有利于理解暴力作用的全过程。

　　下组来自临床实例的图像资料可展示干轴-屈曲型骨折的移位的各阶段（图 3-2-24）。对于移位较小的骨折，也是归属于传统的外展嵌插型骨折，只是本类型骨折的股骨头是往前倾而非后倾（图 3-2-25）。有的患者在股骨颈的前外侧可以观察到原始压撞击痕迹，而伸直型骨折的原始压撞击痕迹位是在后外侧。

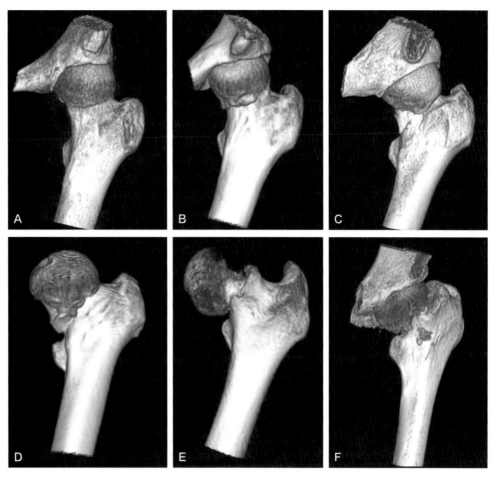

图 3-2-24 干轴-屈曲型骨折的移位的各阶段

图 3-2-26 为一位 61 岁女性患者，骑自行车跌倒致伤。髋关节正侧位 X 线片见股骨颈头下型骨折完全移位。股骨头位于股骨颈内下方，骨折线显示不清，在股骨头侧的骨折面上可观察到明显的骨质压缩所致的高密度边。侧位 X 线片上可见股骨颈外上被压成圆钝状（图 3-2-26A~D）。CT 扫描三维重建图像和断层图像可显示该患者的骨折移位特征（图 3-2-26E~J）：①骨折最后的停留状态是股骨颈的后下部分支撑着股骨头的前上部分；②骨折端的前方和后方均存在压缩缺损，以头侧的前部为明显，压缩的骨折面可见明显的硬化带；③股骨颈后侧的骨皮质存在范围较广的骨皮质碎裂，骨折端头侧的后外侧可见骨折端撞击形成的坑凹，范围较股骨头的前侧为小；④股骨颈内下方可见被下支持带撕裂而移位的小骨片（白色四叶标记）。这些骨折特征可部分解读该骨折的发生发展的过程：首先，在骨折完全移位的情况下，发生部位最高的撞击往往是最先发生的，骨折移位最后停留的部位则是骨折移位的终点。因此，本例骨折最先发生的是股骨颈前上方的撞击，属于颈轴-屈曲型损伤；其次，下支持带的撕脱骨折片说明股骨头曾发生过较为严重的外翻。第三，外翻屈曲损伤的暴力在本例患者中主要表现为股骨颈皮质对股骨头内骨松质的压缩，在股骨头骺板以及内侧小梁柱之间形成了较大范围的骨缺损。而股骨头内的内侧小梁柱成为改变股骨头受力方向的阻力点。最后，骨折远近端的移位改变了断端支撑点的重心，内侧小梁柱的阻挡造成了股骨头的外旋，继而后倾，于是在股骨头的后外侧形成压缩，进一步的持续的暴力造成了几乎整个后侧

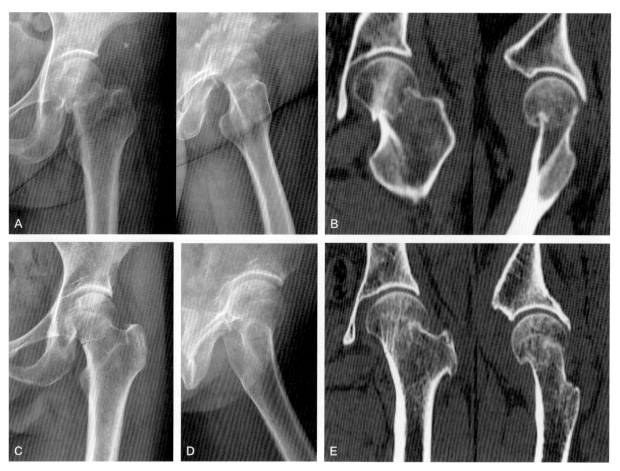

图 3-2-25　股骨头前倾是鉴别屈曲型的要点

A. 正侧位 X 线片；B. CT 断层；C. 前后位 X 线片；D. 侧位 X 线片；E. CT 断层。

皮质的碎裂。该患者虽然前倾角增大，股骨头后倾，但是前方的骨缺损提示了很强的向前成角（股骨颈前倾）过程，是故我们认为是属于屈曲型损伤，该患者骨折端的缺损体积是巨大的（6 343.3mm³），向上达股骨头骺线，股骨头侧的骨折端骨松质所剩不多。综合患者的年龄、伤前运动量、患者意愿等因素，我们对患者进行了闭合复位内固定手术，因为术前计算了骨折端缺损体积和范围，切开复位植骨可能会因为骨折部位较高而影响支持带入口部位的血供，闭合复位如果忽略骨折端缺损而尽可能保证骨折端的最大接触面积，骨折愈合还是有希望的。考虑到该患者的骨缺损是以中央区域为主，我们采用 4 枚平行螺钉以应对术后可能的股骨颈短缩。术后 X 线片示骨折对位及螺钉分布尚好，骨折端可见明显的骨缺损影像（图 3-2-26K~M）。术后 6 周患者复诊，和预期的一样，股骨颈出现短缩，4 枚螺钉的钉尾均出现退钉（图 3-2-26N）。术后 3 个月、术后 6 个月，退钉没有明显加重，患髋无疼痛，可自由行走。术后 1 年 X 线片示患者基本恢复伤前状态（图 3-2-26O、P），只是不间断地较远距离行走（2 000m 左右）时患髋会有虚弱感。目前尚不能判断患者的股骨头是否会发生坏死，需要更长时间的随访观察。

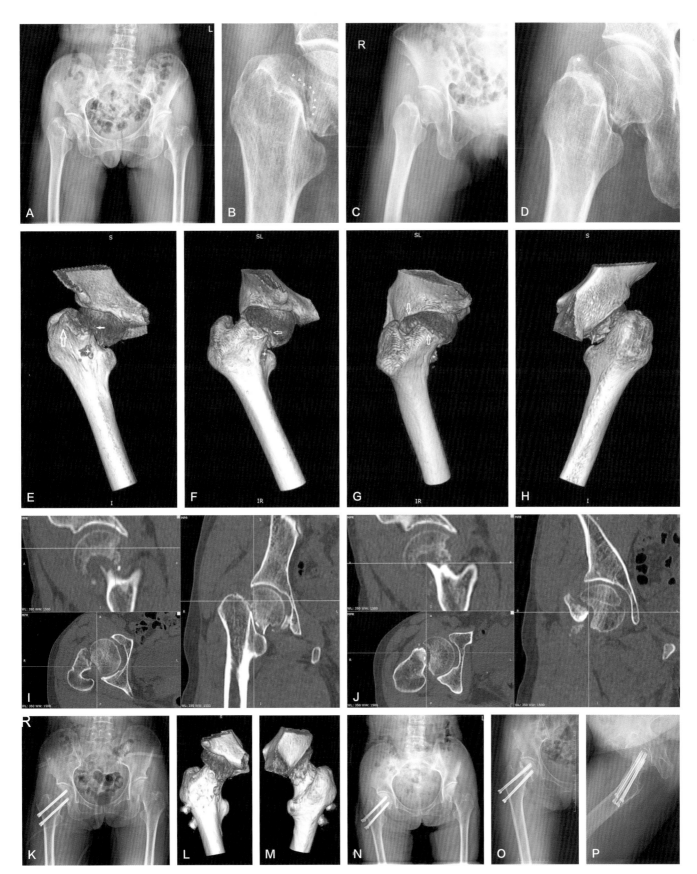

图 3-2-26　屈曲型骨折病例

该患者为颈轴-屈曲型损伤,股骨头颈部前方骨折碰撞挤压是屈曲型骨折的特征。主要判断要点是 CT 断层可见股骨头颈前方严重压缩,提示是髋关节屈曲所致的股骨头前方受压。而头颈处的压缩特点则提示暴力的方向以颈轴向为主。此病例损伤机制较为复杂,这也只是作者的个人推断和理解。

图 3-2-27 同样是一位 61 岁的女性患者，骨折移位的最后状态和上一例患者几乎一样（图 3-2-27A、B）。但稍加留意我们就会注意到，两位患者的图像特点是完全不一样的（图 3-2-27C~E）。首先本例患者的骨折端没有明显的压缩或撞击产生的高密度影；其次，两者虽然同变现为内后侧压缩，前外侧张开，但本例张开的程度明显较前者大且边缘锐利无任何压缩迹象，而是明显的撕裂状；第三，从 CT 扫描断层图像分析股骨头内的骨松质受压情况，受压范围以内侧为主，高密度影延续到骺板。骨折远端施加压力的部分是股骨颈的后内侧皮质。该患者的损伤机制属于干轴-伸直型损伤。同样采用闭合复位半螺纹空心螺钉内固定（图 3-2-27F、G），术后如期随访，术后 4 个月发现股骨头出现坏死碎裂（图 3-2-27H、I），内固定有少许退钉，但内侧皮质骨折已愈合。因为患者自身感觉并无明显不适，未做处理，要求患者最好在手杖保护下活动。术后 1 年半患者感觉患髋酸痛较前为剧，但仍可保持每日 3 000 步左右的活动量。复查 X 线片示见骨折端出现硬化（图 3-2-27J），SPECT 提示骨折端核素浓聚，股骨头坏死（图 3-2-27K）。

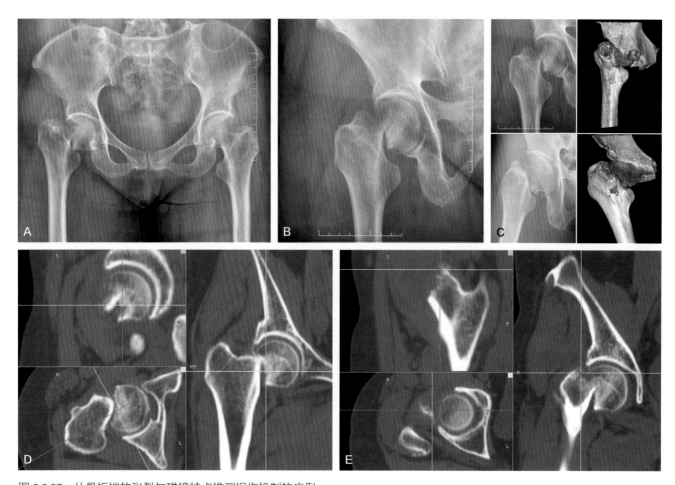

图 3-2-27 从骨折端的张裂与碰撞特点推测损伤机制的病例
此患者虽然可见股骨头前方的压缩(图 D)，但股骨颈前方的皮质几乎完整。作者推断还是股骨头在移位过程中股骨颈被撞击所致。根据股骨头后倾判定为伸直型，但纵向较为明显的移位是干轴方向暴力的特点。该病例和图 3-2-26 所示一样均有进一步讨论的空间。

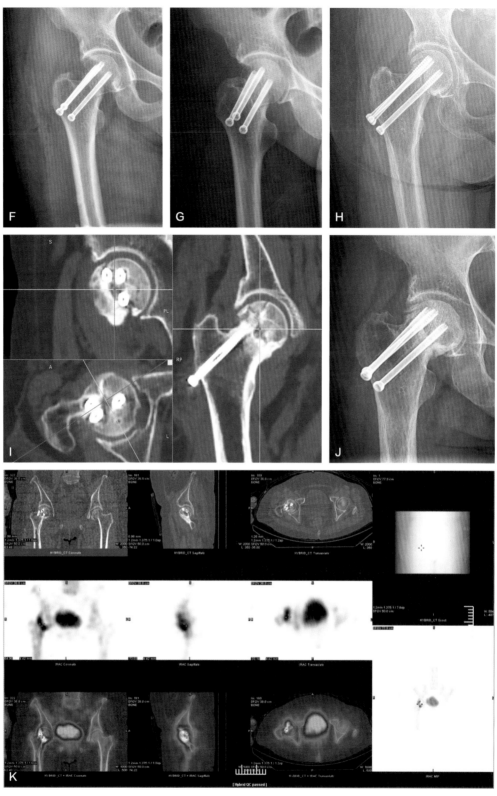

图 3-2-27（续）

总之，干轴向型损伤其鉴别要点是骨折远端向上移位趋势，常常以较大的 Pauwels 角为特征，骨折端压缩侧在股骨颈下 1/2。颈轴向型损伤多以头下型骨折为主，通常表现为骨折端较大范围的压缩。伸直和屈曲可以通过前倾角来鉴别，伸直型骨折股骨头外翻并后倾，而在屈曲型骨折中则表现为股骨头的内翻和前倾，有时候也可以利用张裂侧和压缩侧的骨碎片形态来综合参考。

四、不同暴力机制下的骨皮质碎裂与骨松质坍塌

不同的暴力大小和暴力方向对股骨颈骨折端所造成的损伤是不一样的。支持带贴附在股骨颈骨皮质表面，前文已经提到，支持带是股骨头血供的桥梁，股骨颈骨折的移位必然会对支持带产生撕裂或卡压。在支持带血管受到严重损伤的情况下，圆韧带血管可能成为股骨头血供的唯一来源，但是有很大一部分患者的股骨头小凹滋养孔是完全缺失的，没有滋养孔，就意味着圆韧带的血管没有进入到股骨头骨质之中渠道，推测股骨头小凹区血管滋养孔的缺失可能是创伤性股骨头坏死的重要原因之一。

支持带的解剖学特点可以缓冲支持带血管在股骨颈骨折移位过程中的损伤，这在前面的章节中已经进行过专门的讨论。但血供只是骨折愈合的必要条件之一，骨折端的对合与稳定，也是影响骨折愈合的重要原因。股骨近端的结构是以骨松质为主的，因此在对股骨颈骨折的诊断和治疗过程中，骨松质骨折的相关理念必须贯穿在整个过程之中。

干骺端骨松质内通常富含间充质干细胞，可募集细胞以利于新骨形成。骨松质的骨折愈合没有骨膜参与，这和长干骨的愈合是完全不同的。早在 20 世纪 50 年代，John Charnley 就描述过在膝关节融合手术后 4 周，在切除骨面可见一层薄薄的新形成的编织骨，这显然是在骨髓中形成的，他认为这编织骨来自骨小梁表面。但后来 Aspenberg P 与 Sandberg O 研究了 12 例桡骨远端骨折术后 6~28 天骨折中央部位的组织学活检组织，对骨松质愈合进行了组织学观察，骨折后仅 2 周即可在骨髓室内发现直接的新骨形成（6/12）。新骨杂乱无章，很少与原来的骨小梁相接触。在愈合骨组织中，软骨稀少或缺失，而在无新骨形成的标本中，仅显示坏死、瘢痕或陈旧性的骨松质。作者认为骨髓中的细胞对创伤的反应是直接形成骨，与骨小梁表面无关。

骨小梁的再生也在动物实验研究中得到证实。如果骨松质骨折后骨缺损区的成骨是新骨直接在骨小梁缺损区自发重建，那么，新骨再生的能力和速度有多大？在多大的缺损范围内我们可以等待骨松质的新生？

奥地利医师 Martin Lutz 等对桡骨远端骨折伴骨缺损的骨标本进行组织形态定量分析以评价骨小梁重建能力。25 例患者无植骨或其他替代物，采用掌侧锁定钢板固定，术后 14 个月在移除置入物时用环钻在原压缩空洞区取出标本，比较背侧小梁网和掌侧非受压区的超微结构。研究结果表明，在复位和应用锁定钢板后，重建的骨小梁并不能恢复到创伤前的骨质量。虽然干骺端骨折的骨缺损大多建议自体骨移植，但无论是从临床结果还是实验结果，均没有足够的证据来支持或反对自体骨移植或替代物填充骨折后遗留的骨缺损。

股骨颈区域解剖的特殊性必须反复强调。股骨颈骨折后应考虑到骨折移位时对股骨颈表面支持带的损伤，骨内应考虑到骨松质的压缩范围及其产生的骨缺损以及股骨内外侧颈小梁

柱的损伤状况。还有，股骨颈内侧的亚当弓和股骨距，虽然是典型的骨皮质结构，却缺少骨皮质应有的骨膜结构，这些结构特点都会对骨折愈合产生单一或综合的影响。特别是骨松质被压缩塌陷之后，即使是骨折获得了满意的复位，但因塌陷形成的空腔并不会随着骨折的复位而消失，这种骨折复位后遗留下来的骨缺损空腔会有髓内的骨松质新生吗？随着骨折的愈合，这些骨缺损空腔的结局又会怎样？

　　不同的暴力大小和方向所造成的骨松质压缩塌陷的位置以及所造成的骨缺损大小是不一样的，这也势必影响骨折的愈合和骨折端的稳定。早期文献中关于股骨颈骨折的外展型与内收型骨折的界定，基本是以骨折端的最后停留状态，即股骨头相对于股骨颈所处位置来判断，并与骨折端的稳定性相关联，一定程度上还决定了手术治疗与非手术治疗的取舍。基于患者损伤病史和 MRI 检查的观察，我们注意到影像学上所谓的外展型与内收型骨折，是一个以力的三要素为基础的股骨颈骨折发生与发展的动态过程。股骨颈轴向的损伤和股骨干轴向的损伤，两者在骨折发生和移位方面是截然不同的。比如同为完全移位的股骨颈骨折，颈轴向损伤和干轴向损伤各自的骨折线位置、骨折端压缩状况是完全不一样的，颈轴向损伤往往以压缩损伤为主，随着暴力着力点不同，骨折端压缩的位置也不尽相同。从暴力方向上看，以临床最常见的臀部着地受伤史为例，此时股骨大转子后外侧成为暴力的作用点，髋臼的约束及其产生反作用力，使股骨颈承受向前成角的合力，股骨颈骨折端的前外侧张开，后内侧则以压缩为显著。从股骨颈的骨质结构上看，股骨颈内侧以强壮的骨皮质结构为主，这使得内侧的骨松质压缩缺损并不明显，多为移位的骨皮质嵌入对侧的骨松质中，骨皮质与骨皮质之间撞击的结果，使得股骨颈内侧骨皮质的支撑结构破坏成为这类骨折的主要矛盾。

　　干轴向型损伤的特点之一，是较长的力臂会使骨折端的作用力成倍地放大，骨折端骨质受损一般较重，骨折端易于移位，且稳定性较差。特别是以外展嵌插型骨折为开始的干轴向型损伤，骨折从股骨颈外上的嵌插压缩发展到整个骨折移位的过程，就是一系列支撑点不断被暴力屈服的过程，其间骨松质的压缩塌陷和骨皮质碎裂都较为严重（图 3-2-28）。

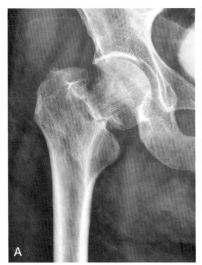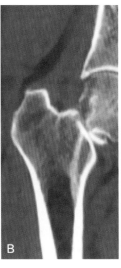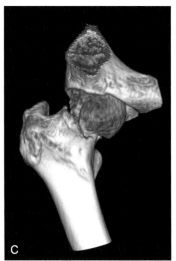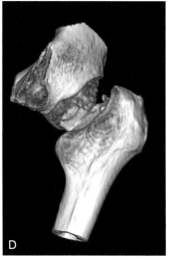

图 3-2-28　以外展嵌插为开始的干轴向损伤型骨折

伸直型和屈曲型的划分，在于判断股骨颈前侧或后侧支撑及其支撑失效。伸直型骨折大多以股骨颈后方压缩、股骨头的后倾为特点，而屈曲型骨折则以股骨颈前方压缩、股骨头前倾角加大为特点。熟悉这些临床特点对于股骨颈骨折的治疗选择具有参考价值。例如对于屈曲型骨折而言，目前常用的闭合复位方法则不能达到预期的复位效果，果断切开复位或者撬拨复位可避免反复闭合复位所造成的血供损伤风险。但股骨颈前方的压缩缺损并不多见，从我们的观察统计中只有 10% 左右，股骨颈后方骨缺损占 90% 这一数据对我们的治疗选择提出了思考，对于临床所用的血管化骨瓣移植，股骨颈前方开窗植骨可能会造成前方医源性的骨缺损却对后方的骨缺损无益；若采用股骨颈后方血管化植骨，可能会造成再植的血供尚不足以弥补手术过程中损伤的血供。

因为有骨内小梁柱的存在，压缩缺损常位于小梁柱周围。如图 3-2-29 所示，一例女性患者，44 岁，干轴 - 伸直型损伤，可见后内侧骨皮质的碎裂坍塌。从骨折移位状态分析，前支持带应完全撕裂，上支持带可能还残留少数，下支持带附着股骨头处骨质碎裂，可能导致了下支持带血管的损伤。患者在术后 1 年发生股骨头坏死，但骨折如期愈合，内固定仅下面螺钉发生少许退钉，说明骨折端的缺损并不严重。

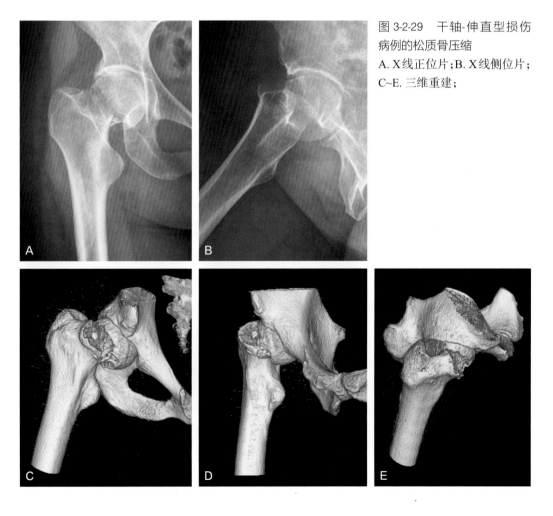

图 3-2-29　干轴-伸直型损伤病例的松质骨压缩
A. X 线正位片；B. X 线侧位片；
C~E. 三维重建；

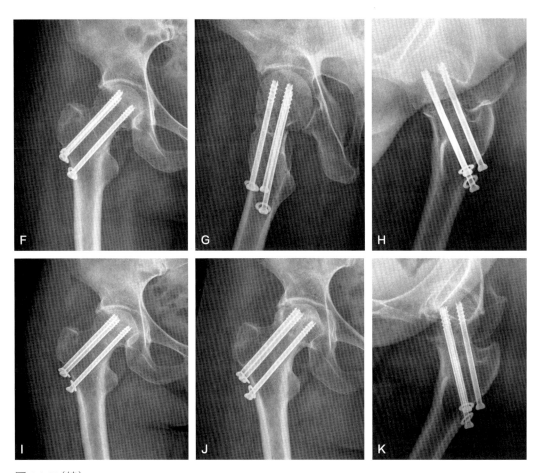

图 3-2-29（续）

F. 术后正位片；G. 术后侧位片；H. 术后 6 周正位片 I. 术后 6 周侧位片；J. 术后 1 年正位片；K. 术后 1 年侧位片。

受撞击区域直接发生坏死也是临床常见的。图 3-2-30 所示是一例 39 岁男性患者干轴屈曲型损伤，股骨头内骨松质受到较严重的撞击，这正是上支持带进入股骨头的地方，股骨颈内侧皮质向上移位，几乎到达髋臼上缘，这样的移位必然会造成下支持带的撕裂或卡压。CT 扫描可见股骨颈小梁柱的前方和后方均存在骨松质的压缩缺损。虽然骨折得到满意的复位，但术后股骨头颈结合处的外上骨缺损依然较为明显。骨折端采用交叉螺钉固定以维持股骨颈长度。骨折愈合过程顺利，内固定无松动，但术后 1 年半患者在股骨头撞击区发生了缺血性坏死。

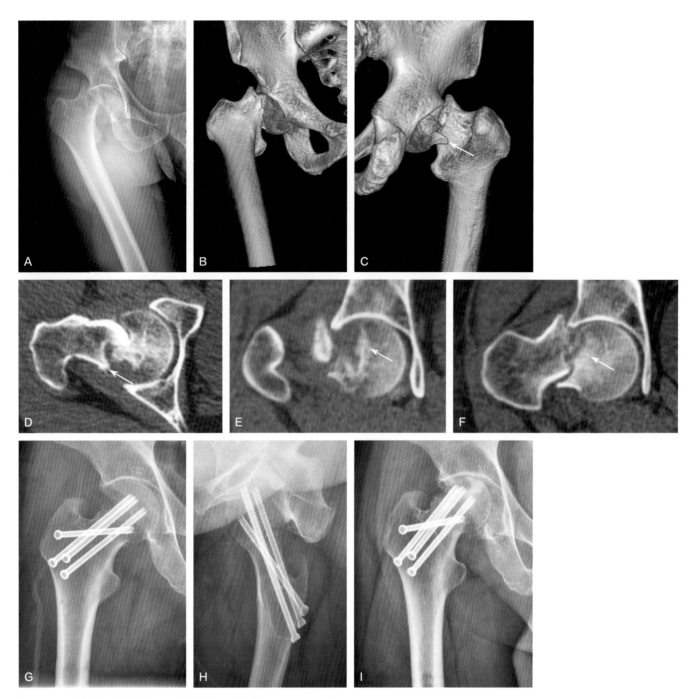

图 3-2-30　干轴-屈曲型损伤的直接压缩区骨坏死

A. X 线片；B. 三维重建；C~F. 三维重建和切面图,箭头处可见松质骨的压缩缺损；G、H. 术后 CT；I. 术后 1 年半 CT。

（梅 炯　朱 奕）

第三节　诊断过程中几点小提示

典型的股骨颈骨折患者的诊断并不困难。外伤后患者髋部疼痛、活动受限，不能行走，受伤的肢体通常伴有外旋和短缩。进一步的 X 线检查基本可以确诊。股骨颈骨折的误诊多发生在两种极端的情况下：一是暴力很大，存在多部位骨折，其他部位的损伤掩盖了股骨颈骨折的临床表现；二是暴力很轻微，临床症状和体征不明显，医师和患者都忽视了。对于前者，相信临床骨科医师多有体会，文献中也不乏报道，股骨干骨折并发同侧股骨颈骨折的漏诊问题一直是临床的热门话题。多发伤患者以及其他部位的严重损伤均可能掩盖股骨颈骨折的临床症状。因此，在高能量损伤（碾压伤、高速碰撞、高处坠落）时，骨盆 X 线和 CT 扫描是基本的检查。在髋关节脱位，股骨干骨折或仪表盘损伤（dashboard injury）时，X 线片检查必须包括股骨的近端和远端两个关节。对于轻微外伤，临床上漏诊的教训也不少。特别是首诊时自己步行到医院就诊的患者。

曾经有一位骑自行车跌倒的年轻男性患者，因伤后髋部疼痛到医院骨折就诊，常规 X 线片检查髋部未见骨折，患者自行离开。离开骨科急诊室后，患者又到医院推拿科就诊，因为已经在骨科诊疗过，推拿科医师认为骨科已经排除骨折，便以按摩推拿手法治疗患者的"伤筋"。在推拿科的手法治疗中，患者受伤髋部位突然疼痛加重，不能站立行走，再摄片提示"股骨颈骨折，完全移位"，造成了不应该发生的医疗纠纷。类似这样的患者并非少数，初次到医院并没有诊断出股骨颈骨折，再来医院复诊时误认为骨科已经排除了骨折，而到风湿病科、疼痛科或康复理疗科治疗，从而丧失了最佳的治疗时机。

一些极轻微的暴力也可能造成股骨颈骨折，特别是老年患者。我们曾遇一老年女性患者，因为在睡眠中用脚勾拉下垂到床边的被子发生大腿前方疼痛，患者和其家人均认为是肌肉拉伤未到医院就诊。由于患者只有在患肢活动或负重时才产生疼痛，在家一直可以扶凳行走，还可做一定的家务。这种无移位型股骨颈骨折的特征就是在受伤之后尚有行走能力，由于行走未能及时加以限制而逐渐丧失行走能力，也可能是发生在再次摔伤之后。如果患者在伤后不能在无痛情况下伸展大腿，就应高度怀疑股骨颈骨折可能。在我们经治的患者中，最长有伤后行走 6 周才诊断股骨颈骨折的患者。

主诉有外伤后髋部疼痛的患者也可能误诊为髋部骨折。尤其是老年人，并发骨关节炎、盂唇钙化，或髋臼边缘的骨赘延伸到颈部时，可能会导致骨折线假象。这种误诊可能会导致不必要的手术。详细的体格检查，对侧髋关节对比及 CT 检查等措施均有利于明确诊断。此外，也须注意股骨颈应力性骨折和病理性骨折的可能。应力性骨折的特点是在长期或突然负荷增加的情况下，髋关节缓慢进展的疼痛。病理性骨折的特点是患者多有慢性髋关节疼痛病史，在没有明确外伤或轻微的外伤情况下发生股骨颈骨折，有的患者已知有恶性肿瘤病史。因此，对于就诊患者应仔细询问外伤发生的时间、受伤的具体细节以及受伤前的行走和活动能力（患者能否独立行走）并做好记录。由于部分老年患者可能描述不清外伤细节，应仔细询问患者家属，包括所有的全身疾病史和药物治疗史都做好记录。患者伤前的活动能力及神经功能对于后期康复非常重要。

体检非常重要，压痛的部位和足跟叩击痛可为诊断提供重要线索。转子区的压痛往往提示股骨转子间骨折，而腹股沟部的压痛则多是股骨颈骨折或耻骨支骨折。耻骨支骨折的损伤机制和症状与股骨颈骨折相似，有时两者可能同时存在。一些患者主诉的疼痛并不是髋部或腹股沟区，而是大腿内侧或膝前。这样的主诉可能会误导医师，如果没有进行细致的体格检查，X线片也只包括股骨远端和膝关节，则会造成股骨颈骨折的漏诊。这种漏诊常会导致医疗索赔，甚至判定为医疗事故。

X线正侧位片大多可明确诊断。摄片应包括整个骨盆，特别是40~50岁的患者。正位片要求患者仰卧，下肢内旋10°~20°，摄片机距离患者1米，投照中心在耻骨联合及髂前上棘连线中点下方3cm。此时小转子投影到骨干上与骨干的边缘重叠或能看到其尖端。若摄片时下肢外旋，大转子投影到缩短的股骨颈上，可导致骨折漏诊或骨折分型的误判。侧位片和正位片保持相同的位置，患肢轻微外展。投照距离同样是1米，X线片水平朝向股骨颈中点，并与大腿纵向轴线成40°的夹角。

手术后的随访时间间隔一般是术后1个月、3个月、6个月、1年，然后每年一次，最好持续5年。最少检查标准的正侧位X线片，以监测复位和内固定的变化。尽量保证每次摄片的位置一样，可用特制的支架将患肢置于相同的位置。如果患者有症状，应随时进行X线片检查。CT、MRI和SPECT（单光子发射计算机化断层显像）目前已较多用于股骨颈骨折的诊断和术后随访。

（薛华明　王喆人）

第四节　临床实践中的一些热门讨论

一、手术方案的选择

对于股骨颈骨折治疗方案的选择，虽然不同医师之间有区别，但基本上还是以患者的年龄为主导。决定因素主要包括两个方面：患者年龄和骨折是否移位。一般除了对青壮年股骨颈骨折和无移位的股骨颈骨折（无论年龄大小）首选内固定之外，对老年有移位的股骨颈骨折多选择半髋或全髋关节置换。关节置换成为治疗老年股骨颈骨折患者的主流，一方面得益于外科手术技术的进步以及人工关节设计理念的不断革新；另一方面，内固定技术在30多年的时间中没有取得实质性进展也是重要原因。

很多医师认为，对老年患者行关节置换可以减少患者卧床时间，能早期进行功能锻炼，降低全身并发症，而且没有骨折愈合问题及股骨头坏死的担忧。当然，该选择也会使相当一部分患者经历不必要的关节置换手术。毕竟对于大多数患者而言，内固定可以达到满意的效果。至于应该选择何种内固定，Parker等的meta分析，评估了28项研究（计5 547例患者），结果显示没有任何一种内固定技术具有明显的优势。但本研究在方法学上存在局限，主要问题是试验规模较小（样本量范围为 33~410），结果可能会有偏倚。循证医学证据也表明：相对内固定而言，关节置换虽然会增加感染风险，增加出血量和手术时间，但显著减少 1 年内手术翻修的风险，且并不会增加术后 1 年内患者的死亡风险。虽说内固定手术相对于髋关节置换有较高的再手术率，但两者的再次手术内容是截然不同的，关节置换失败的再手术翻修和内固定失败所进行的关节置换再手术完全不是在同一难度水平上。近些年有不少研究指出，全髋关节置换在患者感受和步行功能方面比半关节置换术要好。但也有循证医学研究指出，全髋关节置换手术相对于半髋关节置换可能会增加再手术率。有文献报道，使用前方入路或前外侧入路，可以减少全髋关节置换后脱位的发生。就半髋关节置换而言，也有关于单极或双极头假体的选择，以及骨水泥柄或非骨水泥柄的选择争议，但并无循证医学证据方面的临床建议。

内固定和关节置换的选择尚无精准的甄别标准；若单纯以年龄作为选择标准，也没有绝对的年龄值划分。文献中多以 60 岁以下作为内固定治疗参考标准，75 岁以上作为选择关节置换的参考标准。有的医师认为遭受暴力大、骨折移位严重的患者，即使是 50~60 岁的年龄也应选择全髋关节置换手术。我们对此还是持审慎的态度，某种意义上讲，对于股骨颈骨折的患者，一般只是在内固定和人工股骨头置换之间选择，因为如果顾虑人工假体的时效，就应该选择内固定，毕竟绝大多数患者内固定手术的疗效是满意的。当然，如果患者原本就有骨关节炎或髋臼发育不良，全髋关节置换手术应是理所当然的选择。对疗效的评估表明，与半髋关节置换术相比，全髋关节置换术可减少髋关节疼痛和功能受限，但髋关节脱位的风险增加。

虽然对于年轻患者的股骨颈骨折最佳置入物已经有过多很多讨论，但毫无疑问的是，应该及时进行可接受的复位和固定。在老年人群中，关于移位型股骨颈骨折最佳治疗策略的讨论已经进行了很长时间。最主要的考量集中于早期制动问题、内固定失败率、功能、死亡率和社会经济成本等问题。老年患者多合并诸多基础疾病，如果采用常规内固定，例如 DHS 或空心钉技术，以往文献统计内固定失效率在 30%~43% 之间，远高于半髋关节置换的失败率 6%~11%，且内固定后股骨头坏死率也较高。尽管有这些数据，内固定仍然是严重合并症（尤其是痴呆）患者的常见治疗方法。2002 年，Parker 等在一项 3 年的 455 例患者的 RCT 研究中发现，大于 70 岁，有移位股骨颈的患者中，内固定与半髋关节置换相比，麻醉时间短（36 分钟对比 57 分钟，$P<0.000\,1$），手术出血量少（28ml 对比 177ml，$P<0.000\,1$）和输血量少（0.04 单位对比 0.39 单位，$P<0.000\,1$）。但是内固定组 90 例患者最终需要再次手术 111 次，而关节置换术组 12 例患者仅需要 15 次。一年内的死亡率没有统计学上的显著差异（61/226 对比 63/229，$P=0.91$），但在活动能力较弱的老年患者中，采用内固定治疗有提高生存率的趋势。对受伤后 1 年、2 年和 3 年的健在患者进行评估，在疼痛和活动能力方面没有差异。内固定后肢体缩短更为常见（7.0mm 对比 3.6mm，$P=0.004$）。作者建议半髋关节置换适用于老年有移位的股骨颈骨折患者，主要还是考虑再手术率，但是对于移位少的患者可以尝试内固定。2015 年，Parker 等继续随访了这一批患者，93% 的患者已经去世，2 组之间的死亡率没有差别，内固定的再手术率相比半髋关节置换为 93% 比 62%，91% 患

者在最初 2 年内就需要翻修。作者指出两组的最终的转归比较接近，但是内固定组的翻修率高。因此，支持老年患者使用关节置换的主要原因还是其再手术率较低，不需要再进医院。

在老年人群中，有 20% 的老年型股骨颈骨折属于嵌插型或者无移位型，关于这一类股骨颈骨折的最佳治疗策略也同样值得探讨。目前有手术治疗和保守治疗两种方法。美国骨科医师协会（American Academy of Orthopaedic Surgeons，AAOS）对于无移位的股骨颈骨折，中度推荐内固定治疗。Filip C. Dolatowski 进行了一项 70 岁以上老年股骨颈患者的多中心 RCT 研究，其中 111 例患者进行螺钉固定，108 例患者进行半髋关节置换术。随访时，HHS 评分没有明显差异，74±19 对比 76±17。半髋关节置换术组比内固定组活动度更高（24 个月的 TUG 评分 16.6±9.5 对比 20.4±12.8 秒；$P=0.004$）。此外，螺钉固定是重大的再手术（major reoperation）的危险因素，110 例患者中有 20%（22 例）接受螺钉固定，108 例患者中有 5%（5 例）接受半关节置换术［相对危险度降低（RRR）=3.3（95% CI=0.7~10.0）；NNH=6.5；$P=0.002$］。内固定组 24 个月死亡率为 36%（40/111），半关节置换术组 24 个月死亡率为 26%（28/108）（RRR=0.4［95% CI=20.1~1.1］；$P=0.11$）。相比较内固定，半髋关节置换有较好的活动能力和较低再手术率，基于此，作者还是建议关节置换。在最近一项 206 名患者的回顾性的研究中，韩国学者 Won Chul Shin 发现，65 岁以上的外展嵌插的股骨颈骨折患者，保守治疗失败率为 27.3%（15/55）。慢性肾病、内侧皮质移位、股骨头后倾均被确定为失败的独立预测因素。

据统计，由于近 1/3 的股骨颈骨折患者有痴呆或其他精神缺陷，术后是否能够康复，能否从手术治疗中获益也是一个大问题。Olofsson 等人发现有或没有痴呆的患者接受内固定或者关节置换治疗后死亡率没有差异，所有关节置换术患者在术后 4 个月和 1 年后功能效果更好。2014 年，Johansson 在他的研究中发表了 146 例股骨颈骨折的长期随访结果，其中包括 38% 的精神障碍患者，大部分并发症发生在术后前 2 年内。内固定的失败率非常高，神志清醒者为 55%，智力受损者仅为 16%，作者将内固定失败定义为早期再移位、不愈合、症状性节段性塌陷或严重感染。对于关节置换术，神志清醒和智力受损者的失败率分别为 5% 和 16%，失败定义为两次或两次以上脱位、假体松动、严重感染、假体周围骨折。同样，老年患者的研究往往由于患者流失，导致很高的偏差。2 年后，仅 50% 的精神障碍患者仍活着；5 年后仅剩 7 位幸存，占 13%。因此对有精神缺陷的老年患者数据的统计和解释非常困难。需要针对这一庞大的、不断增加的患者群体进行进一步的研究，得出更科学、全面的结论。

在美国 NIH 推荐的指南中建议老年有移位的股骨颈骨折患者使用关节置换，对于可以独立行走、无认知障碍以及对于麻醉和其他操作可以耐受的患者建议使用全髋关节置换，在关节置换时还推荐使用骨水泥假体柄。但关于是否需要使用骨水泥，最近的研究指出，术后早期栓塞和心肺骤停与骨水泥的使用相关。使用骨水泥与否在患者的功能和总的死亡率方面无明显差异，使用非骨水泥假体的最主要并发症是术中的假体周围骨折。根据我们的经验，如果是无移位或者外展嵌插的 70 岁以下老年患者，可以采用内固定，因为其简单微创，术后可以早期功能锻炼，翻身活动，有时对于基础疾病较多的患者年龄可以放宽至 75 岁。对于其他有移位的、活动能力强的股骨颈骨折老年患者，多采用全髋关节置换术，但使用较多的是生物型假体柄。对于半髋或者全髋关节置换，老年人的活动能力是我们考虑较多的一个因素，而非年龄。如果活动能力要求较高，且身体允许，高龄患者也可以使用全髋关节置换术。

骨折治疗中以最少的置入材料获得最大的稳定性一直是骨科医师不懈追求的目标。在股骨颈骨折内固定治疗的初期，大多是用 1 枚或 2 枚金属钉再辅以石膏固定。自 20 世纪 80 年代开始，使用 3 枚平行空心螺钉成为股骨颈骨折内固定的主流。为了增加内固定的稳定性，螺钉的空间排布与骨折稳定性的关系一直备受骨科医师的关注。在骨科权威参考书《坎贝骨科手术学尔（第 13 版）》中，推荐了两种螺钉分布方法，一种是 3 枚平行螺钉采用倒三角分布；一种是 4 枚平行螺钉采用菱形分布。但在临床实践中，没有任何循证医学证据显示孰优孰劣。

文献中关于螺钉的分布、螺钉的种类（半螺纹还是全螺纹），以及各种内固定材料的改进与组合，在这 100 多年的时间中讨论还是很多的，但没有一种方法持久得到全球范围的广泛接受。从时间上看，三翼钉持续了近 50 年时间，Asnis 空心螺钉距今也有 30 多年。被淘汰的内固定方式有的虽是昙花一现，但当时作者所提出的一些固定理念，很多还是值得借鉴的。比如近年来保加利亚医师 Filipov 提出的双平面双支撑排布（F 固定），虽然其临床操作繁琐、使用并不广泛，较多还是在一些学术讨论中提及，但其所强调的下螺钉和中螺钉的三点支撑的重要性就是继承了早期内固定手术操作要点。基于我们的临床实践，我们不支持这种固定方式，主要依据是这种低于小转子水平置入螺钉是具有一定风险的，操作不当，特别是多次调节导针位置，可导致股骨转子下医源性骨折的发生。而且，这种 F 固定作为长度稳定固定的一种方法，对于一些骨折端存在骨缺损的病例也是不适合的，其很可能是造成螺钉在股骨头内的切割，最终导致内固定的失败。

（窦 帮　戴亚辉）

二、关于手术的最佳时间

很多医师认为，股骨颈骨折应像所有其他有移位的骨折一样，复位及固定应在骨折后 6 小时内进行，准确的复位可解除支持带血管的压迫及扭曲，防止因缺血超过 7 小时造成的骨细胞坏死。早期手术，特别是对于青壮年患者和儿童患者，可减少股骨头缺血性坏死的风险。因为股骨头的血运是经支持带进入股骨头的。股骨颈骨折的移位必然会造成支持带血管的压迫、闭锁和扭曲，儿童股骨头干骺端血管还没有穿过骨骺，股骨颈骨折更易危及股骨头的血供。也有认为，复位可以降低关节囊内压力，有利于恢复股骨头骨内血液循环。甚至有学者认为，对于严重外展嵌插（正位 X 线片 Garden 对线指数 >190°）的股骨颈骨折，嵌插可能会造成支持带血管的扭曲或闭塞，进而造成股骨头缺血性坏死。因此，对这类股骨颈骨折类型可以考虑急诊手术复位和固定。近些年对老年髋关节骨折的早期手术干预多有强调。理由是骨折发生后若能立即手术内固定，老年患者能更早地进行患肢功能锻炼，可减少许多全身并发症的发生风险。即使行内固定手术，骨折早期患者肌肉较松弛，易于复位。而且越早手术越能更快缓解患者茫然的焦虑心理。但循证医学证据表明，内固定手术虽然可以降低局部和全身并发症的发生率，但并不能降低股骨头缺血性坏死的发生率。这也从另一方面说明了股骨头缺血性坏死的原因并不单纯取决于外科手术技术。

但要对所有股骨颈骨折患者进行急诊手术，这在很多医院都难以推广。首先是急诊手术可有效改善死亡率、并发症以及住院时间的观点尚未取得一致。而且，股骨颈骨折多为老年患者，更需要详细的术前检查和准备。再则，夜间手术可能存在医师疲劳、值班医师手术经验欠缺等不利情况，可能会影响手术质量，增加局部并发症的发生率。

（窦 帮 戴亚辉）

三、关节囊减压的临床价值

股骨颈骨折后的髋关节囊内压升高可造成股骨头缺血性坏死的观点起自 20 世纪 60 年代，此后国内外相关研究不少，结果不一。常理下，关节囊内压力不应超过平均动脉压，除非关节腔在松弛状态下已有积血充盈，然后在特殊体位时造成关节腔容积减少，才会使髋关节囊内压急剧升高。如 Stromqvist 等就测得髋关节在伸直内旋位囊内压可达 280~300mmHg。为此有医师建议，如果患者不能在入院后很快手术，牵引时患肢髋关节应保持在轻度屈曲位，患肢内旋不应该超过中立位置。

正常的股骨头髓内静脉压力为 10~20mmHg，一般不超过 30mmHg，如果关节囊内压力明显超过了髓内压力，必然造成静脉回流受阻。有研究也认为，股骨颈骨折后早期关节囊减压可明显改善股骨颈骨折患者的预后。但有不少学者却对此持反对态度，认为髋关节囊内压影响股骨头血供的观点并无循证医学证据的支持，因此对于新鲜股骨颈骨折并不需要急诊关节囊内减压手术。

临床观察也不支持早期关节囊减压的观点。首先，已有研究证实，股骨头在中断血供后 6 小时骨细胞开始死亡，12 小时骨组织完全失活。基于此，伤后 12 小时任何血供的修复都是徒劳，而医院又很少能在 12 小时内对这类患者实行急诊内固定手术。临床研究表明，对于有移位的年轻股骨颈骨折患者，从损伤到治疗的时间对于股骨头缺血性坏死率没有显著影响。说明股骨头的命运是在受伤时就已经决定了。对关节囊进行减压并不能降低股骨头缺血性坏死的发展。大多数患者在数倍于 12 小时的时间后手术，股骨头缺血坏死的发生率却占较低。也没有循证医学证据表明 12 小时内的复位内固定手术可以降低股骨头缺血坏死的发生率。Maruenda 等的一项一级证据研究表明，囊内压（高于舒张压的压力）与股骨头缺血性坏死或血供减少之间没有关系。在患肢静止不动的情况下，无移位和有移位的骨折之间的囊内压也没有差异。其次，在我们对股骨颈骨折患者的术中观察发现有的患者在骨折数周后骨折端仍有血供，也很少观察到髋关节囊张力很高的现象。其三，陈旧性股骨颈骨折经过内固定手术治疗也可达到骨折愈合，这已被很多临床研究所证实。说明股骨头的血供一直存在。

我们也对股骨颈骨折后关节囊内压升高对股骨头血供的影响进行了体外动物实验和相应

的有限元模型计算观察。结果显示关节囊内压的升高可降低血管的血流量，但并不会完全阻断其血流，相对于关节囊内压升高，血管的扭曲和拉伸对血流量的影响更大，说明良好的骨折复位比关节囊减压更重要。我们的试验没有对股骨颈骨折后骨内静脉回流的状况进行观察，但骨内静脉回流障碍是造成髓内高压的重要原因问题已有不少文献报道。在无移位的股骨颈骨折中，关节囊保持完整，关节囊内压力也许会因为血肿的原因而增高。关节腔内支持带动脉的血供往往会在骨折端较大移位的情况下才会受到影响，相对于关节囊内积血所造成的压力增高，骨折移位所导致的支持带血管的撕扯、扭曲对于支持带血供阻碍更为重要。特别是骨折端存在骨松质压缩时，骨折本身对骨髓内的血供影响可能会更大。在骨折端，骨小梁之间的毛细血管网破裂，骨小梁之间的腔隙受压缩而变形，都会损害股骨头内的血液循环，主要表现为骨松质之间的血流变得缓慢以及骨髓腔内压力增高。

（梅 炯 王 华）

四、股骨颈骨折内固定术后的负重问题

内固定手术仍是股骨颈骨折的重要治疗方案。不论是多枚的空心螺钉固定、DHS 或者其他新型的内置物系统，股骨颈骨折内固定术后首先要面对的问题是负重时间如何确定，而负重时间又是下肢功能康复的重要组成部分。根据我们的调查，国内对于股骨颈骨折内固定术后的负重时间比较保守，一般可接受术后完全负重的时间为 3~6 个月。而国外部分医疗机构则较为激进，甚至鼓励患者在可忍受疼痛的范围内，术后即刻进行部分负重。我们查阅了大量的国内外文献，发现股骨颈骨折术后的负重时间目前仍未达成共识，其浮动范围宽泛，对手术结果的影响也不甚明了。

骨科医师之所以重视股骨颈骨折内固定术后的负重问题，不仅与髋关节的生物力学特点有关，也和骨折及个体化特征关系密切。由于负重及偏心距的影响，在骨折未愈合前的过早负重，逻辑上势必会增加内固定失败的风险，如螺钉退出、切割和断裂，造成骨折不愈合或畸形愈合。股骨颈骨折不愈合是该部分手术后最常见的并发症之一。股骨颈骨折内固定术后的负重时间与股骨头坏死之间的关系目前尚不明确。

基于上述原因，我们系统地回顾了股骨颈骨折内固定治疗的相关文献，主要关注于股骨颈骨折后的负重时间，并统计分析其对于骨折不愈合、股骨头坏死的影响。我们将手术后 6 周内的负重定义为早期负重，反之则为晚期负重；负重的程度分为完全负重（full weight bearing）、部分负重（partial weight bearing）和足趾触地式负重（toe touch weight bearing）。

（一）负重时间

通过将病例抽提后汇总分析，我们发现，早期负重的股骨颈骨不连发生率为 13.82%，而 6 周后负重骨不连发生率为 9.47%，早期负重与骨不连发生率有显著相关性（图 3-4-1）。股骨头坏死是股骨颈骨折后另一个常见的并发症，早期负重患者中股骨头坏死的发生率为 10.19%，而晚期负重患者中股骨头坏死的发生率为 13.93%（图 3-4-2）。

股骨颈骨折内固定术后，过早负重不利于骨折愈合。这不仅与股骨颈骨折的愈合特点有关，也与髋关节的生物力学特征有关。尤其是对于骨折线较垂直的类型，负重时内置物承载

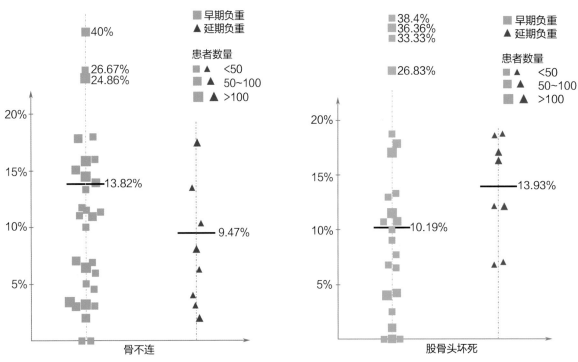

图 3-4-1　股骨颈骨折内固定术后骨不连发生率与负重时间的关系

图 3-4-2　股骨颈骨折内固定术后股骨头坏死发生率与负重时间的关系

较大的剪切应力。但负重时间对股骨头坏死发生的影响目前仍不十分清楚，似乎早期负重可以降低股骨头坏死的发生率。然而，股骨颈骨不连和股骨头坏死的总体发生率仍维持在一个较稳定的水平，也有可能部分病例较早地发生了骨不连故而从研究队列中剔除，使得早期负重的研究队列中股骨头坏死病例数减少。如果从整体来看，这个结果是相对悲观的，不论负重的时间早晚，骨不连或股骨头坏死总体发生率是相似的。

（二）负重强度

将负重程度分为 3 个等级，即足趾触地式负重、部分负重和完全负重，就分类方式而言，还是有些笼统。完全负重简便，足趾触地式负重也容易理解，但部分负重的范围就比较宽泛了。其本质原因是在股骨颈骨折内固定术后，很难将负重程度进行量化。根据已经发表论文，我们发现，足趾触地式负重的群体中，骨不连发生率为 12.91%，而部分负重的患者为 9.59%，完全负重的骨不连发生率为 14.68%（图 3-4-3）。早期完全负重不利于骨折愈合。就股骨头坏死而言，足趾触地式负重时股骨头坏死发生率为 12.33%，部分负重为 13.3%，而完全负重时股骨头坏死率为 7.76%（图 3-4-4）。

从本组资料中可以看到，不论负重程度如何，股骨颈骨不连和股骨头坏死的总体发生率也维持在一个较稳定的水平。因此在关注于股骨颈骨折内固定术后的负重时间和负重程度时，还需要积极探索其他影响内固定术后并发症的因素。

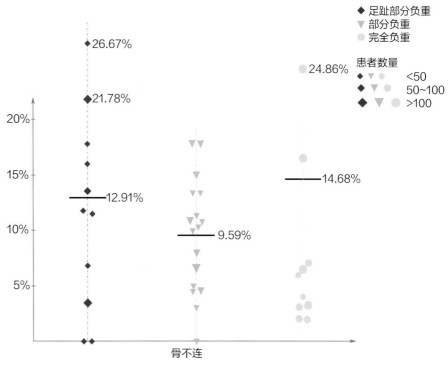

图 3-4-3　负重程度与股骨颈骨折骨不连发生的关系
足趾部分负重的群体中,骨不连发生率为 12.91%,而部分负重的患者为 9.59%,完全负重的骨不连发生率为 14.68%。早期完全负重不利于骨折愈合。

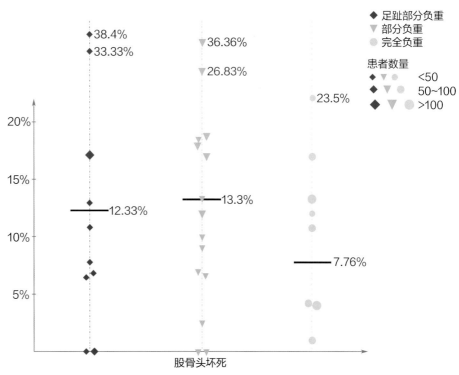

图 3-4-4　负重程度与股骨颈骨折后股骨头坏死的关系
就股骨头坏死而言,足趾部分负重时,股骨头坏死发生率为 12.33%,部分负重为 13.3%,而完全负重时股骨头坏死率为 7.76%。

（高悠水　姚　斌）

第五节　几个实用技术

一、手术中患者的体位

闭合复位一般都在牵引手术床上进行，患者的体位既要便于手术操作，也要便于手术中C形臂机透视。患者仰卧位，保持骨盆水平及患肢无牵引状态。为便于透视，将健侧手臂放置在臂夹板上，患侧手臂固定在躯干前方，保持肩关节前屈90°，屈肘90°。

图像增强器在确定正位和侧位位置后最好不再移动。对严重肥胖患者，应将下垂的腹部向头侧牵拉，并用宽胶带粘贴固定。注意移除任何在X线片照射范围内有可能影响成像质量的物体（纺织品，导管）。透视时要求正位影像和股骨距垂直，侧位时要和股骨颈轴线垂直。如果患肢置放不当或透视位置不正确往往会直接影响随后的闭合复位效果或者影响对复位效果的判断。体位摆放不好或体位摆放时未经透视即行患肢牵引是最常见的错误。

二、闭合复位方法及其临床应用

在连续几个版本的《坎贝尔骨科学》中，"每一个股骨颈骨折患者在内固定前可以尝试闭合复位"是一直存在的内容。这也是每个骨科医师治疗股骨颈骨折的基本共识。但对于如何进行闭合复位，特别是与骨折分型相关的闭合复位方法，尚无相关的文献报道。

Garden RS在其1974年的论文《头下型股骨颈骨折的复位与固定》一文中曾意味深长地写道，在关于股骨颈骨折内固定的诸多论文中，对骨折闭合复位的描述总是一种公式化的轻描淡写，有的说得很笼统，或"按照以往的复位方法完成复位"，或"通过正侧位透视达到复位标准"，或"骨折成功复位"；有的直接写出"完美复位几乎总是可以顺利达成"，给读者的感觉就像是股骨颈骨折的复位问题是件微不足道的事，这"微不足道"可能有两层含义，一是无关紧要，二是轻而易举。

已有大量的文献证明，股骨颈骨折的复位质量关乎患者预后，这一观点从股骨颈骨折的认识之初到现在，从未有过改变。在以非手术治疗为主的年代，Dupuytren、Whitman、Leadbetter等很多学者对股骨颈骨折闭合复位的问题就有专门的论述。特别是1931年三翼钉在临床上的使用，1933年Leadbetter描述的复位方法，为外科医师展示了其丰富的想象力。很多医师也陆续介绍了各自的复位方法，且大多数结果均显示对股骨颈头下型骨折的复位没有困难。但他们的结果大多体现在文字上，缺少严格的证实或证伪，对于复位失败的原因及其如何应对，则几乎没有讨论。

极端的负面结果也有文献报道。1954年Cleveland M和Fielding JW在《美国骨与关节》杂志发表的《一项股骨颈囊内型骨折的连续结果观察》一文中报道，在他们所治疗的335例股骨颈骨折的系列观察中，"从未有过完美的骨折复位"。作者没有详细的描述什么样的复位才是他们眼中的"完美复位"标准，但他们的研究结果足以说明股骨颈骨折的闭合复位也并不像一些作者所说的那样容易，不尽如人意的复位结果并不少见。

我们的临床实践结果虽不像 Cleveland M 和 Fielding JW 那样悲观，但也并非如一些文献中所说的"完美复位几乎总是可以顺利达成"。在我刚参加工作时，上级医师教给我们的是 Sven Johansson 方法和 Leadbetter 方法，后来逐渐改用 Whitman 方法对股骨颈骨折进行闭合复位。近十多年基本是采用 Whitman 方法和 Smith 方法的混合改良，复位方法虽有改变，对复位结果的不可预见性却一直没有改变。无论用何种复位方法，都不能确保每一个骨折都能获得满意的复位效果，复位效果的满意与否就像抛硬币一样偶然，有不少貌似容易复位的骨折最终不得不进行切开复位。也有原本"移位可接受"的骨折，因为追求更好的复位效果而使可接受的骨折移位变得不可接受，因此一些有经验的医师会把"见好就收"作为接受复位瑕疵的理由。当然，也有看上去闭合复位预计困难的患者，在复位过程中出乎预料地容易。一个从计划闭合复位改为不得不切开复位的手术，医师的沮丧只是一个方面，向后推延的手术时间也会给排在后面手术的患者平添焦虑。这样的问题 Garden 在他们的文章中也有描述，Garden 认为，股骨颈骨折的复位似乎就是一个"偶然事件（hit-or-miss affair）"，在他们的患者中，相同的复位方法，大约只有 50% 的骨折能在首次复位中达到复位要求，有的需要多次复位才能成功，少数骨折闭合复位完全不能成功。Garden 指出，即使是对相同类型的骨折，相同的复位方法只对一些骨折管用，对另一些骨折则无用，要找出其中的原因是一个巨大的挑战。

骨折复位没有达到要求不可进行内固定，这是骨科医师的入门知识。不能依靠内置物的坚强来弥补骨折复位的不足，如果在骨折复位不充分时存侥幸心理进行内固定，可能导致严重后果。良好的复位对于减少股骨颈骨折的并发症（包括骨不连和股骨头缺血性坏死）至关重要已是共识。但反复多次的闭合复位尝试可能会增加骨折端的血供损伤。一般建议重复复位次数不宜超过 3 次。

在股骨颈骨折的治疗历史中，关于闭合复位方法的经验介绍还是很多的，均取得了一定的效果，但在他们的文章中，多是展示了复位方法的成功率，对于复位失败的原因却少有讨论，更是缺少和骨折类型相关的进一步分析。因为有切开复位作备选方案，且切开复位手术的创伤也不算大，闭合复位的方法及其适应证的思考似乎就变得不那么重要了。

对股骨颈骨折闭合复位的方法作一系统梳理是很有必要的，目前临床上单一的复位方法肯定是不能适应股骨颈复杂多变的损伤机制和骨折类型。希望读者能结合自己的复位经验对以下方法进行改良和尝试，以提高股骨颈骨折闭合复位的成功率，探索基于股骨颈骨折分型的个性化闭合复位方法。

1. Phillips 方法　该方法由 Phillips GW 于 1869 年在 *Am J Med Sci* 上发表的论文《股骨颈骨折：沿着躯体轴向和股骨颈轴向伸直牵引；没有发生短缩和其他的畸形愈合》中介绍，这是历史文献中双向牵引法的较早应用。此前股骨颈骨折的牵引复位都是肢体轴向的纵向牵引，Phillips 在患侧大腿的近端增加了横向牵引。两个方向的牵引力所形成的合力方向与股骨颈骨折的轴向一致。骨折固定方法主要依靠持续牵引和从腋窝到脚部的长夹板。Phillips 疗法以其双向牵引的复位理念为后来的股骨颈骨折闭合复位方法的改进提供了极有价值的借鉴。

2. Ruth 方法　由 Ruth CE 在 1921 年 *JAMA* 发表的论文《股骨颈和转子间骨折：一种合理的治疗方式》一文中介绍。方法是先将患肢屈髋屈膝成直角，同时增加外翻解除骨折端交锁和软组织嵌入。然后将膝盖移到中线，矫正股骨头外翻，并在术者的强力牵引下伸展患肢，一助手配合将患肢置于牵引装置上，与此同时，另一助手装配横向牵引。骨折复位后依靠两个方向的牵引力以维持骨折复位。这种持续 4 周的牵引后，可发现患者能够向外和向内旋转大腿，大转子移动在一个圆的弧线上，其圆心是髋臼底部，由此可证明骨折已愈合。Ruth 在文中还详细解释患者在牵引中的护理要点，以及如何有效地预防肺炎和压疮。

3. Dupuytren 方法　Dupuytren BG 介绍的复位方法是：先屈髋屈膝，将大腿与腹接触，小腿与大腿接触，然后将患肢伸直并外旋，使患肢恢复原有长度，而患肢外旋畸形亦会得以整复。骨折复位后用双斜面法保持患肢于屈髋及屈膝位。

4. Sven Johansson 方法　Hans Edv. Hansson 在 1934 年结合自己的经验总结了 Sven Johansson 方法的复位效果（图 3-5-1）。患者麻醉后仰卧于透光手术台，使患者肌肉处于完全松弛和无疼痛状态，须将躯干固定在手术台上避免在复位过程中向下移动。医师背对患者，将患肢放在术者肩上，腘窝部贴术者肩上，术者用双手紧紧抓住小腿并将其压在术者胸部，然后用肩膀牵引患肢，并在牵引过程中将患肢部内旋转 25°~30°，最后伸直患肢。确认在双侧肢体处于相同位置的情况下，比较内踝远端点是否处于同一水平来评价复位效果。该复位方法的优点是，术者可一个人完成复位操作，在复位过程中能够充分控制牵引力量，有利于复位动作的控制，使操作变得更为轻松，特别是对于肥胖或肌肉强壮的患者。

5. Whitman 方法　患者仰卧位，会阴部放一柱状支撑架作对抗牵引以避免躯干下滑，双肩等高平放，两助手同时外展牵引患侧与健侧肢体。患肢轻度内旋并最大限度外展，通过髋臼的顶压和关节囊的紧张对骨折进行复位。在患肢牵引前，也可先将患髋屈曲并轻微内旋和外旋，使软组织放松后解锁骨折端，然后再伸直牵引。Whitman 评估骨折复位效果的方法是通过 Nelaton 线判断下肢长度是否恢复，最后固定于外展位，与健侧对称（图 3-5-2）。

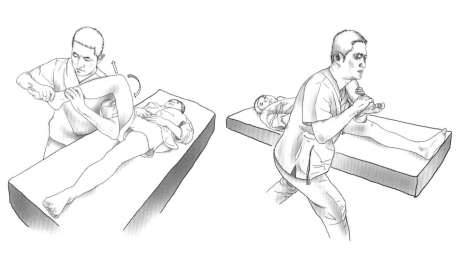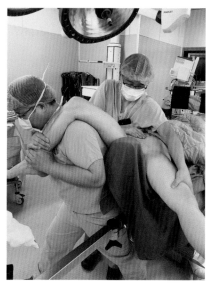

图 3-5-1　Sven Johansson 方法

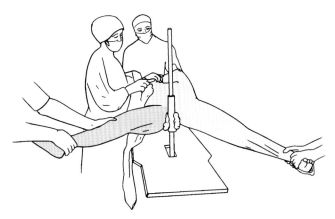

图 3-5-2 Whitman 方法

6. Leadbetter 方法　患者麻醉后仰卧，将患侧髋关节和膝关节分别屈曲 90°，术者沿着股骨干长轴方向（垂直地面）进行持续牵引，同时轻微内收髋关节，然后在牵引下维持患肢在内旋位，再缓慢将髋膝关节伸直并将患肢缓慢转为外展，最后完全伸直髋关节和膝关节。Leadbetter 评价复位效果的方法是通过 heel-palm 托跟试验来观察双下肢是否对称，以判断闭合复位是否成功（图 3-5-3）。

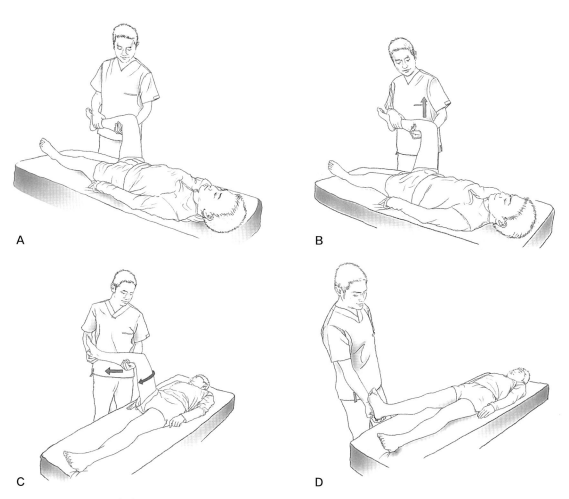

图 3-5-3　Leadbetter 方法
A. 患肢屈髋 90°，屈膝 90°；B. 屈膝向上牵引；C. 牵引下髋关节外展，内旋并伸直；D. 托跟试验检验复位效果。

7. Bozan 方法　此法由美国医师 EJ Bozsan 于 1934 年在 *JBJS* 上介绍。患者仰卧于骨折手术台上，双下肢伸直并用绷带绑缚在手术台牵引装置上。在患者骨盆部用一条长而大的布巾穿绕髂嵴向健侧方向作对抗牵引用，然后在患肢大腿根部腹股沟皱襞附近兜一条较小的布巾向外侧作横向牵引用。先通过小布巾用力横向牵引，用大布巾的对抗牵引保持肢体位置不变，在持续横向牵引的同时将患肢整体内旋，然后施加纵向牵引，并将患肢外展、略微过伸，最后将患肢固定于极度内旋位。为更好地帮助患肢内旋，可应用小布巾向上旋转提拉，此时内旋不应有任何阻力，否则，必须增加横向牵引力度。内旋复位完成后，肢体不应弹回到原来的位置（图 3-5-4）。

8. King 方法　澳大利亚医师 Thomas King 于 1939 年在 *British Journal of Surgery* 上介绍他们治疗的 50 例患者中仅 1 例闭合复位失败。文中没有介绍详细的复位方法。只是概要地讲了复位要点：以纵向牵引为主，用拇指用力向后按压股骨颈部，并将大转子向前抬起，同时使用吊带在内收肌区域周围进行侧向牵引，使骨折端分离，助手用力旋转脚部使髋关节内旋。

9. Smith 方法　美国医师 Smith LD 基于髋关节解剖结构和生物力学研究，提出了一种"关书"样的复位技术。Smith 将股骨颈的后方支持带比作一本书的合页边，当大腿外旋，想象骨折面似一本书打开，当大腿内旋，则是将书合上的过程。术者先在手动牵引下加大患肢外旋畸形，使骨折端的嵌插得以"解锁"，继续手动牵引下保持患肢于外旋位，患肢外展使 Y形韧带松弛，继续维持牵引，患肢在持续外展牵引下内旋，利用支持带的铰链作用复位骨折。验证骨折已获复位后，保持患肢于内旋位，内收收紧 Y 形韧带以维持复位（图 3-5-5）。

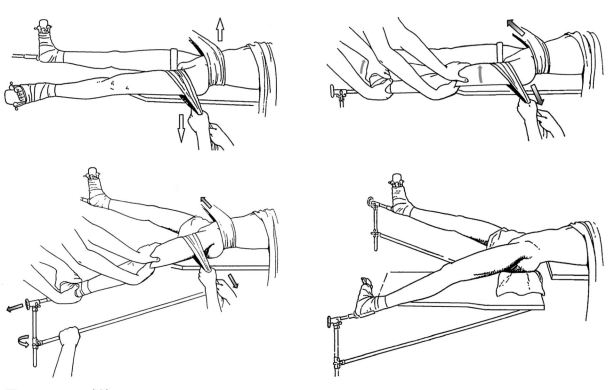

图 3-5-4　Bozan 方法

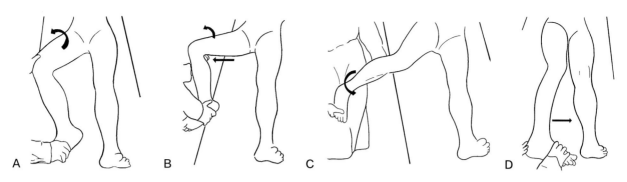

图 3-5-5　Smith 方法

A.牵引下加大外旋解除断端嵌插；B.牵引下髋关节外旋外展；C.持续外展牵引下内旋患肢；D.保持患肢于内旋位。

10. McElvenny 方法　McElvenny RT 认为，股骨颈骨折闭合复位的目标是将内收型骨折转换为外展型骨折，这一过程是一般的手动牵引及操作手法难以实现的。因此，骨折复位应在骨科手术床上操作。患者仰卧，患肢外展 20° 至 25°，完全外旋。牵引力度要求较大，逐渐增加，牵引中可将臀部轻轻地上下摆动。McElvenny 经过测量总结出复位所需的牵引力在40~90 磅（1 磅力≈4.45 牛）之间。当牵引力足够且内收肌绷紧时，放松足部以内旋患肢。不建议以脚带动患肢旋转，这样可能会对膝关节造成损伤。应由术者内旋膝关节，助手旋协助旋转脚部。在患肢内旋过程中要求平稳轻松，直到股骨内侧髁指向地面，髌骨正对内侧。如果患肢在内旋过程中感觉到任何阻力，说明复位未完成。此时往往需要更大牵引力，或患肢需要更大的外展角度，并继续在内旋位进行牵引，或在牵引中对大转子区域施加向下和内侧的外力。复位完成后通过 X 线片评判复位效果。

11. Wellmerling 方法　患者固定在牵引床上，双下肢都施加牵引以预防骨盆发生倾斜，患肢比健侧多牵引约 0.64cm（0.25 英寸）。术者站在患侧髋部一侧，一前臂置于大腿前方靠近腹股沟处，另一前臂置于大腿下方近腘窝处，双手合十扣紧。用腘窝下的前臂向上抬高膝盖，以增加牵引力。与此同时，腹股沟处的前臂往下按压骨折远侧段的近端，复位股骨颈前倾角。在复位过程中，同时内旋大腿和脚固定板使骨折复位。脚固定板的内旋以股骨颈与地面平行为度。患肢于轻度内旋位固定后，减少牵引力度使双侧肢体一致（图 3-5-6）。

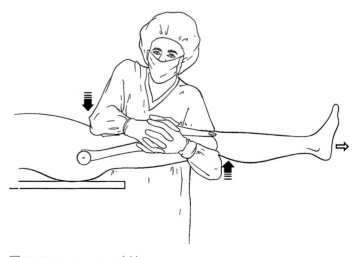

图 3-5-6　Wellmerling 方法

我们没有查到 Wellmerling 的论文原文，但在文献检索中发现对其复位方法有不少文献引用。我们是在 Brueckmann FR1990 年在 *Clin Orthop Relat Res* 发表的论文《一项评估股骨颈骨折闭合复位技术的方法》中看到该方法的描述。Brueckmann 认为 Wellmerling 复位法较其他方法简单易行，是一个可用于完全移位的股骨颈的复位方法。如果在侧位片上还没有显示完全复位，可以再次尝试，例如增加牵引，用腘窝下的手臂加大膝关节的屈曲，上方的手臂则继续予以往下的更大的压力。

　　12. Garden 方法　Garden RS1974 年在 *Orthop Clin North Am* 发表的论文《股骨颈囊内骨折的复位与固定》一文中，阐述了自己对股骨颈骨折闭合复位的经验，说到自己方法是对 Smith 方法的改良。复位过程中应牢记骨折移位图像如真正地打开和闭合一本书那样有序地复位，避免剧烈手法，可提高复位的成功率。强调复位需在肌肉彻底放松的情况下进行。在适度牵引下，患肢膝关节屈曲成直角，大腿外旋并充分屈曲，然后在持续牵引下肢体向内侧旋转并伸直。图 3-5-7 示在检验复位效果方面，Garden 认为 Leadbetter 的托跟试验（heel-palm test）很有用，在进行 X 线片检查时，侧位影像比前后位影像更重要。Garden 也建议 Phillips GW（1869）的复位方法，认为通过肢体纵向牵引和大腿根部的横向牵引所产生的合力来完成复位。当骨折复位达到严格意义上的可接受复位，肢体在手术台上固定在内旋位，复位后无需再牵引。

　　股骨颈骨折的闭合复位方法肯定比上方列出的要多，各种方法孰优孰劣，或者何种复位方法更有利于某种骨折类型的复位，尚缺少相关的对照研究。上述各位作者，也没有指出各自的复位方法其最佳适应的骨折分型。在《坎贝尔骨科手术学（第 14 版）》中，关于股骨颈骨折闭合复位的描述很简单，一是采用 Whitman 技术或其他复位技术；二是不应暴力复位且重复复位的次数不超过 2~3 次。这传递给我们的信息是，虽然作者习惯于 Whitman 复位技术，但 Whitman 技术不能使所有的骨折都获得满意复位，所以建议"使用 Whitman 或者其他复位技术进行闭合复位""复位方法不能太暴力，次数不能超过 2~3 次"。况且，作者描述的 Whitman 技术——"持续牵引下伸髋、外展外旋，同时在牵引下再内旋"也并

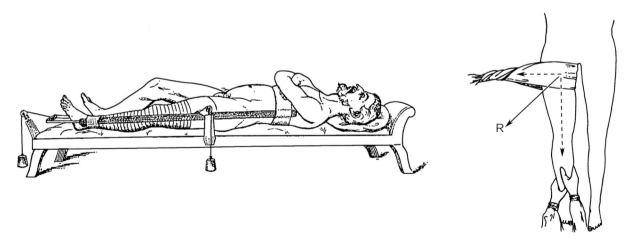

图 3-5-7　Garden 方法

非原汁原味的 Whitman 技术。但在我们上述列举的闭合复位方法中，很多作者都有提及这样的复位手法。

无独有偶，Leadbetter 复位法也在很多文献中被提及使用。比如在杜克大学骨科编写的 *Wheeless's Textbook* 中，对股骨颈骨折闭合复位推荐使用方法即是 Leadbetter 复位法，但文中描述的具体复位手法和 Leadbetter 的原文则有不同，他们的方法是：髋部屈曲至 90°，轻度内收，并沿股骨干轴向牵引；接下来，在保持牵引的同时，内旋 45°，当髋关节弯曲到 90°时，臀部周围的所有肌肉都最大限度地放松，进一步的内旋也放松关节囊的韧带，通过放松这些结构，可以达到复位的目的。最后屈曲内收使骨折端行"开书样"动作开始复位进程。在牵引内旋的状态中轻度伸髋外展，完成复位。AO 教科书的方法并未提及具体的复位技术名称，他们的方法是：患髋屈曲外旋放松关节囊，在内旋的情况下逐渐伸膝外展。也和 Leadbetter 复位法类似。

我们在临床中较少使用 Leadbetter 所描述的复位方法对股骨颈骨折进行闭合复位。我们的体会是，虽然 Leadbetter 复位方法曾经是复位股骨颈骨折重要的技术手段，复位效果好、可重复性高而为较多临床医师使用。但该方法要求在膝关节和髋关节屈曲 90°下进行牵引，然后外展、内旋、伸直进行复位，需要的牵引力和动作幅度都比较大，而且复位后还须将患肢固定在牵引床上进行内固定手术，这过程常常会有造成已复位的骨折再发生移位，而且，Leadbetter 复位技术的过程本身也可能增加股骨头血供进一步损伤的风险。

因为现在股骨颈骨折的闭合复位，基本上都在骨科牵引手术床上进行。我们对股骨颈骨折的闭合复位主要还是依托骨科牵引手术床的牵引力。因此，凡是涉及髋关节屈曲的复位手法都会受到限制，可用的复位手法主要包括纵向的牵引，内外旋转以及内收外展 3 个维度上。基本复位方法大同小异，复位手法或 Whitman 复位方法，或 Smith 复位方法，或 King 复位方法，无论骨折复位方法如何，手法要领基本相似，即先将髋关节于伸直、外展、外旋位进行牵引，随后内收并内旋。如果复位后还存在不很严重的残留移位，可酌情采用顶膝压髋的 Wellmerling 方法予以纠正。

从以上的相关方法，不难看出均是针对伸直型股骨颈骨折，关于屈曲型股骨颈骨折的复位，上述所以方法均未提及。因为屈曲型骨折在临床上表现为股骨头前倾，而非较为常见的股骨头后倾，采用上述任何复位方法，特别是以屈髋为基础的类似 Leadbetter 类的复位方法可能会加重骨折移位。比如下面这病例，61 岁男性（图 3-5-8），从行驶的电动车上滑倒跌伤致右股骨颈骨折。患者来院急诊时右髋疼痛剧烈，不能完成右髋侧位 X 线片拍摄。前后位 X 线片上见股骨头外翻成角，约 40°，股骨头颈重叠大于 10mm。CT 扫描见骨折移位股骨头前倾，骨折端向后成角为特点。手术拟采用闭合复位半螺纹螺钉固定。因为这类型骨折并不常见，其闭合复位方法无太多经验可循。但可以肯定的是 Leadbetter 复位方法是肯定不适合的，Whitman 复位方法从复位原理上分析似也不妥。于是，我们采用了在中立位上缓慢牵引的方法在 C 形臂机透视下密切观察，发现牵引可以轻松牵开骨折端，但很难纠正股骨头的前倾移位，但在 C 形臂机透视下辅助撬拨的方法有助于复位。骨折复位后打入 4 枚半螺纹空心螺钉，术中透视和影像检查骨折复位及内固定分布均较为满意。术后要求患者进行不负重功能锻炼。

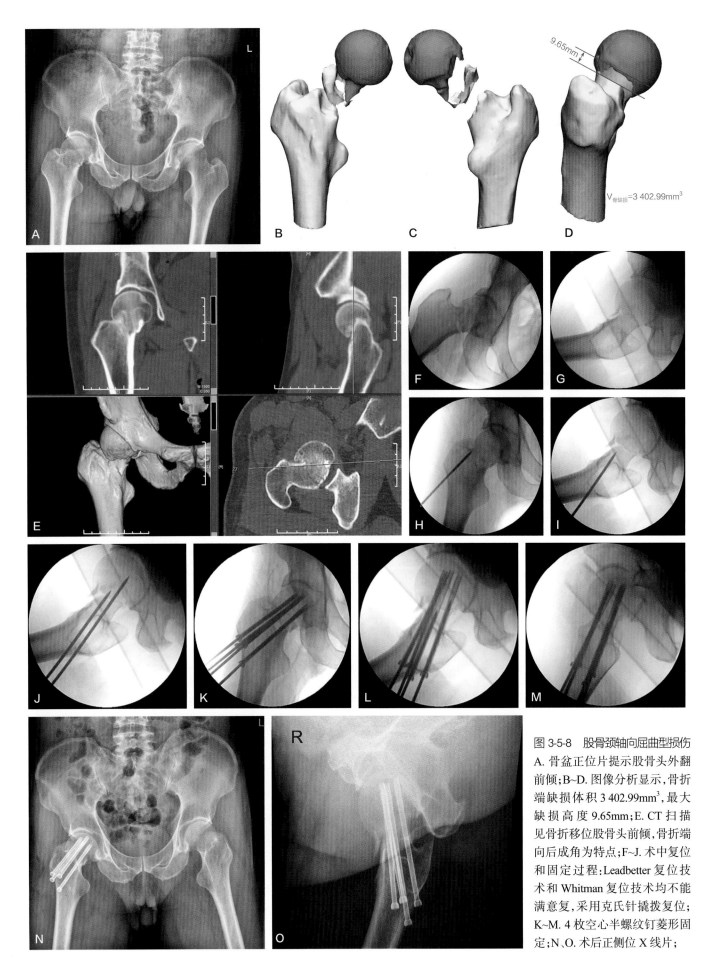

图 3-5-8　股骨颈轴向屈曲型损伤
A. 骨盆正位片提示股骨头外翻前倾;B~D. 图像分析显示,骨折端缺损体积 3 402.99mm³,最大缺损高度 9.65mm;E. CT 扫描见骨折移位股骨头前倾,骨折端向后成角为特点;F~J. 术中复位和固定过程:Leadbetter 复位技术和 Whitman 复位技术均不能满意复,采用克氏针撬拨复位;K~M. 4 枚空心半螺纹钉菱形固定;N、O. 术后正侧位 X 线片;

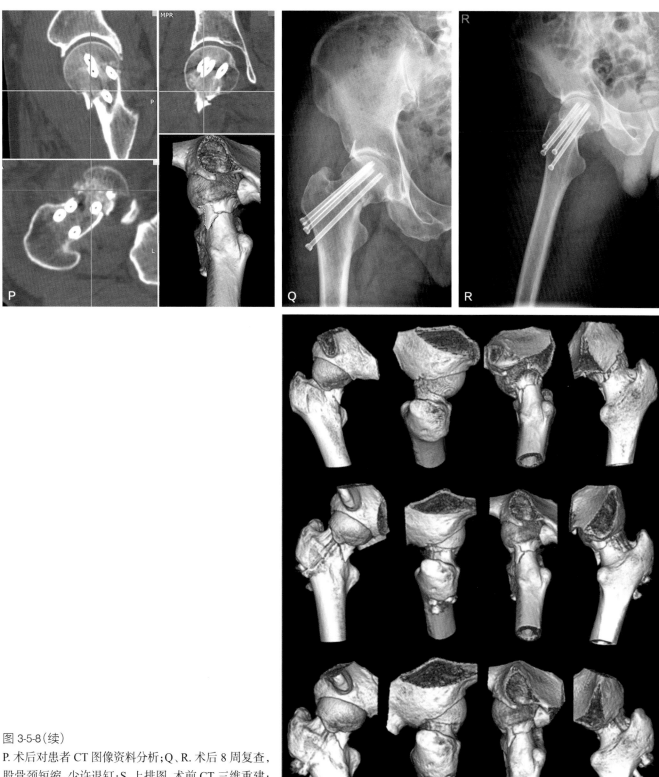

图 3-5-8（续）

P. 术后对患者 CT 图像资料分析；Q、R. 术后 8 周复查，股骨颈短缩，少许退钉；S. 上排图，术前 CT 三维重建；中排图，术后 CT 三维重建；下排图，术后 8 周 CT 三维重建。

术后6周患者来门诊随访，发现骨折复位及内固定位置满意，但股骨颈仍出现了短缩移位，4枚螺钉均出现了退钉。通过对患者CT图像资料的分析，发现骨折端的骨缺损主要发生在股骨颈的前方，且股骨颈前下方的骨皮质发生碎裂，导致该患者股骨颈前方近一半的骨质呈楔形缺损。该患者术后3个月开始负重行走，后失访。估计患者预后尚好，因为从患者骨折损伤形态看，股骨颈的上下支持带应该受损较小，而且该年龄段的患者若近期出现临床症状，大概率是会来医院就诊的。术后反思患者的手术过程，对于这种股骨头前倾较为严重的患者，可能切开复位植骨内固定是一种较好的选择。

以伸直牵引为主的闭合复位方法，最常见的操作错误是在复位之初即发生过度牵引和过度内旋。由于患者在麻醉下肌肉处于完全松弛状态，医师在复位之初的牵引常用人工牵引，很容易用力过大而发生骨折端过牵现象。过牵不但可能会加重支持带血管的损伤，也可能使骨折复位变得更加困难。特别是在脊髓灰质炎（小儿麻痹）后遗症、偏瘫或其他神经系统疾病的患者，过牵现象更容易发生。

在完全移位的骨折中，股骨头几乎处于完全游离的状态，只剩下圆韧带和未被撕裂的支持带影响股骨头的活动。在牵引床的牵引作用下，牵引力经过关节囊及支持带传递到股骨头，股骨头的旋转和倾斜主要取决于上、前、下三束支持带及圆韧带之间相互作用。由于关节囊内股骨颈受损的细节很难通过现有的检查方法判断，这使得闭合复位存在很大的不确定性。有的即使是切开复位也不容易达到理想的复位。从我们的临床观察，移位股骨颈骨折后所造成的支持带的损伤有以下几个特点：上支持带和前支持带的损伤多于下支持带；干轴向损伤所造成的骨折移位，其支持带的损伤程度要重于颈轴向损伤。因此，根据股骨颈骨折的临床图像资料判断闭合复位的难易程度将是一项十分有意义的工作，对一些闭合复位成功率极低的患者选择直接切开复位，可避免反复闭合复位给股骨头残留血供带来的医源性损伤，特别是青壮年和儿童患者。对一些老年难复位患者，应果断进行关节置换术。

三、骨折复位效果的评价

用于骨科临床的大多数的评分系统都是对比手术前后的功能状态。这种评分系统的临床资料来自不同的医疗机构，甚至是在不同国家时，治疗的同质化问题很难被考虑进去，此时两种或多种治疗方法之间的疗效比较就需要充分考虑手术方法或者手术人员之间的关联因素，毕竟手术中的人员因素有时是最关键的。

骨折复位及内固定的质量和手术者的临床经验之间是必然关联的。

复位的准确度及内固定的稳定性很大程度上取决于骨折的类型。因此必须仔细研究影像学检查，分析骨折特点，判断闭合复位困难度，选择合适的置入物。注意X线透视的方向。患肢的内旋程度会对透视影像产生影响，一般内旋10°~20°时的骨折透视图像更加直观。侧位上只有当射线90°垂直照射到股骨颈时才能显示出股骨颈的全长。Garden复位指数（图3-5-9A）是评估股骨颈成角和骨小梁对线的常用方法。正常人体股骨近端在正位X线片上，股骨头内侧骨小梁与股骨内侧骨皮质大约成160°角。在侧面片上，股骨头内侧和外侧小梁会聚并经过股骨颈中轴线。临床实践中，在正位图像上超过160°~180°区间，表示存在髋内翻或外翻。

除非外翻角度超过 190°，对正位 X 线片上看到的 Garden Ⅰ和Ⅱ型骨折的轻度外翻移位不必进行复位。在侧位图像中偏离 180°超过 20°，表示存在严重的前倾或后倾成角，这种移位必须进行复位。因为对于股骨颈骨折的监控都是手术中采用 C 形臂 X 线透视，有时对骨小梁的显示并不像 X 线片那么清楚，Lowell 等将股骨颈解剖复位的放射学或透视影像描述为"浅 S 形或反 S 形曲线"，相对于 Garden 复位指数，该"曲线"评估术中复位更为方便直接。这是一种根据股骨颈的凹形轮廓在上、下、前、后以"S"形或倒"S"形曲线的形状与股骨头的凸形轮廓连接而成的曲线。无论股骨上端绕股骨干轴线或股骨颈旋转，这种关系都是恒定的（图 3-5-9B）。但骨折移位会使这些曲线发生改变，当"S"形或"倒 S"形曲线被折断，颈部表面轮廓呈切线或"C"形时，说明骨折存在移位。（图 3-5-9C）

也有学者试图将复位标准进行量化：

Lagerby 等将复位标准及内固定位置进行了界定：①前后位 X 线片上，骨折近端不低于骨折远端（没有重叠移位）；②无内翻成角；③向后成角小于 5°。内固定要求：①远端螺钉贴股骨距；②最少两枚螺钉的钉头距软骨下骨小于 5mm；③钉头不穿进关节（穿过软骨下骨小于 2mm）；④螺钉须平行（倾斜小于 5°）；⑤螺钉不能全在股骨头的一侧半球中；⑥螺钉不能全在股骨头前半侧。

Upadhyay 结合了 Garden 对线指数和 Lagerby 等的评估方法，将前后位上内翻角度 <160°，侧位上后倾 >5°定义为复位不满意。并根据两个平面的复位质量，再分为 3 级：Ⅰ级，前后位和侧位均满意复位；Ⅱ级，前后位或侧位之一复位不满意；Ⅲ级，前后位和侧位的复位均不满意。

Lindequist 和 Törnkvist 的复位标准较为简单：良：移位不超过 2mm，前后位上 Garden 指数为 160°~175°，前倾或后倾不超过 10°；可：移位不超过 5mm，前后位上 Garden 指数为 160°~175°，前倾或后倾不超过 20°；差：移位 >5mm，前后位上 Garden 指数超出 160°~175°的范围，前倾或后倾 >20°。

Brown 和 Abrami 提出通过测量 Axis angle 和 Shearing angle 来评价骨折线状况，后人根据他们所在医院——格拉斯哥西区医院（Western Infirmary，Glasgow），将前后位上的 axis angle 称为 Western Infirmary Glasgow angle，简称 WIG 角（图 3-5-9D）。该测量方法是：通过叠放在前后位 X 光上的同心圆确定股骨头的中心（a 点）；骨折线的中点（b 点）；股骨大转子外侧顶点（c 点）。WIG 角即 AB 与 BC 的夹角。用于判断股骨头的成角和移位程度。图中可以看到，Shearing 角本质上就是 Pauwels 角的另一种表达。而 WIG 角则明显受骨折线的上下位置以及倾斜角的影响。

Karanicolas 等根据 Garden 指数、Lowell 曲线、Lindquist 与 Tornkvist's 标准、WIG 角和国际髋部骨折研究协作组织对内固定后的可接受对线的定义，探讨评估者之间的可靠性以及评估者对股骨颈骨折复位质量的总体印象。结果显示，对复位质量的评估，医师的总体印象比使用某一种评估工具要好。选择二分法即可接受和不可接受来评价复位效果。2020 年 6 月的美国 *Journal of Orthopaedic Trauma* 杂志，发表了一篇来自北美 12 个一级创伤中心对成人移位型股骨颈骨折的多中心随机对照研究，复位标准即采用上述方法，根据前后位将复位

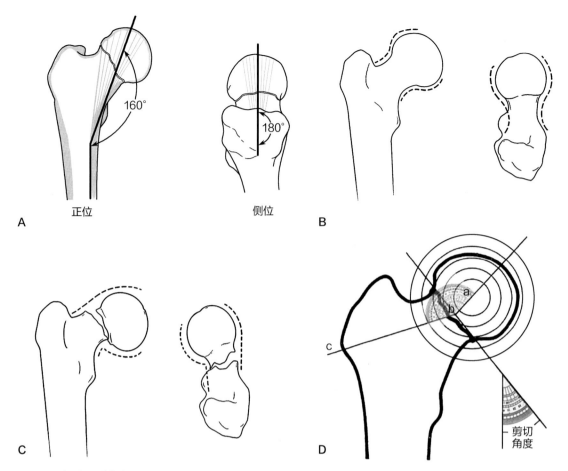

图 3-5-9　复位评价指标

A. Garden 复位指数;B. Lowell 曲线;C. 移位时的 Lowell 曲线;D. WIG 角。

质量评定为"解剖/满意"或"不满意"。

　　从上述文献可见,评价股骨颈骨折复位满意度的基本原则无外乎两个方面,一是骨折的对位问题,一是骨折的成角问题。这两个问题都需要在前后位和侧位 X 线片分别判定。应充分顾及 X 线片的投照角度以及患者骨折后体位所造成的个体间差异,大多数情况下,Garden 指数结合 Lowell 曲线,对于术中判断骨折复位效果应该是没有问题的。

　　Gotfried 于 2013 年在 JOT 发表了一篇论文《股骨颈囊内型骨折非解剖型复位(Gotfried 复位)》,介绍了一种非解剖复位技术治疗不稳定型股骨颈股骨头下骨折,作者认为在骨折近端和远端之间形成阳性支撑有利于提高股骨颈骨折的临床疗效。该复位技术包括 3 个阶段:第一阶段是解锁,患肢在侧向和轴向两个方向逐渐增加牵引力。侧向的牵引力采用毛巾裹住大腿上端向外牵引获得,而纵向的牵引则用骨科手术牵引床获得。复位的第二阶段是在两个方向的牵引力维持下使患肢内收和内旋复位骨折端。第三阶段是在患肢内收内旋时松开纵向和横向的牵引使断端对合。

　　作者将复位结果划分 3 个等级:最佳、满意和不良。最佳是指在前后位 X 线片上呈阳性支撑和外翻,颈干角最少 135°。侧位上的骨折对线为 180°。满意是指前后位 X 线片上解剖复位和颈干角最少 135°的外翻。侧位上的骨折对线为 160°~180°。不良是指前后位 X 线片上阴性支撑和/或骨折在内翻位。侧位上的骨折对线小于 160°。作者对这里提出的阳性和阴性支撑有专门图示，即在前后位 X 线片上的股骨颈内侧边缘，骨折近端的内侧边缘是处于骨折远端骨质内还是骨质外。换种说法，即股骨头内侧有骨折远端的托举为阳性支撑，若股骨头内侧边界向内超出远端内侧边界之外，则为阴性支撑。

在 Gotfried 的这组资料中，18 例移位的股骨颈股骨头下骨折年轻患者中有 5 例随访 12 个月以上，这 5 例患者中均无骨折再移位、骨不连或股骨头坏死发生，我们认为该观点值得商榷。从作者文章中提供的图像看，作为一种 X 线片观察，不可避免地要受到投照体位的影响。作为文中阳性支撑的术中前后位透视图，小转子完全隐匿在股骨干的后方，说明患者完全处于内旋状态。而文中提供的阴性支撑代表图，下肢是处于外旋状态，两者之间比较，很容易误导读者。

在我们治疗的患者中，这样的病例不少。同样的骨折，髋关节在不同的旋转角度下，股骨颈内侧缘投影的图像完全不一样的。伸直型骨折和屈曲型骨折的骨折移位趋势和在 X 线片上的表现差别较大。以我们观察的 Pauwels 型骨折为例，最少可表现为前、正、后 3 个类别。我们通过 CT 三维重建图像评估在不同旋转角度下股骨颈内侧缘的变化，可以说明 Gotfried 在 X 线片上划分的所谓阳性支撑和阴性支撑的观察方法是不够客观的。

图 3-5-10 所示是一位 59 岁男性患者，经过复位内固定后 X 线片表现为"阴性支撑"，CT 三维重建图像显示在髋关节内旋位置时，"阴性支撑"尤为明显，随着髋关节外旋，股骨颈内侧缘逐渐变得平整（图 3-5-10A~D）。

前后位 X 线片上表现为 Gotfried 定义的"阳性支撑"，通过 CT 三维重建图像观察，在髋关节内旋位时是"阴性支撑"，而在外旋位时，则为"阳性支撑"（图 3-5-10E~H）。

类似的例子很多。总体上，股骨颈内侧缘的骨折台阶是骨折没有达到解剖复位的结果。我们对 209 例 Pauwels Ⅲ型股骨颈骨折的骨折形态进行了测量，其中骨折面从后上斜向前下者 60 例，占 28.71%；骨折面从前上斜向后下者 141 例，占 67.46%；而骨折面接近矢状面的经典 Pauwels Ⅲ型骨折，即骨折的尖端接近股骨颈内侧中点的病例仅有 8 例，占 3.82%（图 3-5-10I）。

由此可见，这种"台阶"位于股骨颈内侧中间者并不多，2/3 位于后内侧，这意味着如果骨折未达解剖复位，在内旋状态下，这种台阶通常会被骨质遮挡，只有在外旋状态下才可从前后位上看到骨折端的"台阶"，而且大多数会表现为"阳性支撑"形态。28.71% 的骨折尖端位于前内侧，骨折端哪怕是有轻微的成角，内旋位的前后位 X 线片就可出现"阴性支撑"的表现，此时的外旋位却表现为"阳性支撑"或"解剖复位"的图像。（图 3-5-10I）

图 3-5-10J~P 是一 51 岁男性患者，骨折复位后表现为"阳性支撑"特点，通过 CT 三维重建图像观察，形成这种图像特点的原因是后内侧碎骨片未能很好复位的结果。这种图像特点虽然在 X 线片上表现出有效的支撑，CT 图像显示后内侧粉碎的碎骨片无法形成骨折端骨质间的支撑。

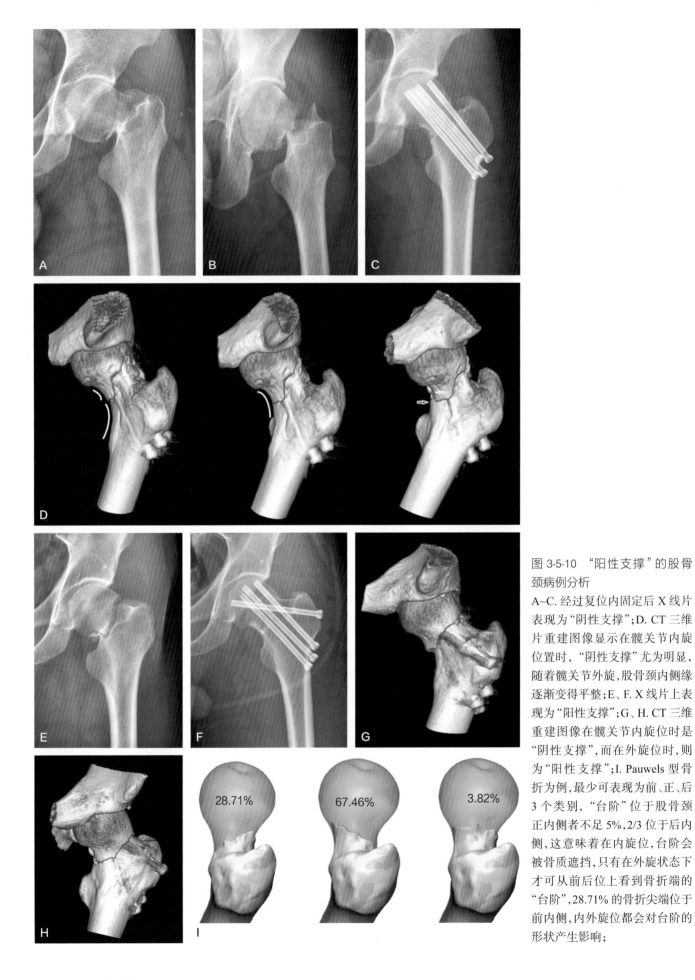

图 3-5-10 "阳性支撑"的股骨颈病例分析

A~C. 经过复位内固定后 X 线片表现为"阴性支撑";D. CT 三维片重建图像显示在髋关节内旋位置时,"阴性支撑"尤为明显,随着髋关节外旋,股骨颈内侧缘逐渐变得平整;E、F. X 线片上表现为"阳性支撑";G、H. CT 三维重建图像在髋关节内旋位时是"阴性支撑",而在外旋位时,则为"阳性支撑";I. Pauwels 型骨折为例,最少可表现为前、正、后 3 个类别,"台阶"位于股骨颈正内侧者不足 5%,2/3 位于后内侧,这意味着在内旋位,台阶会被骨质遮挡,只有在外旋状态下才可从前后位上看到骨折端的"台阶",28.71% 的骨折尖端位于前内侧,内外旋位都会对台阶的形状产生影响;

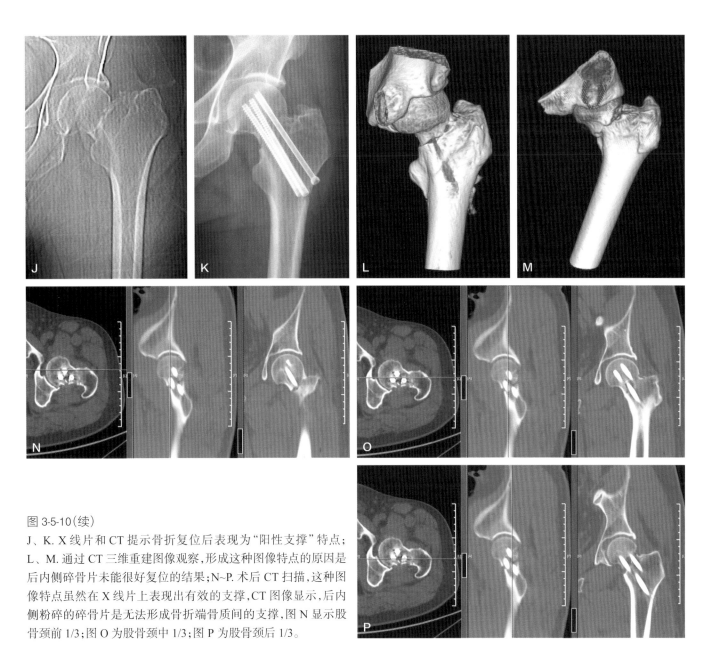

图 3-5-10（续）

J、K. X 线片和 CT 提示骨折复位后表现为"阳性支撑"特点；L、M. 通过 CT 三维重建图像观察，形成这种图像特点的原因是后内侧碎骨片未能很好复位的结果；N~P. 术后 CT 扫描，这种图像特点虽然在 X 线片上表现出有效的支撑，CT 图像显示，后内侧粉碎的碎骨片是无法形成骨折端骨质间的支撑，图 N 显示股骨颈前 1/3；图 O 为股骨颈中 1/3；图 P 为股骨颈后 1/3。

　　股骨颈骨折的复位标准是否应该考虑到骨折端的骨缺损问题？当骨折外形得到满意复位，骨折端留下的缺损间隙将会影响骨折面的接触，这间隙不仅使股骨颈的骨质支撑失衡，也会降低内固定的稳定性，间隙对于骨折愈合也是十分不利的。但如果满足了骨折面的最大面积接触，骨折端不规则的缺损势必会造成股骨颈的成角、骨折端旋转或者错位。Scheck 因此建议在切开复位时，如果股骨颈后侧存在缺损，可尝试对股骨颈前部骨质做修剪，使其与后侧皮质处于同一水平，从而在减少骨折间隙的同时也使股骨颈获得均衡的支撑。Scheck 在 1959 年 *JBJS* 杂志中写道："如果在这种情况下进行切开复位，颈前部分应做部分修整，使其与后侧皮质处于同一水平使骨折面垂直于股骨颈长轴。"这是一个非常大胆的设想，事实上，从我们的测量结果看，股骨颈的最大缺损间隙平均 14.64±4.879mm（6.080~38.84mm），理论上讲，股骨颈施行 2cm 左右的短缩对髋关节功能是有重大影响的。再则，短缩难免会对股骨颈表面的支持带血管和滋养孔造成损伤。

骨折端若存在严重的骨缺损或骨皮质粉碎，有时会影响手术者对复位效果的判断，尤其是在 C 形臂透视分辨率较低的情况下，股骨颈骨折端的碎骨片可能会被误认为是 Lowell 曲线不连续，特别是骨折端的骨皮质片在骨折时因为受压而翘起时，骨折复位后翘起的碎骨片基本不能复位，往往被误认为在骨折端存在移位或者股骨头存在内翻或者外翻。我们在医疗实践中曾多次遇到过这种情况，在闭合复位过程中因对复位效果不满意而改用切开复位，却在切开复位过程中发现闭合复位不满意原因只是骨折端骨缺损产生的图像视觉误差。

一位 34 岁的男性患者，行走时在湿滑的地面跌倒致伤。患者为颈轴向伸直型骨折，Garden Ⅲ型，AO/OTA 分型为 31B2.2（图 3-5-11）。该骨折的形态特点是股骨颈后内侧存在碎裂而翘起的骨皮质碎片（图 3-5-11A~E）。因为术前有预判，闭合复位术中通过多角度透视消除碎骨片的干扰。但术后 X 线片仍让人疑惑骨折复位是否合格（图 3-5-11F、G），通过 CT 扫描，证实是股骨颈后内侧碎骨片的干扰（图 3-5-11H~L）。

要避免这种误会，术前仔细分析患者的影像资料非常重要，特别是 CT 图像资料，判断患者的损伤机制及暴力方向，明确患者的初始压缩产生的初始骨缺损以及在骨折移位过程中的继发性骨缺损。这样，手术者才能在复位过程中做到心中有数，从而避免不必要的切开复位。当然，我们现在也没有充足的数据来证明，对于这样的骨缺损患者，闭合复位内固定是否会影响骨折愈合或者股骨头的血供？同样，也没有充分的证据支持切开复位后骨缺损区的植骨能给患者带来多大的益处。

下面的这个病例（女，54 岁，图 3-5-12）从术前影像学看，在股骨头的上下方均存在明显的骨缺损，闭合复位时在正位透视影像上见骨缺损形成的透光影，Garden 对位指数及 Lowell 曲线均尚好。侧位上股骨头骨小梁显示不清，但 Lowell 曲线尚可，我们判断骨折复位满意，不去追求骨折线的满意对合，于是在股骨颈前方骨外导针（白色箭头所指为导针）的指引下打入 4 枚半螺纹空心螺钉，术后影像证实骨折复位满意。

四、一种简便的导针放置方法

如果是选择空心螺钉内固定，有的医师喜欢一钉一切口，即在导针位置确定后，在置入螺钉时在导针经皮部位分别做一 1cm 左右的皮肤切口供螺钉置入。有的医师习惯在置入导针前先在外侧做一个 5cm 左右的皮肤切口，在导针位置确定后同切口内置入所有螺钉。前者是真正意义上的"经皮"，缺点是使用导针定位套筒时，由于有皮肤肌肉的间隔使导针套筒不能贴靠骨质，有时会影响手术操作造成导针定位不平行。而一个切口的手术方法会使导针定位套筒的使用更方便，但切口和手术操作过程中的显露会影响手术时间。

如果手术选择动力髋螺钉或股骨近端锁定钢板，外侧切口则是必需的。我们的经验是切开深筋膜后，于股外侧肌肌腹后缘肌间隙直达股骨干外侧，切断股外侧肌腱在大转子止点的后 1/2，用一 Homann 拉钩置于股骨干前方向前拉开股外侧肌，即可很好显露股骨近端外侧。术后修复也比较方便。

确定定位导针位置的方法很多，有的方法是将一枚克氏针粘贴在监测仪上，使之与规划的钉道重叠。在侧面显像上，克氏针必须经过股骨干、股骨颈、股骨头中部，从侧位摄片上

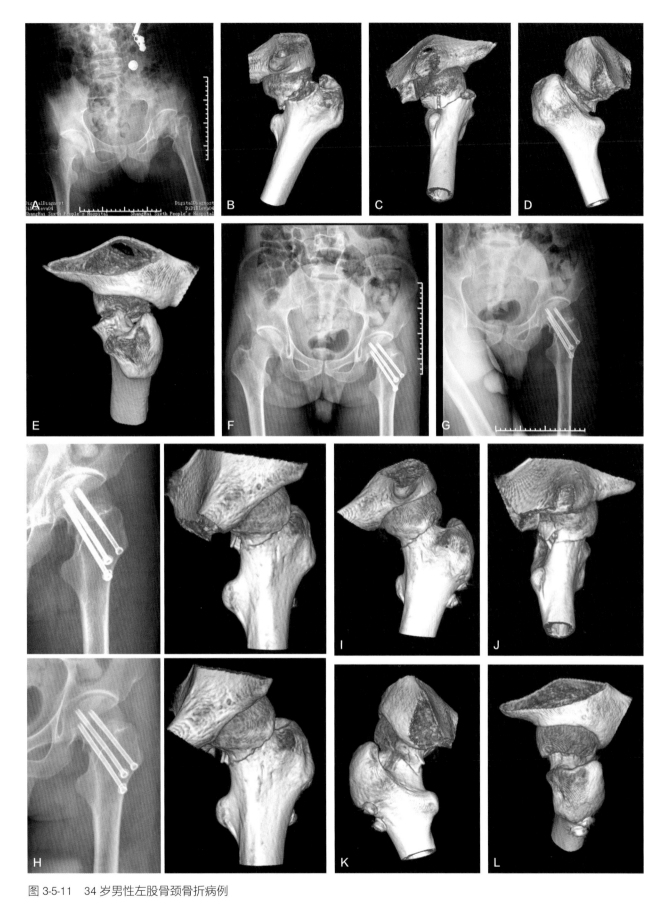

图 3-5-11　34 岁男性左股骨颈骨折病例

A. 术前 X 线正位片；B~E. CT 扫描三维重建股骨颈前后上下四面观；F、G. 术后 X 线片；H. 术后 X 线片及 CT 三维重建模拟视角；I~L. 术后 CT 三维重建的前后上下四面观。

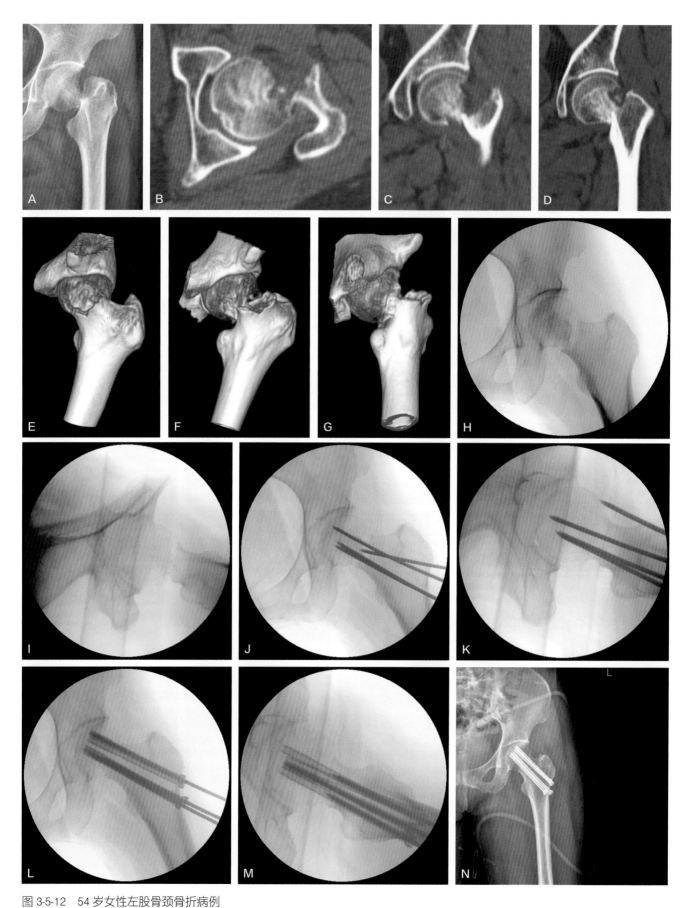

图 3-5-12　54 岁女性左股骨颈骨折病例

A~G. 术前影像学检查:外展伸直型骨折,完全移位,股骨头内明显骨折缺损;H~M. 术中透视结果及内固定置入:骨缺损可能会误判为骨折端对合不佳,Lowell 曲线及 Garden 指数尚好;

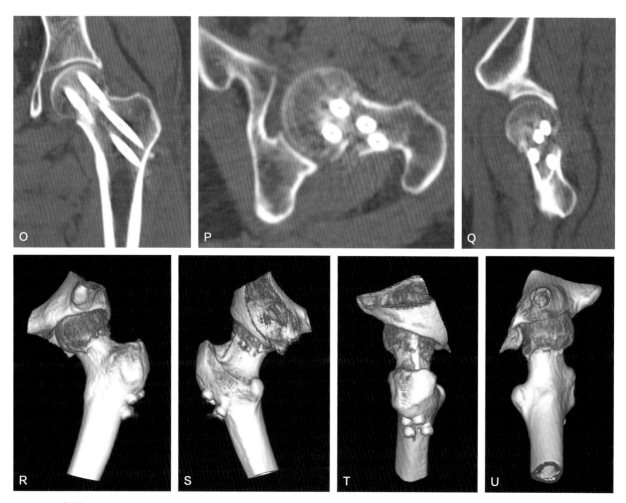

图 3-5-12（续）

N~U. 术后影像学确认骨折复位满意，空心螺钉对骨折端的加压作用缩小了骨折端的缺损间隙。

看到的克氏针胶贴的位置和针在皮肤上的位置，决定了皮肤切口和导引针的入点。该方法最大的麻烦是一旦定位确定，C 形臂的位置就必须固定不移，否则就会因为术中重新调整 C 形臂的位置而浪费手术时间。

不是所有的骨科医师都是在铅衣保护下进行置钉手术的。为此，我们推荐使用一种简单实用的骨外导针定位方法（图 3-5-13），在早期我们对股骨颈骨折进行三翼钉内固定手术时，那时的 C 形臂 X 线透视还不普遍，主要依靠手术中摄片定位导针位置，该方法可切实减少术中摄片次数。该方法是在骨折复位后，先徒手用一枚 2.5mm 克氏针刺入皮肤直达股骨干外侧骨皮质，入针点于小转子水平，斜向股骨头方向。克氏针触及股骨干外侧皮质后，紧贴股骨干骨质滑向前方，抬高针尾，保持克氏针尖与股骨颈前方骨质紧密接触（这很重要，若失手滑向前方，有可能对股骨头前方的血管造成损伤），继续紧贴股骨颈前方骨质向内向上小心滑行，穿破前方关节囊，一般在股骨头颈结合部会感到明显的阻碍感，此时停止进针，在正位和侧位上透视确认导针与股骨颈轴线平行即可，不需要有其他预定位置。由于该导针刺入关节囊及头颈结合部，所以导针的位置是比较固定的，以此为导向，按倒三角设计或菱形设计调整空心钉平行导向器的宽度，即可准确置入空心钉导针，并依次置入空心螺钉。骨外导针去除后，可能还可起到关节囊内减压的作用。

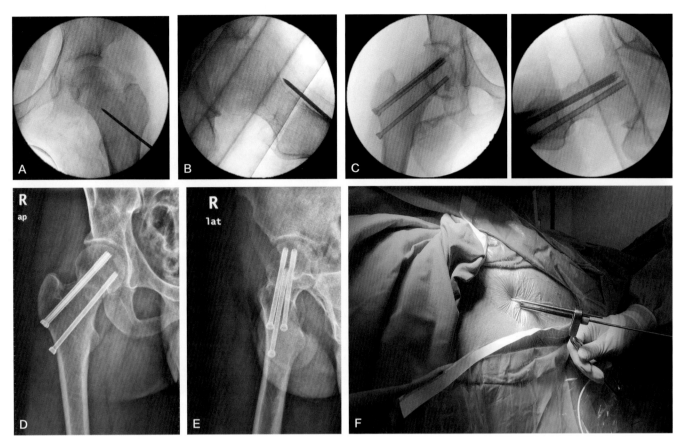

图 3-5-13 一种简便的导针放置方法

A、B. 术中正侧位透视片；C. 术中螺钉固定后正侧位透视片；D、E. 术后正侧位 X 线片；F. 导针法图示。

（朱　奕　吴升辉　梅　炯）

第六节　临床常用内固定器械

　　内固定治疗股骨颈骨折的演变在第一章中已有介绍。本节将重点介绍目前流行的固定方式以及力学或临床评价，为临床工作中选择内固定提供一些信息。空心螺钉固定股骨颈骨折还是最受大部分骨科医师认可的手术方式之一，而关于空心螺钉的固定方式的进展和争议也主要集中在螺钉的位置，空间构架，数量，螺钉的类型等。Walker 的实验认为两枚螺钉可以提供足够的力学稳定性，一枚靠近内侧皮质，一枚靠近后侧皮质。而且颈干角为 150°，可以提供较好的刚度。但这种观点并没有被大部分人所接受，通常来说，骨科医师比较认可的理想的固定方式是平行、分散的 3 枚空心螺钉。此方法断端实现了骨折加压，促进愈合，可以解决大部分临床问题。热衷于空心螺钉固定的骨科医师研究了诸多进一步提高力学性能的方式，例如，使用 4 枚螺钉固定。生物力学实验证明，其刚度略优于 3 枚螺钉，而失败载荷却弱于 3 枚螺钉，且无论骨折类型是横行还是纵行。但在后侧粉碎的类型中，4 枚平行螺钉显示较好的轴向载荷刚度和较小的移位程度。3 枚螺钉倒三角结构在骨质疏松型骨折中优势较明显，而四枚螺钉矩形排布结构在非质疏松型骨折中优势较明显。一些学者认为，在骨质疏松性骨折中，平行螺钉的滑动加压会导致股骨颈短缩，断端骨质吸收，从而出现退钉，影响了稳定性。而对于这一类患者而言，稳定性十分重要，在股骨颈部位，螺钉若能够把持住较多的远端皮质，则理论上可以提供很稳定的固定效能。因此一些学者提出了在螺钉方向上进行改良，例如，Filipov 提出了一个新的双平面固定方式，3 枚空心螺钉以相对更陡峭的角度放置，其目的是增强螺钉在颈内的横梁功能和皮质支撑，在空间上处于两个平面。其中主要依靠内侧两枚螺钉加强支撑，一枚远端螺钉在股骨颈外侧固定股骨距，同时在颈后侧有皮质把持；另一枚螺钉则在股骨颈中部接触股骨距，这两枚螺钉在外侧骨都把持住了较多的股骨干皮质。生物力学实验显示其刚度优于传统倒三角固定。还有一种特别针对于 Pauwels Ⅲ 型骨折的方法，即使用一枚经粗隆部的横向股骨距螺钉，可以显著提高生物力学强度，也优于传统倒三角固定，且在临床也取得了不错的效果。对于空心螺钉固定的方法目前还是有较多争议，生物力学实验的结果也只是提供一个参考，对于 Pauwels Ⅰ、Ⅱ 型骨折，我们还是建议传统的倒三角，平行分散固定。而在 Pauwels Ⅲ 型骨折中，固定方案需仁者见仁智者见智了。在最近的一项 meta 分析认为含有横行股骨距螺钉的内固定比倒三角形螺钉固定更坚固。除了螺钉分布形式的改良，最近还有医师想到另一种方法，即在螺钉尾部缠绕钢丝，以此减少移位和松动，这样也增加了生物力学强度。首先，环扎钢丝将螺钉捆绑成一个整体结构，减少了螺钉的微动，从而减少了每个螺钉的拔出力和松动；第二，钢丝在被拧紧的同时也同时收紧了空间的螺钉，能抵抗体重的负荷；第三，对股骨颈和股骨头施加的弯曲力矩通过绑成整体的钢丝向外侧皮质传导。总而言之，空心螺钉的改良方法确实增加了生物力学强度，但是对股骨颈整体的强度以及愈合是否有积极的意义，却不得而知。从我们的临床观察，经典的方法还是继续值得推荐，改良的方法也值得探索，临床的效果需要较多病例的积累、总结和比较。

Pauwels Ⅲ 型骨折是较为特殊的一种类型，多见于年轻人高能量创伤，此型患者也是对治疗的效果要求最高的一部分人群。其内固定方式争议最大，因为在此类型中，骨折断端除了承重，剪切力也有所增加，所以容易导致内翻。相对空心螺钉的微创置入，DHS 的使用显得创伤较大，但是其生物力学强度是绝对优于 3 枚空心螺钉的。特别是再增加一枚空心螺钉，有助于增加稳定性，是目前较多生物力学研究支持的固定模式。最近有研究发现，将 DHS 的螺钉改为螺旋刀片可以增强内固定的锚定作用。这可能是由于刀片在打入过程中使其周围的骨小梁结构在体积上产生压缩，而骨松质的黏弹性材料学属性增加了刀片的锚定作用。此外，DHS 刀片在力学传导方向上的力学分布合理，使骨与刀片界面的载荷分布优化，应力减少。与传统 DHS 螺钉相比，刀片没有锋利的边缘，不会在受力的方向切断骨结构，这些优势在体外循环载荷的研究中都得以证实，DHS 刀片的生物力学强度优于 DHS 螺钉。

内侧支撑钢板辅助固定是目前较为流行的方法之一，其最早是由 Harborview 医学中心提出的骨科技术。Yeye 评估了 28 例关于 Pauwels Ⅲ 型使用内侧支撑钢板的患者，平均随访13.6 个月，没有发现股骨头坏死以及内固定失效的病例。Sara M. Putnam 的解剖学研究认为内侧钢板的放置位置为前内侧 6 点钟左右位置，而旋股内侧动脉升支位于 7~8 点位置，所以内侧钢板并不会损伤股骨头血供，这是一个较为安全的固定方法。David L Helfet 使用定量

MRI 分析的解剖学研究也证实了 6 点钟左右位置安放支撑钢板并不会损伤股骨头血供。关于其生物力学强度，Sarat C. Kunapuli 使用 sawbone 进行了生物力学比较，发现辅助 2.7mm 系统的内侧支撑钢板的空心螺钉固定比 DHS 辅助内侧支撑钢板的载荷失效强度高 26%，Vincenzo Giordano 的力学研究也证实了这一点。Yong Hao 最近关于内侧辅助钢板的 meta 分析结果发现，辅助内侧支撑钢板比单纯空心螺钉愈合时间短，并发症高，Harris 评分也高，尽管手术时间较长。总之，使用内侧支撑钢板固定股骨颈骨折受到了部分骨科医师的钟爱，尽管目前的证据表明其生物力学和临床效果较好，但还是缺乏长期的临床证据来证实。而且目前也有一些钢板固定的争议，例如内侧钢板的厚度，是用 2.7mm 还是 3.5mm 系统？钢板上螺钉的种类、分布和密度对其生物力学效能和股骨颈骨折的预后是否有影响等。我们期待更多的长期随访研究得出结论。

关于股骨颈内固定的生物力学实验评估太多太多，难以一一罗列。在最近的一项荟萃分析研究发现，使用锁定钢板可以提供较强的角稳定性。锁定钢板坚强的钉板间关系可以抵抗负重时的内翻应力，负重时遇到的内翻力通过刚性螺钉-钢板相互连接从骨传递到钢板，降低了螺钉松动的可能。锁定钢板的旋转或扭转稳定性也优于其他内固定。虽然在 Pauwels Ⅲ型股骨颈骨折模型的生物力学研究中，股骨近端锁定钢板在数据上优于空心螺钉和动力髋螺钉，但其临床效果并不尽如人意。锁定板的缺点是断端之间无法加压，有人建议若要使用锁定钢板可以先用拉力螺钉断端加压，等螺钉都固定完毕后再更换掉拉力螺钉。但由于环境和内固定物之间的差异，荟萃分析的内容并不包括内固定的具体力学性能。Berkes 等人报道，股骨近端锁定钢板其灾难性失败的发生率明显要高于其他内固定。有研究者设计了一种允许股骨颈产生一点可控的缩短的钢板，这种钢板与空心螺钉相比显示出更好的固定效果，但仍需要进一步的临床验证。前面已经说过，在刚性固定的情况下，坚强固定将增加骨-螺钉界面的载荷与疲劳，导致骨折间隙的应变过大，此时骨折端的微小间隙对骨折愈合的危害往往是灾难性的。消灭骨折端的间隙以减少骨折端的高应变的重要性显得尤为突出。

倒三角固定一般采用半螺纹空心螺钉（6.5mm、7.0mm 或 7.3mm）。第一个导针就位后，使用平行导向器放置后上和前上导针，螺钉紧贴股骨颈后部和前部皮质。螺钉的长度最好能锚定在软骨下骨而又不穿出软骨面，以获得内固定的最大稳定性。确定长度的方法是螺纹导针尖端平关节软骨面时测量导针长度，减去 5mm 作为螺钉长度。有文献报道，使用垫圈以降低失效风险，是因为使用垫圈时可增加骨折端的压缩力。也可使用 4 枚螺钉（菱形配置）固定。也有生物力学研究支持对 Pauwels 角很大的股骨颈骨折增加一枚垂直于骨折线的大转子拉力螺钉，但目前尚缺乏专门使用这种技术的大样本临床对照研究。基于我们的一些初步临床观察，对于 Pauwels 角很大的垂直型骨折，这种方法并未带来特别的益处。因为垂直于骨折线的大转子拉力螺钉的使用，骨折断端间的滑动加压效应即消失，如果骨折端存在骨缺失，这样的螺钉配置将影响断端的滑动加压进而影响骨折愈合，进而导致内固定失效。针对这个问题，有研究者认为对于该固定技术，如果在操作中遵循如下规范，可减少内固定失效的发生：即在骨折复位后，先用空心螺钉置于骨折部进行加压，待达到足够的压缩后，再将空心螺钉依次替换为带垫圈的全螺纹螺钉，但文献中缺乏证明这些技术有效性的大样本研究。

如果使用动力加压髋螺钉，尤其是对于高 Pauwels 角股骨颈骨折，导针应垂直于骨折线，置入半螺纹空心螺钉，然后置入加压髋螺钉。再将半螺纹螺钉改为全螺纹螺钉，也有使用两枚全螺纹螺钉者。

我们在手术操作中对一些较严重的股骨颈粉碎性骨折或股骨颈病理性骨折，也谨慎性地使用股骨近端锁定钢板，临床疗效基本满意。前提是骨折端的骨缺损区域应有充分的植骨。

为提高内固定的稳定性，很多研究者根据股骨头颈部解剖学和生物力学特征，论证了在股骨近端骨折内固定手术中应注意置入物的最佳位置以实现最有效的支撑。如果把置入物比作一个杠杆，外侧骨皮质和股骨头则是着力点，内侧皮质（文献中有的称为 Adams' 弓，有的直接笼统称为股骨距）则为支点，这 3 个支撑点稳定，骨折端即可稳定。在此基础上，必须有两个或以上的置入物以控制股骨头的旋转，还必须有能够适应骨折短缩后沿杠杆轴向的滑动沉降。空心螺丝经皮平行固定基本满足这些需求。

由于体重及肌肉的牵拉作用，骨折的内翻移位最为明显。但大多数损伤是从外翻移位开始的。由于股骨头颈部骨小梁柱的结构特点加上髋关节前方关节囊有强壮的髂股韧带，股骨头常向后侧移位。

Pauwels 指出，牵张的力矩主要在骨折线的头端到置入物，而稳定的力矩则是由内置物的尾端产生。因此，螺钉置入股骨头内越深则越稳定。如果螺钉位于股骨颈中轴股骨头中心，由于 Ward's 三角区骨小梁稀薄，对老年患者骨质疏松患者难以提供足够的支撑，由此产生的单臂杠杆很容易造成内固定失效。如果螺钉的位置贴近内侧皮质，三点支撑（股骨头，内侧皮质和外侧骨皮质）将大大降低螺钉的负载。

根据双臂杠杆的原理，内侧皮质离骨折端距离越远，内固定越稳固。对于内收型骨折或 Pauwels III 型股骨颈骨折，骨折线离股骨头更远，这使得负载力臂变长而作用力臂变短，外侧皮质上的第三支撑点的负载因此增加。虽然在股骨干更低的位置上更大角度地置入螺钉在力学上可解决该问题，但这会使得其他的平行螺钉置入困难，同时也会增加转子下发生医源性骨折的风险。如果骨折波及第二支撑点使其失去支撑，则需要一种角度稳定的置入物来弥补，DHS 内固定是恰当的选择。

无论是倒三角固定还是 4 枚螺钉菱形配置固定，一般都要求螺钉能尽可能平行且尽可能紧贴股骨颈的内部皮质，最好还有螺钉和骨折面垂直。每个手术医师都希望自己所做的手术能达到解剖复位，并有"最佳的"螺钉位置，为此，医师可能会反复地进行复位和反复调整导针位置。

我们曾对老年股骨颈骨折拟行人工关节置换术（半髋或全髋）的患者进行观察，患者分为两组，一组手术前先模拟多次闭合复位，一组不模拟闭合复位直接行人工关节置换手术，手术中仔细显露并观察股骨颈支持带的损伤情况，观察结果和想象的一样，闭合复位会明显增加支持带的损伤程度。

我们也对多次打导针获得的螺钉"标准位置"和随机3枚螺钉对股骨颈骨折的稳定性进行有限元研究，发现导针置入的次数超过一定限度，标准固定的效果尚不如随意螺钉的固定效果。导针的极限次数和骨折部位是相关的，就常见的头下型股骨颈骨折而言，钻孔极限为14次。经颈型骨折的钻孔极限为16次，基底型骨折钻孔极限可大于20次。我们也对股骨颈骨折的Pauwels角度与钻孔极限的关系进行了计算，由于Pauwels角越大，股骨颈内侧骨折线就越靠近股骨颈基底，因此，在解剖复位的前提下，相关极限钻孔次数的数值与骨折部位相似，Pauwels角30°的钻孔极限为14次，Pauwels角50°的钻孔极限为16次，Pauwels角70°的钻孔极限为19次。

由国际内固定协会技术委员会（AOTK）研发的一种新型股骨颈内固定系统——FNS（femoral neck system），其基本的理念还是DHS的改进。将角稳定和抗旋转的功能组合成一个一体化的固定系统。动力加压钉的设计没有螺纹，希望能避免在拧入螺纹时造成骨折端旋转移位以及固定的螺纹长度在骨折部位较高时不能完全进入骨折近端而不能产生骨折端加压作用，无螺纹的头钉可能会较少影响股骨头血供进而降低股骨头坏死的发生率。相关的生物力学实验显示FNS支撑强度优于3枚空心螺钉、DHS和DHS螺旋刀片固定。

FNS的临床应用时间相对较短，国外2017年10月开始临床应用，而国内2019年9月才开始临床应用，其临床疗效还需要更多的临床研究验证。从我们初步的临床应用看，FNS的临床疗效不会优于现有的内固定方法。首先，内置物的支撑强度并不和临床疗效成正比，股骨近端锁定钉板就是最好的例子；其次，其滑动加压的距离有限，特别是在骨折端存在较大的骨缺损，FNS术中的即刻加压可能会使滑动能力临近极限；第三，从防旋功能上看，FNS方防旋能力并不优于3枚空心螺钉。

在此，我们挑选一例FNS失败病例和一例空心螺钉失败病例，比较两者骨折端和内置物的变化。

FNS失败的病例是位57岁的男性患者，下阶梯时踏空跌倒致股骨颈骨折。骨折为干轴-伸直型。Garden Ⅲ型，Pauwels Ⅲ型，31B2.2（图3-6-1A~F）。治疗采用闭合复位FNS内固定。闭合复位过程很顺利，通过简单的牵引即获得了满意的复位。图3-6-1G示金属影为透视前皮肤外股骨颈方位标记。图3-6-1H的金属影分别为经皮导针标识和FNS手术的临时固定针。图3-6-1I、J为FNS置入过程透视，骨折复位良好，头钉及侧板的位置和长短均无明显瑕疵。术中骨折端加压，骨折端有明显的压缩（图3-6-1K、L）。术后6周第一次随访，股骨颈明显短缩，骨折近端的皮质向前滑移，FNS头钉尾端已滑至侧板边缘（图3-6-1M、N）。术后6个月最近一次随访，骨折端移位进一步加重，FNS的侧板固定螺钉断裂（图3-6-1O、P）。

空心螺钉固定失败病例为一43岁男性，高处跌下致伤致右股骨颈骨折。骨折同样为干轴-伸直型。Garden Ⅲ型，Pauwels Ⅲ型，31B2.2（图3-6-2A~E）。治疗采用闭合复位、三枚平行空心钉内固定。闭合复位过程很顺利，通过简单的牵引即获得了满意的复位。因为手术过程顺利，该患者术中透视资料未留存。图3-6-2F、G为术后次日X线片，图3-6-2H、I为术后6周X线片，可见骨折端明显短缩，空心钉退出。

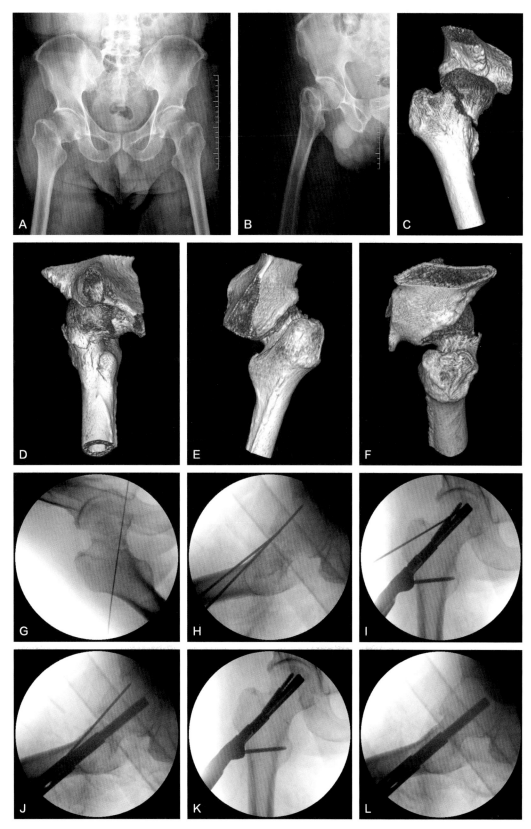

图 3-6-1　FNS 失败病例

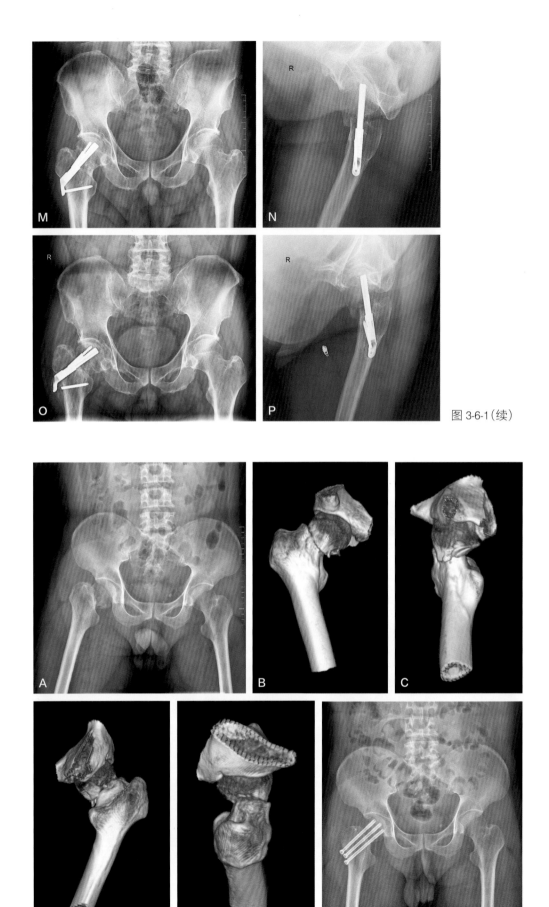

图 3-6-1（续）

图 3-6-2 空心螺钉固定失败病例

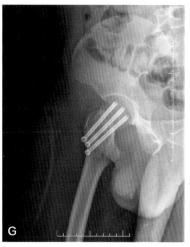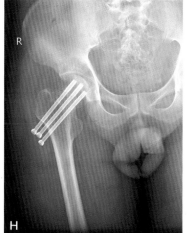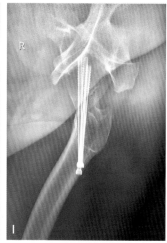

图 3-6-2（续）

比较两者术后 CT 扫描图像，图 3-6-3A~D 为 FNS 固定后的 CT 图像，图 3-6-3E~H 为空心螺钉固定后。从术后次日两者的 CT 三维重建者，骨折复位均满意，FNS 因为术中有骨折端加压操作，断端的缺损区域没有空心螺钉固定后明显，两者后下方的骨皮质均有明显的破损而丧失支撑功能，有效的皮质支撑均在前下方，空心螺钉固定的患者皮质支撑的接触面明显较 FNS 为小。比较内固定失效后 CT 三维重建，股骨颈的滑移短缩均是沿着内置物方向，虽然皮质支撑的接触面依然存在，FNS 骨折端骨皮质接触处有错移，空心螺钉固定的骨折端有明显的骨质压缩。图 3-6-3I~L 为 FNS，图 3-6-3M~P 为空心螺钉。

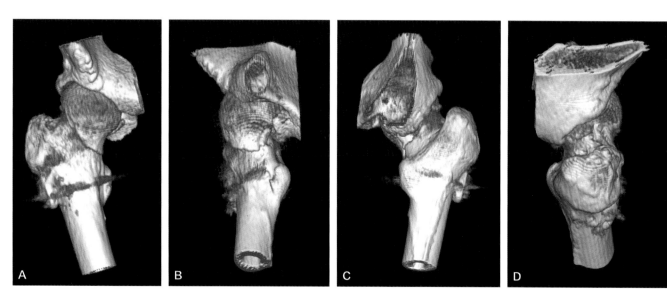

图 3-6-3 比较上述 FNS 和 CS 两者术后 CT 扫描图像
A~D. FNS 固定后的 CT 图像；

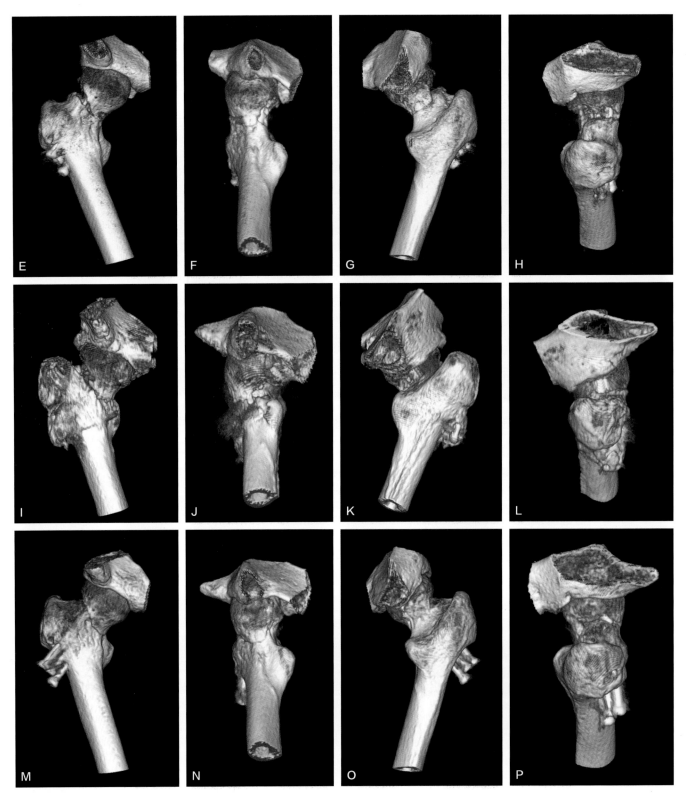

图 3-6-3（续）

E~H. CS 固定后的 CT 图像；I~L. FNS 固定失效后 CT 三维重建；M~P. CS 固定失效后 CT 三维重建。

我们对两例患者术后即刻和移位后的 CT 图像进行分析，观察内置物在股骨头内的位置变化，以明确内置物在股骨头内是否存在切割。方法通过拟合移位前后的股骨头，计算拟合后股骨头的中心点，然后计算螺钉尖端与股骨头中心点相对位置，结果 FNS（图 3-6-4A~D）的头钉尖端和 3 枚空心螺钉（图 3-6-4E~H）的尖端与股骨头中心点移位前后的距离并无显著变化，说明无论是 FNS 还是空心螺钉，在股骨头内均未发生明显切割。内固定在骨内的变化主要来自骨折端的位移。

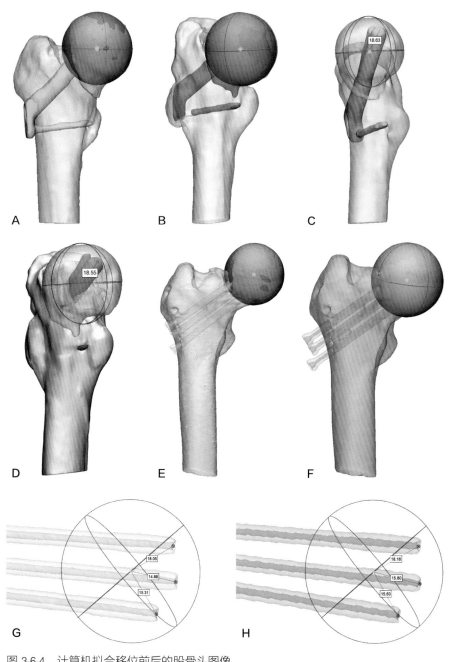

图 3-6-4　计算机拟合移位前后的股骨头图像

（周鹏鹤　朱晓中）

第七节　切开复位手术中的技术问题

一、手术入路的选择

由 Franz König 完成的世界首例成功的髋部骨折内固定手术是经皮进行的，没有切开复位。虽然报道疗效满意，但在没有 X 线片检查的年代，我们无从得知有关骨折复位和内固定位置的详细信息。随着外科消毒技术的推广，股骨颈骨折的切开复位愈发普遍，从 19 世纪末的马蹄形切口到 20 世纪初的 Smith-Petersen 切口和 Watson-Jones 切口，那时的切开复位内固定手术是一种临床上广泛开展的技术。此后，随着手术器械的改进，闭合复位又成为主流，切开复位逐渐变为闭合复位失败的一种补充手段。很多情况下，对于老年患者或者闭合复位基本达到 X 线片复位标准（Garden 指数或 Lowell 曲线）要求的股骨颈骨折，特别对于体形较瘦或过于肥胖的患者，也不强求解剖复位而行切开复位，可以根据骨折移位情况在需要的地方做一个小切口辅助复位。在骨膜剥离器或 3.0 斯氏针（Steinmann pin）等器械的辅助下进行顶压撬拨，大多可获得满意的复位，然后用螺钉或克氏针临时固定后再进行终极固定。

Smith-Petersen 入路或 Watson-Jones 入路是目前股骨颈骨折切开复位治疗中应用最广泛的入路。

改良 Smith-Petersen 入路：患者仰卧，可用骨科手术床以便于侧位透视。切口从髂前上棘开始纵向向下切开，向髌骨外侧缘方向延伸约 10cm。切开阔筋膜张肌筋膜，从阔筋膜张肌与缝匠肌之间的间隙进入。显露股直肌直头、松解股直肌反折头并将股直肌向内侧牵开，结扎旋股外侧动脉的升支，暴露前侧关节囊。T 型切开关节囊，注意股骨近端颈基底血管环的解剖，关节囊的纵行切口勿超出开关节囊在股骨颈基底的反折处。将一枚 3.0mm 的斯氏针置入股骨近端骨干，以控制骨折远端节段，可用 T 形柄放置在斯氏针上以帮助操作。将 2 根 2.0mm 螺纹克氏针插入头部作操纵杆，复位骨折并使骨折端匹配，有的骨折端缺损严重需要植骨，骨折端嵌入的带有支持带骨折残片应予以小心清除。一旦在直视下和影像学上确认复位满意，即置入空心螺钉或其他内固定装置。改良的 Smith-Petersen 入路可以更好地显露头下或经颈股骨颈骨折，并且骨折复位更容易；但该入路需要第二个切口安放内固定装置。

Watson-Jones 入路：患者取仰卧位，亦可用骨科手术床以便于侧位透视。切口起自髂前上棘外下方，经大转子顶点沿股骨干向下延伸约 10cm。和 Smith-Petersen 入路不同，该入路是从臀中肌与阔筋膜张肌的间隙进入到髋关节前外侧，途中也需要结扎旋股外侧动脉的升支。切开关节囊后的操作同上。其优点在于复位和固定在同一切口内。我们在行股骨颈骨折切开复位内固定时大多采用 Watson-Jones 入路，原因是相对于 Smith-Petersen 入路，Watson-Jones 入路更便于在直视下显露和保护股骨颈后外侧支持带，该支持带是股骨头血供的主要来源。但也有人认为 Watson-Jones 入路的上端由于受臀上神经的限制，为更好地显露骨折端常需要从大转子脊臀中、小肌止点牵开肌肉，可能会对肌肉造成医源性损伤；虽然延长切口可解决显露问题，但复位和固定并不如 Smith-Petersen 切口方便。

直接前方入路（direct anterior approach，DAA）类似于 Smith-Petersen 入路髂前上棘下部分的入路，有人直接将其称为改良 Smith-Petersen 入路。

Gibson 和 Kocher 提出的后外侧入路只有同时进行内固定术和带蒂肌骨瓣转移术时才可使用。相比其他入路，后外侧入路对股骨头血供的损伤最严重，应慎重。

二、骨缺损与植骨

Upadhyay 等研究发现，对于移位型股骨颈骨折的治疗，闭合复位螺钉内固定与切开复位螺钉内固定相比，股骨头缺血性坏死和骨不连的发生率无显著差异。影响患者预后的原因，除了骨折的复位质量与内固定放置的质量，股骨颈后侧皮质粉碎亦会影响术后并发症的发生率。而股骨颈后侧皮质粉碎被认为是独立的预后不良指标。其原因可能是后侧皮质粉碎可能表明后上支持带血管（股骨头的主要血液供应）受到严重损害，或可能会影响骨折复位质量。骨折端的压缩缺损所造成的复位不良，特别是股骨颈内翻，也被认为是内固定失败和骨不连发生的重要因素。Chua 等对 108 例老年股骨颈骨折患者进行了回顾性队列研究，发现术中复位困难的患者其内固定失败的概率增加 4.3 倍。如果术中复位困难且并发髋内翻，内固定失败的概率将增加 13.6 倍。从我们的临床观察，在切开复位的股骨颈骨折患者中，骨折端的骨质缺损往往是影响骨折复位的重要因素。

股骨颈骨折后侧皮质粉碎是影响患者预后的重要因素，这已是临床共识。但临床上无论是切开复位还是闭合复位，如何处理这些粉碎骨片以及如何处理骨折端压缩所形成的骨缺损却是十分困难的，骨缺损不仅会影响骨折复位的判断及操作，也影响骨折的固定和愈合，这种压缩性骨折所遗留的骨缺损可能在相当长的时间内存在。

Scheck 在给患者行假体置换时发现，股骨颈后方的粉碎骨片比 X 线片显示的要大，还有一些小碎片散落其他地方，有的颈部骨皮质嵌入股骨头骨松质内。如果对骨折行复位、内固定，股骨颈后方会遗留一个很大的间隙。这间隙不仅使颈后骨质缺少支撑，也会使内固定的稳定性大大降低。Scheck 建议在切开复位时，可对股骨颈前部骨质做修剪，使其与后侧皮质处于同一水平，从而获得支撑；关于修剪股骨颈的方法，Scheck 和其他相关文献没有对之详细描述，但从常理上看，也是弊大于利的。对于老年患者，则建议直接行假体置换。

在对骨缺损区进行植骨的临床报道中，采用髋关节后外侧入路切开复位，股骨颈后方骨缺损采用转子间嵴肌骨瓣植骨，可改善患者预后。但肌骨瓣移植术也有其缺陷，最主要的问题是手术经关节囊后方显露会损伤股骨头血供，而且肌骨瓣移植手术需要显露的范围也比较大。

Lindequist 等介绍了一种植骨方法，他们采用的方法是在伤侧大转子外侧做一个 3cm 长纵向切口直达骨质。然后用直径 13mm、长 65mm 的空心钻经大转子沿股骨颈后半部分进入，止于股骨颈骨折线。保留空心钻内的骨松质柱，并用刮匙在大转子内获取更多的骨松质，然后将骨松质柱和骨松质通过空心钻孔置入股骨颈，填满颈部缺损区并用打击器压实。骨折采用多针内固定。作者采用该方法共治疗 28 例移位型股骨颈骨折患者，其随访 2 年，2 例发生骨不连、后行髋关节置换手术，1 例发生股骨头坏死但无症状。其余患者骨折均获愈合（包括 7 例死亡者）。该方法不破坏股骨头血供，缺点是闭合复位一方面难以确保骨折复位的质量，另一方面也难以准确评估缺损间隙的植骨是否充分。

Elgeidi 等认为缺损间隙予以骨松质植骨难以使骨折端获得有效的结构和力学支撑，采用腓骨支撑植骨结合动力髋螺钉（DHS）治疗存在后侧皮质粉碎的青年新鲜股骨颈骨折的疗效更好。他们采用该方法治疗 35 例相关病例，34 例骨折成功愈合，仅 1 例内固定失败行关节置换。

关于切开复位和闭合复位的选择，Patterson 等对北美 12 个 1 级创伤中心 65 岁以下有移位的成人股骨颈骨折进行研究，共入组 234 例患者，其中 106 例患者行切开复位内固定手术（ORIF），128 例行闭合复位内固定手术（CRIF）。由 3 位资深创伤骨科医师（专业 10 年以上）对手术后前后位和侧位 X 线片进行评估，将骨折复位质量分为"可接受"或"不可接受"两类，结果发现切开复位患者中，仅 71% 的患者骨折复位质量"可接受"，而闭合复位者为 69%，两组的复位质量无显著性差异（$P=0.378$）。术后接受再次手术的患者中，切开复位 35 例（33%），闭合复位 28 例（22%），两组之间的差异具有显著性（$P=0.056$）。切开复位术后再手术的危险性增加 2.4 倍。再手术最主要的原因是骨不连，本研究中骨不连的发生率 ORIF 组为 16%（17/106），CRIF 组为 4.7%（6/128）。作者认为，对有移位的成人股骨颈骨折，切开复位可增加术后再手术的风险，且骨折复位质量并不会因切开复位而得以提高。我们认为该结论是值得商榷的，本研究中再手术的主要原因是骨不连，而大量的研究证实，复位不良是影响股骨颈骨折预后最重要的因素之一，这也是为什么要进行切开复位的重要原因。他们的资料中，ORIF 组骨折复位的满意率仅为 71%，这样的切开复位效果才是"不能接受"的，但文中并没有介绍切开复位不满意的原因以及这些复位不满意的患者最终的结局。在 35 例再手术的患者中，这部分患者的占比又如何？在切开复位的 106 例患者中，27 例是因为闭合复位不满意而改为切开复位，那么这 27 例患者经切开复位后骨折复位质量是"可接受"还是"不可接受"？我们通过编辑部和论文作者进行了讨论，但并没得到确切的答案。

除了缺损区植骨，对于股骨颈骨折伴有后侧皮质粉碎的患者，内固定的选择也很重要。Rupprecht 等比较 Intertan 钉与 DHS 对粉碎性 Pauwels Ⅲ型股骨颈骨折的固定效果。结果显示，无论采用何种固定方法，粉碎性骨折由于缺乏后内侧支持，都会降低骨折内固定的稳定性。Wright 等针对青年垂直型股骨颈骨折伴股骨颈后下粉碎的问题，在人工股骨标本上建立 4 个 Pauwels-Ⅲ型股骨颈骨折模型：垂直于冠状面（COR）、冠状面与颈轴倾斜（AX）、垂直于冠状面伴后下方粉碎（CCOM）、冠状面倾斜伴后下方粉碎。每组 10 个标本分别予 3 枚空心螺钉（CS）或一枚滑动髋螺钉（SHS）固定，比较各组扭矩失效值。结果显示，与 COR 组相比，后下粉碎组的失败扭矩显著降低（$P<0.05$）。与 SHS 固定相比，CS 固定在各组均显示出更高的失效扭矩（$P<0.01$）。说明股骨颈后下方粉碎会明显影响垂直型股骨颈骨折内固定失败率。

也有学者认为，3 枚平行螺钉固定的稳定性不如菱形 4 枚平行螺钉固定。Kauffman 等比较了倒三角 3 枚平行螺钉与菱形 4 枚平行螺钉固定股骨颈骨折的生物力学稳定性，在后方皮质无骨缺损时，二者无显著性差异。如果股骨颈后方皮质缺损，则 4 枚螺钉的固定效果更好。Rajnish 等认为对于严重移位的粉碎性骨折，即使在复位后，也很难用传统的固定方法来维持固定，4 枚螺钉菱形固定可提高成功率。

避免负重不能解决骨缺损带来的愈合问题。我们通过一个典型病例来说明。42 岁男性，自 3 米高处跌下致右髋部疼痛。入院时 X 线片见右侧股骨颈骨折，股骨头内翻移位(图 3-7-1A)。患者大转子外可见明显的皮下淤血，是典型的颈轴向 - 伸直型损伤，传统分型属 Garden Ⅲ型，AO/OTA 分型属 31B2.2。仔细阅读 X 线片，股骨头虽然内翻并向内下移位，但移位程度并不很严重，符合颈轴向损伤规律。在骨折端的外上方，股骨头可见明显的压缩缺损，股骨颈骨折边缘撞击压缩呈圆钝状，可以推测骨折是从股骨颈的外后侧撞击压缩开始的，最后在暴力的延续下股骨头向后下方向旋转，并停留在就诊时的状态。CT 图像显示，骨折移位并不严重，骨折端主要表现为撞击所造成的骨皮质碎裂和骨松质压缩；缺损主要发生在股骨头侧，骨折线附近的骨质压缩，均表现为程度不同的骨密度增加 (图 3-7-1B~D)。因患者为中壮年，故按常规治疗原则选择内固定手术。术后 X 线片受摄片体位的影响，未能显示真实状况(图 3-7-1E、F)；术后 CT 三维图像则显示，骨折复位和内固定排布满意 (图 3-7-1G~I)。最大的问题还是股骨颈外上方的骨缺损以及后内侧骨皮质粉碎失去支撑的问题。针对股骨颈的骨缺损问题，我们要求患者在术后的康复治疗中避免负重。术后 6 周患者第一次到医院复诊，髋关节正侧位 X 线片见股骨颈骨折线模糊，但出现了我们所担心的股骨颈短缩，而且短缩程度超出了我们的预想，空心螺钉的钉尾退出骨外较大距离，超过了 1cm (图 3-7-1J、K)。3 枚平行钉之间的相对位置无明显改变，股骨颈无内外及前后成角，患者自述患髋无疼痛。考虑到患者髋关节可无痛活动，骨折线模糊有愈合迹象，我们让患者在双拐保护下部分负重，术后 3 个月复查。术后 3 个月患髋无痛，股骨颈短缩无加重，骨折线已近消失。嘱患者可逐渐弃拐活动。术后半年，患者恢复伤前工作，但诉右侧股骨大转子处在活动时有异物滑动感和刺激性疼痛，于是更换短螺钉 (图 3-7-1L、M)。术后 1 年，患者出现右髋及右大腿前方疼痛，X 线片检查发现股骨头坏死且关节面塌陷，从而行全髋关节置换 (图 3-7-1N、O)。对于该患者的预后，我们术前就有初步预判，骨折端明显的骨缺损和骨松质的压缩，可能构成患者预后不良的危险因素。在术后 6 周患者第一次复诊时，我们即对患者进行了 SPECT/CT 断层融合显像检查，发现患侧股骨颈有大片放射性摄取增高，因为患者当时并无疼痛，未予干预 (图 3-7-1P、Q)。后来反思该患者的治疗，如若初次手术时进行植骨，是否可改变患者的预后？从我们的临床经验看，股骨颈骨折如果存在较大的骨缺损，采用自体髂骨块进行结构性植骨是疗效较为肯定的治疗方式。自体骨松质条和异体骨不建议作为主体植骨方法，而仅作为补充植骨时使用。

在下面这个病例的治疗中，有很多问题值得进一步地思考。52 岁女性，行走时滑倒致右股骨颈骨折。头下型，Garden Ⅳ型。虽然股骨头明显向内后方向移位，但 X 线片显示股骨颈外上方骨折端边缘可见明显的圆钝的高密度撞击痕迹 (图 3-7-2A~C)。该现象

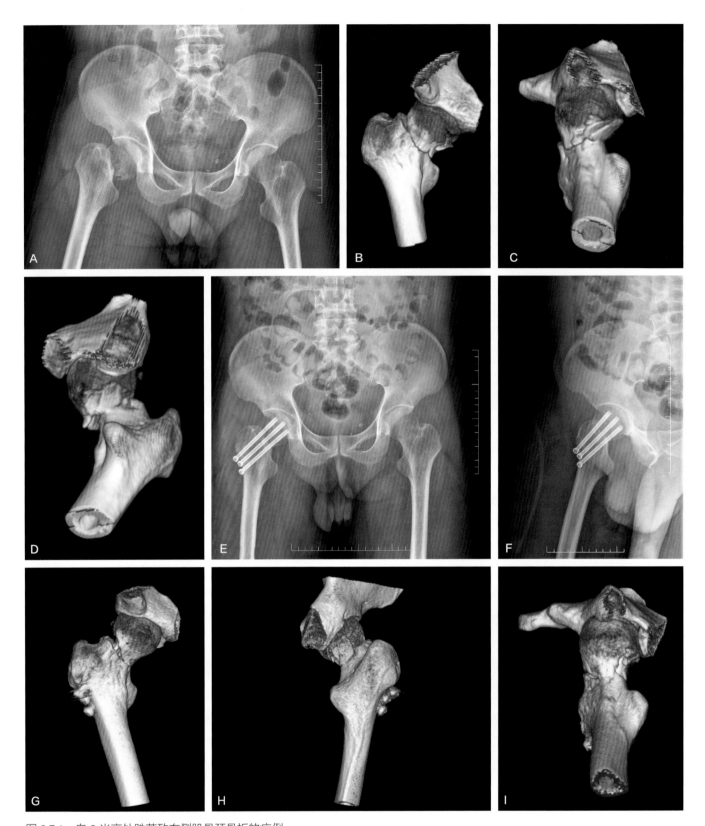

图 3-7-1　自 3 米高处跌落致右侧股骨颈骨折的病例

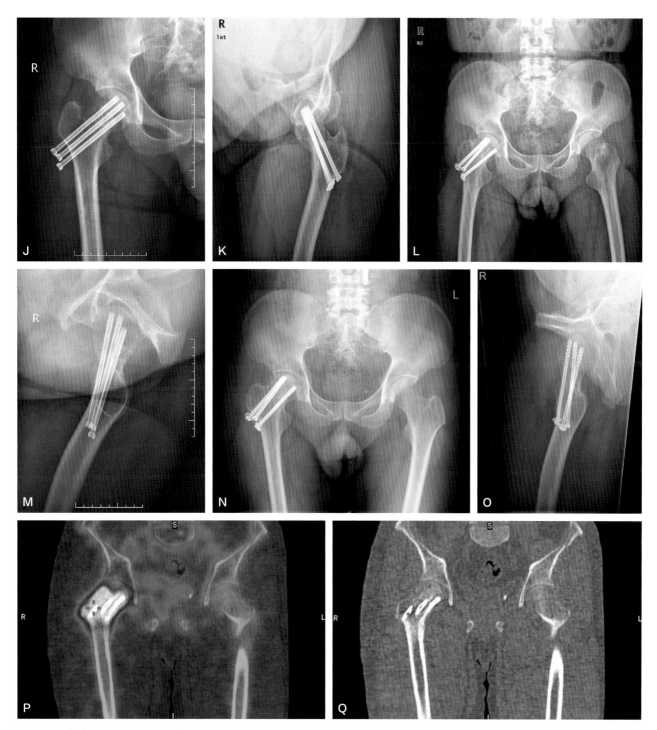

图 3-7-1 （续）

在 CT 三维图像上显示更为清楚，按骨折损伤机制分型为干轴向的外展伸直型损伤。在股骨头从外翻位转变为内翻位的过程中，骨折端吸收了较大的能量，骨松质受压缩而变得致密，在股骨头骺板和骨折端之间可见较大的高密度区域，提示区域内的骨松质受到了程度不同的压缩。这种压缩对股骨头的血供会造成多大的影响？是一项值得研究的工作。术前我们对该患者股骨颈骨缺损状况进行了评估，明确股骨颈的外后侧存在较大的骨缺损，计划术中植骨。手术未尝试闭合复位而直接切开复位，植骨方案为：大转子附近取部分自体骨松质再混合部分异体骨松质。因为有植骨，内固定先在股骨颈前下象限使用半螺纹螺钉加压骨折端使骨折端得到骨皮质支撑，然后用全螺纹螺钉维持股骨颈的长度。术后 X 线片和 CT 检查证实骨折复位及内固定螺钉分布满意（图 3-7-2D、E）。术后 6 周患者第一次复诊，双拐保护下步行入诊室，患髋无疼痛，螺钉分布及骨折端未见明显异常（图 3-7-2F~I）。术后 3 个月患者骨折对位尚好，双拐患肢半负重，但股骨颈出现了轻微的短缩，表现为半螺纹螺钉的退钉和全螺纹螺钉钉尖更接近关节间隙。同期进行的 SPECT/CT 断层融合显像显示，发患侧股骨颈骨折端和螺钉周围有放射性浓聚。嘱患者继续双拐患肢半负重活动。术后 6 个月复诊，发现一枚全螺纹螺钉钉尖穿出股骨头，遂将穿出的全螺纹螺钉更换为半螺纹螺钉（图 3-7-2J、K）。术后 10 个月患髋出现酸痛，X 线片显示另两枚全螺纹螺钉穿出股骨头，予手术取出（图 3-7-2L、M）。术后 1 年，股骨头出现坏死征象图，但患髋局部

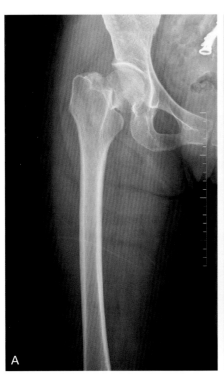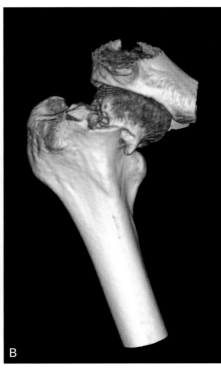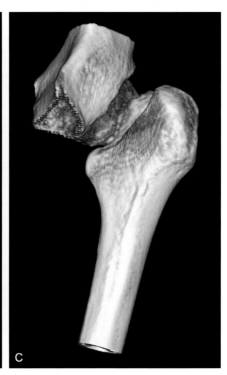

图 3-7-2　行走时滑倒致右股骨颈骨折的病例

A~C. 右髋正侧位 X 线片及 CT 三维图像显示右侧股骨颈骨折，股骨头向内后方向移位；

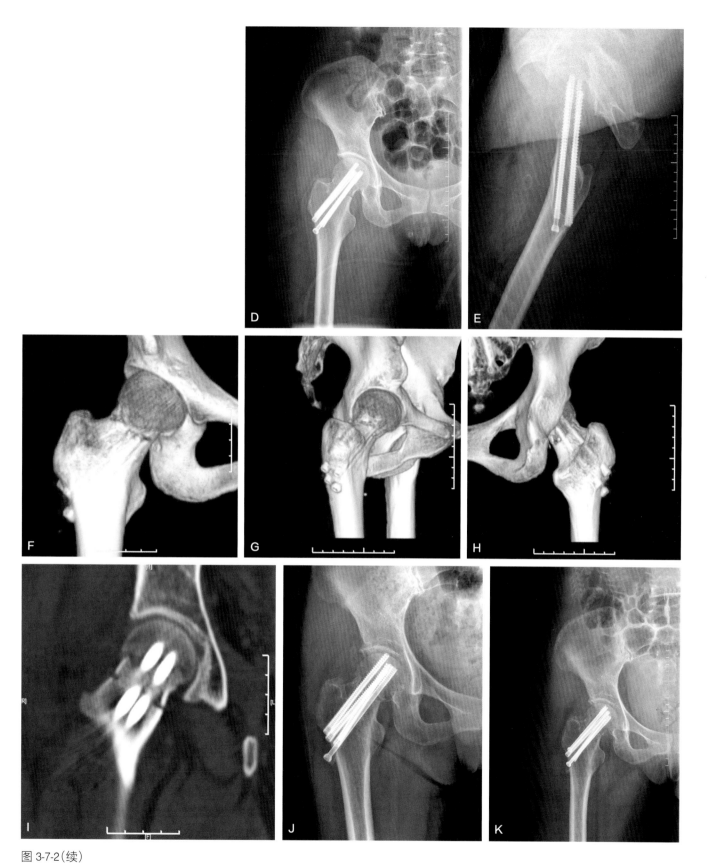

图 3-7-2（续）

D、E. 术后右髋正侧位 X 线片显示股骨颈骨折复位和空心钉排布均满意；F~I. 右髋部 CT 三维及冠状位切面图像显示股骨颈骨折复位和空心钉排布均满意，股骨颈后外侧缺损区域已予以植骨；J、K. 术后 6 个月复查右髋正侧位 X 线，显示一枚全螺纹螺钉钉尖穿出股骨头，将钉尖穿出股骨头的全螺纹螺钉更换为半螺纹螺钉；

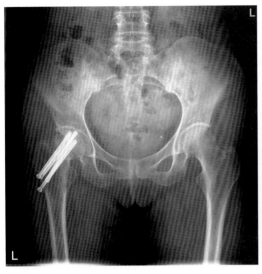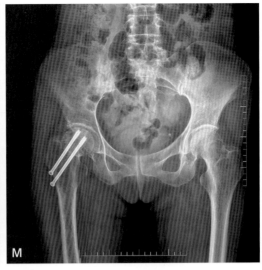

图 3-7-2（续）

L、M. 术后 10 个月右髋 X 线显示另 2 枚全螺纹螺钉穿出股骨头，予手术取出。

症状并不明显，在手杖辅助下可基本正常行走，日常生活基本不受影响。现术后 2 年，患者已无需手杖帮助行走，有轻微跛行。反思该患者的治疗，或许在手术植骨时采用髂骨结构植骨+完全自体骨植骨，可能更有利于骨折的愈合。

（梅炯　欧毅　闫旭）

第八节　平行滑动加压与长度维持固定的取舍

早在 20 世纪 30 年代，Bohler 就观察到在股骨颈骨折的愈合过程中，股骨颈会缩短 3~10mm。他为此设计了一种螺钉，在退钉一定距离后，螺钉会嵌合在骨皮质中以阻止进一步的退钉。Linton 也注意到螺钉回退是内固定术的常见并发症。早期曾采用包括辅助钢板等多种方法预防退钉，但在解决了退钉问题的同时，螺钉穿出股骨头或骨折不愈合导致内固定失败的病例也日渐增多。正是因为如此，20 世纪 50 年代发明了套管滑动系统，允许螺钉特定的滑动以获得骨折端加压，进而促进骨折愈合。

可控的螺钉滑动和骨折端不稳定退钉所带来的后果是不一样的。前者有利于骨折端的接触并促进骨折愈合；后者最终将使得螺钉从股骨头切出，导致内固定失败。螺钉在股骨头中的位置不发生改变是螺钉可控滑动的特征性表现。手术后前 3 个月的随访 X 线片监控十分重要。可控的股骨颈短缩（不超过 10mm）一般来说是无害的，有的可早在术后 1 周内发生。一般外展嵌插型和无移位型股骨颈骨折（Garden Ⅰ和Ⅱ型）不会发生螺钉的滑动，而移位型股骨颈骨折术后大多会有或多或少的螺钉滑动，但一般不超过 10mm（也有一些粉碎性骨折病例的螺钉滑动会超过该范围）。相反，对于无螺钉滑动的患者则更需要特别关注，这可能预示着骨折间隙会进一步增大，从而导致骨折不愈合或者螺钉穿出股骨头。除非骨折发生其他方向的移位（内翻、前屈、旋转移位），螺钉的滑动一般不需手术干预。

近些年，股骨颈长度对功能预后方面的重要性在一些文献中多有强调。Zlowodzki 等人回顾性评估了股骨颈短缩对髋关节功能的影响，研究资料来自 4 个机构的 70 例骨折已愈合的股骨颈骨折患者，其中 64% 为非移位骨折，所有患者均采用空心螺钉固定，根据 Garden 对线指数评估复位效果，70 例患者中 69 例复位满意。结果显示 70 例患者中 46 例（66%）缩短超过 5mm，27 例（30%）内翻超过 5°，健康状况调查简表（SF-36）评分与股骨颈缩短程度相关，提示股骨颈缩短对日常功能有负面影响。Boraiah 等人报道了 54 例股骨颈囊内骨折患者，治疗均采用解剖复位、术中加压和长度维持的理念。通过切开复位获得解剖复位，内固定选择根据骨折类型和患者年龄，在放置动力髋螺钉（或动力螺旋髋螺钉）和全螺纹螺钉之前先进行术中骨折端加压。骨折总愈合率 94%，股骨颈平均缩短 1.7mm；健康状况调查简表（SF-36）的平均身体功能评分为 42 分，Harris 髋关节评分为 87 分。SF-36 的躯体疼痛分项评分与"外展杠杆臂"（从股骨头中心到大转子切线的距离）相关，骨折侧和健侧外展臂差异较大的患者，躯体疼痛分项评分明显要低。这是一项很有意义的研究，但临床上类似的研究并不多，仍需要更大样本的多中心研究支持。

对于股骨颈骨折，骨折端滑动加压的理念强调的是骨折愈合，而维持和稳定股骨颈长度的理念则强调的是骨折愈合后的患侧髋关节功能，在股骨颈骨折的治疗过程中两者是存在一些矛盾的。在复位满意的情况下，即使术中即刻完成骨折端的加压，愈合过程中也会存在股骨颈的短缩，更何况在骨折端存在骨缺损的情况下。骨缺损区域的不同及其相应的内固定置放位置，该两大因素同样会决定股骨头颈间的相互移动位置，此时若使用维持股骨颈长度的内置物，骨折端接触区和缺损区的位置往往会决定骨折端不稳定的趋势，这在本质上和骨折端未达解剖复位类似，如果不能维持骨折端的稳定，骨不连的发生终究是大概率事件。兼顾骨折愈合和维持股骨颈长度是股骨颈骨折治疗的总体目标，骨折端稳定性是重中之重，需充分评估骨折端缺损位置、程度以及骨折端支撑点和内置物间的力学平衡。

我们临床实践表明，一些旨在维持股骨颈长度的内固定手术，如果骨折端的骨缺损区域未充分植骨，特别是闭合复位的患者，内固定失败的病例并不少见。有的是全螺纹螺钉穿出股骨头，有的是全螺纹钉在股骨头内的切割。对于使用内侧支撑板的患者，固定螺钉断裂的情况也时有发生。我们通过对一些陈旧性股骨颈骨折的治疗过程和预后的分析发现，即便是骨折端存在较大的骨缺损，只要植骨充分，也可以在维持股骨颈长度的情况下实现骨折的愈合。

（李广翼　王开阳　王先辉）

第九节 手术并发症

一、内固定失效

内固定失败的原因是多方面的,包括复位不良、内固定选择不当或置入位置不当、骨不连、骨坏死、感染等。明确内固定失败的原因对于计划翻修手术非常重要。

对于年轻患者,早期发现复位不良,或内固定选择不当,或内固定位置不当,可采用切开重新复位、更换内固定装置等方法进行翻修手术治疗;股骨颈骨不连或延迟愈合,可采用股骨转子间外翻截骨术等方法治疗;对于年纪较大的老年患者,发生股骨颈骨不连或骨坏死,可采用半髋或全髋关节置换术治疗。

骨折端不稳定是股骨颈骨折复位后骨折再移位的主要原因,包括股骨头内翻或后倾未能矫正、内固定选择或置钉位置不恰当、不稳定骨折内固定不充分或是未能充分估计骨折端存在的骨缺损。内固定手术后发生骨折再移位,并非都预示着最终会发生骨不连,有的患者即使存在严重的内翻倾斜,或者超过 1.5~2cm 的短缩,骨折也可能愈合。当股骨头沉降到一定程度,一般会在颈部重新获得一个新的稳定位置,前提是内固定对股骨头仍有约束作用,影像学表现为内置物在股骨头中的位置没有明显的移位。对这类患者应密切随访,及时予影像学检查,使用助步器辅助行走的时间也需要延长。但如果患者年龄在 60 岁以上,内固定在股骨头中的位置也有明显移位,可考虑早期行全髋或半髋关节置换;对于年轻患者应尝试保留股骨头,行内固定翻修术,我院采用吻合血管的游离腓骨移植对这类患者取得了较好的疗效。

骨折再移位与股骨头缺血坏死的关系尚无明确的结论。大多数情况下,如果骨折复位满意,螺钉位置恰当,内固定会对骨折端稳定提供较长时间的支持。所以即使发生股骨头缺血坏死,在其早期患者通常能行走。骨折再移位一般发生在手术后最初 3 个月内,3~6 个月之间可以观察到骨折延迟愈合,接下来可能会发生骨不连。而股骨头缺血坏死从发生到最终塌陷通常要 1~5 年。有的股骨颈骨折患者在发生股骨头坏死之后(有的甚至在股骨头塌陷多年后),仍可以行走甚至工作,并且较少有不适主诉。这类患者做全髋关节置换手术的年龄一般比较晚。

相对于其他并发症,股骨颈骨折术后感染的处理则是相当麻烦的,其基本治疗原则是彻底清创,根据细菌培养的药敏结果予以抗感染治疗,如果内固定没有松动且复位良好,可保留内置物待骨折愈合再予以拆除。如果感染伴有内固定松动或者本就存在骨折复位不良,可拆除内固定,酌情采用抗生素骨水泥占位技术,感染控制后行关节置换。

二、骨不连和股骨头缺血坏死

股骨头缺血坏死和骨不连是股骨颈骨折内固定治疗后的两个主要并发症。

中青年股骨颈骨折患者由于其高暴力损伤机制、骨折移位明显,以及对术后功能的高要求，大多选择保髋治疗，受到临床医师的广泛重视，但其内固定术后的并发症发生率并不低。2005 年 Damany 等人在 *Injury* 发表了一项关于青壮年股骨颈骨折患者（15~50 岁）的荟萃分析，共纳入 564 名患者，包括移位和非移位型股骨颈囊内骨折，发现骨坏死的总发生率为 23.0%，骨不连的发生率为 8.9%。2014 年 *Injury* 又发表了另一篇针对中青年股骨颈骨折（<60 岁）的荟萃分析，该篇文章总结分析了 9 年内公开发表的 42 项相关临床研究、纳入 1 558 名患者，研究发现其股骨头坏死的总体发生率为 14.3%，骨不连的发生率为 9.3%。该两项荟萃分析都发现，移位型骨折与内固定术后并发症发生率密切相关。

不同于上述 4 项专注于中青年股骨颈骨折的相关研究，2020 年发表在 *Acta Orthopaedica et Traumatologica Turcica* 的一篇系统性综述回顾了非移位性老年股骨颈骨折患者（>60 岁）的既往文章，最终纳入符合要求的 16 篇临床研究，包含 1 971 名患者，研究发现这些老年患者的内固定术后骨坏死率为 31.9%，而骨不连发生率则高达 39.2%。虽然有个别临床研究显示老年稳定型股骨颈骨折患者行内固定治疗亦可获得高愈合率，但基于该篇系统性综述的分析结果，对于老年股骨颈骨折患者、即使是稳定型骨折，作者建议行股骨头置换术，以减少二次手术率。

骨折断端的血供、复位质量和内固定有效性对股骨颈骨折愈合尤为重要。2007 年 Parker 等人在 *Clinical Orthopaedics and Related Research* 发表了一篇前瞻性队列研究，纳入 1 133 例行内固定治疗的股骨颈囊内骨折患者，研究发现骨不连的总发生率为 19.3%（非移位型 8.5% vs. 移位型 30.1%；男性 12.9% vs 女性 21.3%）；随着年龄增加，骨不连率相应提高（40 岁以下 5.9% vs 70~80 岁 24.9%）。该结果表明，高龄和女性是股骨颈骨折内固定术后骨不连的重要危险因素，主要与骨质疏松有关。*The Journal of Bone and Joint Surgery* 于 2013 年发表了一篇回顾性研究，纳入 202 名行 3 枚空心钉治疗的股骨颈囊内骨折患者，研究发现正三角固定方式、移位型骨折、复位质量不佳和空心钉把持力是骨不连发生的重要危险因素。随着内固定器械的完善和手术技术的提高，近些年的诸多临床研究已表明中青年股骨颈骨折内固定术后骨不连的总体发生率较前已明显下降。

股骨头坏死主要由于骨折对股骨头血供的破坏导致，而不恰当的内固定方式及手术过程加剧了股骨头血供的损伤，进一步提高了股骨颈骨折内固定术后的股骨头坏死发生率。时至今日，股骨颈骨折（即使是无移位的骨折类型）内固定术后股骨头坏死却仍然是一个棘手的问题，其发生率并没有明显下降。2017 年一项系统性综述分析发现股骨颈骨折内固定术后的总体股骨头坏死率为 10%~45%。虽然股骨颈骨折内固定术后股骨头坏死的危险因素被广泛报道，但依然没有定论。2019 年发表在 *BMC Musculoskeletal Disorders* 的一篇系统性综述和荟萃分析，纳入包含 2 065 名患者的 17 篇病例对照研究，研究发现 Garden 分型和内固定留存与否是股骨颈骨折内固定术后股骨头坏死的重要危险因素，而年龄、性别、骨折损伤机制、受伤到手术的间隔时间、骨折复位方法（切开复位 vs. 闭合复位）、术前牵引等则对其没有明显影响。

有学者认为，非移位性股骨颈骨折的关节囊内压明显要高于有移位的骨折。是否常规进行关节囊切开术目前有益尚存争议。对于 Garden Ⅰ型和Ⅱ型骨折，关节囊可能没有撕裂或完全撕裂，关节囊填塞可能是导致骨坏死的主要原因。有人建议对年轻的非移位性股骨颈骨折患者行关节囊切开术，理由是虽然目前还没有明确的证据显示关节囊切开术可以降低骨坏死的发生率，但作为一种方便、快速而安全的操作，即便是无益也不至于有害。Christa 等在一组尸体中显示，透视引导下的关节囊切开术在降低囊内压方面是安全有效的。术后解剖发现，操作部位离股动脉和股神经外侧支的平均距离分别为 40.3mm 和 19.5mm，个体最小距离分别是离股动脉 36mm、离股神经外侧支 15mm。

关节囊切开术可在股骨颈骨折内固定术后，由 C 形臂机透视引导下施行，通过置入内固定的外侧切口，利用触觉和透视，先用骨膜剥离器紧贴股骨干和股骨颈分离关节囊前方，刀片沿关节囊和骨膜剥离器之间的间隙平放进入，到股骨头边缘后，刀片旋转 90°，紧贴骨质后拖移手术刀即可完成关节囊切开术。临床实践中不乏有手术刀片在股骨颈前方断裂、遗留在髋关节前方软组织内的意外事件，须小心操作。有人建议使用一体化手术刀，也有人建议先将刀片在刀柄绑缚结实，以避免刀片断裂和刀柄脱离的意外事件发生。

股骨颈骨折后发生股骨头缺血坏死的时间大多在术后 1 年半至 2 年，但早期出现股骨头坏死的情况也不少见。这类患者典型的临床表现大多是，髋关节疼痛和功能障碍在明显缓解一段时间后再度出现髋关节疼痛。

这里介绍一个 68 岁女性病例。患者为颈轴向-伸直型损伤（图 3-9-1）。股骨头外翻、后倾的角度均大于 20°（图 3-9-1A~E）。对于这种移位不严重的骨折，采用 Leadbetter 复位方法是可靠的，在将患肢固定在骨科牵引床之前，轻柔地屈髋屈膝牵引，一般可以复位。一定要注意控制牵引力量以免骨折发生分离移位。C 形臂机透视骨折复位满意后，先于股骨颈前方插入定向标志针，然后以半螺纹空心螺钉固定（图 3-9-1F~H）。术后 X 线片及 CT 扫描确定骨折复位及内置物分布满意（图 3-9-1I~K），并按计划进行术后功能锻炼。术后 2 个月患者已能髋关节无痛活动，单拐辅助下进行日常简单家务和室外活动不受影响，复查也未见明显异常（图 3-9-1L~O）。但术后 5 个月患者渐感患髋疼痛并逐渐加重，X 线片检查见股骨颈无短缩，内固定无松动，股骨颈外上部分外形轮廓不规则，初始骨折线位置可见硬化带（图 3-9-1P~R）。CT 扫描见股骨头密度不均（图 3-9-1S），SPECT 提示股骨头坏死可能（图 3-9-1T）。外展嵌插型股骨颈骨折术后的股骨头坏死，临床上并不多见，从我们有限的病例中，这类患者出现临床症状的时间相对比较早，可发生在 6 个月之内，而不是临床常见的 1 年半到 2 年。从我们病例中尚未发现这类早期坏死患者的其他特征性的临床表现的规律。

患者的临床表现和影像学表现有时并不一致。除了有的患者伤后很快就发生股骨头坏死，也有患者在股骨头坏死塌陷后并无明显的临床症状。下面这例患者，伤后很快就发生了股骨头坏死并塌陷，而髋关节疼痛经简单处理后临床症状消除，但影像表现却在加重。这是一例48 岁男性患者，损伤机制属于干轴向-伸直型损伤，传统分型 Garden Ⅲ型，Pauwels Ⅲ型，AO/OTA 分型为 31B2.1（图 3-9-2）。本次外伤前 8 个月，患者因驾驶摩托车跌倒致右侧股骨干骨折，行髓内钉内固定术 3 个月骨折愈合，并很快恢复伤前功能。此次患者又在驾驶摩托车行驶中跌倒致同侧股骨颈骨折，彼时股骨干骨折已经愈合（图 3-9-2A~D）。术前检查见患

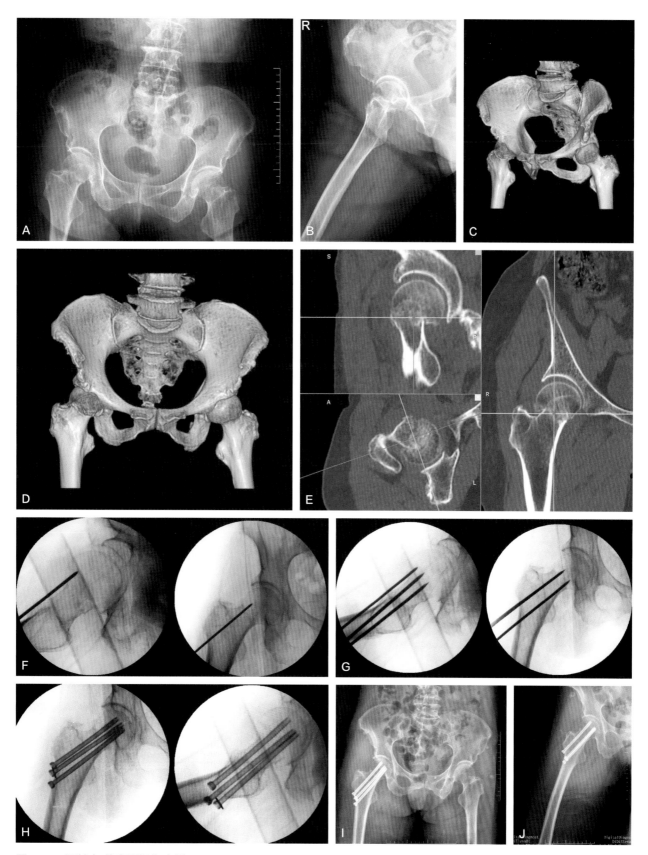

图 3-9-1　颈轴向-伸直型损伤病例

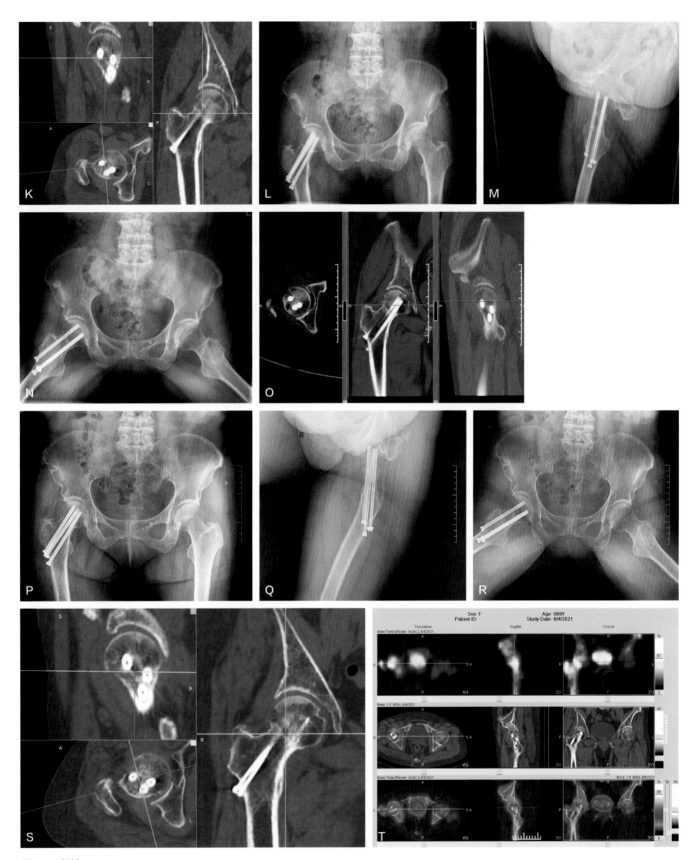

图 3-9-1（续）

者在治疗股骨干骨折时所用的逆行髓内钉近端正好位于小转子下缘，这给固定股骨颈骨折的空心螺钉留下了充足的空间。手术采用闭合复位、4枚平行空心螺钉内固定，手术顺利，骨折复位及内固定满意（图3-9-2E、F）。术后6周患者第一次复诊，患髋无疼痛，X线片见股骨颈轻微短缩，螺钉退出5mm左右（图3-9-2G、H）。术后10周第2次复诊，患者依旧无明显不适症状。股骨颈短缩未进一步加重，但CT扫描可见股骨头后上方低密度影（图3-9-2I、J）。术后3个月患者开始在双拐保护下逐步负重行走，双拐1个月后改单拐不完全负重行走。患者在单拐行走1个月左右渐感右髋疼痛并加重，X线片及ECT提示股骨头坏死（图3-9-2K~M）。因为患者主诉疼痛症状较重，拟行全髋关节置换术。此时患者股骨干内固定手术后刚1年余，且髓内钉置入直接影响假体置入，故计划分步先拆除股骨颈螺钉及髓内钉近端锁定钉，2~3个月后再行髋关节置换手术（图3-9-2N、O）。患者内固定拆除后右髋疼痛明显减轻，并能弃拐行走。2个月后复查X线片见股骨头外上方已经塌陷。患者髋关节疼痛已消除，无进一步治疗需求，患者希望继续随访观察，待关节功能出现明显障碍时再行手术（图3-9-2P~R）。

有的患者在股骨头发生坏死后并无症状或症状很轻。一位64岁的女性患者（图3-9-3），9年前右侧股骨颈骨折，外展嵌插型。行原位空心螺钉固定（图3-9-3A、B）。患者是一名中学教师，内固定手术后7周即返回学校工作，患髋功能在工作中也逐渐恢复正常，和伤前无异。术后1年多复查时发现股骨头坏死，因为无症状，未做任何处理（图3-9-3C）。直到这次外伤又发生左侧股骨颈骨折。此次股骨颈骨折和上次一样，依旧是外展嵌插型，治疗仍然是采用原位空心螺钉内固定（图3-9-3D、E）。术后3个月已弃拐活动，返回学校工作（图3-9-3F、G）。

再手术率是现在临床研究的重要观察指标。一项对106例移位型股骨颈骨折老年患者（65岁或65岁以上）的荟萃分析显示，骨坏死和骨不连的总发生率分别为16%和33%，而内固定术后2年内的再手术率为20%~36%，明显高于半髋关节置换术。对于股骨颈骨折患者而言，除了深部感染，内固定和关节置换的再手术操作内容是完全不同的。内固定术后的再手术中，终极的手术就是关节置换，和初次手术就选择关节置换相比，患者牺牲的是骨折

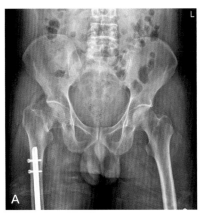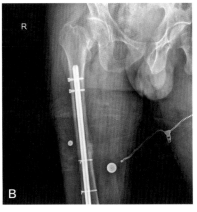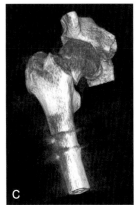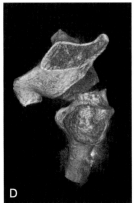

图3-9-2 右侧股骨颈骨折

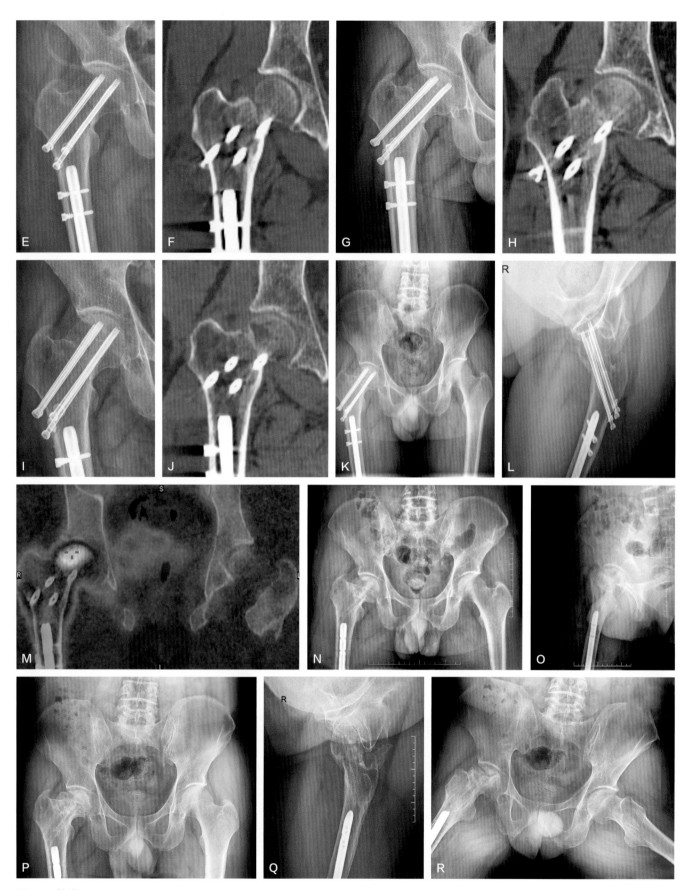

图 3-9-2（续）

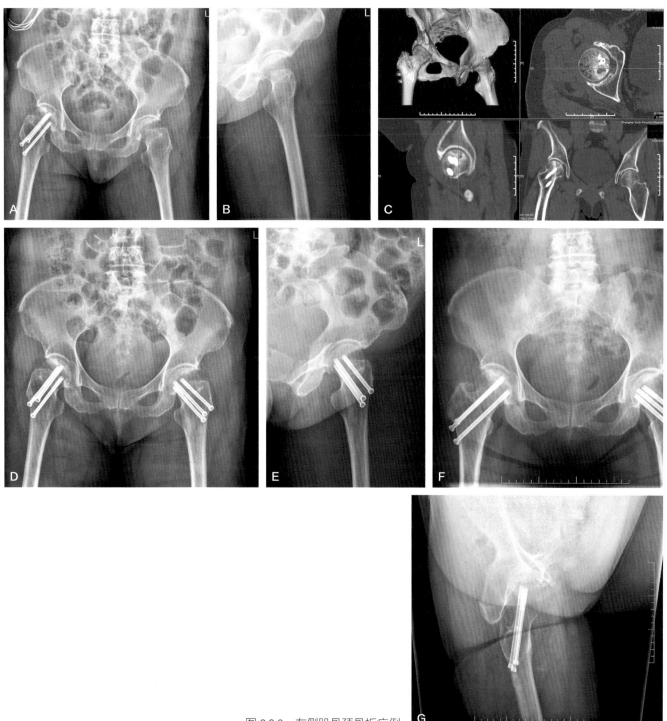

图 3-9-3　左侧股骨颈骨折病例

后到关节置换间的时间，以及该段时间的工作收入，还有初次内固定手术的创伤和经济支出。而对于关节置换患者而言，任何的再手术都会比内固定后的再手术要大，如何评估比较两种手术间的并发症？以再手术率为主要指标可能有失均衡。

内固定或关节置换术的选择取决于患者骨折特征和年龄。对于年龄<65岁的年轻移位型股骨颈骨折患者，应采用解剖复位和稳定的内固定治疗，老年移位型股骨颈骨折则应行人工关节置换术。一项包括了9项随机对照的高质量荟萃分析显示，在65岁或65岁以上的移位型股骨颈骨折患者中，与内固定相比，人工关节置换显著降低了翻修手术的风险。然而，关节置换术也面临更多的失血量、更长的手术时间和更多的感染风险。Hudson等发现，80岁以上的患者，内固定的再手术率高于半髋关节置换术，但65岁至80岁患者的再手术率没有差异。在随机对照试验中，Rogmark等比较了70岁及以上移位型股骨颈骨折患者的内固定和人工关节置换的治疗效果，将内固定失败定义为早期骨折移位、骨不连、骨坏死伴塌陷或感染，内固定治疗患者的发生率为43%，关节置换术治疗患者2年后的失败率为6%。最近对同一组患者进行的10年随访研究显示，随着时间的推移，这些结果是稳定的：在任何时候，成功的内固定手术患者在髋关节疼痛或功能方面的结果都没有成功的关节置换术患者好。

（胡　牧　黄祖成）

第十节　关节置换手术中的一些争议

一旦决定进行关节置换术，仍然需要考虑几个有争议的问题：是半髋关节置换术还是全髋关节置换术，如果选择了半髋关节置换术，是单极还是双极、是骨水泥柄还是非骨水泥柄，以及手术入路。

一、全髋与半髋的选择

在过去几年中，对于日常活动较多的老年移位型股骨颈骨折，是选择全髋关节置换术还是选择半髋关节置换术的争论日渐增多。在以前，移位型股骨颈骨折是很少进行全髋关节置换的，然而最近的一些研究显示，全髋关节置换术比半髋关节置换术有一些潜在的优点，包括功能评分高、疼痛较轻、步行功能改善更多和再手术率降低。虽然全髋关节置换术存在脱位率较高的问题，但不少学者认为，前方或前外侧手术入路可明显降低全髋关节置换引起的脱位。在预期寿命超过5年的社区步行人群中，全髋关节置换可能是更好的选择；对预期寿命短或有明显认知障碍的患者，最好还是使用半髋关节置换术。近期，一项可选择全髋关节置换术与半髋关节置换术的髋部骨折评估（hip fracture evaluation with alternatives of total hip arthroplasty versus hemi-arthroplasty，HEALTH）的研究成果发表于 *The New England Journal of Medicine*。该研究是一项大型、多中心的RCT，比较了半髋关节置换术和全髋关节置换术治疗年龄≥50岁患者的移位型头下型髋部骨折。所有患者在骨折前都是能独立行走的。总共有 1 495 名患者参与，并随机分组、接受了 24 个月的随访。两组间二次手术的初次结果无差异（全髋关节置换术组为 7.9%，半髋关节置换术组为 8.3%；P=0.79）。全髋关节置换术组和半关节置换术组的髋关节不稳定或脱位发生率分别为 4.7% 和 2.4%。两组死亡率相似（P=0.48）：全髋关节置换术组为 14.3%，半髋关节置换术组为 13.1%。参照安大略省西部大学和麦克马斯特大学骨关节炎指数（Western Ontario and McMaster Universities Osteoarthritis Index，WOMAC）的功能结果在全髋关节置换术组中略好一些，然而，这并不符合最小临床重要差异。在 12 项简明健康评分（12-item short form general health score）、5 维欧洲生活质量评分（European quality of life-5 dimensions，EQ-5D）的 VAS 评分或计时起动（timed up and go，TUG）测试得分方面，两组之间没有差异。全髋关节置换术组的严重不良事件（41.8%）略高于半髋关节置换术组（36.7%，P=0.13）。作者的结论是，全髋关节置换术的优点可能不像想象的那样令人信服，因为与半髋关节置换术相比，功能结果改善很小，严重不良事件（尤其是脱位）的发生率略高。当然，全髋关节置换术的优势也许会在长期随访中体现出来，毕竟这项研究随访时间相对较短。Ekhtiari S 等于 2020 年在 *J Bone Joint Surg*（*Am*）发表了一项荟萃分析研究，共纳入 3 084 例患者，包括 1 521 例 THA 和 1 563 例 HA，结果在 5 年随访期内，HA 和 THA 在手术翻修率、术后功能、死亡率、假体周围骨折以及脱位等方面并无差异。两组间的差异仅体现在 HA 组的手术时间明显较短。对照这些研究的数据来源不难看出，不同的结果差异来自于研究的规模和对患者的选择，也来自一些大型研究中 THA 术后患者并发症增加的报道，毕竟接受半髋关节置换术的老年患者，其髋臼磨损的发生率并没有所担心的那么高。而大量证据表明，THA 手术时间相对较长、术中失血也较多，医疗成本和时间成本都会增加。更重要的是相对于半髋关节置换，THA 并不会改善患者的功能，还可能导致并发症和翻修手术的发生率增加。因此，THA 的选择不应单纯以年龄为依据，而应基于患者的综合情况，对于那些体力活动较多且预期存活期在 10~20 年之间的患者，THA 是第一选项。但对于大多数有移位的囊内骨折患者，骨水泥半关节置换仍是治疗首选。2021 年美国骨科医师学会（AAOS）的老年髋部骨折专家委员会工作组对 2014 年的"老年髋部骨折临床实践指南"做了更新，对全髋关节置换术的推荐力度作了降级。

为了降低全髋关节置换术后脱位的发生率及增加患髋关节的活动度，法国圣艾蒂安大学创伤与矫形中心将全髋关节置换组件的髋臼侧假体做了双动设计（dual-mobility cup），作者对 1980 年 4 月至 1981 年 12 月的部分患者进行了 12 年的随访，效果满意，认为双动髋臼可确切降低 THA 术后脱位率并增加关节活动度。此后，相关文献也日渐增多，大多报道其疗效优于常规全髋关节置换。2021 年，Hoskins W 等在 *Clin Orthop Relat Res* 发表论文，分析了 2008 年 1 月—2018 年 12 月澳大利亚骨科协会国家关节置换注册中心（Australian Orthopaedic Association National Joint Replacement Registry，AOANJRR）登记的 16 692 例股骨颈骨折行 THA 治疗的数据，包括 8 582 个标准头假体、5 820 个大头假体、1 778 个 DM 双动假体和 512 个限制型假体。研究认为，4 组中的任何一组在 7 年内的翻修率均无差异。脱位仍是最常见的翻修原因（32%）。和标准头相比，大头 THA 的脱位翻修率较低

［HR0.6（95%CI 0.4~0.8）；*P*<0.001］，而双动 DM 假体仅在术后前 3 个月的脱位翻修率低于标准头［HR0.3（95%CI 0.1~0.7）；*P*<0.004］，但 3 个月后没有差异。2022 年，Rogmark C 和 Nauclér E 研究了 2005—2019 年间瑞典关节成形术登记（SAR）的 2 242 例双动杯（DMC）患者和 6 726 例常规全髋关节置换（cTHA）患者，比较后侧入路组和侧方入路组 DMC 和 cTHA 术后 5 年的翻修率，结果显示两组之间并无差异。

如果选择半髋关节置换，大量的研究显示，单极或双极半髋关节置换手术之间的疗效没有差别，但推荐使用骨水泥股骨柄。挪威医师 Silje Marie Melbye 等的研究具有代表性。他们通过对 51 212 例患者长达 30 年的临床数据分析，认为对于 70 岁以上的女性患者，应谨慎使用非骨水泥涂层柄，以减少假体周围骨折的风险。而对于不同年龄组的非骨水泥涂层柄与骨水泥柄之间，术后发生假体周围骨折的风险尚需进一步研究和观察。关于有领涂层柄和无领涂层柄的选择，从临床结果看，有领涂层柄要比无领涂层柄为优。这些研究结果值得所有骨科医师关注。特别是 Corail 涂层股骨柄在术中和术后更易发生假体周围骨折的报道，相关的文献已经不少。

二、手术入路

当前很热门的直接前方入路（direct anterior approach，DAA）THA 已有很长的历史。早在 1881 年，德国医师 Carl Hueter 就对该手术入路进行了描述，1917 年美国医师 Smith-Petersen 对该手术入路进行了改良，即我们熟知的 Smith-Petersen 入路。目前的 DAA，某种意义上就是 Hueter 入路（Hueter approach）或 Hueter 间隙入路的回归，虽然在当时并非用于髋关节置换。Hueter 入路用于髋关节置换手术的历史也很悠久，20 世纪 50 年代早期的 Robert M O'Brien 和 Judet 兄弟，在髋关节置换术中都是应用 Hueter 入路。在很长一段时间，存在髋关节前方入路（DAA 或 S-P 入路）、侧方入路和后方入路等等，尽管入路的名称各异，很多医师也有各自的习惯或偏好，或者对手术入路有所改良。总体上，似乎后方入路更为医师所接受，我本人也经历了从前方入路改为后方入路的转变。

1980 年，Terry R. Light 和 Kristaps J. Keggi 介绍了在现代 THA 中使用 DAA 的经验。2000 年以后，随着微创理念的加持和手术器械、手术床的改进，又再次激发了人们对 DAA 的热情。微创手术是通过一个或两个小切口进行手术，支持双切口手术者认为双切口可以进一步减少软组织损伤。支持单切口手术者认为双切口手术操作繁琐，需要更多的专业技术和更长的学习曲线。但小切口手术可以减少疼痛、失血、康复时间以及住院时间则是大家的共识。特别是对于肥胖患者的 THA 手术，相对于后方和侧方入路，髋关节前方的皮下脂肪要少很多，但肥胖造成腹部与大腿根部的皮肤长期重叠，术野长期处于潮湿环境，容易导致慢性皮肤刺激或真菌感染而出现切口问题，需要格外警惕。为此，美国髋膝外科学会循证委员会建议，对于体重指数（body mass index，BMI）大于 40 的患者，不建议行择期性 THA，包括 DAA 在内。

在较早的一项系统性综述和荟萃分析中，作者比较了前方入路和后方入路 THA 患者的临床、影像学和手术结果的差异。该荟萃分析共纳入 17 项研究，2 302 例患者，结果显示这两种入路之间并没有明显差异。但在住院时间和术后脱位发生率方面，前路手术有显著优势。

侧方入路和后方入路 THA 同样为较多医师选择。Daniel Pincus 等对 30 098 例 THA 患者进行了回顾性队列研究，其中前方入路 2 995 例（10%），侧方入路 21 248 例（70%），后方入路 5 855 例（20%）。平均随访 1 年。按倾向评分匹配（propensity score matching）方法，对 2 993 例前路手术的患者（>99%）和 2 993 例侧方或后路手术的患者进行统计学分析。结果显示，接受前路手术的患者在 1 年内发生重大手术并发症的风险显著高于接受侧方入路或后方入路的患者［61（2%）vs 29（1%）; absolute RD, 1.07%; 95% CI, 0.46%~1.69%; HR, 2.07; 95% CI, 1.48 to 2.88］。该研究发表于 *JAMA* 杂志，在方法学上较好地控制了系统性偏差，使得结果更为客观可信。

Hoskins W 等对澳大利亚骨科协会国家关节置换注册中心 2015 年 1 月至 2018 年 12 月间，因骨关节炎接受初次 THA 的所有患者的数据进行分析。结果显示，在所登记的 122 345 例 THA 手术入路记录中，后方入路 65 791 例，侧方入路 24 468 例，前方入路 32 086 例。不同入路间的整体翻修率（cumulative percent revision, CPR）没有差异，但前方入路与较高的主要翻修率相关。在翻修类型方面，前路手术与更高的股骨并发症发生率相关，包括假体周围骨折和股骨松动的翻修。但在整个治疗期间，前路手术的感染率和脱位率要比后路手术低。在前 3 个月，翻修率也比侧方入路要低。就脱位翻修率而言，后侧入路在所有时间段内要比前入路和侧入路更高。

三、机器人辅助髋关节置换

机器人辅助 THA 能给患者带来更好的预后吗？最近的一项研究表明，机器人辅助 THA 在下肢长度恢复的准确性、髋臼组件的定位精度及 Harris 评分等方面，比传统 THA 更优。Emara 等的研究认为，和传统 THA 相比，并发症和医院内脱位发生率均显著降低。Clement 等认为，机器人辅助 THA 的优良预后可能与改善了假体部件的定位以及较好地恢复了下肢长度有关。

现代机器人软件也可以帮助建模、理解和解释一些复杂的肢体间运动关系，包括脊柱和骨盆之间的复杂的动力学关系。这些关联可能会影响 THA 术后髋关节的稳定性。如腰椎融合术后的患者或脊柱畸形的患者，在从仰卧位到站立位时，骨盆将向后倾斜，容易发生前脱位。而脊柱畸形所造成的站立位骨盆前倾，机器人辅助 THA 可能会最大限度地减少并发症。

新技术成本高昂，这可能是现在其应用受限的重要原因之一。在 Emara 等人的研究中，机器人辅助下的每次手术成本增加了 1 150 美元。但也有研究认为，机器人辅助 THA 患者 90 天分段治疗（episode-of-care, EOC）的总成本比传统 THA 患者低 785 美元（*P*=0.009 5）。其相关的节约是来自于相关康复服务的利用率和成本降低。但该研究没有包括手术所需 CT 扫描或机器人的成本，这显然会抵消许多优势。理论上，每年一定要保证一定数量的机器人 THA，相关的成本才会随着手术人次的增加而下降。在技术层面上，机器人 THA 的准备、调试和操作等方面，还会消耗不少的时间成本。

预防 THA 并发症的重要性怎么强调都不为过，Fontalis 等的论文《全髋关节置换早期并发症的预防》值得一读。对深静脉血栓的低-中-高风险分层预防，可优化防治效果。术前早期评估感染风险、优化手术环境和合理选择抗生素方案，以减少假体周围感染的发生。人工髋关节假体周围骨折是 THA 术中最常见的并发症之一，通过采取适当的预防策略可以降低其发生率。对于高危人群，如骨质较差的老年人，应避免使用非骨水泥固定。预防 THA 术后脱位的重点在于对不稳定因素的风险判断，谨慎选择针对患者个体情况的置入假体类型及其定位。修复关节囊可以降低脱位发生的风险并可减少失血量，对此我们也有相同的临床体会。预防下肢长度不均的关键在于术前要仔细阅读影像检查资料，术中要进行多项测试，必要时可以术中标记克氏针以确定假体置入的位置和长度。但迄今为止，最可靠的方法还是机器人辅助技术，可实现精确而可重复的假体定位。

（梅　炯　胡　牧　黄祖成）

参考文献

[1] DICKSON JA. The unsolved fracture: a protest against defeatism [J]. J Bone Joint Surg Am, 1953, 35 (4): 805-822.

[2] COLLES A. Fracture of the neck of the femur, illustrated by dissections [J]. Dublin Hospital Rep, 1818 (2): 334-355.

[3] COOPER AP, TRAVERS B. Surgical essays: Part Ⅱ [M]. London: Longman, Hurst, 1819: 20-54.

[4] EARLES H. Practical Observations in Surgery [M]. London: Thomas And George Underwood, 1823: 102-134.

[5] SMITH R. On the diagnosis of fractures of the neck of the femur [J]. Dublin J Med Chem Sci, 1835 (6): 205-230.

[6] JACKSON E.Sixty-Third Annual Meeting of the British Medical Association at Montreal: Section of Ophthalmology: Foreign Bodies Retained in the Cornea [J]. British Medical Journal, 1932: 82-84.

[7] BASSETT A. Annales de la clinique chirurg. du Prof. P. Delbet. No7: fractures du col du frmur [M]. Paris: Libraire Frlix Alcan, 1920: 211-257.

[8] CAVIGLIA HA, OSORIO PQ, COMANDO D. Classification and diagnosis of intracapsular fractures of the proximal femur [J]. Clin Orthop Relat Res, 2002, 399 (6): 17-27.

[9] THOMSEN NO, JENSEN CM, SKOVGAARD N, et al. Observer variation in the radiographic classification of fractures of the neck of the femur using Garden's system [J]. Int Orthop, 1996, 20 (5): 326-329.

[10] FRANDSEN PA, ANDERSEN E, MADSEN F, et al. Garden's classification of femoral neck fractures. An assessment of inter-observer variation [J]. J Bone Joint Surg Br, 1988, 70 (4): 588-590.

[11] LEADBETTER, GW. Closed reduction of fractures of the neck of the femur [J]. J Bone Joint Surg Am, 1938, 20 (1): 108-113.

[12] LEADBETTER GW. A treatment for fracture of the neck of the femur [J]. J Bone Joint Surg Am, 1933, 15 (4): 931-940.

[13] WHITMAN R. The abduction treatment of fracture of the neck of the femur: an account of the evolution of a method adequate to apply surgical principles and therefore the exponent of radical reform of conventional teaching and practice [J]. Ann Surg, 1925, 81 (1): 374-391.

[14] WHITMAN R. The abduction method: considered as the exponent of surgical principles in

the routine treatment of fracture of the neck of the femur [J]. Br Med J, 1936, 2 (3942): 167-169.

[15] GARDEN RS. Malreduction and avascular necrosis in subcapital fractures of the femur [J]. J Bone Joint Surg Br, 1971, 53 (2): 183-197.

[16] GOTFRIED Y, KOVALENKO S, FUCHS D. Nonanatomical reduction of displaced subcapital femoral fractures (Gotfried reduction) [J]. J Orthop Trauma, 2013, 27 (11): e254-e259.

[17] LOWELL JD. Results and complications of femoral neck fractures [J]. Clin Orthop Relat Res, 1980, (152): 162-172.

[18] RANGAN A. Fracture fixation in the operative management of hip fractures (FAITH): an international, multicentre, randomised controlled trial [J]. Lancet, 2017, 389 (10078): 1519-1527.

[19] LINDEQUIST S, TÖRNKVIST H. Quality of reduction and cortical screw support in femoral neck fractures: an analysis of 72 fractures with a new computerized measuring method [J]. J Orthop Trauma, 1995, 9 (3): 215-221.

[20] ELGEIDI A, EL NEGERY A, ABDELLATIF MS, et al. Dynamic hip screw and fibular strut graft for fixation of fresh femoral neck fracture with posterior comminution [J]. Arch Orthop Trauma Surg, 2017, 137 (10): 1363-1369.

[21] LAGERBY M, ASPLUND S, RINGQVIST I. Cannulated screws for fixation of femoral neck fractures. No difference between Uppsala screws and Richards screws in a randomized prospective study of 268 cases [J]. Acta Orthop Scand, 1998, 69 (4): 387-391.

[22] BROWN JT, ABRAMI G. Transcervical femoral fracture. A review of 195 patients treated by sliding nail-plate fixation [J]. J Bone Joint Surg Br, 1964, 46: 648-663.

[23] MEI J, LIU S, JIA G, et al. Finite element analysis of the effect of cannulated screw placement and drilling frequency on femoral neck fracture fixation [J]. Injury. 2014, 45 (12): 2045-2050.

[24] SMITH-PETERSEN MN. A new supra-articular subperiosteal approach to the hip joint [J]. J Bone Joint Surg Am, 1917, 15 (8): 592-595.

[25] WATSON-JONES R. Fractures of the neck of the femur [J]. British Journal of Surgery, 1938, 2 (4055): 682-682.

[26] LICHSTEIN PM, KLEIMEYER JP, GITHENS M, et al. Does the Watson-Jones or Modified Smith-Petersen Approach Provide Superior Exposure for Femoral Neck Fracture Fixation? [J]. Clin Orthop Relat Res, 2018, 476 (7): 1468-1476.

[27] PUGH WL. A self-adjusting nail-plate for fractures about the hip joint [J]. J Bone Joint Surg Am, 1955, 37 (5): 1085-1093.

[28] RUBIN R, TRENT P, ARNOLD W, et al. Knowles pinning of experimental femoral neck fractures: biomechanical study [J]. J Trauma, 1981, 21 (12): 1036-1039.

[29] PHEMISTER DB. Intracapsular fractures of the neck of the femur [J]. Can Med Assoc J, 1932, 26 (4): 431-433.

[30] BIESEMANS S. Segmental Fractures of the Neck of Femur: Fix or Replace? [J]. Arthroplast Today, 2021, 8 (4): 247-252.

[31] KAUFFMAN JI, SIMON JA, KUMMER FJ, et al. Internal fixation of femoral neck fractures with posterior comminution: a biomechanical study [J]. J Orthop Trauma, 1999, 13 (3): 155-159.

[32] ZLOWODZKI M, AYENI O, PETRISOR BA, et al. Femoral neck shortening after fracture fixation with multiple cancellous screws: incidence and effect on function [J]. J Trauma, 2008, 64 (1): 163-169.

[33] ZLOWODZKI M, JÖNSSON A, PAULKE R, et al. Shortening after femoral neck fracture fixation: is there a solution? [J]. Clin Orthop Relat Res, 2007, 461 (8): 213-218.

[34] HAIDUKEWYCH GJ, ROTHWELL WS, JACOFSKY DJ, et al. Operative treatment of femoral neck fractures in patients between the ages of fifteen and fifty years [J]. J Bone Joint Surg Am, 2004, 86 (8): 1711-1716.

[35] CHA YH, YOO JI, HWANG SY, et al. Biomechanical Evaluation of Internal Fixation of Pauwels Type III Femoral Neck Fractures: A Systematic Review of Various Fixation Methods [J]. Clin Orthop Surg, 2019, 11 (1): 1-14.

[36] HAWKS MA, KIM H, STRAUSS JE, et al. Does a trochanteric lag screw improve fixation of vertically oriented femoral neck fractures? A biomechanical analysis in cadaveric bone [J]. Clin Biomech (Bristol, Avon), 2013, 28 (8): 886-891.

[37] BERKES MB, LITTLE MT, LAZARO LE, et al. Catastrophic failure after open reduction internal fixation of femoral neck fractures with a novel locking plate implant [J]. J Orthop Trauma, 2012, 26 (10): e170-e176.

[38] BORAIAH S, PAUL O, HAMMOUD S, et al. Predictable healing of femoral neck fractures treated with intraoperative compression and length-stable implants [J]. J Trauma, 2010, 69 (1): 142-147.

[39] LEVACK AE, GAUSDEN EB, DVORZHINSKIY A, et al. NOVEL TREATMENT OPTIONS FOR THE SURGICAL Management of Young Femoral Neck Fractures [J]. J Orthop Trauma, 2019, 33 (Suppl 1): S33-S37.

[40] CALLAGHAN JJ, LIU SS, HAIDUKEWYCH GJ. Subcapital fractures: a changing paradigm [J]. J Bone Joint Surg Br, 2012, 94 (11 Suppl A): 19-21.

[41] JAIN NB, LOSINA E, WARD DM, et al. Trends in surgical management of femoral neck

fractures in the United States [J]. Clin Orthop Relat Res, 2008, 466 (12): 3116-3122.

[42] STONE JD, HILL MK, PAN Z, et al. Open reduction of pediatric femoral neck fractures reduces osteonecrosis risk [J]. Orthopedics, 2015, 38 (11): e983-e990.

[43] SCHECK M. Intracapsular fractures of the femoral neck. Comminution of the posterior neck cortex as a cause of unstable fixation [J]. J Bone Joint Surg (Am), 1959, 41 (7): 1187-1200.

[44] SHEEHAN SE, SHYU JY, WEAVER MJ, et al.Proximal Femoral Fractures: What the Orthopedic Surgeon Wants to Know [J]. Radiographics, 2015, 35 (5): 1563-84.

[45] MATTISSON L, BOJAN A, ENOCSON A. Epidemiology, treatment and mortality of trochanteric and subtrochanteric hip fractures: data from the Swedish fracture register [J]. BMC Musculoskelet Disord, 2018, 19 (1): 369.

[46] SCHOPPER C, ZDERIC I, MENZE J, et al. Higher stability and more predictive fixation with the Femoral Neck System versus Hansson Pins in femoral neck fractures Pauwels Ⅱ[J]. J Orthop Translat, 2020, 24: 88-95.

[47] BACHILLER FG, CABALLER AP, PORTAL LF. Avascular Necrosis of the Femoral Head After Femoral Neck Fracture[J]. Clinical Orthopaedics and Related Research, 2002, 399(6): 87-109.

[48] LI G, JIN D, SHAO X, et al. Effect of cannulated screws with deep circumflex iliac artery-bone grafting in the treatment of femoral neck fracture in young adults [J]. Injury, 2018, 49 (8): 1587-1593.

[49] PARKER MJ, RAGHAVAN R, GURUSAMY K. Incidence of fracture-healing complications after femoral neck fractures [J]. Clinical orthopaedics and related research, 2007, 458 (5): 175-179.

[50] NIKOLOPOULOS KE, PAPADAKIS SA, KATEROS KT, et al. Long-term outcome of patients with avascular necrosis, after internal fixation of femoral neck fractures [J]. Injury, 2003, 34 (7): 525-528.

[51] ZHANG YL, CHEN S, AI ZS, et al. Osteonecrosis of the femoral head, nonunion and potential risk factors in Pauwels grade-3 femoral neck fractures: A retrospective cohort study [J]. Medicine(Baltimore), 2016, 95 (24): e3706.

[52] JU FX, HOU RX, XIONG J, et al. Outcomes of Femoral Neck Fractures Treated with Cannulated Internal Fixation in Elderly Patients: A Long-Term Follow-Up Study [J]. Orthopaedic surgery, 2020, 12 (3): 809-818.

[53] KOABAN S, ALATASSI R, ALHARBI S, et al. The relationship between femoral neck fracture in adult and avascular necrosis and nonunion: A retrospective study [J]. Annals of Medicine and Surgery, 2019, 39 (1): 5-9.

［54］ XU JL，LIANG ZR，XIONG BL，et al. Risk factors associated with osteonecrosis of femoral head after internal fixation of femoral neck fracture: a systematic review and meta-analysis［J］. BMC Musculoskeletal Disorders，2019，20（1）：632.

［55］ MOON ES，MEHLMAN CT. Risk factors for avascular necrosis after femoral neck fractures in children: 25 Cincinnati cases and meta-analysis of 360 cases［J］. Journal of orthopaedic trauma，2006，20（5）：323-9.

［56］ YANG JJ，LIN LC，CHAO KH，et al. Risk factors for nonunion in patients with intracapsular femoral neck fractures treated with three cannulated screws placed in either a triangle or an inverted triangle configuration［J］. J Bone Joint Surg Am，2013，95（1）：61-69.

［57］ XU DF，BI FG，MA CY，et al. A systematic review of undisplaced femoral neck fracture treatments for patients over 65 years of age，with a focus on union rates and avascular necrosis［J］. J Orthop Surg Res，2017，12（1）：28.

［58］ FARIZON F，DE LAVISON R，AZOULAI JJ，et al. Results with a cementless alumina-coated cup with dual mobility. A twelve-year follow-up study［J］.Int Orthop，1998，22（4）：219-224.

［59］ GUYEN O. Hemiarthroplasty or total hip arthroplasty in recent femoral neck fractures？［J］. Orthop Traumatol Surg Res，2019，105（1S）：S95-S101.

［60］ EKHTIARI S，GORMLEY J，AXELROD DE，et al. Total Hip Arthroplasty Versus Hemiarthroplasty for Displaced Femoral Neck Fracture: A Systematic Review and Meta-Analysis of Randomized Controlled Trials［J］.J Bone Joint Surg Am，2020，102（18）：1638-1645.

［61］ HOSKINS W，GRIFFIN X，HATTON A，et al. THA for a Fractured Femoral Neck: Comparing the Revision and Dislocation Rates of Standard-head，Large-head，Dual-mobility，and Constrained Liners［J］. Clin Orthop Relat Res，2021，479（1）：72-81.

［62］ ROGMARK C，NAUCLÉR E. Dual mobility cups do not reduce the revision risk for patients with acute femoral neck fracture: A matched cohort study from the Swedish Arthroplasty Register［J］. Injury，2022，53（2）：620-625.

第四章

方圆殊趣

本章讨论的重点是一些"特殊类型的股骨颈骨折"。

所谓"特殊",或是特殊在股骨颈骨折的临床诊断过程中,或是特殊在股骨颈骨折的临床治疗和预后中。

大凡提到"股骨颈骨折"一词,大多医师可能最先会和"老年髋"一词相关联。文献搜索"股骨颈骨折",关键词总是离不开"骨质疏松""骨不连""股骨头坏死"。"内固定"和"关节置换"似乎是股骨颈骨折永恒的讨论话题。

股骨颈骨折只是骨折发生的一个特定部位,和所有骨折一样,骨折发生的特点总是和骨折发生的过程密切相关,有的以暴力的大小和方向为主要矛盾,有的以骨骼存在的基础病变为主要矛盾,有的则以患者的年龄所决定的骨骼生理特征为主要矛盾。股骨颈的解剖结构特点及其生理功能是其共性问题,而患者年龄、病因、骨折特征等,则是骨折治疗中要考虑的个性问题。因为涉及个体化治疗方案,特别是有的特殊类型的股骨颈骨折在临床中特别少见,有的骨科专科医师在其整个执业生涯中,遇到的患者可能只是个位数,甚至不会遇到。因此,结合有限的文献报道中的病例以及在我们的临床工作中所遇到的有限病例,在此对这些少见病例的诊断和治疗问题进行集中讨论,希望能给骨科专科医师,特别是所在医疗机构规模不大的医师,带来诊疗上的参考。其中一些学术方面的不同意见,也一并交给读者去评判。

第一节　不完全性股骨颈骨折

关于不完全性股骨颈骨折的一些讨论前面已有涉及。在此要重点讨论其诊断问题。关于在治疗上是采用内固定还是关节置换?估计在较长时间内还会存在不同的意见。

按理说,基于现在先进的影像学技术诊断,骨折的诊断应该是没有疑问的。但也有学者认为,X 线片诊断为 Garden Ⅰ型的骨折经 CT 检查均为完全骨折,因此,成人 Garden Ⅰ型骨折实际上不存在。而在有些著作中,对 Garden 分型的描述是:"Ⅰ型:不完全骨折,为外展位嵌插型骨折;而且 Garden Ⅰ型外翻变位,实际上反映了骨折的完全性。""Ⅰ型:不完全骨折,为外展位嵌插型骨折,股骨头内侧骨小梁内收,实际上是完全性骨折。"貌似排除了股骨颈不完全骨折的存在。这些论述不仅有悖于临床实际,而且这些论述所依托的临床数据也欠充分。

首先，我们看看提出该分型的作者 Robert Symon Garden 本人对 Garden I 型骨折的注解："I 型：不完全的头下型骨折。这种外展或嵌插的损伤使得股骨颈下方皮质在本质上发生了类似于青枝骨折的损伤，骨折远端的细微外旋会造成影像学上有种嵌插的错觉。骨折远端参与负重体系的内侧骨小梁结构常处于外展位，而头侧骨折的小梁结构是内收位。若不加以保护，这种骨折随时会演变为完全骨折。"这段文字可以理解为此处所指的不完全骨折也包括部分外展嵌插型骨折，如果外展嵌插型骨折保护失当，则会变为完全骨折。

其次，有早期 X 线片检查出现之前的解剖学证据。早在 1818 年 Abraham Colles 就通过尸体标本解剖将股骨颈骨折分为完全性骨折和不完全性骨折。在 Colles 描述的第 7 个案例中，骨折是"横断式的"不完全骨折，股骨颈后方半个圆周没有折断。第 8 个案例与第 7 个类似，也是横断式不完全骨折。第 9 个案例本质上和前两个案例相似。1895 年，Sir William Stokes 主持了关于股骨颈骨折的专题讨论，综合了多位医师的解剖学观察结果，对 Colles 的分型和 Cooper 的分型进行了细化，文中也有股骨颈不完全性骨折的描述。该会议的讨论综述发表于 1895 年 10 月 12 日，也是在 X 线片出现之前。特别需要强调一下，这些结论都是通过股骨颈骨折的骨骼标本或股骨颈骨折患者的尸体解剖观察所得到的直接证据。

第三，从当前的文献看，结论来自临床影像学检查，支持和反对的观点都存在。在 Chen W 等的观察中，825 例 Garden I 型患者行 CT 扫描，其中 17 例经 X 线片检查被认为是不完全骨折，但经 CT 扫描该 17 例均为完全骨折。而 Du CL 等的观察中，48 例根据 X 线片诊断为 Garden I 型的骨折中 41 例为外展嵌插骨折，7 例为不完全骨折；CT 扫描显示，7 例不完全骨折中有 3 例确定为不完全性骨折，4 例为完全骨折。同样都是 CT 扫描图像观察，虽然有的作者观察到了"不完全骨折"，而有的作者没有观察到，但面对这样的结果最少可以在逻辑上肯定，股骨颈不完全性骨折是客观存在的。

第四，从临床上看，相信不少骨科医师都遇到过不完全的股骨颈骨折，或者阅读过关于隐匿性股骨颈骨折的文献。年轻的骨科医师在进入临床工作之初，也一定听过上级医师的告诫，对于有外伤史的髋部疼痛或大腿前方疼痛的患者，即使 X 线表现为阴性，也一定要小心排除是否有隐匿性股骨颈骨折存在的可能性。

我们在此展示几个不完全性股骨颈骨折病例，有青壮年患者也有老年患者，均有完整的 X 线片，CT 和 MRI 图像资料。

需要说明一下，以下几个病例仅仅是在近 1 年的时间节段中，我们一个小团队在临床诊疗中的部分病例。这些患者均为成年人，年龄跨度比较大。他们相同的特征是均有明显的外伤史，X 线片检查股骨颈未见明显的骨折线或者存在可疑的骨折线，有的甚至 CT 扫描也未见明显骨折线，但在 MRI 上可观察到明显骨折线，内侧骨皮质保持完整无破损。

这是一例 33 岁男性患者，受伤时乘坐在轿车后排座，所乘轿车追尾撞击前方急停轿车致伤。主诉大腿连同髋部疼痛，活动时加重，但在他人扶助下尚可行走。在医院急诊，X 线片（图 4-1-1A、B）和 CT（图 4-1-1C、D）均未见明显骨折，3 天后经 MRI 检查（图 4-1-1E、F）诊断为不完全性股骨颈骨折。行空心螺钉内固定手术。

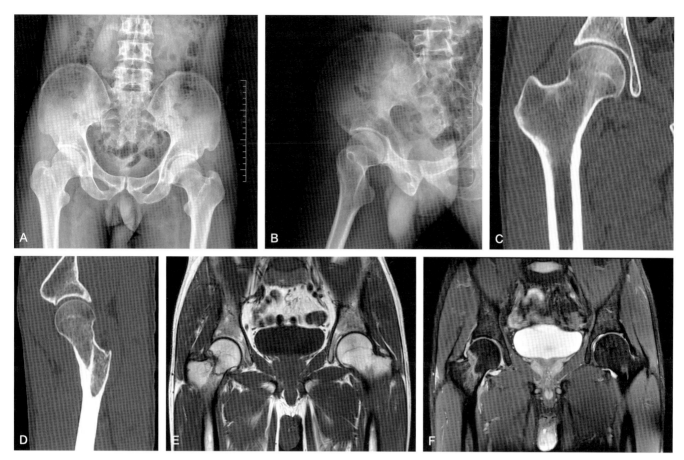

图 4-1-1　暴力性外伤导致的不完全性股骨颈骨折

　　不完全性股骨颈骨折也可发生于老年患者。下面病例是位 80 岁女性患者，自己行走时被绊倒受伤。主诉膝关节疼痛，不能站立，有明显的下肢虚弱感。由家人用轮椅推入医院。X线片（图 4-1-2A、B）、CT 扫描（图 4-1-2C）和 MRI（图 4-1-2D、E）都发现股骨颈骨折。CT 和 MRI 证实患者为不完全性骨折。

　　另一例为 71 岁女性患者，步行时被骑行的电动车带倒致伤。X 线片（图 4-1-3A、B）显示股骨颈骨折；CT（图 4-1-3C）和 MRI（图 4-1-3D、E）证实为不完全性股骨颈骨折。

　　低能量损伤致不完全性股骨颈骨折也偶见于青年人。下面这例 28 岁患者为在湿滑地面跌倒致伤（图 4-1-4）。主诉大腿肌肉拉伤后下肢活动受限。下肢仅活动时痛，不动时不痛。患者体检体征比较明显。X 线片（图 4-1-4A）显示股骨颈骨折；CT（图 4-1-4B）和 MRI（图4-1-4C、D）证实为不完全性股骨颈骨折。

　　下面这个病例的病情变化过程虽然临床上很少见，但很多意外的状况值得临床医师思考。患者为 63 岁女性，外伤致左髋疼痛到医院急诊就诊。当日 X 线片（图 4-1-5A）检查未见骨折，患者拒绝进一步的 CT 和 MRI 检查，回家休养。伤后 1 周（图 4-1-5B）、2 周（图 4-1-5C）患者来医院复诊 X 线片检查均未发现明显骨折，但伤后 3 周复诊时 X 线片检查（图 4-1-5D）发现股骨颈头下骨折，轻微外翻移位，但患者拒绝手术、仍要求回家休养。患者自诉伤后一直均严格遵守医师要求从未下地活动。伤后 4 周，患者在家属的劝说下到医院手术，X 线片（图 4-1-5E、F）和 CT 检查（图 4-1-5G、H）显示骨折移位较 1 周前并未明显加重，分型仍属 Garden Ⅰ型。

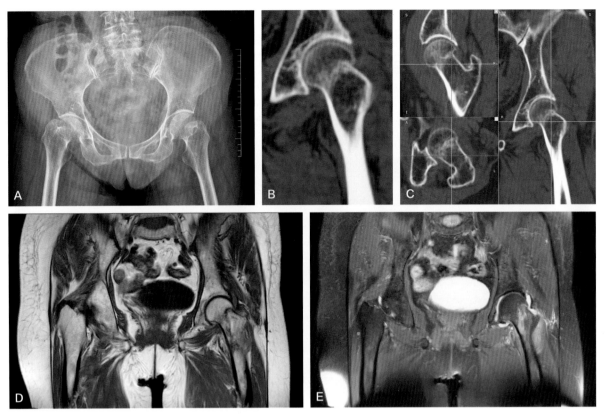

图 4-1-2 低能量损伤造成的老年人不完全性股骨颈骨折病例

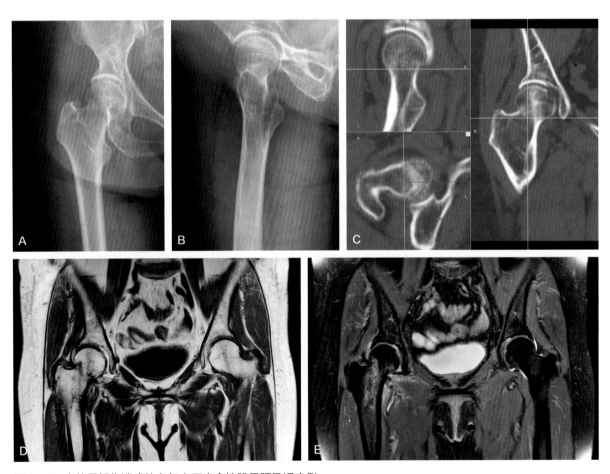

图 4-1-3 高能量损伤造成的老年人不完全性股骨颈骨折病例

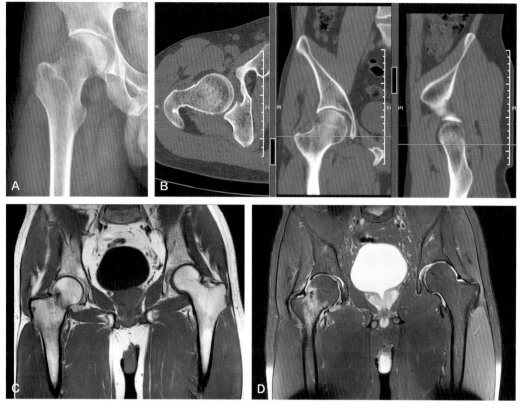

图 4-1-4　低能量损伤造成的年轻人不完全性股骨颈骨折

　　患者进行了经皮空心螺钉内固定手术。内固定前未行骨折复位。术后 X 线片检查（图4-1-6A、B）显示骨折对位满意，但有一枚螺钉"in-out-in"、位置不很理想。术后患者按时随访，术后 6 周 X 线片（图 4-1-6C、D）见螺钉似有移位，患者自诉无疼痛；术后 3 个月逐渐负重活动（图 4-1-6E、F），直到术后 6 个月，X 线片显示骨折和内固定位置均无明显变化（图4-1-6G、H）。

　　术后 19 个月复查 X 线（图 4-1-7A、B）及 CT（图 4-1-7C），见患者股骨头密度有增高、关节轮廓不规整，螺钉突破关节软骨，予拆除相关螺钉（图 4-1-7D、E）。因患者无疼痛等症状。未做更进一步的手术干预。

　　该患者的特别之处在于伤后即刻及 2 周内 X 线片检查均未见明显骨折，直到伤后 3 周 X线片检查才显示骨折并轻度移位。患者在骨折未复位情况下进行了半螺纹空心螺钉内固定，虽然有 1 枚螺钉位置不满意，但固定效果尚可。患者在术后第 19 个月复查时发现股骨头密度增高、关节轮廓不规整，螺钉穿出关节面。这也是出人预料的，一是这样移位轻微的股骨颈骨折发生股骨头坏死的概率是很低的；二是半螺纹空心钉一般是以钉尾的退钉为多见，钉头穿出股骨头说明骨折端的骨吸收和股骨颈短缩并不严重，而且在半螺纹交界处螺杆有新骨阻碍退钉；股骨头的坏死塌陷为主，螺钉对坏死骨的把持力下降；三是患者的症状一直不重，即使在发生股骨头坏死和螺钉穿出股骨头后，患者也没有明显的髋关节疼痛。该患者在整个诊疗过程中，自主意识较强，依从性较差。尤其是前 3 周，虽然患者否认有不遵从医嘱的活动，但患者拒绝医师的检查和治疗建议的情况却多次发生。因此我们推测患者术后可能存在不利于骨折愈合的活动。

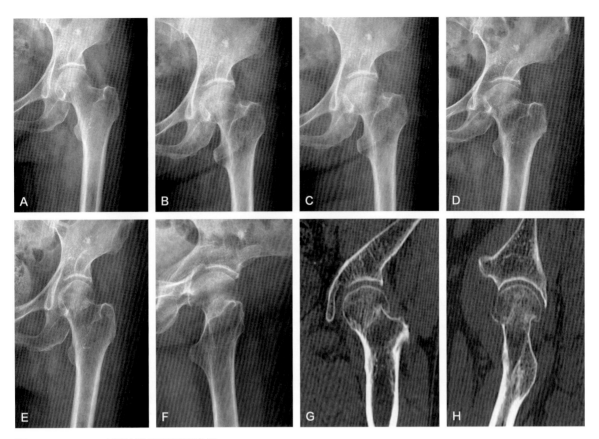

图 4-1-5　Garden Ⅰ型的股骨颈骨折病例

A~C. 伤后前 2 周均未发现骨折；D~F. 伤后第 3 周发现股骨颈骨折，轻度外翻。

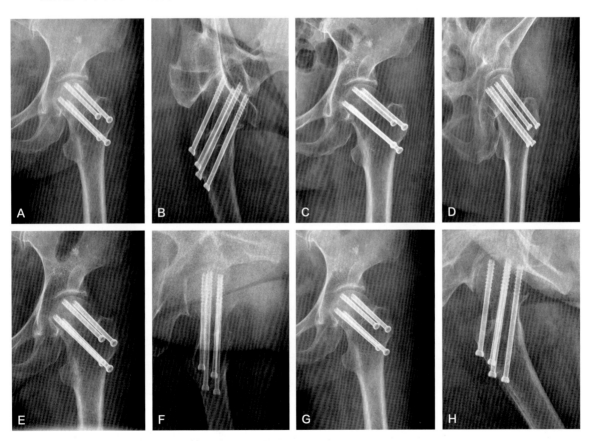

图 4-1-6　空心螺钉内固定无移位的股骨颈骨折病例

A、B. 同一患者伤后 4 周行内固定手术；C、D. 术后 6 周，螺钉较前有移位；E、F. 术后 3 个月；G、H. 术后 6 个月。

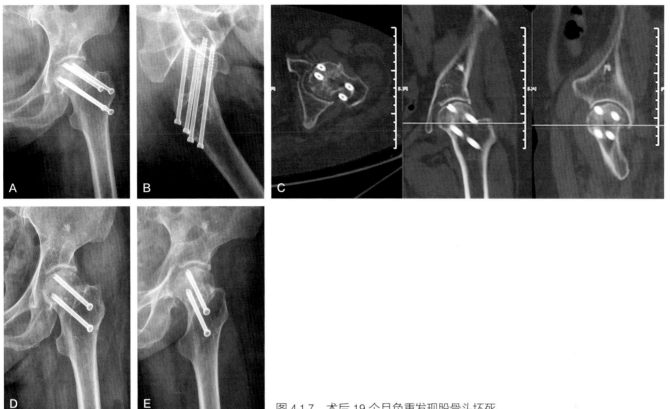

图 4-1-7　术后 19 个月负重发现股骨头坏死

上述几个病例说明，部分著作中关于股骨颈骨折 Garden Ⅰ型的解释是违背临床实际的。

我们知道，股骨颈骨折的 Garden 分型始于 1961 年，有关 Garden 分型Ⅰ~Ⅳ型的定义也很清楚，首先，该分型是针对头下型股骨颈骨折的分类方法；其次，该分型是基于 X 线片的分类方法。因此，任何针对股骨颈骨折 Garden 分型的讨论，都不应该离开这两个基本点。第三，不能在不完全股骨颈骨折和外展嵌插型骨折间划等号，不完全性骨折全部属 Garden Ⅰ型，但外展嵌插型骨折可视骨折情况分属 Garden Ⅰ型或 Garden Ⅱ型。

当然，对不完全性股骨颈骨折是否存在的讨论并不影响对该类骨折的治疗选择，内固定是治疗的首选，依然是主流，无论年龄大小。

（梅　炯　曹家庆）

第二节　青壮年股骨颈骨折

哪个年龄范围内的患者属于"青壮年股骨颈骨折"，目前还没有公认的标准，大多只是相对于"老年股骨颈骨折"而言。文献中，有的作者采用"年轻股骨颈骨折"，有的用"非老年股骨颈骨折"的说法，也有研究将"青壮年"的年龄定义在 60 岁以下。总体上，患者的个体健康情况往往要比简单的年龄界定更为重要，患者的活动能力及功能需求才是临床考虑的重点。

青壮年股骨颈骨折相对于老年人而言较为少见，通常由高能量损伤引起。超过50%的患者存在合并伤。因此，对于青壮年股骨颈骨折患者应特别重视排除其他部位的合并伤，如其他部位的骨折或胸、腹部损伤。当然，其他部位的高能量损伤，特别是对于股骨干骨折患者，一定要仔细观察骨盆正位和髋关节正侧位X线片。

骨盆CT扫描是创伤评估的重要手段，可以帮助排除无明显移位和隐匿性股骨颈骨折。

临床上，医师往往更重视老年患者股骨颈骨折的排除而忽视年轻患者，特别是自己步行到诊室的患者更容易漏诊。在我们前面介绍的不完全性股骨颈骨折病例中，就有28岁和33岁的患者。

和所有股骨颈骨折一样，骨折不愈合和股骨头缺血性坏死是青壮年股骨颈骨折的主要并发症，但其发生率相对老年患者明显要高，有文献报道高达35%和45%。考虑到患者的预期寿命更长和更持续活动能力的需求，关节置换一般不是治疗首选，因此，对于骨折复位及内固定手术的要求显得尤为重要。

青壮年股骨颈骨折的手术技术一直是创伤骨科的热门话题，如何消除对骨折愈合不利的因素，实现骨折端的满意复位和有效内固定，是临床医师最关心的问题。

股骨近端的解剖结构决定了股骨颈骨折的内固定装置必须能够在骨折愈合过程中抵抗髋关节正常的力学载荷，包括压缩、牵拉和扭转应力，直到骨折愈合。许多治疗过程中的细节问题，包括手术时机、关节囊减压的临床意义、闭合复位还是切开复位，以及股骨颈骨折并发症的处理方式如股骨头缺血性坏死、骨折不愈合的各种手术方案、关节置换术的选择等，都没有定论。

青壮年股骨颈骨折没有专门的分类系统，文献中有采用Garden分型也有采用Pauwels分型。Pauwels Ⅲ型骨折是青壮年股骨颈骨折最常见的类型，常由高能量剪切暴力损伤所致，骨折端极不稳，很容易发生骨不连。Liporace等报道了1993年1月至2005年1月间所治疗的75例Pauwels Ⅲ型股骨颈骨折，平均年龄42岁。14例患者失访，对61例患者62个骨折平均进行了24个月随访，评估复位质量、内固定装置置入的准确性、手术时间、关节囊减压术的影响、骨不连和骨坏死的发生率。内固定方法：37例骨折采用空心螺钉治疗（32例平行固定，5例交叉固定），25例采用角固定装置（包括DHS 14例，Gamma钉9例，DCS 2例）治疗。结果：59例（95%）骨折复位优良，3例复位可。59例骨折复位优良的患者中有8例（14%）骨折不愈合，而骨折复位可的3例患者中有2例不愈合。应用动力髋螺钉治疗的患者中有1例发生感染性骨不连。单纯螺钉固定和角固定器械骨不连的发生率分别是19%（7/37）和8%（2/25）。骨坏死的发生率为11%（7/62）。作者认为，尽管绝大多数患者手术及时且复位效果良好、内固定装置置入准确，但空心螺钉与角固定器械的骨折不愈合率分别为19%和8%，两者在统计学上没有显著差异，说明对于这类骨折的治疗，理想的固定装置仍需要进一步研发。该研究没有发现骨折Pauwels角大小与骨折愈合及并发症之间的显著关联。很多文献都指出，Pauwels分型是一个非常容易被误解的分型系统，角度越大骨折端所受的剪切力越大，从而可能影响骨折愈合。姑且不考虑在X线片上Pauwels角的测量差异，许多临床研究也并未发现Pauwels分型与骨折愈合之间存在相关性，在目前的临床实践中，Pauwels分型与股骨颈囊内骨折的预后没有相关性。

老年患者应尽早手术已经是临床共识。但在青壮年患者人群中，仍有很多影响预后的因素尚未明确，关于手术时机的选择仍有争议。有人主张急诊手术内固定，可以解除血管的扭曲阻塞、缓解股骨头颈部缺血，并消除关节囊内的血肿填塞效应。但循证医学证据并未证实急诊手术可减少股骨头坏死的发生率。何况高能量损伤往往伴有其他创伤，全身情况也不允许对股骨颈骨折进行急诊手术。

对于很多移位较严重的青壮年患者，特别是骨折端存在粉碎骨片的患者，闭合复位通常不会成功。因此，有学者主张对这类患者以切开复位内固定为治疗首选，以避免反复的闭合复位加重局部的血运损伤。切开复位可在直视下完成理想的骨折复位，也可通过关节囊的切开同时实现关节囊的减压，更重要的是可以及时发现骨折端的骨缺损程度并予及时的植骨修复。

切开复位最常用的切口是 Watson-Jones 入路和 Smith-Petersen 入路。一般认为，Watson-Jones 入路的优点是同一切口可以同时完成复位和内固定，缺点是骨折端暴露不充分。而 Smith-Petersen 入路的优缺点正好和 Watson-Jones 入路相反，即骨折端显露充分但需要第二个切口置入内固定。

我们的体会是两种入路均可很好地显露骨折端，Watson-Jones 入路能更好地显露股骨颈后外侧，能更好地观察到上支持带的损伤情况，而 Smith-Petersen 入路能更好地显露股骨颈内侧，观察到股骨颈内侧的复位情况。一些骨科医师在切开复位治疗股骨颈骨折中辅助使用前内侧支撑钢板时，Watson-Jones 入路会影响手术操作。我们比较了青壮年股骨颈移位型囊内骨折（Garden Ⅲ型和Ⅳ型）闭合复位和开放复位内固定治疗的疗效和并发症，切开复位可使骨折端获得更满意的复位，通过对骨缺损区域的植骨，可促进骨折愈合，但不影响股骨头缺血坏死的发生率。

Upadhyay 等对 102 例（15~50 岁）青壮年股骨颈骨折患者随机进行闭合或切开复位，比较两组患者的年龄、性别、手术时间、后侧粉碎等因素对骨不连和缺血性坏死的影响。采用单因素分析和多因素分析对影响骨不连和缺血性坏死的因素进行了评价。在 92 例随访病例中，两组在骨愈合和术后 2 年缺血性坏死的发生率方面无显著性差异。后侧粉碎、复位不良、内固定放置不当是导致骨不连的主要因素。缺血性坏死的总发生率为 16.3%（15/92）。手术时间在伤后 48 小时内或延后，并不影响骨折愈合或缺血性坏死的发生。

对于股骨颈骨折后股骨头坏死的原因，有人认为是骨折移位造成股骨头的供血血管断裂进而导致股骨头缺血，骨折移位越重，股骨头坏死的可能越大。但这一观点并不能解释为什么无移位或移位很少的股骨颈骨折也会发生股骨头缺血性坏死，而有的完全移位的股骨颈骨折患者中，却并不发生坏死。也有学者认为缺血性坏死的发生是骨折端出血造成关节囊内血肿填塞的结果。关节囊内血肿增加了静脉压力，影响了静脉回流进而影响股骨头血液灌注。虽然没有明确的临床证据表明关节囊减压可以减少股骨头坏死的发生率，作为预防股骨头缺血性坏死的一个比较合理的理论，尤其是对于无移位的股骨颈骨折患者发生缺血性坏死的原因，关节囊血肿填塞似乎是最有可能的原因。在患者进行内固定时同时进行关节囊减压，也是简单而安全的，不影响骨折治疗过程且几乎没有并发症。

股骨颈骨折的内固定方法可分为两大类，一类内固定是允许沿股骨颈长轴方向的滑动使骨折端获得持续的加压以促进骨折愈合，如3枚或4枚平行半螺纹空心钉、动力髋螺钉等；另一类内固定则以维持股骨颈长度为目的，包括非平行的半螺纹或全螺纹螺钉固定以及头髓钉、股骨近端锁定钢板等。这些方案尽管均有相关的生物力学和临床研究评估，但没有一种固定方案既能实现骨折愈合又能维持股骨颈长度。

很多研究对各种固定装置的机械刚度、循环载荷失效、垂直失效载荷进行了检测。一般认为，DHS的机械刚度优于3枚倒三角螺钉固定。Hawks以及Gumustas等报道在3枚倒三角螺钉固定基础上加用横向距螺钉，比3枚倒三角螺钉固定能更好地承受垂直载荷。此外，也有一些研究表明，InterTAN钉、锁定钢板或其他器械具有良好的生物力学性能。

既往生物力学研究显示，每种方法都各有其优缺点，尚不足以断定临床上何种方法更具优势。也没有十分理想的生物力学方法能更真实地模拟人体的负重状态对内固定刚度的影响。Baitner等对空心螺钉与滑动髋螺钉固定垂直型股骨颈骨折（Pauwels Ⅲ型）的强度和稳定性进行了生物力学研究。使用8对匹配的人尸体股骨，制作垂直定向股骨颈截骨术，复位后随机采用两种内固定方法。在100N到1 200N的增量轴向载荷和1 000N的循环载荷下，进行10 000次循环的试验，检测断端位移和极限破坏载荷。实验发现，与多枚空心螺钉相比，滑动髋螺钉固定的标本显示出较小的股骨头下移位、截骨术部位较小的剪切位移和更大的破坏载荷。这些结果支持使用滑动髋螺钉治疗股骨颈垂直方向骨折。

临床上，2017年在 Lancet 发表的一项国际多中心随机对照研究中，2008年3月3日至2014年3月31日期间，8个国家的81个临床中心登记了50岁或50岁以上需要骨折固定的低能量髋部骨折患者。随机分配1 108名患者接受滑动髋螺钉(n=557)或骨松质螺钉(n=551)。在24个月内的再次手术率方面，两种固定类型间没有差异：滑动髋螺钉组542例患者中107例（20%）与骨松质螺钉组537例患者中117例（22%）。但滑动髋螺钉组较骨松质螺钉组更容易发生缺血性坏死［50例（9%）vs 28例（5%）; HR 1.91，1.06~3.44; P=0.031 9］。然而，两组之间的医疗相关不良事件的发生数没有差异（ P=0.82 ）。因此，根据内固定方式的再手术率分析，滑动髋螺钉在固定上没有优势，但对一些患者（吸烟者和颈部骨折移位或基底部骨折的患者）使用滑动髋螺钉可能比骨松质螺钉更好。

股骨近端锁定钢板（proximal femur locking plate，PFLP）作为角度固定及长度稳定的固定方案，可以减少股骨颈骨折固定术后的股骨颈缩短（多枚空心钉治疗的股骨颈骨折患者，30%发生股骨颈短缩并影响患者预后）。从生物力学研究结果看，PFLP是有其即刻稳定优势的，和其他传统内固定方法相比，增加了轴向刚度，抗剪切力和抗张力均得以增强，可减少骨折端微动。但其临床应用结果并未显示其相关优势。说明生物力学的数据并不能完全展现出临床应用时所发生的生理负荷，生物力学研究之间的比较也是困难的，因为存在不同的骨折和负荷模型，以及在相似的结构之间也会有细微的差别。

Berkes等对PFLP治疗股骨颈骨折的疗效进行了回顾性研究，随访至少1年。5枚锁定螺钉经钢板朝向股骨头，包括两枚7.3mm和两枚5mm螺钉沿股骨颈方向交叉，一枚4.5mm

螺钉沿股骨距固定，股骨干用单一锁定或者皮质螺钉固定。18 位患者中的 16 人进行了切开复位，17 人实现了解剖复位（术后的即刻影像学显示，小于 2mm 的骨折部位分离，小于 5°的内翻/外翻偏差）。内固定失败率 36.7%（7/18），其中移位型股骨颈骨折患者中发生率为 63.6%（7/11）。Garden I 型和 II 型骨折均愈合，没有发生固定失败。内固定失败包括螺钉断裂伴内翻移位（n=5）、股骨头塌陷螺钉穿入关节（n=1）、股骨干螺钉松动（n=1）。愈合率为 61.1%（11/18）。与多枚空心螺钉固定（multiple cannulated screw，MCS）相比，PFLP 的临床以及影像学结果都很差。作者认为这种置入物结构的刚性阻碍了可控的骨折端压缩，不能适应骨折部位再吸收所形成的间隙，使得更多的力学压力转移到内置物上，进而造成内固定失败。

尽管 PFLP 在理论上证明锁定螺钉可通过角度固定维持骨折端的复位及长度稳定，但看似具有生物力学优势的锁定钢板结构在临床应用上却不尽如人意。最近的数据表明，锁定螺钉的位置不当，特别是在骨折复位欠佳的患者，会进一步降低其力学稳定性，增加内固定失败的风险。发生在骨钉界面的固定失败和钢板螺钉间的疲劳失效，理论上归咎于置入物的刚性阻止了骨愈合所必需的压缩和微动，刚性过度对骨折愈合是无益的。此外，张力理论认为，如果骨折间隙存在微动，相对于骨折解剖复位后的微动，刚性固定对骨愈合的危害更大。需要特别强调的是，PFLP 的固定失败往往是灾难性的，一旦发生，补救手术也会变得非常困难。

长度维持固定和滑动加压固定之间有无一种折衷的可兼顾两者优点的固定方法？近些年来，腓骨干支撑置入被成功地应用于肱骨近端骨折，加强了骨折端的稳定，改善了影像学表现和临床疗效。也有人将这种方式引入到其他易于复位丢失或固定不良的骨折，包括胫骨平台骨折和股骨颈骨折。这种"组合式"固定技术将有利于维持股骨颈长度，并兼顾 MCS 的防旋转稳定的生物力学优势。

同种异体腓骨植骨增强 MCS/Pauwels 技术由 Lorich 等人于 2013 年描述，可兼顾股骨颈长度维持和 MCS 的防旋稳定的优点。这种技术同时寻求在骨折中利用分散分布的倒三角空心螺钉与垂直骨折线放置 Pauwels 螺钉的优势。从我们股骨颈骨折切开复位内固定＋骨折端植骨的手术经验看，该方法展示了另一种植骨方法的临床应用。手术可采用 Watson-Jones 入路通过同一切口进行骨折复位和内固定物放置；也可选择 Smith-Peterson 入路进行复位，再采用外侧切口放置内植物。采用 7.3mm 的半螺纹空心螺钉经骨折的张力侧（外翻在下，内翻在上）进行加压。第二枚半螺纹螺钉置入到股骨头的中心位置。最后，插入新鲜冰冻的同种异体腓骨置入物，作为骨内"生物固定钉"。首先，修剪同种异体腓骨至直径为 10~11mm。在规划的腓骨置入通道的骨折受压侧置入导针（外翻在上，内翻在下），控制冠状面和矢状面的畸形。用直径 10~11mm 的空心钻钻孔达股骨头软骨下骨。将两枚半螺纹螺钉更换为 7.3mm 全螺纹螺钉。最后，一枚 3.5mm 皮质螺钉从大转子贯穿骨折作为 Pauwels 螺钉。既往有研究显示 Pauwels 螺钉可以提供额外的生物力学稳定性。该螺钉穿过腓骨进入股骨距，因此它也在原股骨颈和置入的异体腓骨之间形成一个固定角度结构。尽管还没有生物力学的研究将这种结构与其他的固定角度结构相比较，但临床初步结果表明，该固定方式还是有一定优势的，异体腓骨在提供支撑力的同时，可能也利于骨折的愈合，这和单纯的金属置入物所提供的力学支撑存在理念上的差别。在这项研究中，27 例年轻患者（18 岁以上，65 岁以下）在平均 19 个月（12~30 个月）的随访中，不愈合率和股骨头坏死率分别为 4%（1/27）和 0%。在 Garden Ⅳ型骨折中发生 2 例灾难性治疗失败，一名患者是没有遵循负荷要求，另一名患者则是由于在术后跌倒。1 例骨不连和 2 例灾难性治疗失败患者均行全髋关节置换。所有患者在最后的随访时，均有无辅助下的正常步态，Harris 评分显示这些患者髋关节功能良好（平均 91 分）。使用这项技术，作者发现在反复的循环髋关节运动后，没有出现腓骨或者是螺钉的移动或者退钉。手术后 3 个月和 12 个月的 MRI 显示，至少部分生物支撑物与宿主骨整合（3 个月时 57%，12 个月时 86%）。随着时间推移，这种局部整合现象能够增强宿主-异体骨界面的结构稳定性，这与不使用生物增强的传统固定方法相比，是十分独特的。这种骨整合现象不太可能发生在没有解剖复位，也没有 Pauwels 螺钉穿过支撑物的骨折部位。2015 年，印度进行的随机临床试验比较了 87 例移位型股骨颈骨折患者采用 MCSs 和 MCSs+非血管化腓骨移植的治疗效果，结果表明腓骨置入物没有任何优势，两组患者的不愈合率和股骨头坏死率都没有差别（不愈合率对比 13% vs 12%，股骨头坏死率对比 7% vs 5%）。但是，这项研究使用的是半螺纹螺钉，且未使用穿过腓骨的 Pauwels 螺钉，因此它既不是一种固定角度也不是一种长度稳定的结构。

迄今为止，能促进股骨颈骨折愈合的比较确定的方法还很少。Meyers 介绍了股四头肌骨瓣移植来增强近端骨折端的血液供应，随后一些学者报道了运用这种辅助技术成功治疗股骨颈骨折不愈合的案例。也有使用带血管蒂游离腓骨移植来重建股骨头血供的研究。但这种带血管蒂游离腓骨移植在股骨颈骨折中广泛应用仍然有些不切实际。游离腓骨血管吻合术的技术要求比较高，需要不同专科的手术团队配合，可能导致手术延迟，且在此期间骨折移位所导致的血管损伤和血肿形成等问题都还没有得到解决。此外，这种多学科的合作模式对于许多医院而言，都是很难实现、不切实际的。最后，腓骨切除的并发症问题还需要进一步的论证。

虽然股骨颈骨折的治疗在很多方面都没能达成共识，包括能广泛接受的增加股骨头血供的方法，或者最佳的固定方式等等，但有一点是无可争议的，即满意的复位和可靠的固定。

骨不连和股骨头缺血性坏死（avascular necrosis，AVN）依旧是股骨颈骨折后最主要的并发症。文献中，AVN 的总体发病率在所有股骨颈骨折中高达 25%，青壮年股骨颈骨折有的文献报道可高达 45%。内固定翻修手术后继发的 AVN 大约是 11%~19%，其中大部分患者需要行关节置换手术。

AVN 大多出现在损伤后 1 年半至 2 年间，有的可晚到伤后 6 年。患者通常主诉腹股沟、臀部或大腿前方疼痛。Haidukewych 等报道 1975—2000 年间的 82 例 15~50 岁的股骨颈骨折患者的内固定治疗效果。82 例中 2 例死亡，8 例失访；73 例随访至愈合或髋关节置换术；随访时间最少 2 年，平均 6.6 年；57 例未行髋关节置换术的患者平均随访时间 8.1 年；患者中 51 例为移位型骨折，22 例为无移位型骨折。结果显示，股骨头坏死的发生率为 23%（17 例），骨不连 8%（6 例）。6 例骨不连患者中有 4 例经二次手术后愈合。在最后一次随访时，13 例行全髋关节置换术，包括股骨头骨坏死 11 例、骨不连 1 例，二者并存 1 例。51 例移位型骨折中，5 例（9.8%）发生骨不连，14 例（27%）发生股骨头坏死。22 例无移位型骨折中，3 例（14%）发生股骨头骨坏死，1 例（4.5%）发生骨不连。在复位良好的 46 例患者中，11 例（24%）发生骨坏死，2 例（4%）发生骨不连。5 例（10%）复位不良患者中，4 例出现并发症，包括骨坏死和骨不连各 1 例，2 例同时伴有骨坏死和骨不连。骨折移位程度和骨折复位质量直接影响治疗效果。骨坏死是患者最终行全髋关节置换手术的主要原因，但并非所有的股骨头坏死患者都需要进一步手术。

青壮年患者发生股骨头缺血坏死，首先要考虑的是保髋治疗。髓芯减压是股骨头坏死保髋手术的常用方法。其理念是通过降低骨内压，改善静脉回流，进而改善股骨头的血液灌注。手术方法是通过一个直径 10mm 的空心钻从股骨的外侧皮质进入股骨头的中心坏死区域。该技术虽已经广泛用于股骨头特发性坏死，其疗效在创伤性股骨头坏死中并不肯定。通常情况下，该技术适用于 Ficat I 期和 IIa 期股骨头坏死，可缓解疼痛，延缓病情的发展。创伤性 AVN 所涉及股骨头坏死范围较大，不适合于这种定向减压。因此对于创伤性 AVN，应结合患者的坏死范围，以及植骨或置入物的具体情况予以充分评估。在 Buckley 等所报道的病例中，该技术的成功率可达 90%。

带血管蒂游离腓骨移植一直用于股骨颈骨折不愈合和股骨头坏死的治疗。许多作者都报道了该术式在 Ficat II 期和 III 期股骨头坏死中的成功，尽管手术相关的供区并发症高达 20%。Plakseychuk 等比较了带血管蒂和不带血管蒂的腓骨移植治疗 Ficat I~III 期的疗效，经过 7 年随访，对于 I 期和 II 期，带血管蒂腓骨移植组中 80% 股骨头存活，而在非血管蒂组为 30%。对于 III 期患者，两个治疗组的疗效均不满意。需要注意的是，该数据是非创伤性股骨头坏死的患者，对于继发于股骨颈骨折的缺血性坏死应谨慎处置。

对于晚期股骨头坏死（III 期和 IV 期），旋转截骨是一种治疗选择。该手术要求股骨头软骨至少 66% 完整。杉冈等报道，经 3~6 年的随访，III 期成功率为 73%，IV 期的成功率为 70%。但也有其他作者报道了高达 83% 的失败率，对于创伤性股骨头坏死，应更加谨慎。

全髋关节置换术是股骨头坏死的终极治疗。假体翻修和脱位是主要并发症。随着人工关节的技术进步，全髋关节假体的使用寿命必将增加，假体的翻修率也必将下降。

2008 年，Jain NB 等研究了 1990 年至 2001 年间采用切开复位内固定（ORIF）、全髋关节置换（THA）和半髋关节置换（HA）治疗股骨颈骨折的应用趋势。研究分 3 个阶段（1990—1993 年为第一阶段，1994—1997 年为第二阶段，1998—2001 年为第三阶段）进行了调查。HA 使用率由第一阶段的 67.8% 上升到第三阶段的 75.3%，而同期的 THA 使用率则由 11.6% 下降到 6.6%。无论患者年龄、医院或外科手术量如何，THA 使用减少的趋势是一致的。在第三阶段，28.7% 的患者在城市教学医院接受治疗，而在第一阶段，这一比例为 19.6%。HA 使用率的提高与近期的一些研究的结果存在某些方面的契合，即人工关节置换术比 ORIF 术有更好的疗效。然而，全髋关节置换的减少与预期相反，其原因是否与患者的预后相关还需要进一步评估。城市教学医院治疗的股骨颈骨折比例的增加，可能反映了过去 10 年创伤患者的结构变化。

有研究认为年轻股骨颈骨折患者的骨不连发生更为多见，文献报道的不愈合率高达25%~30%，但和年龄、性别并没有相关性。

外翻截骨术是最常见的治疗股骨颈骨折骨不连的方法，由 Pauwels 推广。该术式的目标是使骨折线水平化，将剪切力转变为压缩应力。但外翻截骨可能导致肢体的继发性延长，还可能因为减小外展肌力臂而增加在股骨头中的压力，甚至可能诱发股骨头缺血坏死的发生。有文献报道，行外翻截骨术的患者，几乎都会出现快速行走时的步态异常。而且如果将股骨粗隆间截骨术作为首选术式，可能导致未来的关节置换手术复杂化。

一些学者主张采用单纯骨移植治疗股骨颈骨折骨不连，成功率为69%~100%。但大多数股骨颈不愈合多并发内翻移位，这种情况下植骨只是作为一种辅助的治疗手段。

带血管蒂游离腓骨移植结合内固定治疗股骨颈骨不连也是一种行之有效的方法，但技术要求较高。

在近期的 *Journal of Orthopaedic Trauma* 杂志中，发表了北美26个一级创伤中心的研究，共纳入492例年龄从骨骼成熟到49岁股骨颈骨折患者（包括377例移位骨折和115例无移位骨折），平均随访时间为22.4个月［2周（早期失败）~141个月］。作为一项大型多中心研究，该研究最大亮点在于报道了在年轻股骨颈骨折患者中，总失败率高达44.5%，其中377例移位骨折中195例（51.7%）治疗失败，115例无移位骨折中，24例（20.9%）患者治疗失败。这些失败包括骨不连和/或固定失效，明显的股骨颈短缩或股骨头坏死，二期进行了包括髋关节置换术、股骨近端截骨术或早期翻修等较大手术。特别需要指出的是，在115例无移位骨折患者中，7例（6.1%）发生骨不连和/或固定失效、7例（6.0%）股骨头坏死和6例（5.2%）的畸形愈合（≥10mm的短缩）。11例（9.6%）需要较大翻修手术的患者中，10例接受了髋关节置换手术，1例行股骨近端截骨手术。从我们的临床资料中，无论骨折移位与否，青壮年股骨颈骨折患者治疗的失败率没有这样高，尤其是无移位骨折患者。这组数据的警示意义远大于论文本身。

（祝晓忠　姜超）

第三节　儿童股骨颈骨折

18岁以下人群中发生股骨颈骨折比较少见，儿童股骨颈骨折更少。"两个百分之一"可概括儿童股骨颈的发生情况：和成人股骨颈骨折比较，其发生率不到成人股骨颈骨折的1%；在所有儿童骨折中，也不到儿童骨折总数的1%。儿童股骨颈骨折大多为机动车事故或高空坠落等高能量伤所致，排除其他合并伤（特别是头部创伤）尤为重要。低能量损伤多见于病理性骨折和少数应力性骨折。由于儿童股骨颈骨骺解剖和股骨头血供的特殊性，骨骼坚韧，颈表面覆有较厚滑膜，外侧骺动脉几乎是股骨头唯一的血供，且骺板隔绝了骨内血管吻合，创伤后股骨头缺血性坏死的风险很高，直接影响骨折的预后。常见并发症除了股骨头缺血坏死之外，其他如股骨颈骨不连、髋内翻、和颈生长发育异常等，也是致残率较高且治疗也十分困难的并发症。

股骨头骨骺约在 1 岁时开始发育，4 岁时出现大转子骨骺。骨骺周围包裹厚厚的软骨。骨小梁结构一般在青春期结束后出现。

儿童股骨头颈的形态学特征与成人是完全不同的。

在骨松质形成之前，小儿的骨质一直非常致密。因此在复位过程中很难使骨折端紧密接触，只能通过精准的复位才能达到良好的对合及稳定。这样的骨质特点使得在螺钉固定时容易造成骨骺损伤和骨折端分离，大多需要配合克氏针才能提高螺钉的把持力。

股骨头的主要血供来自旋股内侧动脉分出的上、下支持带支动脉。旋股外侧动脉主要供应大转子、内侧干骺端和股骨颈前内侧部分，股骨头的前支持带动脉也来自旋股外侧动脉。关于股骨头的血供，Trueta（1957），Ogden（1974）和 Chung（1976）的研究具有代表性。成人与儿童的股骨头血供差异较大，一般 7 岁以下的儿童，外侧骺动脉是股骨头骨骺血供的唯一来源，在 8 岁后才有股骨头圆韧带血供的参与。在女孩 14 岁前及男孩 17 岁前，干骺端血管不越过骺板，也不参与骨骺的供血。因此在行股骨颈骨折切开复位时，应充分考虑不同年龄患者股骨头的血供特点。根据 Trueta 的研究（1957），股骨头的血供方式类似于终末动脉。直到青春期末，这三片区域的血管才相互形成吻合支（Chung，1976）。

儿童髋部骨折多采用 Delbet 分型，将髋部骨折分为 4 种类型。

Ⅰ型：经骺型，伴或不伴移位。较为少见，占比不足儿童髋部骨折的 10%。相当于股骨近端的 Salter-Harris Ⅰ型或Ⅱ型骨折。进一步再细分为 IA（无移位）和 IB（有移位）两个亚型。特征为骨骺上有干骺端骨折块（骨骺损伤 Salter-Harris Ⅱ型）。如果存在骨折移位，须尽早切开复位，这对于骨骺的活性非常重要。好在该型损伤复位较易，经克氏针固定后一般预后良好。须和由于激素或体质原因引起的骨骺脱离相鉴别。

Ⅱ型：经颈型，骨折线穿过股骨颈的中部。在儿童髋部骨折中最为常见，约占儿童髋部骨折的 40%~50%。该型骨折出现血运障碍的风险较高。

Ⅲ型：颈基底型，骨折发生在股骨颈与股骨转子交界处，约占 25%~35%，预后良好。

Ⅳ型：转子间型。骨折发生于大转子和小转子之间，约占 6%~15%，预后最好。

在所有类型骨折中，以Ⅱ型患者最常见，其次是Ⅲ型、Ⅳ型和Ⅰ型患者。该分类也和患者的预后有关，股骨头缺血坏死的发生率在Ⅰ型患者中较高，而在Ⅳ型患者中几乎不存在。

病理性骨折常由相对轻微的外伤和低能量创伤引起，应注意原发病的诊断，如囊肿、废用性骨质疏松，Sjögren-Larsson 综合征等等。儿童病理性股骨颈骨折的治疗比较困难，并发症风险高且愈合时间较长。

由于儿童多不太配合检查。有人建议采用神经阻滞（包括股神经阻滞和髂筋膜室阻滞）以缓解儿童在检查过程中的疼痛。X 线片诊断需要两个平面的影像，应包括股骨全长。骨盆的前后位 X 线片（髋部伸展，内旋 15°）有助于比较双侧的髋关节。在拍侧位片时，应尽可能移动机器以免移动患者产生疼痛。超声可发现骨折线和骨折血肿。

同样是高能量损伤，儿童股骨颈骨折伴有同侧股骨干骨折的发生率并不高（<0.7%），这和青壮年股骨颈骨折不同。

考虑到辐射暴露风险，有学者建议不常规 CT 扫描检查。特殊情况下可用 MRI 排除应力性骨折。儿童股骨颈应力性骨折罕见，单凭 X 线片很难诊断，常常需要 MRI 来发现引起骨水肿的隐匿性病变。还要注意和有些疾病相鉴别，如肌肉劳损、一过性滑膜炎、Perthes 病、发育不良、感染、恶性肿瘤等等。对于女性患者，还应排除女运动员三联征（饮食紊乱、闭经和骨密度降低），以免发生漏诊。

影响疗效的因素很多，很难全面评估股骨颈骨折治疗的各个方面。虽然对于最佳治疗方案存在分歧，但儿童股骨颈骨折的治疗原则是一致的：保护骺板，准确复位，可靠而无损地固定，尽早负重。最好在入院后 1~2 小时行急诊复位。如果闭合性复位不成功，必须进行切开复位及内固定手术，为减少并发症的发生率。

对于 5 岁以下的患者，闭合复位石膏固定仍然是一种选择，但和其他治疗方法比较，该方法并无明显优势，特别是对于Ⅱ型和Ⅲ型骨折，已有不少文献显示非手术治疗后骨折发生移位的风险很高。

部分患者行闭合复位经皮穿针固定可获成功。复位方法可以尝试牵引、外展和内旋复位。对于 2 岁以下的婴幼儿和不稳定的Ⅱ型或Ⅲ型股骨颈骨折，可采用 2~3 枚 1.8mm 或 2mm 的光滑克氏针进行闭合复位和平行固定。年龄在 4~6 岁以上的儿童，Ⅰ型经骺型不推荐使用松质骨螺钉，Ⅱ型或Ⅲ型不稳定骨折，可使用 4.0~4.5mm 空心螺钉固定。也可使用 3 枚 2.5mm~3mm 的头端有细小螺纹的克氏针。对 6 岁以上的儿童，推荐置入 2~3 根 4.5mm 平行松质骨螺钉。须注意在钻孔或置螺钉时不可打穿骨骺。螺钉尖端与骨骺距离不可小于 2mm。因为儿童股骨头质地类似于硬橡胶，弹性较大，螺钉螺纹在跨越骨骺线时不容易进入股骨头而造成骨骺分离。虽然髋关节减压术对儿童股骨颈骨折预后的影响尚存争议，也有建议在进行闭合复位前应早期进行 B 超检查及髋关节减压引流。对于 7~8 岁及以下的儿童，以及固定后有移位风险的 Delbet Ⅰ、Ⅱ和Ⅲ型儿童，应使用单侧髋人字石膏。对于年龄稍大的Ⅲ型、Ⅳ型骨折患者，可采用上述钢板固定，以便早期活动。对于固定不充分的儿童或骨质较差者，需要髋人字石膏固定。

和成人股骨颈骨折一样，反复的闭合复位操作只会损伤股骨头血供。若在尝试闭合复位 1~2 次后仍不成功，应该果断放弃闭合复位。切开复位可使用 Smith-Petersen 入路或 Watson-Jones 入路进行。

有人建议手术在 24 小时内进行，可能会降低 AVN 的风险。

儿童的股骨头大多为软骨，骨密度高且极具弹性，有些类似于硬橡胶。这和成年人股骨头的骨松质结构是完全不同的。因此在儿童股骨颈骨折的内固定手术中，克氏针穿过骨折面时可能会发生倾斜或弯曲，影响固定效果或造成骨折移位。我们的体会是使用尖端带螺纹的克氏针在穿过股骨头时较为容易。内固定大多采用 2~3 枚平行克氏针，一般可提供足够的稳定性。对于骨折线近基底的幼儿中，也可使用两枚螺钉固定，一般可提供足够的稳定，但对于年龄大一点的青少年中，还是建议使用 3 枚螺钉。

文献报道对于有移位的股骨颈骨折，切开复位内固定的疗效优于闭合复位内固定术，可能是因为前者可能获得更好的复位。

对于 Delbet Ⅲ型和Ⅳ型骨折可以用钉板固定。标准的动力髋螺钉有用于儿童、青少年和成人的尺寸。也有用新一代的锁定钢板，可以将锁定螺钉置入股骨颈。钢板有大（5mm）、小（3.5mm）两种尺寸和不同的钉板角度供选择。但目前尚无相关不同内固定方法孰优孰劣的循证医学研究报道。

内置物在骨内的位置很重要，除了考虑骨折的类型，通常应避免上外侧区域，以减少血管损伤的风险。应尽可能避免内置物穿过骺板，但在优先考虑稳定性和解剖复位的原则下，某些情况下还是需要穿过骺板，毕竟相对于股骨颈骨不连或股骨头坏死而言，骨骺受损造成生长潜力的丧失，还是相对容易处理。

微创手术常用于一些无移位的骨折，空心螺钉可以直接插入导针上，对骨折块进行加压固定。15 岁以上患者的内固定可以穿过骺板，一般不会导致骨骺生长停滞而造成肢体长度不一。这类患者若使用小直径光滑钢针（如 Moore's pins）可能会导致骨折固定不充分。

AVN 是儿童股骨颈骨折后最常见、最严重的并发症。文献显示，在经骨骺分离（Delbet Ⅰ型）患者中，AVN 的发生率很高，尤其是骨折移位或伴有髋关节脱位。大多数作者认为，AVN 与骨折移位导致前面所描述的脆弱血液供应中断或扭曲有关。有作者认为患者年龄超过 10 岁和骨折治疗延迟，可能是 AVN 的危险因素。疼痛和活动范围的限制是 AVN 的最初症状。大多数 AVN 发生在骨折后的第一年，也有一些报道可延迟到 3 年后。坏死的早期迹象除了临床症状之外，影像学上骨骺过早闭合也是重要的征象。也有报道在损伤后 3 个月和 12 个月进行骨扫描有助于早期诊断。

Ratliff AH 将 AVN 分为 3 种类型：Ⅰ型预后最差，也最常见，累及整个头部；Ⅱ型只涉及头部的一部分，是由于外侧髋血管在进入股骨头骨骺之前受到损伤，导致股骨头部分坏死；Ⅲ型的坏死区局限于骨折线到骨骺之间的股骨颈内，可能是骨折造成上干骺端血管损伤，导致股骨颈内的局限性骨坏死，该型的预后最好。不同类型的坏死可能与骨折发生在骨骺或颈部的位置及其与邻近特定的血管损伤相关。

儿童 AVN 尚无理想的治疗方法。AVN 一旦诊断明确，必须限制负重，以防止头部塌陷和畸形，直到出现再骨化迹象，方可允许逐渐增加。总体目标是让髋关节保持稳定，最大限度地减少疼痛和保留功能。股骨近端截骨术可以改变股骨头的承重面积。外翻截骨术是治疗 AVN 后遗症的一种方法，它可以治疗髋内翻和骨不连，也可以延长股骨。髋关节包容原则和股骨头重塑潜力可以应用于创伤性 AVN。许多保留关节的治疗概念可以作为减少 AVN 发病率或治疗 AVN 的辅助手段，包括初次手术时的血管化的或非血管化骨移植、骨髓来源细胞和 rhBMP-2 结合髓芯减压，双膦酸盐联合限制负重、股骨头部分切除手术等，但没有任何单一的手术产生可重复的或令人满意的长期结果。一些方法也需要进一步的研究来更好地评估验证。

股骨头坏死后可能发生重塑，尤其是在较年幼的儿童，可能需要 5 年的时间。Bukva 等在他们对 28 名平均年龄为 10.75 岁、平均随访时间为 9 年的患者的研究中明确建议，在损伤后开始治疗的间隔时间为 12 小时，作为最佳的时间限制，以降低 AVN 发病率。Maeda

等为了避免严重的股骨头塌陷，建议行一年以上的非负重治疗。有作者认为 AVN 与骨骺早闭之间的显著相关性，强调内固定器穿透骨骺所带来的危害，但我们还是要强调，稳定的固定应优先于骨骺保护。对于症状严重的患者，则可能需要进行旋转截骨术或全髋关节置换术。

髋内翻是仅次于 AVN 的第二常见并发症。髋内翻的定义取决于患者的年龄，因为低龄儿童的颈干角 120° 可视为正常。如果诊断不明确，须与对侧髋关节进行比较。股骨颈骨折后的髋内翻往往是与骨不连、畸形愈合、AVN 等并发症联系在一起的，这可能会导致股骨变短，外展肌力变弱（Trendelenburg 步态）。如果不及时进行治疗，可能会导致晚期退行性改变，并随着时间的推移逐渐恶化。对于小于 8 岁的儿童，大转子骺板固定术是一种治疗选择。对于较大的儿童，股骨近端外翻截骨术是主要的治疗方法，手术风险较低。

骨不连是股骨颈骨折的一种并发症，约有 6%~10% 的患者发生骨不连，大多与治疗不当有关，或骨折复位不良，或非手术治疗未能维持骨折复位。与 AVN 不同，骨不连必须手术治疗，外翻截骨术基本可以治疗所有的骨不连。腓骨支撑移植治疗儿童股骨颈骨折骨不连也有描述，一般用于需要兼顾股骨颈延长的患者。鉴于腓骨截骨术可能导致供区的并发症，不建议作为首选治疗方法。

股骨头骨骺滑脱（slipped capital femoral epiphysis，SCFE）是股骨颈骨折后的一种潜在并发症。虽然 SCFE 与股骨颈骨折之间存在关联，但确切的机制尚不清楚。可能的情况包括内置物刺激、滑膜炎、创伤、过度的复位操作和血管损伤。应重视患者在随访期间的髋关节疼痛，及时进行影像学检查，早期诊断并及时治疗。下肢不等长（leg length discrepancy，LLD）多与髋内翻、骨不连、AVN 等相关。除了病因治疗外，如果预测的成人后双下肢差异大于 2cm，应充分考虑手术治疗。有的患者在骨折愈合后会发生股骨颈过度生长（overgrowth of the femoral neck），常发生在年幼患者中。文献中，高达 40% 的患者存在股骨颈过度生长，平均为 6mm，大多无需治疗。

我们对于儿童股骨颈骨折的治疗没有进行过系统的大样本研究。本章节主要还是中外文献的总结。从我们观察的病例中，儿童股骨颈骨折的预后似乎比成人要好。一些严重损伤的股骨颈骨折，如合并骨盆/髋臼的股骨颈骨折、合并股骨头骨折的股骨颈骨折等，最终的效果都比较满意。

（王志远　王子凡　梅　炯）

第四节　应力性股骨颈骨折

和其他骨折一样，股骨颈骨折通常是在一定程度的创伤下发生。但也有少数患者在骨折诊断前的几周或几月，就已经感觉到髋部疼痛和患肢功能障碍，X 线片等影像学检查并未显示新鲜骨折征象，而是显示出骨折愈合的征象。一些文献把这种损伤定义为应力性（疲劳）骨折。如果未能及时诊断，待骨折发生移位，则可能引起灾难性后果。

最早由 Asal 于 1936 年在德国的《临床外科学报》（*Archiv für klinische Chirurgie*）上报道了 5 例士兵的股骨颈应力性骨折。此后，陆续有相应的零星病例报道，直到 1964 年，Ernest 报道了 13 个年轻新兵中的股骨颈疲劳骨折，有些甚至变为终身残疾。直至现在的文献中，这种病例仍是以少数的病例报道为主。

股骨颈应力性骨折尤其容易发生在不适应长期负重行军的新兵中。在运动员和马拉松选手中也有相似的情况。也有文献报道在全膝关节置换术后，由于生物力学的改变和活动的增加，也会发生股骨颈应力性骨折。

1965 年，Devas 报道了 25 例 32 处（7 例双侧）股骨颈应力性骨折，他将这种骨折分为两种类型：横型应力性骨折（transverse stress fracture）和压缩型应力性骨折（compression stress fracture），其中以横型骨折多见，延误治疗很容易发生头端的开口继而发生移位。压缩型骨折通常发生在股骨颈中间靠近小转子的 Adams' arch 处，该型骨折的特征是骨折进展和愈合同时发生。X 线片可见靠近骨折线处骨内的骨痂组织很快就出现，最开始表现为骨折线中心的小片高密度影。如果有髋内翻存在，股骨头可发生轻微的倾斜。两种状况进展的结果一般为自发性愈合或保守治疗下发生的愈合。

应力性骨折可归纳为以下几个临床阶段：①影像学上正侧位骨骼影像均无异常；②一侧皮质发生破裂，一般内侧为压缩型骨折，外侧为移位型骨折（通常是分离移位）；③完全骨折但没有移位；④骨折移位。

在老年人中，无外伤史的髋部疼痛通常在诊断骨折前的数月或数周发生。这些病例中的完全性骨折往往在正常活动下发生。有学者也称这种为疲劳性骨折，亦有学者把它们称为自发性骨折，因为骨质疏松本身就是一种病理状态。当然，也有学者认为这种解释是错误的，他们认为与骨折相关的年龄和老年骨质疏松症不应被看作病理状态，因为如果这样，很大一部分髋部骨折可归属于病理性骨折。自发性骨折的发生，跌倒就不是骨折的原因，而是结果。但这样的因果机制在临床上是很难去证实的。

应力性骨折的临床症状可以发生在影像学表现出现前的数月或数周前。往往是在活动后出现非特征性髋部或腹股沟区疼痛，髋关节活动受限，有的只是在髋部运动才会疼痛。这些特点可以鉴别关节滑膜炎。

如果追问病史，患者症状出现之前可能有超体力活动史，就应该考虑到排除应力性骨折的可能，否则患者因疼痛而摔倒，骨折就会发生移位。即使 X 线片没有发现明显问题，也有做 CT 的必要。如果还不能明确诊断，建议行磁共振检查。Steele 等总结了 2002—2015 年所诊治的所有股骨颈应力性骨折患者 305 例，54.4% 的患者可见伴有骨折线的水肿，45.6% 的患者表现为单纯性水肿。间隔 6 周后对 194 例患者复查 MRI，13.9% 的患者出现骨折进展。髋关节积液是判断骨折进展的重要观察指标。

老年患者的股骨颈应力性骨折中，女性的发病率是男性的 2 倍，很多患者存在髋内翻，1/3 的髋部骨折患者同时存在脊椎骨折。

应该将应力性骨折、自发性骨折和病理性骨折区别开来。应力性骨折多发生在过劳之后，没有其他明确诱因包括肿瘤等情况下发生骨折。

应力性骨折最大的问题往往是诊断不及时。不少文献均指出，大约30%~40%的患者在初诊时发生漏诊，有的耽误数周甚至数月，导致本无移位的骨折进展为移位型骨折。

我们曾遇一例70岁女性患者（图4-4-1），自述和朋友连续逛街3个多小时，其中曾有下肢酸痛疲劳感，因碍于面子自己一直坚持着，待回家后左髋酸痛并没有明显加重，自以为劳累了卧床休息，小睡一会后醒来，感觉左髋疼痛加重，左下肢活动受限。次日，患者疼痛进一步加重，由家人送到附近社区医院就诊。因为没有明显的外伤史，医师没有进行X线片检查。回家遵医嘱外用膏药，口服消炎止痛药，患髋疼痛虽有缓解但患肢负重时仍有明显疼痛。患者由家人送来我院门诊，X线片发现股骨颈可疑骨折（图4-4-1A、B），CT和MRI证实为股骨颈不完全性骨折（图4-4-1C、D）。患者以无外伤为由拒绝内固定手术，仅要求排除骨内有无其他疾病。股骨颈穿刺活检，证实为股骨颈应力性骨折。此后患者未到医院就诊，电话随访得知患者回家后不久（3周左右）疼痛可耐受即自行下地开始逐步负重活动，2个月左右恢复到伤前状况，无任何不适。

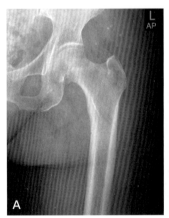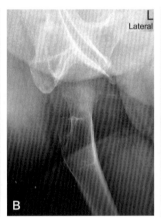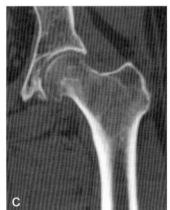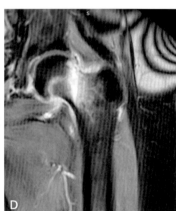

图 4-4-1 股骨颈应力性骨折病例

（倪 明 俞秀茂 张芳芳）

第五节 病理性股骨颈骨折

股骨颈病理性骨折临床上较为少见，发生于股骨颈部位的良、恶性肿瘤，感染，寄生虫病以及局部放疗等因素，均可影响股骨颈的骨质强度，成为股骨颈病理性骨折的潜在病因。

由于缺少大样本的临床研究，关于股骨颈病理性骨折的治疗，多为各种散在的病例报道。文献中，对恶性肿瘤所致的病理性骨折，其治疗方案比较一致，一般是依照骨肿瘤治疗原则，采用肿瘤切除人工假体置换。但对于良性肿瘤所致的股骨颈病理性骨折，治疗方法的选择主要依靠医师对患者预后的评估理解，有的选择人工假体置换，有的选择病灶刮除植骨内固定。

鉴于髋关节解剖的特殊性，股骨颈大多位于关节囊内，很少对关节囊外的解剖结构造成污染，即使是较大的骨折移位也较少造成关节囊外的肿瘤污染。随着对股骨头血供和股骨颈支持带的深入了解，股骨颈的病理性骨折均为低能量损伤引起，骨内病损的缓慢进展也使股骨头对慢性血供不足耐受力增加，骨折本身对股骨头血供的影响不会起到主导作用。一方面，对恶性肿瘤而言，这为完整切除肿瘤创造了解剖学上的条件。另一方面，对良性肿瘤而言，残留的血供为骨折和骨病损区的修复提供了保障。

病理性骨折的首要问题是明确诊断。造成病理性骨折的原因很多，如发生于股骨颈的良恶性肿瘤、骨感染、代谢性骨病等等。有的重点在于骨折局部的处理，有的必须兼顾全身疾病的治疗。但无论原因是什么，股骨颈病理性骨折的治疗都是十分棘手的，保留股骨头的治疗十分困难。有的疾病如大理石骨病（Albers-Schönberg病），极度活跃的成骨细胞使得骨质密度很大，骨质坚硬无弹性，易碎，一旦发生股骨颈的病理性骨折，内固定和关节置换都会异常困难。图4-5-1所示为一例Albers-Schönberg病患者，先发生左侧股骨转子下骨折，后来又发生右侧股骨颈骨折，先后均经内固定手术，均发生骨折不愈合而致内固定失败。有的股骨颈病理性骨折则预后较好，如骨髓灰质炎后的股骨颈骨折，由于萎缩的肌肉对髋关节不能产生很大的应力，股骨头所承受的应力不大。一般两枚螺钉足够维持骨折端的稳定，骨折大多能愈合且极少发生股骨头缺血坏死。即使股骨头坏死，临床症状也不严重，不必进行关节置换。

股骨颈在解剖学上有其特殊性：①股骨头和大部分股骨颈位于关节囊内，发生于关节囊内的病理性骨折由于有关节囊的局限，除了股骨颈基底部的骨折外，一般不会造成周围组织的污染；②髋关节周围的肌肉和肌间隙很多，前方有股三角内的血管神经束，后方毗邻坐骨神经，肿瘤一旦扩散到关节外将造成广泛的污染，可能直接影响肿瘤切除的完整性；③股骨头颈部缺少骨膜，也缺少肌肉包裹，恶性肿瘤的破坏不会形成特征性的骨膜反应和软组织肿块，可能会影响良恶性肿瘤的判断；④股骨颈的生物力学特点决定了当股骨颈发生骨质破坏，轻微的扭转暴力即可造成股骨颈的病理性骨折，这种低能量损伤对周围软组织破坏较小，其结果一是使得紧贴股骨颈的支持带损伤较轻，行于支持带内的血管受损较小，保留了股骨头的血运；一是使得肿瘤的污染扩散较为局限；⑤基于股骨颈力学特点，股骨颈内侧的支撑尤为重要；⑥股骨颈的上支持带和前支持带紧贴股骨颈骨皮质，而下支持带是不与股骨颈相连的，手术中很容易被认为是关节囊的一部分而被误伤。

一、关于骨折愈合问题

由于股骨头血供的特殊性，当股骨颈因病变而发生骨折时，特别是股骨颈病变范围较大时，骨折后骨折端的移位往往比较严重。此时，骨科医师常将股骨颈病理性骨折的移位和创伤性骨折比较，加上局部骨质缺损对股骨头血运及内固定稳定性的影响，可能会高估股骨头血供受损的严重程度，在治疗方法上选择关节置换（半髋或全髋）而谨慎选择内固定。我们知道，股骨头的血供主要来自上支持带动脉、前支持带动脉和下支持带动脉，股骨颈支持带和股骨颈的关系特点是起始部和终止部两端结合紧密，而在股骨颈的表面接触疏松。支持带

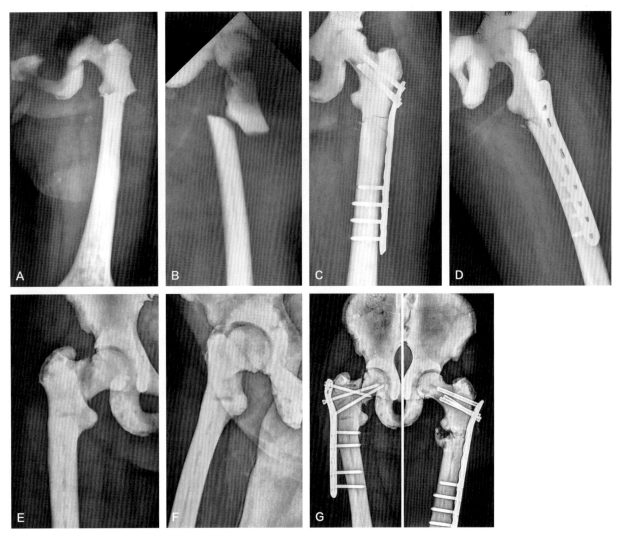

图 4-5-1　Albers-Schönberg 病引起的病理性骨折病例

A、B. 正位和侧位 X 线片显示左侧股骨转子下骨折；C、D. 正位和侧位 X 线片提示骨折获得解剖复位、钢板内固定；E、F. 正位和侧位 X 线片证实右侧股骨颈出现病理性骨折，股骨头后倾显著；
G. 双侧的股骨近端平片显示，左侧股骨转子下骨折和右侧股骨颈骨折均未愈合，内固定失效。

的结构呈三夹板样，表面和贴骨面为致密纤维，中间的纤维结构疏松，这样的结构对于行走于中间层的血管具有保护作用。当股骨颈发生骨折移位时，疏松贴附于股骨颈表面的支持带能与股骨颈表面的骨皮质发生分离，迅速缓冲了骨折移位对支持带的牵拉撕扯暴力，而与骨质紧密连接的支持带两端能最大限度地保持行走于支持带内的血管。再加上病理性骨折多为低能量损伤，骨折端传递的暴力本来就不大，骨折移位对支持带的损伤也不会很大。因此，相对于外伤性骨折，股骨颈病理性骨折对股骨头血供的损伤要小。

　　我们曾对股骨颈病理性骨折的手术过程进行观察，在切开关节囊后均见到股骨颈表面的支持带的连续性是完整的，在清除骨折端的病变组织时可清楚观察到近侧骨折断面松质骨的出血，说明股骨头的血供基础是存在的，只要能彻底清除肿瘤，骨折端的骨破坏缺损区可通过结构植骨和内固定来维持稳定性和连续性，此植骨过程应特别注意结构植骨的支撑强度。

我们对良性骨肿瘤所造成的骨缺损常用异体腓骨干和异体跟骨两种植骨方式，特别以异体跟骨的应用为多数。跟骨为全骨松质，修剪时保留跟骨结节-跟距关节，或跟骨结节-跟骰关节的骨小梁柱完整，先用 2.0mm 钻头在所需区域钻孔，然后沿钻孔劈开（图 4-5-2A~C），这样可使异体骨在股骨颈的骨缺损腔内可发挥有效的支撑作用，植骨块可注入富血小板血浆（图 4-5-2D），修剪下来多余的骨松质可以剪成小条，同样可以混入富血小板血浆（图 4-5-2E），用于填充病损区的不规则空腔。在进行内固定操作时应特别注意不要损伤结构植骨的完整性，我们是通过股骨颈前方的开窗来观察控制的，在打入导针时，可从前方开窗口观察导针位置，注意使下方的导针紧贴股骨颈内骨皮质，使结构植骨和内固定均能发挥最佳力学效果。

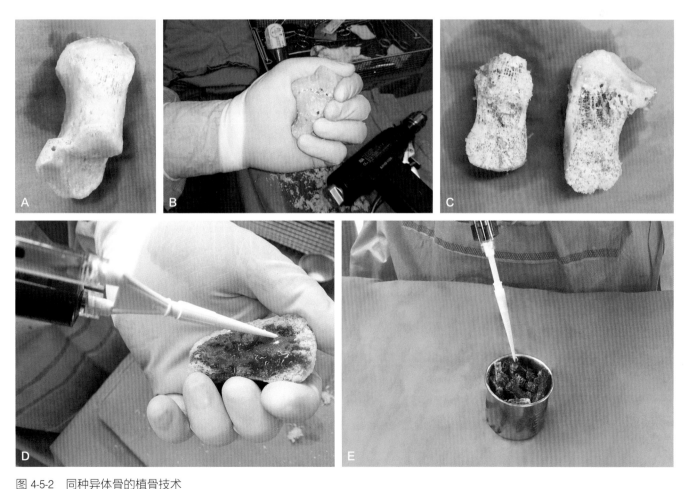

图 4-5-2　同种异体骨的植骨技术

A. 同种异体的跟骨作为植骨材料；B、C. 根据设计的植骨需求，采用电钻在跟骨上多处钻孔并截开，以防劈裂；D. 植骨块的表面可覆以富血小板血浆（PRP）；E. 松质骨条也可以和 PRP 混匀后备用。

图 4-5-3 所示病例的股骨颈病理性骨折为典型低能量损伤，骨折前较长时间内存在间歇性的髋关节疼痛，患者未予重视。在一次下蹲拾物站起时发生骨折。影像学检查见整个股骨颈延及部分大转子的溶骨性病损，边界清，骨折发生在股骨颈中部，完全移位（图 4-5-3A~G）。患者行切开复位病损区刮除植骨内固定手术。植骨采用异体跟骨修剪后大块骨结构植骨，内固定采用股骨近端锁定钢板（图 4-5-3H~M）。术后病理诊断：骨囊肿。患者术后即开始不负重活动。术后 3 个月开始逐渐负重，术后 6 个月开始完全负重。术后 3 年患者活动正常，骨折愈合，股骨头无坏死（图 4-5-3N~S）。

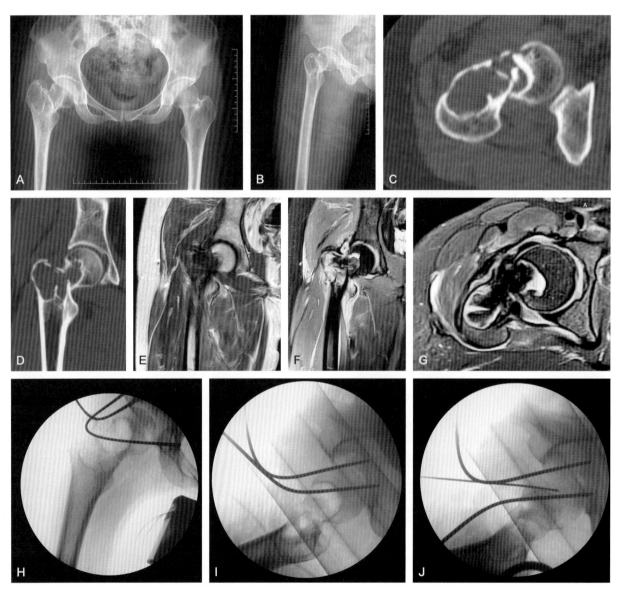

图 4-5-3　股骨颈病理性骨折行病损刮除、植骨内固定术的病例

A、B. 骨盆和髋关节正位片显示右侧股骨颈巨大的溶骨性病变，右侧股骨颈病理性骨折；C、D. 横断面和冠状面 CT 扫描显示右侧股骨颈病理性骨折的特征和病灶范围；E~G. 冠状面 T1、冠状面 T2 和横断面 T2 的髋关节 MRI 提示右侧股骨颈病灶边界清晰，无软组织侵犯；H、I. 术中透视的正位和侧位髋关节片，在切开复位后行病灶的彻底刮除；J. 侧位片显示充分的植骨；

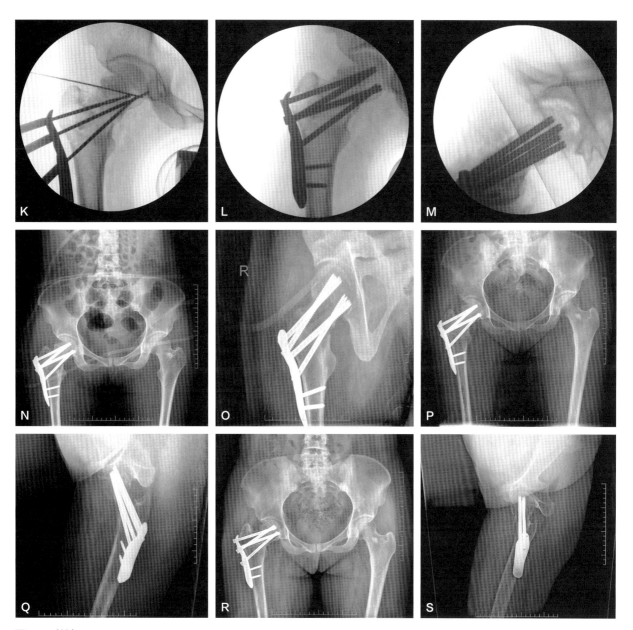

图 4-5-3(续)

K. 采用股骨近端钢板固定,打入多枚钻头临时固定后透视,见钻头位置满意;L、M. 术中透视的髋关节正位和侧位片显示螺钉位置和长度满意,股骨颈骨折基本获得解剖复位;N、O. 术后骨盆和髋关节侧位片显示股骨颈病理性骨折解剖复位,植骨充分,内固定中;P、Q. 术后半年余,骨盆和髋关节侧位平片提示骨折基本愈合,股骨颈未见明显的短缩畸形;R、S. 术后 1 年半余,骨盆和髋关节侧位片证实骨折愈合,螺钉出现部分松动。

　　关于股骨颈病理性骨折的骨愈合问题,虽然缺少大样本数据,但文献中一些病例的报道均有乐观的结果。Erol 等分析了一组 62 例 5~18 岁的病例,包括单纯性骨囊肿 31 例、动脉瘤样骨囊肿 27 例、非骨化性纤维瘤 4 例,病理性骨折率 77.4%。平均随访 45 个月（25~89个月）。病理性骨折愈合 10 周（8~12 周）,5~7 个月 57 例（92%）显示完全或明显的影像学愈合,无一局部复发。Shrader 等报道 1960—2000 年间 15 例股骨颈病理性骨折患者,平均随访 7 年（1~16 年）,所有患者骨折均获愈合,平均愈合时间 19 周（5~46 周）。

关于股骨颈病理性骨折的内固定方法，文献中没有相关的比较研究。我们采用平行空心钉和锁定钢板均取得了较好的结果。Wilke 等强调了内固定在股骨近端单室性骨囊肿治疗中的重要性，单室性骨囊肿无论是否存在病理性骨折都应充分考虑内固定。病理性骨折不可避免的存在骨质缺损，骨缺损区的填充对于维持内固定的稳定十分重要。Rahman 等回顾了 16 例动脉瘤样骨囊肿的治疗，5 例为复发病例，4 例为病理性骨折。采用局部刮除、液氮处理病损腔、非血管自体腓骨干移植。平均随访 50.5 个月。10~12 周移植骨均获愈合。患者中 1 例局部复发，1 例早期感染。Paloski 等报道了一例 19 岁女性的软骨母细胞瘤，刮除、液氮冷冻灭活，硫酸钙填充，DHS 固定术后恢复正常功能。Xu 报道一例 20 岁女性，动脉瘤样骨囊肿，经刮除，游离腓骨移植，螺钉内固定，随访 4 年，功能满意。

二、关于肿瘤局部复发问题

在我们有限的经验中，无论是良性肿瘤的局部刮除，还是行姑息性股骨头置换的转移性肿瘤，肿瘤刮除后残腔的处理除了使用高速磨钻清理瘤腔内的骨嵴外，也辅助用以苯酚和高渗盐水。两者结合能减少肿瘤的复发风险。我们曾对 3 例股骨颈骨巨细胞瘤并发理性骨折行刮除植骨，在随访期内无复发且保留了骨折发生前髋关节的正常功能。Wijsbek 等的研究亦认为，对于有侵袭性的骨巨细胞瘤，局部刮除植骨可让多数患者成功保髋。Carvallo 等认为，病理性骨折并不增加肿瘤的复发率。他们比较手术治疗股骨近端良性病损有无病理性骨折在局部复发、并发症、功能结果等方面的差异。97 例患者中 29 例伴有病理性骨折，68 例无病理性骨折，平均随访 105.7 个月，两组间无差异。但对于骨的恶性肿瘤，情况并非如此。我们在临床中曾多次碰到骨的恶性肿瘤被误诊为"良性肿瘤"行局部肿瘤刮除植骨内固定治疗的病例，术后病理诊断为恶性肿瘤后，再补充化疗或放疗，或者再行肿瘤扩大切除人工假体置换，或截肢。但最终预后大多不良。骨肿瘤手术是一类要求比较专业的手术，有的骨科医师将其称为"一锤子买卖"，首次手术，有的仅仅是活检手术选择不恰当，就会造成整个治疗的失败，轻者损失肢体，重者失去生命。

图 4-5-4 所示是笔者在门诊遇到的一位患者，股骨颈病损合并病理性骨折（图 4-5-4A、B），当地医师未经活检，直接行双切口下的病灶刮除、植骨内固定术。术后病理诊断为"骨肉瘤"（图 4-5-4C）。经过半年时间，病灶继续发展、扩大（图 4-5-4D），初次手术的手术切口也是不恰当的，两个切口必然会造成肿瘤细胞的大面积污染，使得患者基本失去了进一步保肢手术的机会（图 4-5-4E）。即使行补救性的髋关节离断，也很难清除软组织内的肿瘤污染。

三、股骨头置换或股骨近端置换

一般认为，对于孤立性转移瘤的整体切除有利于患者生存。手术方法的选择应综合考虑患者的骨破坏程度及预期生存时间。对于骨干或干骺端转移性肿瘤，大量的文献表明，没有明确的证据支持内固定或假体置换谁更有利于转移性骨肿瘤患者。由于股骨颈解剖上的特殊性，未发生病理性骨折的患者，有尝试经皮注射骨水泥的研究，但对于已经发生骨折的患者，内固定治疗的优势并不明显。首先，转移性肿瘤大多发生于老年患者，手术方法的选择

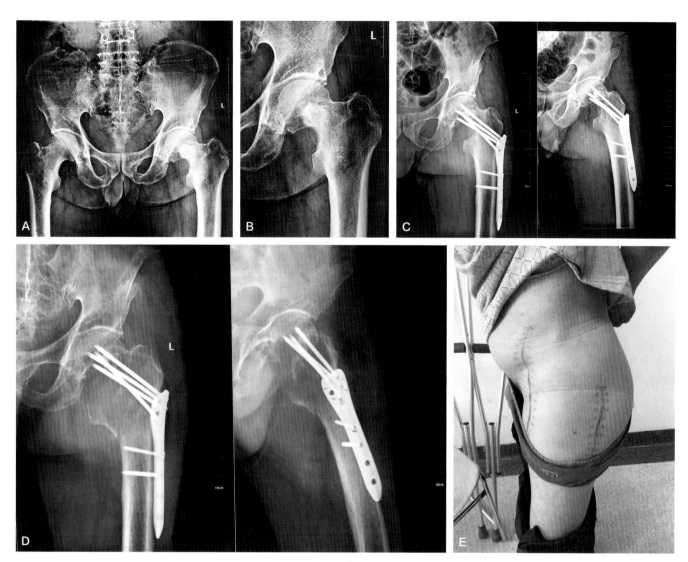

图 4-5-4　不恰当的手术方案带来灾难性后果的病例

与寿命预期的权衡是一个重要思考点，在患者的预期寿命中以最小的手术创伤获取无痛的可活动的肢体功能，并且在患者的生存期间避免再次手术翻修是治疗的目标。其次，转移性肿瘤的骨愈合问题一直是有争议的。虽然有骨干转移性病灶可获得骨性愈合的报道，对于老年股骨颈病理性骨折患者而言，即使有局部控制肿瘤而获得骨愈合的机会，牺牲肢体的运动功能换取骨愈合是得不偿失的。第三，股骨颈骨折常用的固定方法主要为多枚平行空心钉、动力髋螺钉、股骨近端锁定钢板，对股骨颈的转移性肿瘤而言，缺少可靠的固定方法，即使辅助骨水泥，其强度也和人工假体有较大的差距。因此，临床上股骨近端转移瘤常用半髋关节置换重建。Houdek 等对股骨近端转移瘤病理骨折行半髋关节置换的远期疗效进行了评价，作者总结了 1992—2014 年间的 199 例患者，男 97 例，女 102 例，平均年龄 62 岁，体重指数 27.4kg/m²，转移灶位于股骨颈者 148 例，平均生存期 4 年。手术切口 163 例采用前外侧入路（82%），23 例采用后侧入路（12%），保护外展肌和关节囊，术后并发症包括深静脉血栓 5 例，2 例因退变和髋痛行全髋关节置换。平均 Harris 评分和 Musculoskeletal Tumor Society 评分分别是 73 分和 63%。作者认为，股骨近端半髋假体可为绝大多数患者提供持久的重建功能。

人工股骨头置换特别适用于预期生存时间较短的患者（图4-5-5A），手术时间基本控制在60分钟以内，术前无贫血的患者无需术中输血，即使股骨颈被破坏的范围较大也可通过骨水泥弥补。术后可即刻迅速缓解病理性骨折所造成的疼痛和活动障碍。在我们治疗的股骨颈转移性肿瘤中，大多行单纯长柄骨水泥型双极人工股骨头置换，基本可保证患者在生存期间患髋的活动和无痛。

对于原发性肿瘤和孤立性转移灶患者，完整切除肿瘤实现肿瘤的局部控制是治疗的首要目标。因此对于需要完整切除的肿瘤，切除边界一般会到小转子下方，重建方法采用定制或组配式的股骨近端人工假体置换（图4-5-5B）。

良恶性肿瘤所致的股骨颈病理性骨折的治疗和预后均是差别很大的，术前诊断直接影响手术方式的选择。前面提到的一例骨肉瘤所致病理性骨折患者的局部复发就是一个例证。因此，在对股骨颈病理性骨折选择手术方案时，一定要首先鉴别良恶性肿瘤，若怀疑存在恶性肿瘤可能，必须进行穿刺活检手术，和一般的髋关节穿刺不同，髋关节前方进针可能会增加肿瘤细胞的污染，故穿刺活检宜经股骨大转子进入取材。

因为有髋关节囊的隔离，关节囊内病理性骨折可视为一个独立密闭的解剖间室，按照Ennecking骨肿瘤外科分期均应属于间室内肿瘤，如果行股骨近端肿瘤完整切除，应先在关节囊外仔细显露，切开关节囊时应从关节囊的髋臼附着处环形切开，切断圆韧带，将关节囊固定于股骨头上，完整切除股骨近端。

对于良性病变的病灶刮除植骨手术，一般采用 Watson-Jones 切口，于股骨颈前方开窗，保护股骨颈上、下支持带，高速磨钻清理腔内骨嵴和腔壁，生理盐水冲洗病损腔，用苯酚、酒精和10%高渗盐水病损腔内灭活。病损区采用异体腓骨支撑和异体骨松质条植骨，也可应用异体跟骨植骨，根据股骨颈骨缺损的形状和大小，保留跟骨结节和跟距关节面（范围更大者保留跟骰关节面），修剪异体跟骨行支撑股骨颈结构植骨，并用修剪下的骨碎屑打压填实病损区空腔，最后用空心钉或锁定板内固定，在内固定过程中，可以通过股骨颈

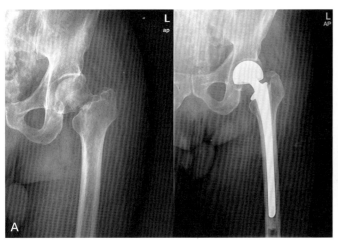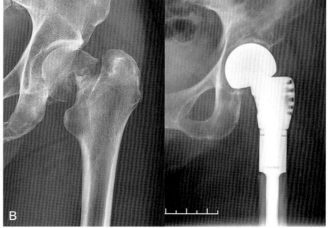

图 4-5-5　股骨颈病理性骨折行人工髋关节置换病例

前方的开窗来观察确定内固定导针位置，保证最少有 2 根导针紧贴股骨颈缺损腔内边缘骨皮质。

如果是恶性肿瘤患者，对于原发性肿瘤和孤立性转移患者，可采用完整切除肿瘤股骨近端假体置换；对于有多处转移灶，预计生存时间较短的患者，则行姑息性手术减少患者疼痛，采用后外侧入路切除股骨头，清除肿瘤破坏组织，肿瘤多侵犯到转子区或股骨干上段，尽可能刮除肿瘤组织，股骨髓腔用酒精和高渗盐水灭活，长柄骨水泥型人工股骨头假体置换。

这里特别分享一例股骨颈骨结核合并病理性骨折患者的诊治情况（图 4-5-6）。患者为女性，28 岁。2012 年 3 月 12 日因骑自行车跌倒，臀部着地致右髋疼痛、右下肢活动障碍到医院急诊。体检发现患者右下肢明显外旋短缩畸形、右髋压痛明显。急诊时 X 线片见：股骨颈骨折，完全移位（Garden Ⅳ型），骨折端外上方见骨破坏（图 4-5-6A）。初步诊断股骨颈病理性骨折。住院进行了进一步检查：双肺 X 线片未见异常；右髋关节 CT 检查：右股骨颈骨折，完全移位。股骨头颈部可见密度不均的骨质破坏，边缘不清，无边缘硬化带；MRI：股骨头颈部骨质破坏，T1WI 呈混杂低信号，T2WI 呈混杂高信号，病灶内未见死骨形成（图 4-5-6B~G）。股骨颈骨折，

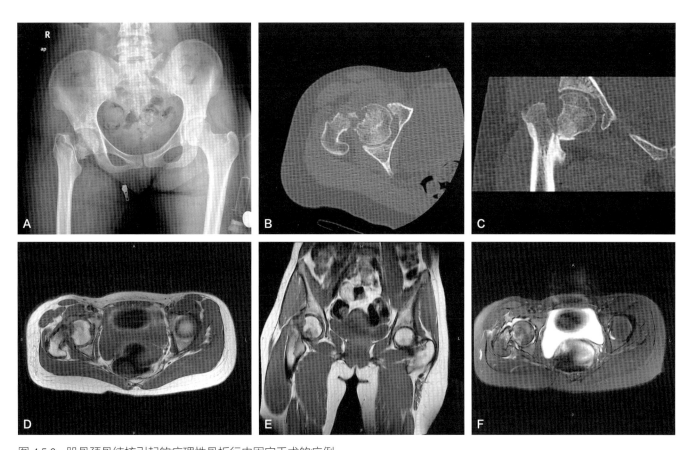

图 4-5-6　股骨颈骨结核引起的病理性骨折行内固定手术的病例

A. 骨盆正位片提示右侧股骨颈病理性骨折，骨折端外上方见骨质破坏；B、C. 右侧髋关节 CT 扫描的横断面和冠状面，显示骨折完全移位，骨折边缘不清、无明显硬化带；D~G. MRI 显示 T1WI 呈混杂低信号，T2WI 呈混杂高信号，病灶内未见死骨形成；

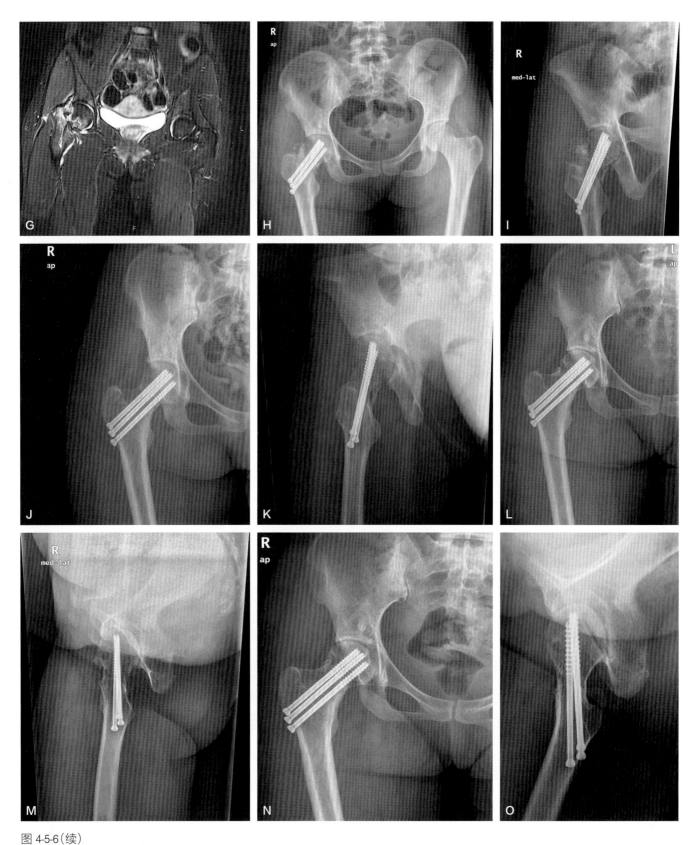

图 4-5-6(续)

H、I. 经抗结核治疗后,予以切开复位空心螺钉内固定术,骨缺损部位予以链霉素-硫酸钙填充;J、K. 术后 3 个月骨折愈合,开始负重行走;L、M. 术后 1 年的右侧髋关节影像;N、O. 术后 5 年余的右侧髋关节影像学表现,患者髋关节无不适主诉。

完全移位。关节腔积血，关节囊及滑膜水肿。实验室检查：血常规、CRP、ESR 正常。血钙、血磷、血清免疫球蛋白、白蛋白，尿本周蛋白（Bence-Jones protein，BJP）阴性。为明确诊断，排除孤立性浆细胞瘤可能，我们对病灶进行了穿刺活检，病理诊断为骨结核。明确诊断后我们即对患者进行全身治疗：INH（异烟肼）0.3 1 次 /d，静滴；RFP（利福平）0.45g 1 次 /d，静滴，可乐必妥 0.5g 1 次 /d，静滴；阿米卡星 200ml，1 次 /d，静滴。

　　全身抗结核治疗 1 周后于 2012 年 3 月 21 日行手术治疗，采用 Watson-Jones 切口，由于病理性骨折多为低能量损伤，术中见股骨颈支持带保持完整，保护支持带，彻底刮除病灶后予生理盐水，过氧化氢溶液，碘伏冲洗术野，硫酸钙加链霉素 2g 搅拌后填充病损区。直视下复位，3 枚平行空心钉固定骨折（图 4-5-6H、I）。术后病理：炎性肉芽组织。抗酸染色及结核分枝杆菌培养阳性。

　　术后切口如期愈合。继续全身抗结核治疗 1 年。术后 3 个月骨折愈合，患者逐步开始负重行走，术后一年后重返原工作岗位（图 4-5-6J~M）。随访持续到 2017 年 5 月后失访。最后一次随访患者无任何不适主诉，股骨头无坏死（图 4-5-6N、O）。

　　对于该患者的内固定问题，我们在当时选择半螺纹钉固定还是有所犹豫的，面对术中病灶清除后遗留的较大骨缺损空间，我们将混入链霉素的硫酸钙分为两部分，一部分以面团填充骨折端，另一部分制成颗粒状置于关节囊中，我们当初认为股骨颈的短缩是不可避免的，与其说让内置物随股骨颈缩短而刺穿股骨头，还不如让股骨颈缩短，断端的缺损空间缩小也利于骨的爬行替代。患者的结果比我们预想的好，带抗结核药的硫酸钙得以缓慢吸收，骨折端填入的面团状硫酸钙的较好塑形性使之能很妥帖地填充骨折端起到支撑作用并延长其吸收时间。这使得该患者的股骨颈骨折没发生我们所担心的短缩。为患者日后功能的完好恢复提供了基础保障。

　　股骨颈病理性骨折作为一种少见病例，在治疗方法的选择上尚缺少公认的指导性意见。医师总是担心在存在较大骨破坏区的状况下，再发生有移位的骨折，股骨头的血供一定受到致命的影响。我们早期的认识也是这样的，但后来的这个结核病例改变了我们的观念，28 岁的结核患者，又不能换关节，硬着头皮的保髋手术原本只是为日后的关节置换提供形态学上的方便，却取得了意想不到的好结果。我们对这类的解释，一是慢性骨破坏过程使得股骨头对缺血的耐受性增加；二是低能量损伤对股骨头血供的影响相对于一般外伤患者要小。

　　在我们的资料中，早期也对股骨头血供信心不足。对于移位的股骨颈病理性骨折，关节置换是首先想到的治疗选择，这显然是不对的。附上 2 个早期病例影像图（图 4-5-7），虽然图像不很清楚也不完整，现在回头看，特别是骨巨细胞瘤行全髋关节置换的病例，其手术方案的选择还是值得讨论的。首先是患者是否可以保髋，其次是即使选择关节置换，全髋关节置换是恰当的选择吗？毕竟关节软骨的屏障作用就骨巨细胞瘤而言，日后的磨损与眼前的肿瘤种植之间，还是应该有所取舍的。姑且作为对我们早期摸索的纪念吧。

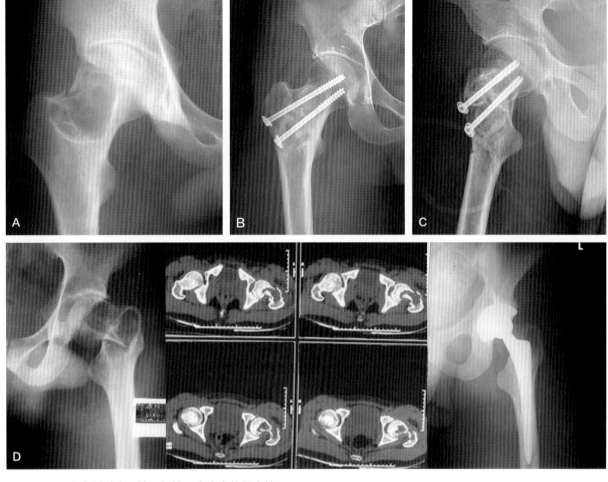

图 4-5-7　早期病例对病理性骨折的手术方案值得商榷

A~C. 该病例选择大转子下开窗既不利于病损区的处理也不利于内固定的强度;D. 对侵袭性肿瘤选择全髋置换可能会增加肿瘤在骨盆种植的风险。

（梅 炯　祝晓忠　赵可扬）

第六节　合并同侧股骨干骨折的股骨颈骨折

　　合并同侧股骨干骨折的股骨颈骨折是一种少见的高能损伤，如机动车碰撞或从高处坠落，约占股骨干骨折的 1%~9%，以年轻患者多见，平均年龄 34 岁，常为多发伤。相对于单纯的股骨颈或股骨干骨折，这类损伤的处理更难，而且经常需要改变常规的股骨干或股骨颈骨折的治疗方案。如果未能充分认识这类损伤，可能延迟或遗漏股骨颈骨折的诊断，导致骨折移位、延迟治疗而影响预后。Alho 对 1970—1996 年间发表的 65 项研究进行了荟萃分析，包含 722 例同侧髋和股骨干骨折，85% 为交通事故，平均年龄 33 岁，老年人仅占 1%。约 18% 的股骨干骨折为开放性骨折，42% 为粉碎性骨折（Winquist Ⅲ型或Ⅳ型），72% 发生在股骨干中 1/3。髋部骨折中，股骨颈骨折占 61%，其余为转子骨折。Shuler 等报道 52 例髋部骨折合并股骨干骨折，90% 为股骨颈骨折。

一、损伤机制和骨折类型

同侧股骨颈和股骨干骨折通常发生于年轻患者，且多为高能量损伤造成。患者通常是在髋关节和膝关节屈曲的情况下，受到来自股骨远端的轴向暴力，例如膝盖撞击仪表板的机动车事故或高处坠落，暴力沿股骨干向上传导。Schatzker 认为，如伤时髋关节内收，损伤通常是髋关节脱位或髋臼骨折，或两者兼有。如髋关节处于外展位，则常导致股骨颈和股骨干骨折。在 Mohan 等的资料中，所有纳入患者均为高能创伤，其中交通事故伤占 91%（152 例），高处坠落伤为 9%（15 例）。50.9% 的（85 例）患者有合并伤，股骨干开放性骨折 6 例，占 3.6%。

由于是高能性损伤,73%~100% 的患者出现了相关的多系统损伤。股骨干骨折多为粉碎性。可能是股骨干粉碎性骨折吸收了大部分的损伤能量，缓冲了传递到股骨颈的暴力，所以发生于股骨颈的骨折较少移位或无移位。骨折多发生于股骨颈基底部，且多为垂直型骨折。这种轴向暴力的损伤机制，相应的膝关节损伤也较常见，包括髌骨骨折，胫骨近端和股骨远端的骨与软骨损伤，以及膝关节周围韧带撕裂和半月板损伤等。在一项包括 659 例患者的荟萃分析中，半数患者出现膝关节损伤。

二、诊断

股骨颈骨折的高漏诊率以及相关并发症的严重性，在术前计划、预防延迟诊断和减少移位性骨折并发症方面，术前识别股骨颈骨折的重要性无论如何强调都不为过。20%~50% 的股骨颈骨折在初诊中漏诊。Cannada 报道在 91 例同侧股骨干骨折中，24 例股骨颈骨折初诊时漏诊 7 例。其原因一方面是因为该类股骨颈骨折大多为非移位性,最初影像学表现并不明显，也有技术因素的影响，如 X 线片质量、股骨干临时固定物体的干扰（如牵引夹板遮挡股骨颈）等；另一方面，合并的股骨干骨折以及其他部位的严重损伤导致医师关注于关键的救生干预而分散了医师的注意力，导致有的患者缺乏髋关节影像检查。使得不少患者往往是在股骨干骨折的治疗过程中或治疗后才被发现。因此,提高对这类复合伤的认识,可减少漏诊的发生率。

Tornetta 等认为，薄层 CT、股骨颈内旋行前后位 X 线片检查可以减少股骨颈骨折的漏诊率。他们强调不仅在术前，在术中和术后的影像学检查对于与股骨干骨折相关的非移位性股骨颈骨折的诊断也十分重要。髋关节内旋可抵消股骨颈的前倾角，使股骨颈轴线和射线束垂直。由于同侧股骨干骨折，旋转小腿不会改变股骨近端的方向，摄片时需要注意这一点。即使在初诊时未发现股骨颈骨折，在对任何高能量损伤的股骨干骨折的内固定手术中和手术后，也需要获得以髋关节为中心、髋关节内旋 10°~15° 的高质量 X 线片。术后随访中也应仔细询问患者是否存在髋关节疼痛，如果存在，则应行 CT 检查。在实行该诊疗规范的前一年，82 例股骨干骨折患者中有 7 例（9%）并发股骨颈骨折被查出，其中 4 例在术前检查或手术室时未被诊断。实行该规范后,股骨颈骨折的漏诊率从 57% 下降到 6.3%。这说明即使是术前、术中、术后有薄层 CT 扫描的筛查，同侧股骨颈骨折仍可能漏诊，特别是在不能行走或昏迷的多发伤患者中。

尽管有报道高分辨率 CT 成像是最有效的诊断方式，但有研究采用盲评方法比较放射学和 CT 影像诊断股骨颈骨折的漏诊率，发现 CT 并不能降低股骨颈骨折的漏诊率，两者基本相似。为此，Rogers 等对急性高能股骨干骨折的 MRI 成像方案进行了修改，开发了一种快速有限序列 MRI 的方案（rapid limited-sequence MRI）以评估隐匿性股骨颈骨折。在 33 例患者中，诊断出 4 例（12.1%）经 CT 和 X 线片影像上未发现的股骨颈骨折（2 例完全骨折，2 例不完全骨折）。他们认为对股骨干合并同侧股骨颈骨折的诊断，2mm 层厚的 CT 图像仍可能漏诊，对于多发伤患者，快速 MRI 也是可行的，且不会延迟患者的治疗。

Marins MHT 等回顾性研究 2009 年 1 月—2019 年 10 月期间入院接受手术治疗的 1398 例股骨骨干骨折患者，其中 16 例骨干骨折合并有同侧股骨颈骨折。骨干骨折根据 AO 分类方法，包括：A3 型 5 例（31.2%）、B2 型 6 例（37.5%）、B3 型 1 例（6.2%）、C2 型 2 例（12.5%）和 C3 型 2 例（12.5%）。1 例 A2 股骨干骨折手术中发生股骨颈骨折，无一例发生于 A1 型骨折患者。作者认为 A3、B 和 C 型骨干骨折合并同侧股骨颈骨折的发生率较高，而对于 A1 和 A2 型股骨干骨折，不必要常规进行额外的股骨颈 CT 检查。

基于诸多漏诊实例，也有一些学者推测，有的股骨干骨折所并发的股骨颈骨折，可能是医源性的。特别是股骨干骨折行顺行髓内钉固定的患者，由于进针点放得太靠前，可能会出现局部应力升高，导致股骨颈基底部的医源性骨折。这种骨折开始也可能是隐匿性的，术中的透视和术后的 X 线片有可能难以发现，有可能在日后的功能锻炼中才发生骨折移位，若不及时发现，由此而继发的骨不连、畸形愈合和缺血性坏死可能需要更广泛的重建手术或关节成形手术。

三、治疗

除非全身状况不允许，此类患者都应及时进行手术内固定。大多建议尽早手术但并不强调急诊手术。手术需要尽可能解剖复位，无论是采用闭合复位还是切开复位。由于同时存在两处骨折，骨折处理的先后顺序及其内固定方式的选择是医师首先要思考的问题。

大多数医师都认为应优先考虑股骨颈骨折的治疗，理由是股骨颈骨折的并发症处理困难且预后不佳，而先处理股骨干骨折可能会加重股骨颈骨折的损伤和移位。对于无移位股骨颈骨折首先固定股骨颈骨折，意见较为一致，而对于有移位股骨颈骨折，则有不同看法。认为宜首先固定股骨干骨折者认为，移位股骨颈骨折的结局取决于解剖复位和坚强固定，先固定股骨干会使髋关节骨折的复位（无论切开复位或闭合复位）变得简单，因而建议对有移位的股骨颈骨折患者先固定股骨干。反对者认为，有移位的股骨颈骨折其骨折端更不稳定，股骨干内固定手术的操作过程会增加股骨颈骨折的损伤。至于内固定方式的选择，有的选择用一种内固定器械同时固定两处骨折，即一体化固定；而有的选择用不同的内固定器械对两骨折分别固定。前者的优点是手术暴露范围小，经济省钱；后者的优点是手术操作较为灵活，有可能提高手术的成功率。文献中没有关于股骨颈和股骨颈合并股骨干骨折之间的固定方法的比较研究。

目前对于同侧股骨颈和股骨干骨折的治疗选择主要包括以下几大类：①股骨顺行重建钉；

②顺行股骨髓内钉加骨松质螺钉；③逆行股骨髓内钉加股骨颈螺钉；④逆行股骨髓内钉加滑动髋螺钉（带或不带防旋螺钉）；⑤股骨干钢板加股骨颈螺钉；⑥股骨干钢板加滑动髋螺钉（带或不带防旋螺钉）。

Alho 的荟萃分析从 20 项研究中选取 219 例病例，根据股骨干骨折固定方法的不同分为 4 组：钢板和螺钉、非锁定髓内钉、第一代交锁髓内钉和头髓钉。由于纳入的研究多为小样本、回顾性的临床病例比较研究，其结果有一定局限性。Alho 指出，交锁髓内钉治疗组（第一代交锁钉和头髓钉）的疗效显著优于钢板或非交锁髓内钉组（$P<0.001$）。同时，交锁钉组的股骨干骨不连和畸形愈合率也低于钢板或非交锁钉组。第一代交锁钉和头髓钉的并发症发生率和临床疗效无显著差异。由于股骨干骨折的并发症远较髋部骨折多，Alho 强调，股骨干骨折是该类损伤的关键部分（key component）。Watson 和 Moed 回顾性研究发现，76% 的并发症是股骨干骨折骨不连。骨不连病例中 86% 为开放性骨折，80% 为非扩髓髓内钉治疗，30% 用头髓内钉治疗，100% 长期不负重。他们认为第二代扩髓交锁髓内钉是治疗复合伤股骨干骨折的最佳选择。

1. 股骨顺行重建钉　头髓钉的设计主要是针对股骨干骨折的稳定，这是设计股骨头颈螺钉的初衷。Bedi 对头髓钉固定同侧股骨颈-干骨折中股骨颈骨折复位的准确性进行了讨论，认为和头髓钉相比，采用分别固定的患者股骨颈骨折复位的准确性更高。原因可能是分别固定策略是在股骨干固定之前优先考虑股骨颈的固定，可提供更好的股骨颈稳定性从而减少骨不连发生率。但对于股骨干的骨不连而言，一体化固定组的骨不连发生率要低一些，原因可能是股骨干的髓内钉固定也是属于分别固定组的一部分，除了分开的颈部固定外，也用于分开的股骨干固定。因此，两组之间的直接比较是不合适的。Jain 等报道了 21 例重建钉和 2 例顺行髓内钉加拉力螺钉治疗同侧股骨颈-干骨折的病例。结果有 1 例股骨颈骨不连，1 例股骨头坏死，1 例股骨颈骨折内翻愈合。此外，尚有 4 例股骨干骨不连和 6 例股骨干延迟愈合。

Watson 和 Moed 不主张用头髓重建钉同时固定股骨颈和股骨干骨折。他们报道了 8 例股骨颈骨不连患者，其中 6 例（75%）发生于重建钉治疗的患者。他们认为，重建钉的设计理念是为了维持股骨近端骨折的稳定，头颈钉的作用是提供辅助固定，以减少力矩，而不是用于固定同侧股骨颈骨折。经髓内钉打入股骨头颈的螺钉，其设计也无加压拉力作用，特别是其滑动加压特性较差，不利于骨折愈合。再则，由于螺钉在股骨头颈中的位置受近端锁钉孔的位置的影响，如果头颈螺钉不能达到最佳位置，也会影响股骨颈骨折的固定效果。

Bedi 等对 37 例同侧股骨颈和股骨干骨折的复位准确性进行了观察。9 例单一头髓钉固定的患者中 3 例复位不良，而 28 例接受了分开内固定的患者均获得满意复位。两组相比，单一头髓钉的复位不良率明显要高（$P=0.001$）。

单独使用头髓钉或重建钉固定 2 处骨折具有减少切口和降低成本的优点。一些作者建议使用头髓内钉，因为它们可以加强髋部骨折的固定。然而，该技术有一定的操作难度，尤其对于有移位的股骨颈骨折，其临床效果不如逆行髓内钉。但由于相关文献样本量小，比较这两种置入物的疗效存在局限性。

2. 顺行髓内钉加骨松质螺钉　一般认为，在股骨干骨折顺行髓内钉内固定手术中发现股骨颈骨折，此时在髓内钉附近加用骨松质螺钉固定股骨颈骨折是最佳指征。因为在这种情况下，如果股骨颈骨折没有移位，换钉可能导致骨折移位。可在髓内钉的前方和/或后方置入拉力螺钉。根据股骨近端的大小和髓内钉的直径，如果没有放置拉力螺钉空间，髓内钉的前面或后面的螺钉可以先出股骨颈再入股骨头（In-Out-In）进行固定。

也有人认为该固定技术避免了股骨逆行髓内钉钉尖在粗隆下和空心螺钉之间存在的潜在应力集中，也避免了选择滑动髋螺钉固定时，侧板在股骨近端骨折处的固定问题。没有任何证据表明，临床上应用顺行股骨干髓内钉治疗同侧股骨颈及股骨干骨折会增加股骨头坏死的风险。一些生物力学数据支持使用螺钉与重建钉组合治疗股骨颈骨折，这项技术要求在股骨颈骨折解剖复位的基础上，在髓内钉插入之前使用拉力螺钉固定股骨颈骨折，再用顺行重建髓内钉固定股骨干骨折，并用重建钉为股骨颈骨折提供角固定的支持。Spitler 等报道了 26 例顺行重建髓内钉治疗的患者，平均年龄为 39.6 岁，均为高能量损伤，8 例为开放性股骨干骨折，1 例为开放性弹道伤股骨颈骨折。股骨颈骨折以垂直型为主（OTA/AO 31B2.1）。15 例股骨颈骨折行切开复位，11 例采用闭合复位或原位固定治疗，22 例采用梨状窝入口，4 例大转子入口插入髓内钉。内固定手术 17 例（65%）患者在伤后 24 小时内进行，9 例（35%）患者在 24 小时后进行，3 例患者分阶段接受急诊股骨颈复位固定和暂时性股骨干骨折外固定，随后二期行股骨干复位固定。其中 2 例患者由于复位不良行早期股骨颈翻修复位和固定。这 2 例患者后来均发展为骨不连，最终行全髋关节置换术。1 例 AVN 在 5 年的随访中没有影像学进展或塌陷。1 例股骨干骨不连通过更换髓内钉和自体骨移植治愈。Wiss 等报道顺行髓内钉结合拉力螺钉固定股骨颈并不都会取得良好的效果，骨折发生复位丢失、内翻骨不连的发生率较高。

顺行重建钉加空心钉的手术要点：患者仰卧位，患侧髋下垫枕抬高，患肢消毒包裹使能自由活动。也可用骨科牵引手术床。对无移位的股骨颈骨折，无需复位，先用空心螺钉的导针打入股骨颈前 1/3 处，留下重建钉的进入空间。大多数情况是选择 6.5mm 半螺纹空心螺钉，对于较小股骨颈，也可以选用 4.5mm 或 5.0mm 螺钉。加压固定对骨折稳定性至关重要。对于移位的股骨颈骨折，必须在固定前进行解剖复位。如果同时存在股骨干骨折，闭合复位移位的股骨颈骨折较为困难，可用一枚经皮的斯氏针控制近端的股骨干，充分考虑切开复位。Smith-Petersen 入路或 Watson-Jones 入路是常用手术入路。

股骨颈固定后再用重建型髓内钉固定股骨干骨折。一般是选择梨状窝进钉，梨状窝位于股骨近端后 1/3，附近有旋股内侧动脉（MFCA），在选择梨状窝入钉时应考虑到这一点。如果股骨颈骨折涉及梨状窝，或患者年龄在 18 岁以下，则宜选择粗隆入口的髓内钉，以避免铰刀开口时造成股骨颈骨折移位和预防医源性 MFCA 损伤。如果选择大转子进钉，医师需要熟悉近端髓内钉的外翻曲度选择入口部位。股骨近端 1/3 的骨折，不恰当的入口可能影响骨折对位，也容易影响固定股骨颈的螺钉。因此，必须仔细评估侧位透视图上导针和股骨颈螺钉之间的空间关系，确保铰刀进入后不会撞击股骨颈螺钉固定。铰刀打开股骨髓腔后将导针穿过股骨干骨折端，开始对复位的股骨干骨折进行扩髓。此时的要点就是防止铰刀与股骨颈螺钉碰撞导致股骨颈二次移位，将铰刀推过入口并穿过股骨颈螺钉是很重要的操作。股骨干的扩髓需要充分，如果股骨近端的尺寸允许，超过 1.5mm 的扩孔，以防髓内钉进入困难导致股骨颈骨折移位。插入髓内钉确定骨折复位满意，即可放置重建螺钉。在正位和侧位透视的监控下，置于股骨颈螺钉后方。重建螺钉可以是半螺纹拉力螺钉或全螺纹位置螺钉。一些重建钉的设计允许将重建螺钉作为股骨颈骨折的角固定支撑。在进行远端交锁前，一定要以健侧为对照防止股骨干骨折的短缩和旋转移位。根据股骨颈骨折移位的程度进行术后康复，一般 6~12 周避免负重。

3. 逆行股骨髓内钉加股骨颈螺钉　在进行逆行股骨髓内钉手术之前，最好先复位和固定股骨颈骨折。否则，可导致股骨颈骨折移位。对于无移位的股骨颈骨折，先使用 Schanz 针插入股骨近端的骨折段，便于稳定股骨近端骨折段，充分显示正侧位透视图像中 3 枚空心拉力螺钉的位置。如果股骨颈骨折有移位，在固定股骨干之前获取股骨颈骨折的解剖复位。大多数需要切开复位。复位过程中可酌情使用骨钩（放置在股骨颈底部）、顶棒（放置在大转子外侧壁上）和 Schanz 钉（放置在股骨头上），以帮助获得充分的复位。对于股骨干的粉碎性骨折，术中很难获得良好的皮质对合，特别是骨折端长度和旋转需要准确地判断。由于股骨颈骨折的存在，必须注意在进行逆行股骨髓内钉的插入过程中避免较大的冲击力，有人建议在扩髓过程中将骨髓腔多扩 2.0~2.5mm。

Oh 等先采用逆行髓内钉固定股骨干骨折后，再固定股骨颈骨折。结果 17 例患者中 5 例发生股骨干骨不连，1 例严重移位的 Garden Ⅳ 型股骨颈骨折发生了股骨头缺血性坏死。

4. 股骨干钢板加股骨颈螺钉　钢板固定可能更适合于股骨干的开放性骨折，创面需要广泛地暴露和清创。当然，如果存在逆行股骨髓内钉的禁忌证，如股骨远端关节内骨折的患者，也适合使用钢板固定。股骨干骨折行钢板固定术可以在股骨颈固定之前或者之后，相对于逆行股骨髓内钉，钢板固定较少造成股骨颈移位。钢板固定的缺点主要是增加了手术暴露，而且力学性能也较弱。好在股骨颈骨折患者都需要较长的时间限制负重，力学问题在这类患者中可能就显得不是那么重要。不少研究报道了同侧颈干骨折钢板固定股骨干骨折的成功经验，但有报道用钢板的并发症发生率较高而提倡使用髓内钉固定股骨干，这可能是由于髓内钉用于单纯股骨干骨折疗效较好的缘故。

近年来，交锁逆行髓内钉治疗股骨干骨折越来越受欢迎。Ricci 等对单纯性股骨干骨折的顺行和逆行交锁髓内钉进行了回顾性分析，发现两种方法的不愈合率和畸形愈合率没有显著差异。逆行钉的膝关节疼痛发生率显著高于顺行钉，而顺行钉的髋关节疼痛发生率显著高于逆行钉。总体上这两种内固定治疗的临床效果相似。

逆行股骨钉治疗同侧髋部和股骨干骨折，比顺行股骨钉具有理论优势。使用逆行钉可以让医师灵活使用滑动髋螺钉或空心螺钉来固定股骨颈骨折，而使用顺行钉，则只能选择使用骨松质螺钉固定股骨颈。

股骨颈骨折的复位与固定是十分重要的，手术过程中医师也很容易将更多的注意力放在股骨颈骨折的处理上，股骨干骨折的旋转问题很容易被忽视，由于股骨干骨折多为粉碎性，术中对旋转误判的风险也因此增加。因此需要特别重视预防股骨干的旋转畸形，在结束手术之前，一定要对照健侧肢体进行细致的外形比较，对术中旋转的矫正效果进行彻底的方法学评估，以避免患者被送回手术室返工的意外。在股骨颈骨折固定后，小转子是判断股骨旋转的重要标记，在最终进行髓内钉的远端锁定之前，充分比较双侧髋关节的旋转轮廓，并参考股骨远端的旋转轮廓，一般可获得正确的判断。

骨折固定后还需要进行膝关节稳定性检查，以确定有无相关的韧带损伤。

同侧股骨颈和股骨干骨折患者的股骨头缺血性坏死的发生率要低于单纯股骨颈骨折。在同侧股骨颈和股骨干骨折中，文献报道的发生率从 1.2% 到 5% 不等，其中以重建钉治疗的患者发生率较高。

关于内固定方法的选择，标准顺行股骨头髓钉或重建螺钉结合穿颈空心螺钉已成功用于临床，而其他的研究则显示该技术固定股骨颈的稳定性欠佳，特别是先固定股骨干。逆行髓内钉在近端留有足够的空间，可使用滑动髋螺钉、滑动螺旋刀片或空心螺钉。使用角度固定的滑动螺钉或螺旋刀片时，螺钉可以错开逆行髓内钉的尖端，或者穿过交锁螺钉孔。有证据表明，角固定滑动髋螺钉与空心螺钉相比，对于单纯 Pauwels Ⅲ型股骨颈骨折虽有优势，但在同侧股骨颈-干骨折中有无优势则没有明确结果。Mohan 等根据系统回顾和荟萃分析优先报道条目（preferred reporting items for systematic reviews and meta-analyses，PRISMA）指南进行了系统回顾，分析 1992 年至 2018 年间发表的论文，在内固定选择、术后并发症如骨不连、畸形愈合、延迟愈合、缺血性坏死、感染或再手术的发生率之间的差别，6 项非随机队列研究 173 名患者纳入评估，4 项为回顾性研究，2 项为前瞻性设计。所有患者均为高能量创伤，伴随损伤的发生率很高（50.9%）。30% 的病例中，相关股骨颈骨折的诊断有延迟。术后随访中位数为 26 个月（20~48 个月），平均年龄 32 岁。每项研究比较了使用单纯头髓钉固定两处骨折以及两处骨折用不同器械分别固定之间的疗效差别，结果表明两组患者的并发症发生率均比较低，一体固定组的骨不连发生率为 4.2%（2/48），而分别固定组为 1.2%（1/85）。这可能与一体化固定中股骨颈骨折复位的难度增加有关，而复位不良可进一步影响骨折愈合。股骨头坏死的发生率一体组为 4.8%（3/63），分别组为 6.7%（7/104）。这并不能解释为一体化固定可降低股骨头坏死的发生率，一是因为两组之间并没有统计学上的显著差异，先前一些研究也有报道头髓钉固定有较高的 AVN 发生率；二是因为小样本的研究会限制荟萃分析的结果。正如 Alho 和 Bhandari 所说，缺乏关于同侧股骨颈和股骨干骨折的前瞻性随机证据。虽然采用了严格的纳入标准，但纳入的研究都是非随机和异质性的，而且仅限于描述性分析。然而，与单纯股骨颈骨折相比，这两组的 AVN 的总发生率（5.98%）似乎是较低的，大多认为这归因于股骨干骨折降低了股骨颈所受的暴力。总体疗效在 63 例一体化固定组中，优良率 79.4%（50/63），而在 104 例分别固定组患者中，优良率为 75%（78/104）。所有研究均比较手术时间，一体化固定组平均手术时间 129.4 分钟，分别固定组平均 172.3 分钟。但由于缺少随机研究，本研究不足以推荐一体固定或分别内固定之间的方法选择，尚需要足够样本的前瞻性随机试验来比较这种损伤的手术治疗方案。

另一项包含了 722 例同侧股骨干-颈骨折病例的荟萃分析中，只有 23% 的患者为囊内骨折，颈基底部骨折占 39%，还有 38% 的病例涉及股骨转子部。股骨颈和股骨干都可能发生骨不连。但股骨干骨不连的发生率明显较股骨颈高。Ostrum 等报道了 95 例采用股骨颈螺钉加逆行扩髓髓内钉固定的患者，股骨颈骨不连为 2%，股骨干骨不连发生率为 9%，均为粉碎性骨折。不利于股骨干愈合的原因主要包括开放性骨折，未扩髓或髓内钉尺寸过小等因素。也可能是由于治疗方案的不同，如股骨颈骨折固定顺序，由于股骨颈骨折导致的内固定选择的变化，固有的损伤特征（如能量高，粉碎骨折多见），术后方案的改变（保护股骨颈骨折而负重晚）或者上述因素的组合。

我们的体会是，在目前还没有大样本对照研究的情况下，对该类损伤的内固定选择进行评判都有局限性。我们不建议使用单独的头髓钉来同时固定股骨干和股骨颈 2 处骨折。对有移位股骨颈骨折应首先固定股骨干，无移位股骨颈骨折应先固定股骨颈的观点，也是需要具体问题具体分析的。一般对于股骨干骨折的固定，股骨逆行髓内钉应优先考虑，但由于髓内钉在扩髓和插钉过程中都会对股骨颈骨折造成不利影响，我们建议先对股骨颈进行复位固定。由于 2 处骨折的存在，闭合复位较为困难，如果在手术台上的初步透视显示股骨颈骨折移位明显，即放弃对股骨颈骨折闭合复位的尝试，除非患者全身情况要求快速处理股骨颈骨折。否则，都应尽可能切开复位追求股骨颈骨折的解剖复位与可靠固定。股骨颈切开复位可通过Smith-Petersen 入路或 Watson-Jones 入路。手术方法是根据患者具体情况而定，考虑骨折类型、其他肢体和身体的损伤情况。无论采用何种入路，患肢都应消毒包裹以利于术中牵引和复位。对于骨折端有骨缺损的患者，骨折端应有充分的植骨。如果是有移位的股骨颈囊内骨折，可采用切开复位滑动髋螺钉加抗旋转螺钉固定，或 4 枚平行或交叉的空心螺钉固定。股骨颈骨折固定后，股骨干骨折可采用逆行扩髓髓内钉固定。和单纯股骨干骨折的固定不同，此类骨折应充分考虑扩髓对股骨颈骨折的影响，比常规扩髓多扩大一号，即比单纯股骨干髓腔直径的计划钉径大 2.0~2.5mm，使髓内钉的插入过程减少股骨颈骨折的移位风险。优先固定股骨干我们一般只在股骨干开放性骨折时，于清创后顺便钢板固定股骨干。顺行髓内钉治疗股骨干骨折的疗效虽然和逆行髓内钉相当，但顺行髓内钉对股骨颈骨折的固定总存在着或多或少的影响，特别是当股骨颈骨折存在移位或者骨折端存在骨缺损时，股骨颈骨折端的稳定螺钉未必能发挥最佳效果，因此，在考虑使用顺行髓内钉时，一定要充分评估股骨颈骨折的内固定选择。我们在使用顺行髓内钉时，基本是针对无移位股骨颈骨折，毕竟顺行髓内钉在手术的体位调整等方面比逆行髓内固定要方便。还有一种情况便是术前没有发现股骨颈骨折，术中插入顺行髓内钉时才发现股骨颈骨折，此时已不再适合逆行髓内钉。

必须反复强调的是，对于高能创伤（尤其是机动车辆事故）的股骨干骨折，一定要及时评估股骨颈的损伤，高质量的髋关节 CT 扫描是必要的。对此怎么强调也不为过。

（高悠水　郑青全）

第七节　陈旧性股骨颈骨折

陈旧性股骨颈骨折临床上并不多见。文献中大多以"neglected fracture"而非其他部位陈旧性骨折所用的"old fracture"，或见于一些"ununited fracture"的文献中。

早期英文文献中，20 世纪 80 年代以前，大多数文献来自欧美发达国家，包括漏诊的或开始采用非手术治疗的股骨颈骨折不愈合患者。更早期的医疗规范，对于较少移位的股骨颈骨折多是采用 "wait and watch"，也并非真正意义的 "neglected"。

1898 年，Gillette 在 *The Journal of Bone & Joint Surgery*（*Am*）上发表了一篇题为 "An operation for ununited fracture of the neck of the femur" 的论文，报道了 3 个陈旧性骨折病例，第一例伤后 5 个月，第二例伤后 2 月余，第三例在伤后 1 年。患者伤后均在医院进行非手术治疗，治疗失败后方改用手术切开复位骨钉内固定（第 3 例因为术前临时发现骨钉缺货而改用象牙钉）。术后骨折均获愈合但都有程度不同的短缩。

20 世纪 80 年代以后的相关论文大多出自印度学者。他们认为，陈旧性股骨颈骨折的临床病例大多发生于医疗欠发达的国家或地区，主要原因是贫穷、无知、缺乏医疗设施或者是对传统接骨师的信仰。

在中文文献中，关于"陈旧性股骨颈骨折"的论文也并不少见，其中原因主要是由于医师的漏诊和患者的认知局限所致。直到现在，我们仍可以在临床工作中见到骨折后保守治疗 1 年以上的病例。在医疗保障和医疗设施较好的上海尚且如此，相对偏远的乡村，情况可能会更糟。

如何定义"陈旧性股骨颈骨折"没有明确的时间期限。鉴于股骨颈骨折的愈合时间比其他骨骼的骨折愈合时间相对较长，其愈合的机制和管状骨也有差异，因此从受伤到就诊的时间多长才能称为"陈旧"尚需要更多的研究数据支撑。目前的文献中多采用 Myers 定义的 30 天为标准。

关于青壮年陈旧性股骨颈骨折的治疗，和新鲜股骨颈骨折存在较大的差别。对于陈旧性股骨颈骨折的预后，不少医师所持态度一如 Dickson 所说的 "defeatist attitude"，是直接采用关节置换还是尝试保留股骨头？事实上，和新鲜股骨颈骨折相比，陈旧性股骨颈骨折的预后并没有显著变坏。随着早期解剖复位和内固定技术的发展，股骨头坏死和骨不连的发生率没有所担忧的那么高。前面提到的 Gillette 于 1898 年报道的 3 例患者，时间延误最长者达 1 年，患者均未植骨且仅以骨钉固定，均达到骨愈合也是一个佐证。文献中，陈旧性股骨颈骨折后 AVN 的发生率在 0%~67% 之间，大多数报道低于 15%。骨坏死与骨不连之间缺少因果关联，很多股骨头坏死是在骨折如期愈合之后发生的，也有不少发生骨不连的患者其股骨头并未发生坏死。Soto Hall 等认为，股骨颈骨折延迟治疗的患者中，股骨头坏死少见的原因可能是患者在骨折后常被动地处于关节容量最大的位置（髋关节屈曲、外展和外旋），这个体位会使髋关节内的压力减少，从而减少了骨坏死的可能性。

当然，股骨颈骨折的预后总是和股骨头的血供密切相关的。股骨颈骨折延误治疗，无论是医师方面的因素还是患者方面的因素，损伤暴力不重和临床症状不重是常见原因之一，初始暴力小，对血供的损伤也小。股骨头的血供在前面的章节中已有较详细的描述。可按头颈结构分 3 层，最下层是由旋股内外侧动脉组成的基底动脉环，位于股骨颈基底部的关节囊外；中间层是从基底动脉环发出，沿股骨颈表面的支持带上行的 3 组支持带动脉，止于头颈交界处的滑膜环，沿途也有分支进入股骨颈表面的滋养孔；最上层即由股骨头小凹进入股骨头的圆韧带动脉。各部位进入股骨头内的血管在骨松质内都有较好吻合交通，暴力的严重程度影响骨折移位和/或骨松质压缩，影响股骨颈表面的血供及骨内血流的交通。股骨颈表面没有骨膜，骨折后的修复缺少骨膜成骨的过程，加上股骨近端复杂的生物力学特点，各种因素相互影响，使得股骨颈骨折的愈合存在较大的变数。

陈旧性股骨颈骨折多见于30~40岁的年轻男性，多为单侧髋关节损伤。大多数患者（高达65%）能够在支撑辅助下行走，但活动范围明显受限。卧床患者（17.5%）通常比活动患者更早就医。部分患者（17.5%）可以在无帮助的情况下独立行走，并具有一定的功能，有的甚至可以设法下蹲和盘腿坐下。损伤后髋部疼痛但仍有较好功能的年轻人应警惕这种损伤。因此，详细了解相关的临床病史，包括最初的损伤过程和随后的治疗经过是极其重要的。详细的体格检查对于诊断具有重要意义。

以我们近期的一例患者为例（图4-7-1），这例陈旧性骨折的发生原因，就是因为患者自身的大意。患者是在伤后27天才到医院就诊。这是一位61岁的男性患者，自己驾驶电动摩托车中急刹车跌倒致伤，即感右髋剧烈疼痛不能站立，由他人扶到路边，坐着休息片刻后疼痛减轻，然后自己骑行电动摩托车回家，未到医院就诊。患者家住2层楼，无电梯。当日到家后因疼痛不能自己上楼，而由家人扶回家中。患者自认为是"伤筋"，到家后自己在淋浴房用热水冲淋右髋后感觉疼痛明显减轻，然后再用"伤筋药水"外擦伤处。第2天患者照常去上班，自己上下楼，仍以电动摩托车作为交通工具，一直上班27天。其间，患者一直感觉患髋酸痛，但尚可忍受，虽然活动较伤前明显受限，但仍可进行日常生活，特别是能独立上下2楼。促使患者到医院就诊的原因，是伤后27天患者下班回家，上楼梯时突感右髋疼痛较前段时间加重，有明显的下肢无力感，然后由家人陪护到医院就诊。患者是自己下楼，自己驾驶电动摩托车到医院，到院即明确了诊断。幸运的是患者的骨折经过了27天的"neglected"没有发生严重移位。无从知道患者受伤时的骨折情况，但从初诊时的影像检查上，仍可看到骨折移位的过程，从骨盆正位与髋关节侧位X线片上看，患侧股骨头似乎内翻严重并有明显后倾（图4-7-1A、B），但从髋关节CT三维图像上看，股骨头的内翻并不明显而是以后倾为主（图4-7-1C）。股骨颈的骨折端裂口的最大处在前外侧，约6mm，说明股骨头还是有轻微的内翻存在。骨折端的稳定性尚可，骨折远端皮质向上嵌入股骨头在骺板处得到支撑，头侧的骨折端带着较长的骨小梁柱嵌入股骨颈中，这样的骨折形态有利于骨折端的稳定。骨折端没有出现一般股骨颈陈旧性骨折常见的骨质磨损碎屑。患者在诊断后及时进行了闭合复位空心螺钉内固定手术（图4-7-1D~I），闭合复位很顺利。目前患者内固定术后1年余，髋关节SPECT/CT断层融合显像见股骨头无坏死征象，骨折愈合，髋关节功能已基本恢复伤前状态（图4-7-1J）。

X线片是诊断的基础，陈旧性骨折的裂隙通常很明显，可显示陈旧性股骨颈骨折的典型特征。除了一般股骨颈骨折（通常为Garden III或IV）的表现外，还有陈旧性股骨颈骨折的征象，包括股骨颈吸收、股骨头骨质疏松和AVN的迹象。最好有CT扫描评估骨折的几何形态以利于手术设计。

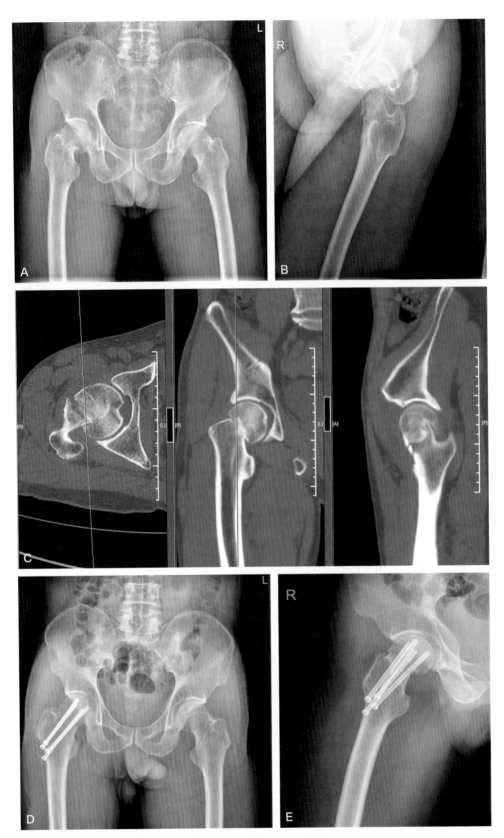

图 4-7-1　陈旧性股骨颈骨折行闭合复位空心螺钉内固定手术

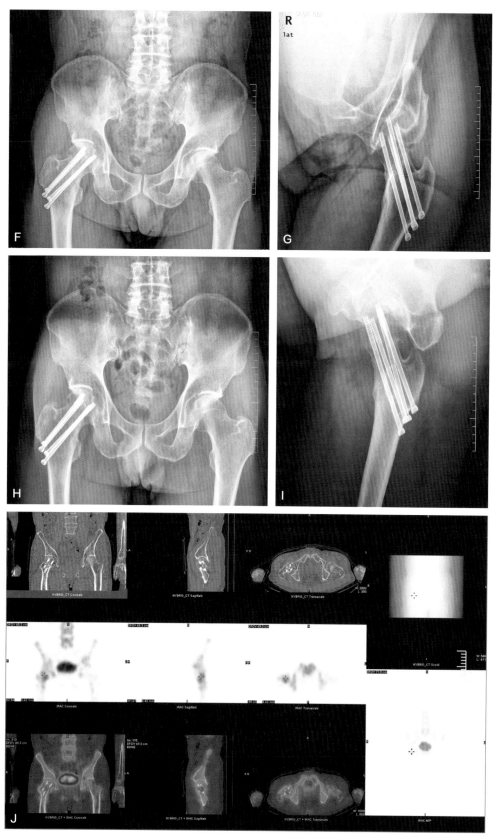

图 4-7-1（续）

有研究认为骨扫描可能有助于术后早期评估 AVN，比 X 线片诊断要早。基于我们的临床观察，对于部分新鲜股骨颈骨折患者而言，SPECT 对于术后股骨头坏死和骨不连的早期诊断，或确定损伤修复过程的准确率并没有预期的高。在术后 2~6 个月的 SPECT 骨扫描中，骨折断端的摄取增加与后期患者发生骨不连并无因果关联。Sandhu 等基于 236 例陈旧性股骨颈骨折患者的临床资料，对陈旧性股骨颈骨折提出了一个影像学分型，该分型主要考虑了骨折端间隙的距离（以 2.5cm 为界）以及有无股骨头坏死对陈旧性骨折进行分类。该分型对骨折预后和内固定的效果有预测价值，但对于治疗选择无太多帮助。

对老年患者的陈旧性股骨颈骨折行关节置换术没有异议。对于青壮年陈旧性股骨颈骨折的治疗，保留股骨头仍是首要目标，髋关节置换手术则是作为补救或二次手术的备用方案。内固定结合植骨术（血管化或非血管化）或截骨术是目前选择较多的手术方案。

单纯内固定在陈旧性股骨颈骨折中很少应用，一般仅限于无移位的骨折。在 Lifeso 和 Younge 治疗的 28 例青年股骨颈骨折患者中，其中 3 例为陈旧性股骨颈骨折，且均为无移位骨折。所有患者都使用单纯内固定，结果 3 例患者中 1 例术后发生 AVN，1 例不愈合。

截骨术可改变骨折部位的生物力学环境从而促进骨折愈合，是一种用于股骨颈骨折骨不连的常用方法。内侧移位截骨术和外翻成角截骨术是目前常用的两种主要截骨技术。以外翻成角截骨术更为常用，不少研究认为该技术比内移截骨术能更有效地将骨折处的剪切力转换为压缩力，从而提高愈合机会。而且，外翻成角截骨术可以同时纠正肢体的旋转和长度的差异。

截骨术有其自身的问题。由于改变了股骨颈的力学环境，可能会导致髋关节持续疼痛、肢体缩短、跛行和活动范围减少，患者的功能结果往往低于影像结果。同时，截骨部位以及骨折部位也存在潜在的骨不连风险，为此有人建议在骨折端植骨以帮助刺激骨愈合。此外，截骨术后 AVN 的发生率文献报道在 6%~42% 之间，不愈合率在 0%~45% 之间。若后期需要关节置换，也不利于日后可能的关节置换手术。由于评价标准不同，很难比较不同截骨手术方式的术后功能疗效。35%~80% 的患者对术后功能结果表示满意。

内固定联合骨移植手术是目前应用最广泛的治疗陈旧性股骨颈骨折的方法，无论是血管化骨移植还是非血管化骨移植都取得了很好的长期功能结果而为较多医师接受。

非血管化骨移植包括胫骨骨皮质移植和游离腓骨干移植。早在 1940 年 Henderson 和 Melvin 在 *The Journal of Bone & Joint Surgery* 中发表了 "Ununited fracture of the neck of the femur treated by the aid of the bone graft" 中回顾了 26 年中仅 77 例股骨颈骨折骨不连患者单纯采用骨移植治疗，占所有股骨颈骨折骨不连患者的 1/10，骨不连的发生率为 28%，作者强调单纯骨移植仅限于年轻患者。并认为随着技术的进步，避免切开关节的微创取骨植骨是未来的趋势。20 世纪初期的几十年中，类似的非血管化骨移植在股骨颈骨折的治疗中还是较为常用的方法之一。20 世纪 30 年代开始，三翼钉等内固定设备用于临床之后，单纯植骨的方式开始减少而逐渐改变为植骨和固定两者并用。Roshan 等于 2006 年在 *Clin Orthop Relat Res* 报道了 32 例年龄在 18~50 岁患者的治疗结果，采用精确复位，两枚空心螺钉，自体腓骨游离移植治疗。患者延迟治疗时间 3~6 个月，均为 Garden Ⅲ/Ⅳ 型骨折，术后不用石膏。29 例（90.6%）患者平均 19.2 周（16~24 周）骨愈合。术后平均随访 6.1 年（2~12 年），远期功能恢复良好。印度学者 Nagi 等对移植骨的结局进行长期观察，随访了术后 10 年以上的病例中移植骨在体内的情况，发现大部分移植骨均融合到受区骨中。股骨头缺血性坏死开始似乎会阻碍移植骨的融合，但如果骨血管得到重建，移植骨会很快地融入宿主骨松质中。

血管化骨移植包括带肌蒂或血管蒂的骨移植。带血管蒂的髂骨或腓骨移植的效果相对较好，愈合率为 91%~100%，但由于纳入病例样本较少，仍需要进一步的验证。游离腓骨移植作为一种在股骨颈骨折中引入结构支撑和移植物支架的方法已被广泛研究，其优点是技术简单，供区发病率最低，由于移植物本身的三角形状，提供额外的抗旋转稳定性。文献中，游离腓骨移植物的不愈合率在 0~17%，AVN 率在 0~33%。

我们对股骨颈骨折伴随的骨缺损主要是采用自体髂骨植骨。手术入路采用 S-P 切口同时兼顾骨折复位和髂骨取骨。如果骨折端缺损较大，也会辅助使用异体腓骨干做结构支撑植骨。手术中需要注意的是，由于陈旧性骨折端未能得到及时固定，在较长的时间中，骨折端都存在程度不同的异常活动。前面已经提到，陈旧性股骨颈骨折以青壮年患者居多，大多数患者在骨折后还能够在支撑物辅助下行走，有的患者甚至完全可以在无需任何支撑物帮助的情况下独立行走，一如上面介绍的那位患者，伤后居然每天自己驾驶电动车上下班，上班中的各种生活问题均可自行解决。这使得骨折端的磨损相当严重，大多数患者特别是移位严重的患者，骨折端往往已被研磨得较为光滑，并且在骨折端压力的作用下存在程度不同的硬化，一般骨折近端的骨折面会被磨到髋板下方，形成巨大的骨缺损。作为骨折端研磨的结果，骨折端附近会有较多的研磨骨屑，这些骨屑有的是和支持带连在一起的，为了保护股骨头血供，不建议切除这些与支持带相连的骨碎片，从有限的临床病例看，这些骨碎片会随着骨折愈合而逐渐被吸收。如果骨折端植骨充分，推荐使用坚强的内固定稳定骨折端。

图 4-7-2 示一例近期治疗的股骨颈骨折行植骨内固定的患者的治疗过程，介绍我们的植骨技术。

44 岁的男性患者，2020 年 7 月 11 日滑倒跌伤，在当地医院就诊，当时的 X 线片显示有明显的股骨颈骨折，但患者未得到及时的内固定手术，其中原因不清楚（图 4-7-2A）。2020 年 8 月 19 日，也就是患者伤后 1 月余，患者由他人介绍来到笔者门诊。此时相关影像学检查发现患者骨折已有明显移位，骨折移位较 1 个月前有明显加重，骨折端有明显的磨蚀缺损，骨折线周围有明显的新生骨碎屑，说明患者在伤后的一个多月中，存在较多的活动，CT 断层可看到骨折端的骨质由于持续地研磨而形成硬化而光滑的骨面（图 4-7-2B、C）。我们建议患者行全髋关节置换，因为就目前检查结果看，股骨头的结局不是很乐观。在 MRI 上，可以看到股骨头内较大范围的水肿（图 4-7-2D、E）。患者及其家属均不接受全髋关节置换手术，希望尽一次努力，争取成功保髋。

为了提高手术的精准性，我们应用患者的 CT 图像对骨折进行了虚拟复位，对手术中的一些细节进行了规划。通过对患者图像的分析，发现患者骨折端的缺损范围的确较大，缺损区主要位于股骨颈外上方，最大缺损高度达 23.95mm，对缺损范围进行计算，缺损体积达 17 558.84mm^3，缺损范围近乎整个股骨颈外上的 2/3（图 4-7-2F~H）。显然，单纯的髂骨植骨可能不足以提供股骨颈外侧的支撑力。

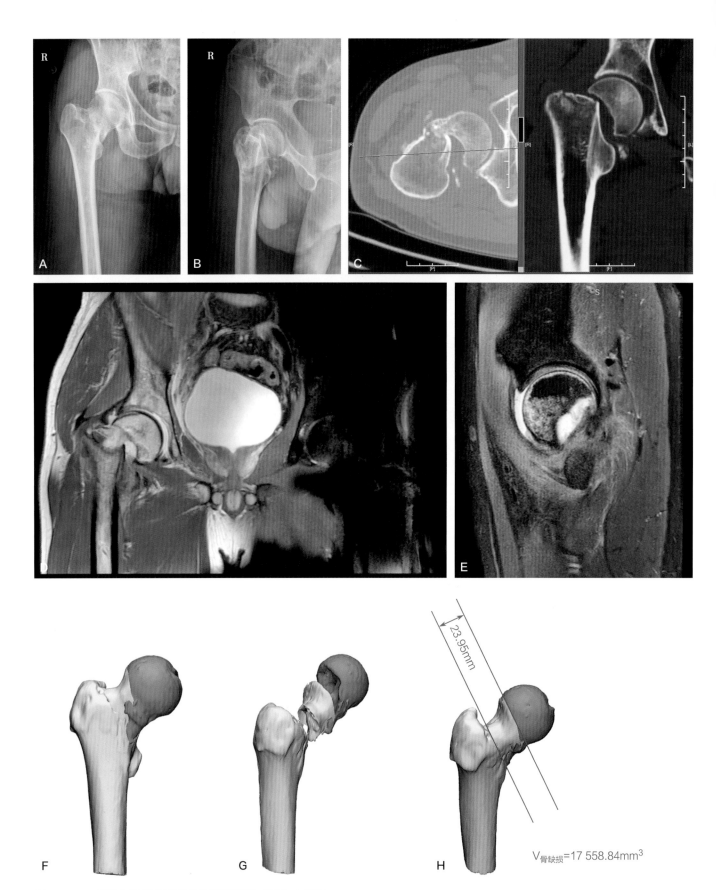

$V_{骨缺损}=17\ 558.84mm^3$

图 4-7-2　一例陈旧性股骨颈骨折行切开复位、植骨、内固定

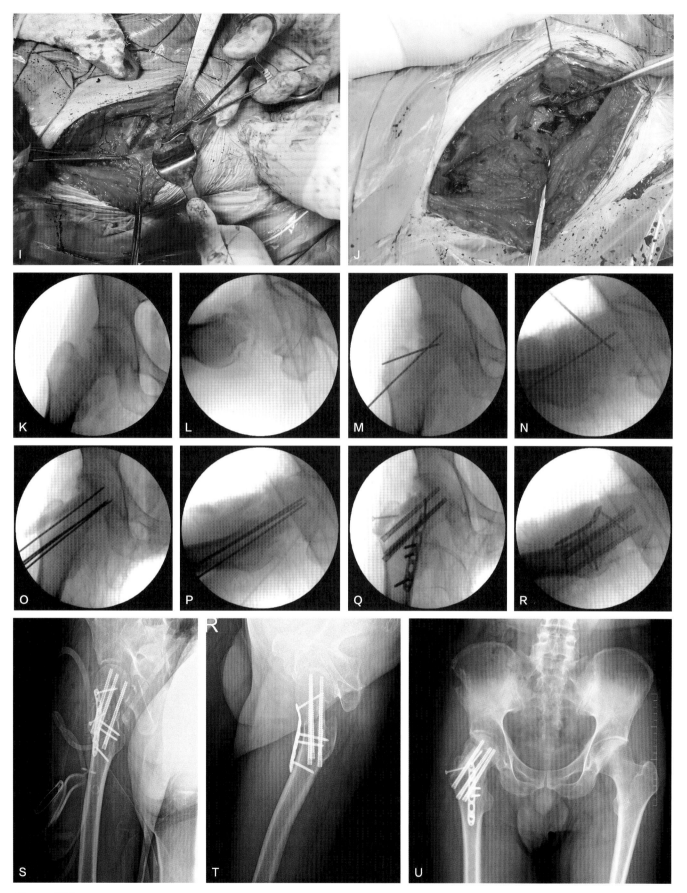

图 4-7-2（续）

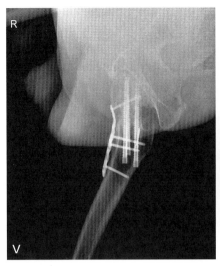
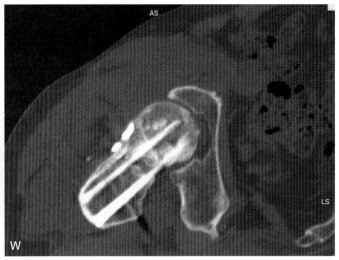

图 4-7-2（续）

　　手术在骨科牵引床上进行，取 S-P 切口进入。术中见骨折复位后的骨缺损大小、区域和术前规划基本一致。我们注意到，骨折线周围磨蚀的碎骨屑是和股骨颈表面的支持带联系在一起的，如果要全面清理髋关节内的碎骨屑，必须得连同支持带一起切下。稍有犹豫后，我们决定保留和支持带相连的碎骨屑。骨折复位后同切口取髂骨外板，先于股骨颈后侧缺损区域植骨，克氏针临时固定植骨块，然后于大转子开口置入同种异体腓骨干支撑股骨颈外上方，股骨头侧的骨折端做一稳定腓骨干的小凹，腓骨干管腔内填骨松质。全螺纹螺钉固定骨折端，前内侧以干骺端接骨板加强。因为在股骨颈内侧有一较大碎骨块和下支持带相连，我们没有冒险切除该碎骨块，而是最后将其缝合在钢板上，尽量使其靠近股骨颈，毕竟现阶段的主要矛盾是骨折愈合的问题。最后，再以整块髂骨块填补股骨颈前方的骨缺损（图 4-7-2I、J）。

　　手术全程在 C 形臂 X 光机监视下进行。骨折复位如术前规划，以前内侧骨折线为标准，充分考患者的骨缺损对骨折复位判断的影响。以 Garden 对位指数和 Lowell 曲线为复位满意度的主要观察指标。透视显示的骨缺损和术前虚拟复位基本一致、克氏针临时固定植骨块、置入的腓骨干，全螺纹钉的分布，以及辅助固定的干骺端接骨板见图 4-7-2K~R。

　　手术后的影像学资料（图 4-7-2S）显示，骨折复位满意，内固定位置恰当。

　　患者术后 6 周（图 4-7-2T）和 3 个月（图 4-7-2U）复查时的影像资料，特别是 3 个月的图像资料可以看到，患者骨折已经愈合，骨折线周围的碎骨影已经吸收。各种置入物，包括同种异体腓骨干，全螺纹螺钉以及钢板固定螺钉，较术后均无明显变化。这说明内固定和骨折端的位置是稳定的。患者自述患侧髋关节已无疼痛，感觉活动"很轻松"。和术后 6 周来复诊时不一样的还有，患者非本地人，距上海近 1 000 公里，这次来医院是在一手杖帮助乘公共交通到医院的。且患肢并不因为长距离行走而有明显不适感。患者返回当地后即逐渐恢复原有工作，患者的职业是基层警察。术后半年时，我们电话通知患者来沪检查，患者称工作忙走不开。从电话中我们得知，患者髋关节无疼痛，包括静息痛和运动痛，除了跑步明显受影响外其他患肢功能恢复自我感觉满意。术后 1 年患者仍然没时间来医院复查，我们再次对患者进行了电话随访，患者称跑步速度较伤前仍有较大差距，其他功能恢复无明显异常。直到 2021 年 10 月中旬，即患者术后 14 个月，患者应我们的要求来医院复查，见患者步态正常，患髋无疼痛及压痛。关节活动检查见髋关节屈曲正常，外旋活动受限较为明显。X 线片检查（图 4-7-2V）和 CT 扫描（图 4-7-2W）检查骨折已经愈合，内固定位置较前无变化。

一例 50 岁女性患者，2018 年 4 月 23 日因车祸伤致右侧股骨干骨折（图 4-7-3A），4 月 28 日在当地医院行股骨干切开复位钢板内固定手术。手术顺利，术后患者回家休养。康复锻炼遵医嘱以不负重关节活动锻炼为主。2018 年 5 月 27 日，患者在关节活动锻炼中突然发生髋关节疼痛，到当地医院诊断为"股骨颈骨折"（图 4-7-3B）。回看之前的 X 线片，在现有骨折发生部位，股骨颈未见明显骨折线。术后当天的 X 线片也未见明显骨折。结合病史推测，外伤时疑有隐匿性的股骨颈骨折。这个病例也说明，对于股骨干骨折，常规做骨盆 X 线片和 CT 检查是非常重要的。

患者于 2018 年 7 月 3 日入笔者所在医院治疗（图 4-7-3C、D），7 月 6 日行股骨颈切开复位内固定手术。考虑到患者股骨干骨折尚未愈合，拆除钢板改用髓内钉创伤较大，而在原来内固定基础上对股骨颈骨折进行空心螺钉固定，原钢板近端已到达股骨大转子下方，对空心钉的置钉位置有较大的影响。加上患者发现股骨颈骨折已有近 6 周，骨折端的活动可能会造成较为严重的骨缺损，必须准备髂骨植骨。故手术采用 S-P 切口，术中骨折复位后，骨折端果然存在较大的骨缺损。依照骨缺损大小取相应的髂骨块结构性植骨，并在股骨颈前方用 3.5mm 重建钢板将植骨块和骨折远近端固定在一起。用 3 枚 6.5mm 半螺纹空心钉交叉置入固定骨折端（图 4-7-3E~H）。

术后同一般股骨颈骨折空心钉固定的患者一样进行术后康复活动。术后 6 周、3 个月、6 个月、12 个月来医院复查或网上复查。3 个月后开始部分负重，6 个月全部负重。股骨颈和股骨干骨折均获愈合。术后 12 个月 Harris 髋关节评分 83 分，术后 20 个月 Harris 评分 91 分，ECT 检查股骨头血供正常（图 4-7-3I~N）。

人工髋关节置换术在年轻人陈旧性股骨颈骨折中的应用较少，常被作为内固定治疗失败的后续性终极手术。1990 年，Lifeso 和 Younge 在 *J Orthop Trauma* 发表论文"The neglected hip fracture"，包括了 1978—1984 年共计 6 年的 54 名患者（57 处髋部骨折：31 例股骨颈骨折，15 例转子间骨折，8 例转子下骨折），除去保守治疗的，48 名共计 48 处骨折接受了手术治疗，受伤至手术的最短时间为 8 个月，最长超过 10 年。其中，19 例陈旧性股骨颈骨折行髋关节置换术，3 例几乎无移位的行内固定治疗（2 例为克氏针、1 例为加压钉板），6 例行转子间外翻截骨后角钢板或 Jewett 钉固定。行髋关节置换的患者中，1 例由于深部感染取出了假体，2 例脱位的患者在复位后仍能维持稳定，1 例患者术中发生了股骨近端骨折。行内固定的患者中，1 例失败需要翻修，1 例患者出现了股骨头坏死。在行股骨外翻截骨的病例中，所有的截骨部位均顺利愈合，2 例 Jewett 钉固定的患者需要行角钢板翻修，1 例患者出现了股骨头坏死。Lifeso 和 Younge 认为，股骨外翻截骨是治疗陈旧性股骨颈骨折比较理想的治疗方法。我们的临床资料多限于老年患者，初步观察结果显示，行关节置换的陈旧性股骨颈骨折患者术后功能和新鲜股骨颈骨折没有差别。

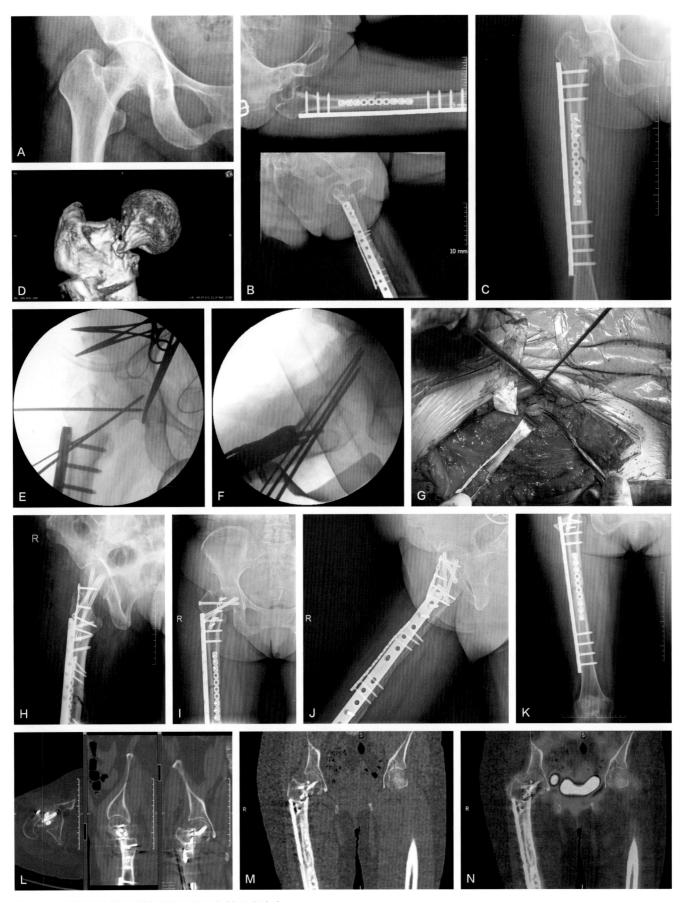

图 4-7-3　股骨干合并同侧隐匿股骨颈骨折的手术治疗

（梅炯　李广翼　姚鹏飞）

第八节　股骨颈骨折合并同侧转子间骨折

股骨颈骨折合并同侧股骨转子间骨折临床上少见，文献中多为个案报道。要在有限的文献和病例中总结这类骨折的临床特征必然缺少普适性。文献中对这类型骨折的名称主要有两大类：一是称为"同侧股骨颈骨折合并转子间骨折"或"同侧股骨转子间骨折合并股骨颈骨折"，如 ipsilateral subcapital and intertrochanteric fractures，ipsilateral pertrochanteric and subcapital fractures，ipsilateral intracapsular and extracapsular hip fractures 等等；一是称为"节段性股骨颈骨折（segmental femoral neck fracture）"。

既然是罕见病例，其损伤机制则必然有其特殊性。从现有的一些临床图像以及骨折的命名特点中，这类骨折的特点基本可概括为两大类。

1. 从现有的临床报道中的以及我们所经治的病例看，这类骨折有的是由股骨转子间骨折或者股骨颈基底骨折发展而成。在骨折近端，股骨头固定在髋臼之中，相对于骨折远端外翻外旋；在骨折远端则是在暴力的驱使下内翻上移。近端外翻使得坚硬的股骨颈内侧皮质对股骨转子区撞击，造成转子区的骨折。因此，这并不是真正意义上的股骨颈合并股骨转子间骨折，而是在暴力的持续作用下，由一种单一的骨折延伸发展，进而损伤了骨折近端的股骨颈的骨质结构。

2. "节段性股骨颈骨折"是真正意义上的股骨颈合并股骨转子间骨折，定义为包括股骨颈和股骨转子部两个相互独立的骨折部位，就像股骨干骨折合并股骨颈骨折一样（仅是将股骨干骨折改变为股骨转子间）。这里所说的节段，指的是股骨头关节软骨面以远的股骨颈到转子间嵴区域之间的一段真正意义的股骨颈，上端和下端都发生骨折，使股骨颈成为了一个游离的骨段。股骨颈骨折大多为头下型骨折 31B1，少数为经颈型 31B2，不包括基底型 31B3，而股骨转子间骨折则可以是 31A1（一般不包括 31A1.1）、31A2 和 31A3。

股骨颈骨折合并同侧股骨转子间骨折的损伤机制没有定论。从股骨近端的解剖结构上看，股骨颈内侧皮质，即亚当弓及相连的股骨距在骨折发生过程中发挥了重要作用。前面章节已经描述过我们团队关于股骨近端内侧小梁柱的解剖学观察，在股骨颈的外侧和内侧骨小梁柱是担负股骨近端承重的重要结构，因此骨密度较高，断裂后很容易对其他部位的骨松质产生撞击压缩。

股骨大转子与股骨颈之间的相互撞击，最终结果大多是大转子的碎裂。特别是骨质疏松的患者，如这例 81 岁的女性患者（图 4-8-1），因地滑跌倒致左侧股骨颈骨折。10 年前患者曾因左侧股骨颈骨折行空心螺钉内固定治疗，术后 2 年后骨折愈合拆除内固定。骨盆前后位、左髋侧位 X 线片（图 4-8-1A、B）提示左侧股骨颈骨折合并同侧股骨转子间骨折；CT 扫描可以清楚地看到，股骨转子部骨折的产生，是由于骨折近端的股骨颈撞击进入膨大的转子区域而造成转子间骨折（图 4-8-1C~H）。患者进行了股骨近端假体置换（图 4-8-1I、J）。

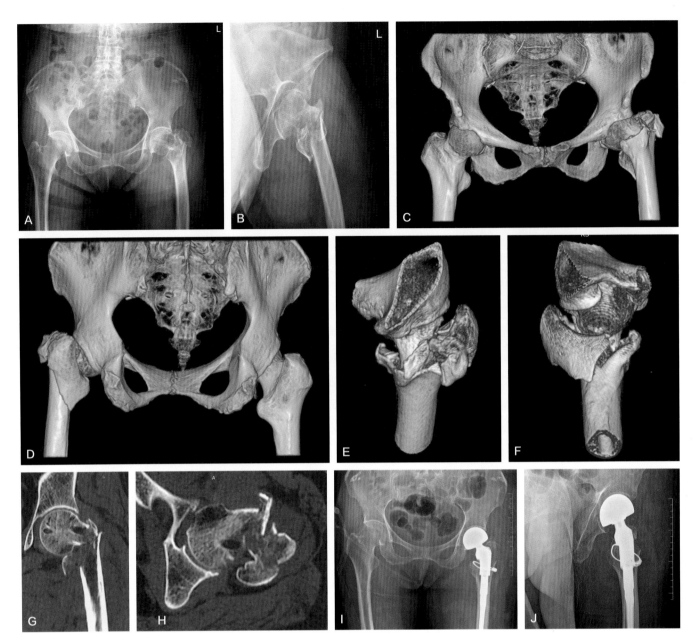

图 4-8-1　股骨颈合并转子间骨折

　　当然，股骨大转子与股骨颈之间的相互撞击的结果，也可能是大转子保持完整，股骨颈骨小梁柱发生碎裂。虽然这种骨折类型是不属于本章节"股骨颈骨折合并股骨转子间骨折"的范围。在此章节讨论的目的，主要是为了更好地说明股骨颈节段和股骨转子间相互撞击的暴力机制。当股骨颈节段与大转子相撞击的不是股骨颈内侧柱，而是与股骨外侧皮质紧密相连且同样比较致密的股骨颈外侧骨小梁柱时，除了可能造成大转子的骨折，也可能发生以外侧小梁柱节段碎裂为主的股骨颈骨折，如同这例典型的病例（图 4-8-2），内侧小梁柱刺入远端的骨松质中，外侧小梁柱则碎裂崩出骨折端。可以预见，如果该患者的暴力继续，如果股骨颈的外侧小梁柱是横断而非粉碎骨折，颈干角继续变小、股骨颈内侧小梁柱继续向外移位与股骨转子间相撞击的情况一定会是大概率事件。结合股骨近端骨小梁柱的解剖和影像，就不难理解这患者的骨折发生过程。

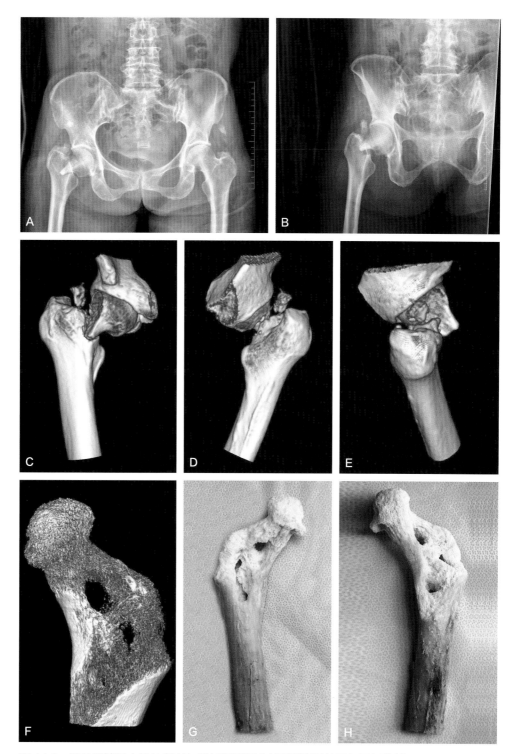

图 4-8-2　股骨近端骨小梁的解剖与股骨颈骨折合并同侧股骨转子间骨折的关系

A、B. X 线片示内侧小梁柱刺入远端的松质骨中,外侧小梁柱受挤压而碎裂并向外崩出骨折端;
C~H. CT 三维重建和股骨近端骨小梁柱解剖标本。

股骨颈骨折的患者中，有时在骨质内部也可观察到承重小梁柱的节段性骨折的起始阶段，或者说是"隐性的"节段性股骨颈骨折。这种情况在股骨颈骨折患者的 CT 扫描图像中并不少见，主要表现为股骨颈内部的骨小梁柱节段性断裂，而股骨颈外部的骨皮质并无节段性骨折表现。以一例 50 岁女性股骨颈骨折患者为例，X 线片显示股骨颈骨折，骨折近端的小梁柱嵌入骨折远端的骨松质中，内侧小梁柱断端上方约 1.5cm 处可见隐约骨折线（图 4-8-3A、B），CT 断层可见内侧小梁柱节段性断裂（图 4-8-3C、D）。

分析文献中所展示图片，有的只有 X 线片图像，有的有 CT 三维重建图像。但其中几个"节段性股骨颈骨折"病例，均是以 X 线片图像作为诊断依据。在此以我们所遇到的临床病例来说明 X 线片图像的局限（图 4-8-4）。首先从前后和侧位 X 线片上看，该患者的股骨颈骨折均似属于头下型骨折（图 4-8-4A、B），CT 扫描断层也可看到内侧小梁柱的节段性断裂，但也可以看到，对转子区的撞击主要是股骨颈后内侧骨小梁柱，并因此造成了股骨大转子的骨

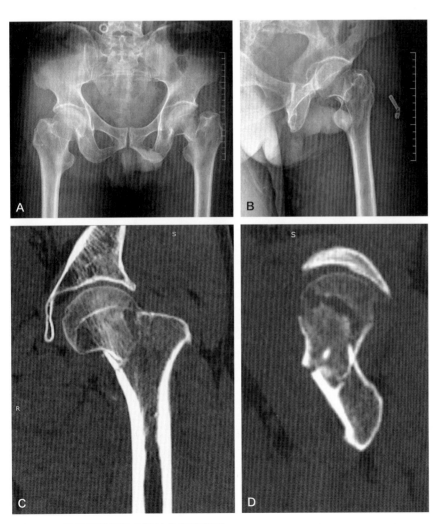

图 4-8-3　股骨颈骨折骨小梁的节段性断裂

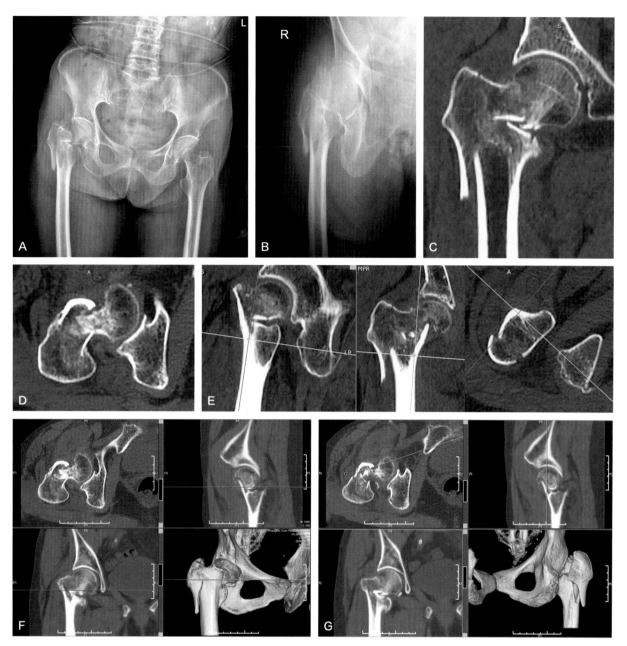

图 4-8-4　CT 显示骨小梁和皮质的断裂

折。股骨颈前方的骨皮质保持完整。从骨折形态推测（图 4-8-4C~G），该骨折发生的初始阶段应该是股骨颈前方表现为头下型骨折，在股骨颈后方表现为基底型骨折，骨折使股骨头后倾沿着股骨颈前方的骨皮质里面下滑（见图 4-8-4E），后内侧小梁柱向外向前撞向大转子方向，在造成大转子骨折的同时，也造成了小梁柱在股骨头下方的骨折。

　　合并同侧股骨转子间骨折的股骨颈骨折无论是对骨折端的结构稳定还是股骨头的血供都会造成巨大的负面影响。其对骨愈合和股骨头坏死的影响还需要较大样本的总结。Saleeb H 等结合文献对这类骨折治疗方法的选择总结了一个治疗流程图，考虑因素包括年龄（以 65 岁为限）、股骨颈骨折是否移位、大转子是否骨折等因素。对于 65 岁以下的患者，可综合考虑使用 DHS 加防旋螺钉，辅助大转子稳定（如钢缆绑扎）的头髓钉系统等，充分尝试保头内固定治疗。对于65岁以上的患者，宜酌情选用半髋或全髋关节置换。文献中的其他病例报道，其治疗大原则也基本如此。在我们所经治的病例中，这类骨折还是老年患者居多，内固定和关节置换的患者都有，初步的体会还是应该根据骨折涉及的部位和移位程度综合考虑，对于移位不大的患者或者不需要切开复位的患者，选择内固定手术是可行的。但对于移位较大的复杂骨折，特别是老年患者，切开复位内固定手术不仅手术创伤大，骨折的复位和内固定也需要耗费较长的手术时间还未必获得牢固固定，而且还有发生股骨头坏死的可能。但如果选择人工关节置换，即便是需要辅助大转子固定技术，综合考虑也可能是更好的选择。对于有的患者，即便是在知道结局的情况下，让医师再做一次选择，医师也未必就会更改当初的手术方案。一例71岁的女性患者（图4-8-5）跌倒致伤，左髋疼痛，来我院急诊。X线片表现极似31A3.1型股骨转子下骨折，CT扫描提示骨折近端股骨颈基底与大转子结合处有一明显骨折线，骨折无移位（图4-8-5A~D）。4天后行内固定手术，手术顺利（图4-8-5E）。术后2个月患者复查见骨折愈合好（图4-8-5F、G）。患髋无痛。患者随后自主行走，完全恢复受伤前的功能。此后1年，患者渐感左髋轻微疼痛，但能忍受，未到医院检查。随着疼痛逐渐加重，患者到医院就诊，X线片及CT显示骨折已经愈合，股骨头密度不均并有部分碎裂塌陷，固定螺钉穿出股骨头关节面（图4-8-5H~K）。予取出内固定。内固定取出术后复查（图4-8-5L），股骨头缺血坏死，密度不均，部分塌陷。患者仍在继续随访中，以后将视患者主诉及功能状况决定进一步治疗方案，若有症状可选择关节置换，部分创伤性股骨头坏死患者可无症状，无需处理。该病例提示，股骨转子间骨折合并同侧股骨颈骨折，骨折和手术对股骨头血供的影响也有导致股骨头缺血坏死的可能。

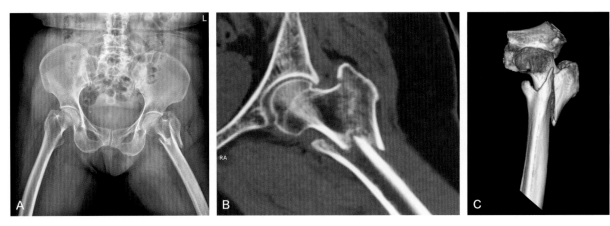

图4-8-5　转子下骨折导致的股骨头坏死的病例

A. X线片显示左股骨转子下骨折；B. CT扫描冠状面提示骨折近端股骨颈基底与大转子结合处有一明显骨折线，骨折无移位；C. CT三维重建前面观；

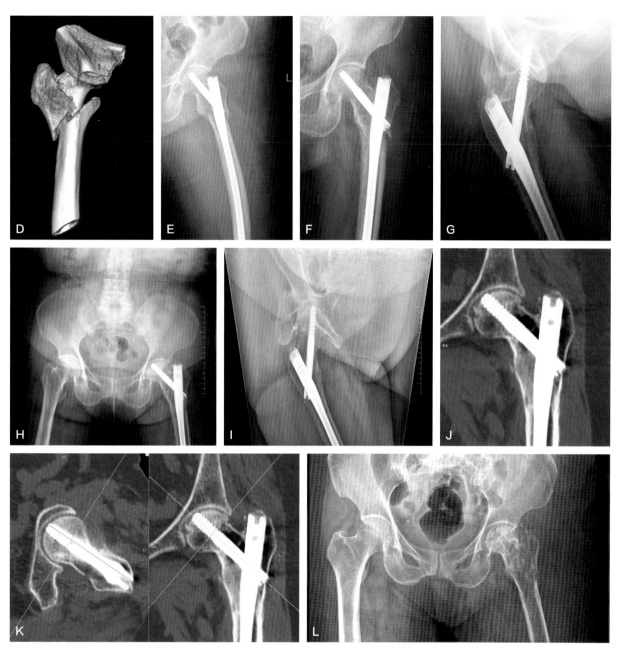

图 4-8-5（续）

D. CT 三维重建后面观；E. 内固定术后 X 线片示骨折对位及内固定位置满意；F、G. 术后 2 月 X 线复查见骨折愈合好；
H~K. 术后 1 年半，X 线及 CT 显示骨折已经愈合，股骨头密度不均并有部分碎裂塌陷，固定螺钉穿出股骨头关节面；L. 内
固定取出术后复查。

（王驭恺　全　坤　高悠水）

第九节　股骨颈骨折合并同侧股骨头骨折

股骨头合并同侧股骨颈骨折，大多是在股骨头骨折或者髋关节后脱位为主题的文献中讨论。大多医师将这种损伤称为"Pipkin Ⅲ型骨折"，这是一种以股骨头骨折为核心的临床分类方法，和 Pipkin Ⅰ型、Ⅱ型和Ⅳ型骨折相比，Ⅲ型骨折无论是从发生率和预后，均有其特殊性。其损伤机制，治疗要点以及预后，关键点均在股骨颈骨折上。且股骨颈骨折的发生无论在时序上还是力学机制上，均与股骨头的骨折脱位密切相关。两者的间隔或短或长，股骨颈骨折可以紧随于股骨头骨折-脱位，也可以发生于股骨头骨折-脱位的诊疗过程之中或者之后。为此，我们以股骨头毁损三联征（disastrous triad of femoral head，DTFH）来讨论该类型的损伤。结合临床观察和文献资料，我们将 DTFH 可分为 3 个类型：①普通型 DTFH，即传统意义上的 Pipkin Ⅲ型骨折，股骨颈骨折发生于同一暴力损伤。该类型骨折以创伤性髋关节脱位为基础，股骨头骨折多是在髋关节脱位过程中产生的，而股骨颈骨折则是发生在股骨头骨折之后。②医源型 DTFH，就像肩关节脱位在复位中可能发生医源性肱骨外科颈骨折一样，髋关节脱位在复位过程中也可能发生股骨颈骨折，特别是伴有股骨头骨折的髋关节脱位。医源性股骨颈骨折可以发生于急诊中闭合复位时，也可能发生于切开复位的手术过程中，骨科医师在面对髋关节脱位的患者时，一定要有和处理肩关节脱位患者一样的概念，复位前需要完成 CT 扫描，一是排除隐匿性骨折，二是规划好复位过程中如何避免髋臼后缘的杠杆支点的损伤。③应力型 DTFH，股骨颈骨折也可能发生在股骨头骨折-脱位的手术治疗之后。这种骨折类型的特征是股骨头骨折后应力集中的结果，表现为骨折内固定术后，在没有明显外伤的情况下，于股骨头骨折面的远侧缘发生股骨颈应力性骨折。

股骨颈骨折合并同侧股骨头骨折大多是髋关节后脱位合并股骨头骨折的基础上暴力继续损伤的结果。这类损伤的影像学特点，股骨颈骨折多为头下型骨折，个别发生在股骨颈基底，股骨头骨折均为轴向劈裂，骨折块较大的部分留在髋臼之外，较小部分则遗留在髋臼窝内。说明髋关节合脱位并股骨头骨折是这类损伤的基础。

这例患者的诊疗过程具有一定的警示性（图 4-9-1）。患者为 62 岁男性，高处坠落伤。伤后骨盆 X 线片及 CT 三维重建，诊断为左侧髋关节脱位合并股骨头骨折（图 4-9-1A~D）。患者进行了切开复位内固定手术，术后 X 线片见骨折复位满意（图 4-9-1E）。术后患者卧床休息，患肢皮肤牵引 2kg 维持 2 周后切口拆线，然后放弃了牵引，但仍继续卧床不下地。术后 3 周，患者尝试无负重下地活动，在双拐保护患肢无负重情况下突感患髋疼痛无力而到医院就诊，X 线片诊断为股骨颈头下型骨折（图 4-9-1F），进而施行全髋关节置换手术（图 4-9-1G）。为此，我们对患者的伤后 X 线片和 CT 图像进行了回顾，未发现股骨颈存在任何明显的骨折征象，可疑的隐匿性骨折线（图 4-9-1H~J）亦不能确定。

骨折的发生总是从隐匿到明显，骨折的移位也是随着暴力的延续而变化。如果存在隐匿性骨折，临床上也可以看到因严重移位的股骨颈骨折端撞击所形成的股骨转子间骨折（图 4-9-2），这都是髋关节脱位先于股骨颈骨折发生的直接证据。

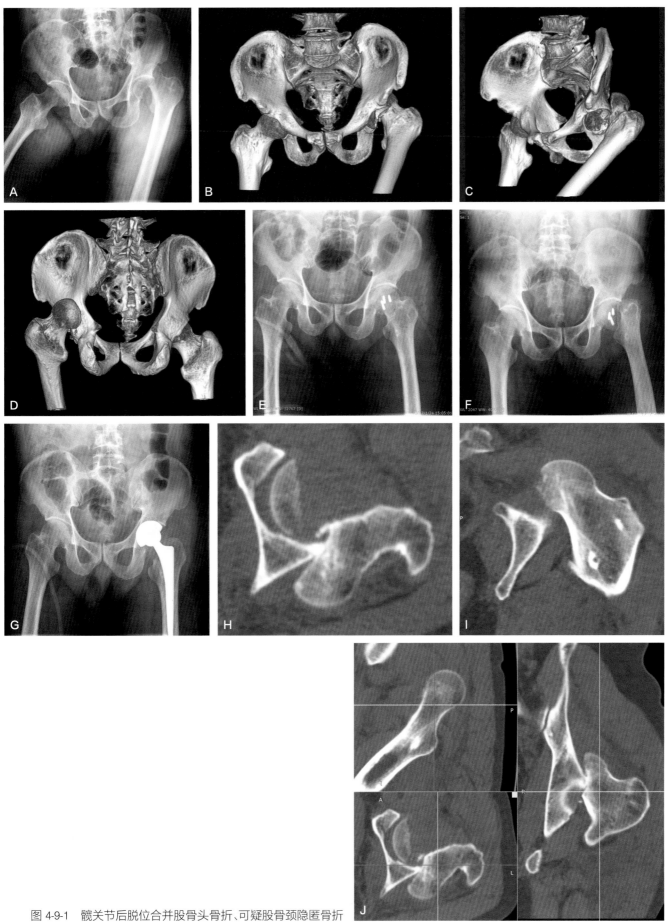

图 4-9-1　髋关节后脱位合并股骨头骨折、可疑股骨颈隐匿骨折

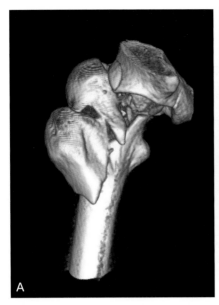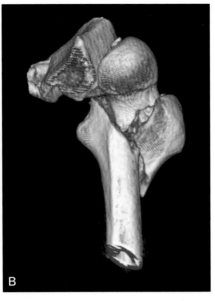

图 4-9-2　严重移位的股骨颈骨折端撞击所形成的股骨转子间骨折
造成髋关节后脱位合并股骨头、股骨颈、股骨转子间骨折。A. CT 三维重建图像前面
观；B. CT 三维重建图像后面观。

　　髋关节中心脱位合并同侧股骨头和股骨颈骨折是另一种特例，其股骨头骨折也多是在髋关节脱位过程中产生的。

　　Pipkin Ⅲ型骨折在股骨头骨折中最不常见的，文献中多为小样本临床报道。常由高能创伤引起，青壮年患者多见，通常合并有其他部位的损伤。

　　在关于股骨头骨折病例数较多的几项研究中，一是美国加州大学的 Scolaro JA 等对一个前瞻性数据库进行了 13 年的回顾性研究。共 163 例患者，164 个股骨头骨折。其中 17 例患者因影像学或临床记录不完整而排除。计 147 个骨折纳入研究。包括男性 99 例，女性 48 例，平均年龄 39.2 岁（13~81 岁）。骨折的 Pipkin 分型为：Ⅰ型 40 例（27%），Ⅱ型 62 例（42%），Ⅲ型 7 例（4.7%）和Ⅳ型 23 例（15%）。另一个是英国利兹大学的 Giannoudis PV 等所做的一项系统回顾研究。纳入研究的 29 篇文章均没有随机、对照试验，也非随机前瞻性研究。其中 17 项研究使用了 Pipkin 分型，共计有 301 例股骨头骨折。Pipkin Ⅰ型骨折 79 例（26.2%）、Ⅱ型骨折 100 例（33.2%）、Ⅲ型骨折 26 例（8.6%）、Ⅳ型骨折 88 例（29.2%）和 8 例股骨头骨折（2.7%）不适用于 Pipkin 分型。还有一项来自法国格勒诺布尔大学医院的 Tonetti J 等的一项 110 例股骨头骨折患者的回顾性研究。该研究的重点在于比较 Pipkin 分型系统和 Chiron 分型系统（Chiron 分型重点在于股骨头骨折的形态描述）。本组资料中髋关节后脱位 102 例，前脱位 8 例；46 例伴髋臼骨折，4 例伴股骨颈骨折（Pipkin Ⅲ型）。综合分析，在股骨头骨折中，Pipkin Ⅲ型的占比应不足 5%，系统分析文献中 Pipkin Ⅲ型的占比为 8.6%，因为来自不同的文献，初始文献本身可能存在数据偏倚。

　　我们团队的研究发现，股骨头骨折常见的分型，如 Pipkin、Brumback、OTA/AO 等分型，均不能匹配所有股骨头骨折的形态特征，根据骨折形态的分布规律，我们尝试了本团队提出的股骨头骨折的三区分型更能匹配各种骨折形态，其临床价值还需要进一步验证。

股骨颈骨折合并股骨头骨折的诊断，如果是单纯的 Pipkin Ⅲ 型骨折，临床一般不会漏诊。由于该类损伤多为高能量损伤，在有其他合并伤的情况下应予重视，骨盆 CT 扫描检查是必须的。

关于医源性 Pipkin Ⅲ 型骨折的问题应引起骨科医师重视。有 2 篇文献对该问题进行了专门讨论，一篇来自塞内加尔达喀尔 Grand Yoff 综合医院，Sy MH 等报道了 1997 年 3 月至 2003 年 2 月共治疗的 70 例髋关节脱位和骨折脱位患者。其中 14 例髋关节脱位合并股骨头骨折。4 例患者是在髋关节脱位的复位过程中发生了股骨颈骨折。4 例患者中，2 例为 Pipkin Ⅳ 型骨折脱位和 2 例为 Pipkin Ⅱ 型骨折脱位。作者认为这种损伤可能是由于不恰当地粗暴复位所造成，股骨头保持在髋臼上方和后方，旋转角度小于 90°。股骨头缺陷区的粗糙面在复位过程中受髋臼边缘阻碍时，就会发生颈部骨折。4 例患者最终都进行了关节置换手术。其中一例是在内固定失败后，另外 3 例是在发生医源性骨折后直接进行了关节置换。另一篇来自韩国，Park KH 等报道了 9 例伴有股骨头骨折的难复性髋关节脱位患者，其中包括 8 例 Pipkin Ⅱ 型和 1 例 Ⅳ 型。该 9 例患者中，有 5 例在闭合复位时发生了股骨颈骨折。作者提出了 "伴有股骨头骨折的难复性髋关节脱位（irreducible femoral head fracture-dislocations）" 的概念。作者认为，股骨头的骨折面与髋臼区域的后锐角紧密接触是难复性股骨头骨折脱位重要的影像特征，在闭孔位 X 线片上，以及 CT 扫描的 3D 重建图像上，可以清楚显示股骨头与髋臼之间的关系。5 例医源性股骨颈骨折患者中的 3 例直接进行了髋关节置换，另 2 例在进行了切开复位内固定术后 7 个月和 14 个月出现骨折不愈合和股骨头缺血性坏死，进而进行了全髋关节置换术。作者也对 4 例具有 "难复性股骨头骨折脱位" 影像特征的患者放弃闭合复位尝试，直接进行了切开复位，术后至少 12 个月内患者功能结果良好。

在我们治疗的临床病例中，以下几个病例具有一定的代表性。

图 4-9-3 示 16 岁的女性患者，外伤致左髋关节后脱位合并股骨头骨折。伤后 X 线片，CT 断层及 CT 三维重建均可看到股骨颈原本是没有骨折的，复位过程中造成股骨颈头下型骨折。本例患者和上面提到的 "难复性股骨头骨折脱位" 的影像特点相似，表现为较大的股骨头骨折面紧贴髋臼后上锐角区域。

图 4-9-4 示 40 岁男性患者，外伤致右髋关节后脱位并股骨头骨折，Pipkin Ⅳ 型。手术采用 Ganz 入路大转子截骨，手术顺利，骨折复位固定满意。患者术后禁止负重 6 周，术后 3 个月逐渐开始负重。术后 7 个月，患者在行走中突感右髋疼痛，没有外伤史。入院检查发现股骨头坏死，股骨颈应力性骨折。

图 4-9-5 示 21 岁男性，车祸伤。X 线片前后位（图 4-9-5A）和侧位（图 4-9-5B）见股骨颈骨折合并股骨头骨折、髋关节脱位。股骨头游离、位于髋臼下方，髋臼呈空虚状态。CT 三维重建见股骨颈骨折为头下型骨折，骨折完全移位。股骨头主体离开髋臼移位至后下方，髋臼内见股骨头骨折碎片（图 4-9-5C~F）。该患者的特殊性在于患者的损伤是首先发生髋关节后脱位合并股骨头骨折，然后股骨头在关节囊外发生了股骨颈骨折，使得股骨头留在关节囊外，而骨折远端——股骨颈，则回到关节囊内。

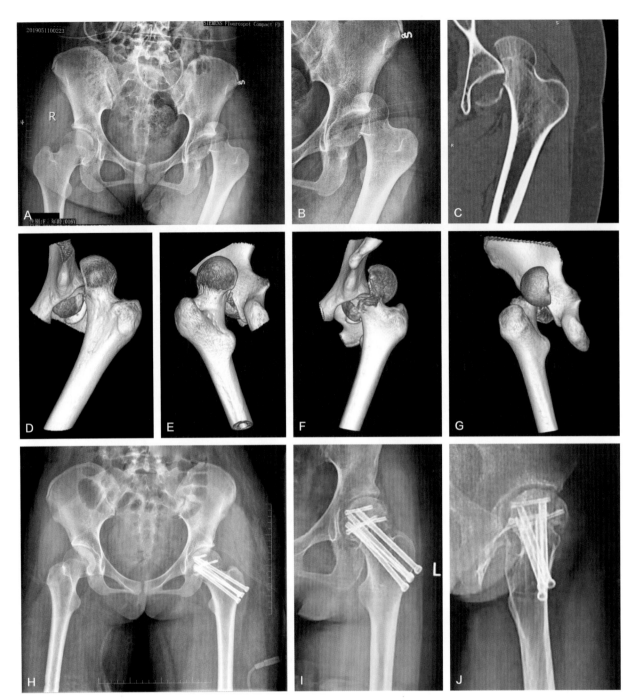

图 4-9-3　医源性股骨颈骨折

A、B. 伤后 X 线；C. CT 冠状面断层；D、E. CT 三维重建均可看到左髋关节后脱位合并股骨头骨折，股骨颈原本无骨折；
F、G. 复位过程中造成股骨颈头下型骨折；H. 行切开复位内固定手术；I、J. 术后 35 个月随访髋关节前后位及侧位 X 线片
示股骨颈骨折已愈合，内固定无松动，关节间隙无狭窄，股骨头似有密度不均。

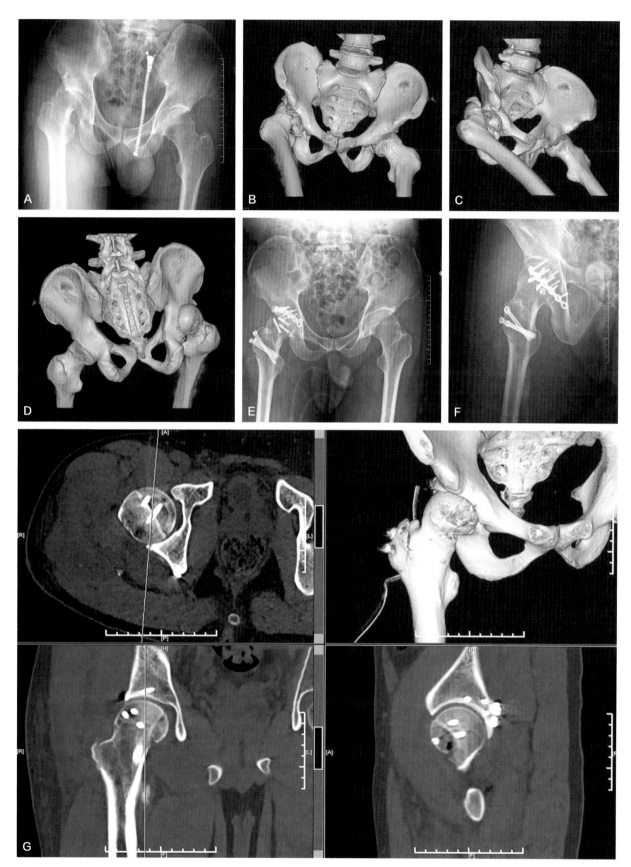

图 4-9-4　右髋关节后脱位并股骨头骨折,Pipkin Ⅳ型,术后股骨颈应力性骨折

A~D. 伤后 X 线和 CT 图像;E~G. Ganz 入路大转子截骨手术后图像,骨折复位固定满意

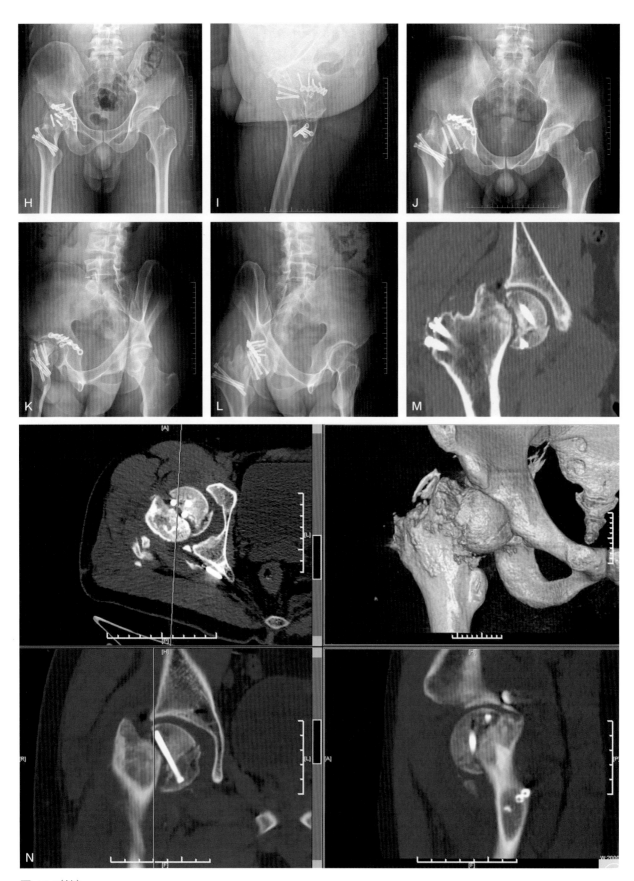

图 4-9-4（续）

H、I. 术后 3 个月 X 线片；J~O. 术后 7 月 X 线片和 CT 图像，股骨颈病理性骨折

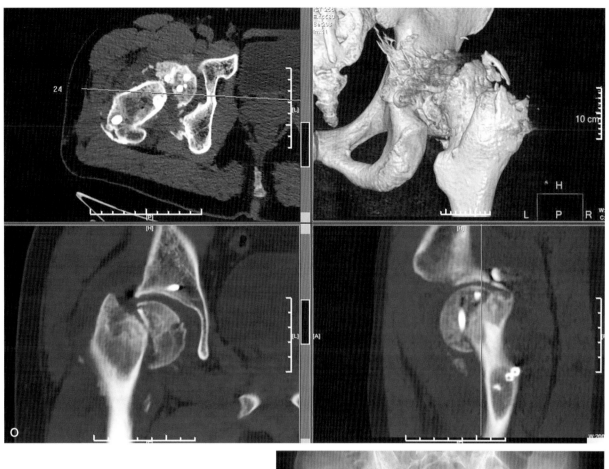

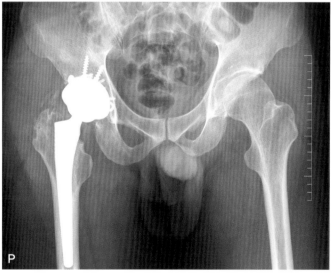

图 4-9-4（续）
P. 行全髋置换手术。

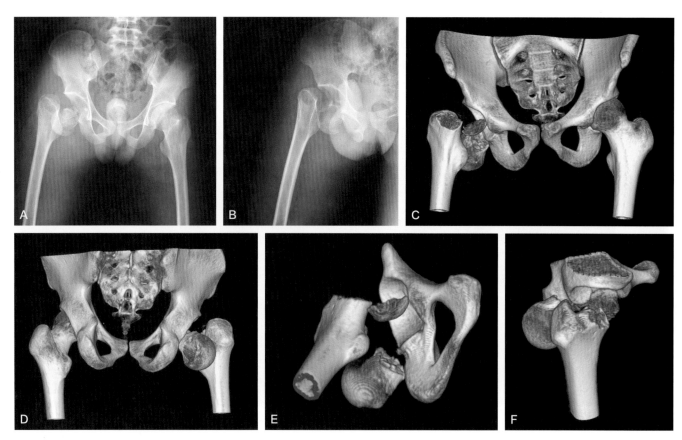

图 4-9-5　股骨颈骨折合并股骨头骨折和髋关节脱位

　　图 4-9-6 示 67 岁女性，交通伤。髋关节正侧位片见股骨颈骨折，股骨头轮廓显示不清（图 4-9-6A、B）。CT 三维重建图像：前面观见股骨颈头下骨折，内翻嵌插（图 4-9-6C）；后面观见股骨头及髋臼后缘骨折（图 4-9-6D）；上面（图 4-9-6E）及下面观（图 4-9-6F）除了可见股骨头及髋臼骨折外，尚可见股骨头向前方脱位。该病例的特殊性在于，髋关节后方的股骨头骨折碎片和髋臼骨折碎片说明该患者的损伤一定发生过髋关节后脱位，而损伤的最终状态说明股骨颈的内翻嵌插骨折和前脱位，发生在髋关节后脱位之后。股骨颈冠状面断层可见股骨颈头下骨折内翻嵌插，股骨头骨质有撞击压缩痕迹（图 4-9-6G）。

　　对于髋关节脱位，无论是否伴有股骨头骨折，急诊时尽早闭合复位是首要原则。但关于 Pipkin Ⅲ型骨折的治疗方法与预后的关系，大样本的临床证据很少，疗效评价方法也不尽一致，难以评估治疗变量的有效性。

　　普遍接受的观点是，无论采用何种治疗方法，在 Pipkin 骨折的四个亚型中，Ⅲ型的预后最差。首先，对于 Pipkin Ⅲ型骨折，闭合复位成功的概率几乎没有；其次，Pipkin Ⅲ型骨折本质上是"股骨近端关节内节段性骨折（intra-articular segmental proximal femoral fractures）"，股骨头血供受损严重；其三，切开复位内固定必然会加重股骨头血供的损伤，也难以提供可靠的固定方法。第四，由于该型骨折往往存在其他部位的多处受伤，患者的全身状况可能会拖延手术的实施。Giannoudis PV 的系统回顾分析显示，50% 的 Pipkin Ⅲ型骨折预后较差，而Ⅰ型、Ⅱ型和Ⅳ型 Pipkin 骨折的预后不良率分别为 12%、15% 和 27%。并且在他们的病例中，Pipkin Ⅲ型骨折无一例显示预后良好。

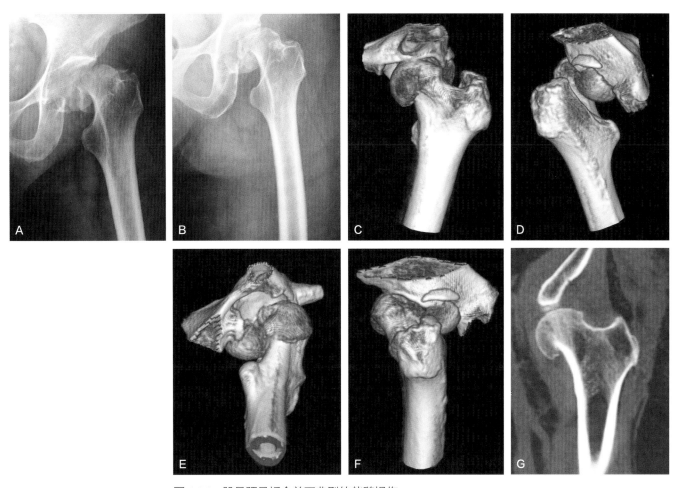

图 4-9-6　股骨颈骨折合并不典型的伴随损伤

切开复位内固定通常采用改良 Smith-Petersen 入路或 Ganz 入路进行。Tannast 等建议，如果术中检查后上支持带完好无损，年轻患者以及没有关节炎症状的老年患者可以选择外科脱位和 ORIF，术后避免负重 6 周。但文献中关于内固定的疗效大多不甚满意，而且在骨折内固定术后发生股骨头坏死的时间也相对较短。Keong MW 等报道一例 35 岁的 Pipkin Ⅲ型骨折女性患者，行内固定手术后 4 个月发生股骨头缺血性坏死，转行右侧全髋关节置换术。Tonetti 等对 110 例 Pipkin 骨折进行回顾性研究，平均随访 37 个月。其中 4 例 Pipkin Ⅲ型骨折，1 例直接行全髋关节置换术，其余 3 例内固定术后在后期转为全髋关节置换术。作者认为 Pipkin Ⅲ型骨折宜直接行全髋关节置换术。Scolaro JA 等也认为，治疗 Pipkin Ⅲ型骨折时应首先考虑直接 THR，不提倡先试行 ORIF。在他们的 147 例 Pipkin 骨折中，Ⅲ型骨折 13 例，其中 7 例行内固定治疗，结果 2 例在内固定术后 12 周内固定失败，另外 5 例在随访 6 个月后也相继出现内固定失败或股骨头缺血性坏死，最终 7 例均进行了关节置换手术。作者也因此建议 ORIF 仅适用于无脱位迹象的骨折和粉碎性最小的股骨颈骨折。在选择 ORIF 时，主张通过安全的髋关节脱位手术进行早期切开复位和固定。保护好 MFCA 深支，检查后上支持带，如果发现损坏，应决定术中转换为 THR。Yoon TR 对 30 例股骨头骨折患者进行了分析，作者采用的是自己提出的股骨头骨折分型，没有采用 Pipkin 分型。其中 3 例相当于 Pipkin Ⅲ型的病例，均进行了关节置换手术。

在股骨头骨折的切开复位内固定术中也可能发生医源性股骨颈骨折，应特别注意。图4-9-7此所示患者因电动摩托车骑行中撞击障碍物致伤，诊断表现为右侧髋关节脱位合并股骨头骨折，髋臼后缘无骨折（图4-9-7A~D）。手术采用 Ganz 入路，在脱位的股骨头复位过程中听到异响，检查是股骨颈发生了骨折，立即在直视下复位内固定（图4-9-7E）。术后复习术前 CT 图像，并未发现隐匿性骨折线（图4-9-7F、G）。该患者的诊疗过程给我们的启示是，对于髋关节脱位合并股骨头骨折的患者，无论是切开复位还是闭合复位，都应该警惕发生医源性股骨颈骨折的可能。特别是髋臼内的股骨头骨折块较大的骨折。在 Ganz 入路时，股骨颈的骨折也可能发生在股骨头骨折内固定时，髋关节的外旋动作中。我们有个设想，对于这类患者除了轻柔操作，是否可以做预防性内固定？即在正常的股骨颈中先预防性地置入1~2枚克氏针，以减少医源性骨折发生的风险。

直接 THR 虽是 Pipkin Ⅲ型骨折的另一种解决方案（图4-9-8）。但 Pipkin Ⅲ型骨折多为年轻患者，关于 THR 在年轻患者股骨颈和/或 Pipkin 骨折中的应用和结果，尚缺少大样本的证据。但有充分证据表明，THR 在非创伤性终末期髋关节疾病中的结果良好。

也有少数内固定术后功能尚可的例外病例。如 Mukhopadhaya J 等报道一例25岁男性患者，手术采用 Kocher-Langenbeck 入路联合大转子截骨术，复位和固定骨折块，随访5年，虽然出现股骨头坏死，但患髋功能基本满意。我们也有一例患者，即上面提到的一位16岁的女性患者（见图4-9-3），左髋关节后脱位合并股骨头骨折后在急诊复位过程中造成股骨颈头下型骨折。后行切开复位内固定，术后35个月随访，髋关节前后位及侧位 X 线片显示股骨颈骨折已愈合，内固定无松动，关节间隙无狭窄，股骨头有轻微变形和密度不均，有典型的股骨头坏死征象，但患者髋关节无明显不适主诉，关节功能满意，能自由运动，患髋活动范围和对侧相同。仍在继续随访中。

不论是股骨头骨折闭合复位引起医源性股骨颈骨折，还是股骨头骨折内固定后再次股骨颈骨折，仍然是股骨头骨折治疗的难点。由于股骨头骨折合并股骨颈骨折的罕见性，目前缺乏 RCT 研究或者大规模的前瞻性研究结果指导临床治疗。我们曾对209例股骨头骨折的临床资料进行过分析，12例患者并发股骨颈骨折（5.7%），从这项回顾性研究中发现，股骨头骨折块的大小是影响股骨头骨折并发股骨颈骨折的重要因素，这是值得骨科临床医师重视的指标。结合既往文献报道，我们计算了股骨头骨折块关节面所占股骨头关节面的面积占比，如果股骨头骨折块的关节面面积超过30%，并发股骨颈骨折的风险，或在内固定手术中，或在股骨头脱位的闭合复位过程中发生股骨颈骨折的风险，会显著增大。特别是对于年轻的高危患者，及时切开复位内固定或在闭合复位过程中采取预防措施，避免医源性股骨颈骨折或预防隐源性股骨颈骨折发生移位，都是十分重要的。如果股骨头骨折块较小，传统的共识是，当骨折块占比不到股骨头的1/3时，应切除骨折块为好。

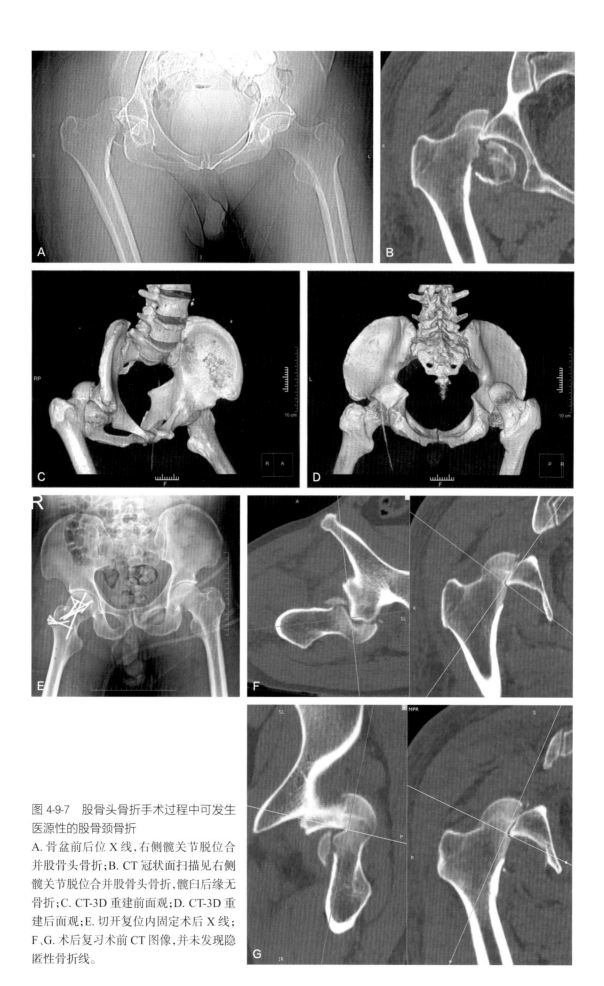

图 4-9-7 股骨头骨折手术过程中可发生医源性的股骨颈骨折

A. 骨盆前后位 X 线,右侧髋关节脱位合并股骨头骨折;B. CT 冠状面扫描见右侧髋关节脱位合并股骨头骨折,髋臼后缘无骨折;C. CT-3D 重建前面观;D. CT-3D 重建后面观;E. 切开复位内固定术后 X 线;F、G. 术后复习术前 CT 图像,并未发现隐匿性骨折线。

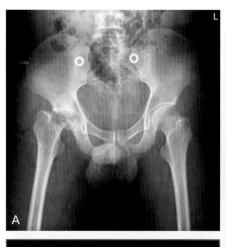
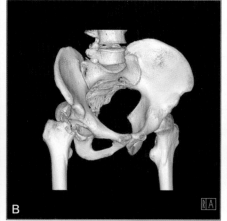
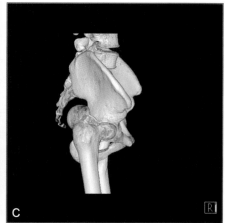
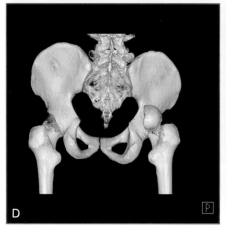
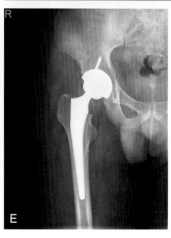

图 4-9-8　直接全髋关节置换是 Pipkin Ⅲ型的一种治疗选择

A. 术前骨盆前后位 X 线片;B. 术前 CT 三维重建前面观;C. 术前 CT 三维重建侧面观;D. 术前 CT 三维重建后面观;E. 全髋关节置换术后 X 线片。

（李广翼　朱　奕　梅　炯）

第十节　股骨颈骨折合并同侧髋臼/骨盆骨折

股骨颈骨折合并髋臼骨折大多是在"浮髋"损伤、髋臼骨折或者髋关节脱位的相关文献中讨论，也是一种临床上少见的损伤。Judet 等（1964）报道在 173 例髋臼骨折中，并发股骨颈骨折 2 例（1.2%）。Weber 等（1998 年）总结髋臼骨折切开复位内固定后因创伤性关节炎而行全髋关节置换手术的 66 例患者，提到其中 5 例患者接受了股骨骨干或股骨颈骨折切开复位内固定手术，说明其中有合并股骨颈骨折病例。Mears（2003）报道了 411 例髋臼骨折，其中合并股骨颈骨折 15 例（3.6%）。杨立文等（2009）报道 502 例髋臼骨折中 7 例并发同侧股骨颈骨折（1.4%）。

同时伴有同侧股骨颈骨折、股骨头中心性脱位和髋臼骨折的复合伤在临床更是罕见，而且在这种情况下通常会存在其他部位的骨盆骨折，尤其是前柱和后柱骨折。1909 年 Schroeder 曾在尸体上模拟了这种罕见复合伤。在一些文献中，均提到 1954 年 Stewart 和 Milford 报道的股骨头中心性脱位的大宗病例研究中有 1 例同时合并股骨颈骨折，我们查阅了该文献，未看到有明确的描述，估计是对该论文中一些描述的推测。1987 年 Meinhard 等报道 1 例股骨颈骨折合并股骨头中央型脱位、髋臼骨折。Wei L 等（2011）报道了 502 例髋臼骨折，其中合并股骨颈骨折 8 例（1.6%），这 8 例患者中有 5 例同时合并髋关节脱位。从作者单位看，这组病例与杨立文等的论文资料应有重叠。

股骨颈骨折合并髋臼骨折在"浮髋"损伤中多有讨论。1992 年，Liebergall M 等最早定义了"浮髋"损伤，即同时合并同侧股骨和骨盆髋臼骨折，并将此类损伤分为 A、B、C 三型。该分型主要聚焦骨盆髋臼的损伤程度，单纯骨盆环损伤为 A 型，髋臼骨折为 B 型，骨盆髋臼皆损伤为 C 型。而对于股骨侧的骨折没有进一步细分，股骨近端、股骨干和股骨远端均包括在其中。2002 年，Liebergall M 等再次报道了 1987—1999 年间，耶路撒冷哈达萨大学医院所收治的髋臼骨折合并同侧股骨骨折患者的一项回顾性研究。160 例行手术治疗的髋臼骨折患者中，有 20 例"浮髋"损伤患者，占髋臼骨折的 12.5%，其中男性 16 例（75%）、女性 4 例（25%），平均年龄为 33.7 岁（范围 20~60 岁）。其中 9 例患者为股骨近端骨折（AO-31），包括 3 例股骨颈骨折（31B）和 6 例股骨转子间骨折（31A）；12 例股骨干骨折（1 例股骨干合并股骨颈骨折）；无股骨远端骨折（AO-33）。2 例股骨颈骨折（31B）使用空心螺钉固定，1 例股骨颈骨折行一期髋关节置换术；6 例转子间和转子下骨折（31A），使用 DHS 固定；12 例股骨干闭合骨折使用带或不带远端交锁的髓内钉固定。其中 1 例节段性骨折患者采用髓内钉联合空心螺钉固定股骨干和股骨颈。行空心螺钉固定治疗的 2 例合并股骨颈骨折的患者在初次内固定术后 5 年和 7 年因创伤性关节炎行髋关节置换术。

Anglen JO 等对 57 例"浮髋"患者的统计显示，股骨近端、中段、远端以及节段性骨折的发病率分别为 25%，15%，18% 和 5%。Brioschi M 等所采用的 Mueller 分型和 Liebergall 分型类似，也是立足于骨折解剖部位的分型。A 型：同侧髋臼和股骨骨折（Type A：ipsilateral acetabular and femoral fractures）；B 型：同侧骨盆和股骨骨折（Type B：ipsilateral pelvic and femoral fractures）；C 型：同侧骨盆、髋臼和股骨骨折（Type C：ipsilateral pelvic，acetabular，and femoral fractures）。他们总结了 2004 年 1 月—2019 年 12 月间 45 例骨盆或髋臼骨折合并同侧股骨骨折患者，Mueller A 型或 B 型中股骨骨折以股骨中上段为主（40/45，88.9%）。髋臼和骨盆骨折按 AO/OTA 分型以 62-B 型和 61-C 型最常见（分别为 20% 和 33%）。股骨骨折按 AO/OTA 分型，31 型 14 例（31.1%），32 型 26 例（57.8%），33 型 5 例（11.1%），14 例 31 型骨折没有进一步区分转子（31A），颈（31B）和头（31C），股骨颈骨折的发生率没有专门讨论。

Cech A 等在一项单中心回顾性研究中纳入 69 例"浮髋"患者，平均年龄 38.5 岁，其中 Liebergall 分型 A 型 52 例（75%）、B 型 3 例（4%）、C 型 14 例（20%）。对于股骨骨折的分型采用 AO/OTA 分型，即 AO/OTA31、32、33，其中股骨近端骨折（AO/OTA 31）27 例（39%），没有进一步地分出 31A、31B 和 31C。但文中提到了关于股骨颈骨折的处理："对于老年股骨颈骨折患者或有不良预后因素（如严重软骨撞击、严重股骨头损伤等）的股骨颈骨折患者，我们倾向于采用全髋关节置换术（THA）及同期髋臼内固定术。在这 69 例患者中，3 例（4%）需要行二期全髋关节置换术。其中 17 例患者存在髋臼骨折（B 型或 C 型浮髋）。3 例需要二期全髋关节置换术的患者都来自这 17 例髋臼骨折患者中，即 18%（3/17）的患者需要行二期全髋关节置换术"这篇论文需要进一步地解读说明，文中所说的 3 例进行了全髋关节置换手术的患者，并不是立足于股骨近端的骨折进行讨论，而是立足于涉及髋臼骨折的处理，并且，所描述的3例全髋关节置换手术均为二期手术（secondary THA），并非一期全髋关节置换手术。

Zamora-Navas P 等报道了2004年至2007年间治疗的25例"浮髋"患者，均随访7年以上。以56例单纯骨盆或髋臼损伤患者作为对照组，进行比较研究。作者对同侧股骨骨折按AO分型进行了细分：包括股骨近端9例（31 A1型1例；31A2型5例，31 A3型3例，），股骨中段8例（32A1型3例，32A3型2例，32C3型3例），股骨远端8例（33 A 32例，33 C 25例，33 C 31例）。作者认为"浮髋"损伤是在骨盆或髋臼损伤的基础上增加股骨骨折，理论上对机体造成的伤害程度及生活质量的影响超出了单纯骨盆或髋臼损伤患者。然而该研究中EUROQOL-5D量表统计结果显示，"浮髋"损伤患者和单纯骨盆或髋臼损伤患者在生活质量方面的无显著差异。Zamora-Navas P 在另一篇文章中报道了11例有血管并发症的"浮髋"损伤，患者中没有一例股骨颈骨折。

Müller EJ 等报道了42例"浮髋"损伤。其中包括股骨颈骨折4例，股骨转子/转子下骨折8例，股骨中段26例，2例为累及股骨中段和近端的节段性骨折，2例为股骨髁上骨折。有意思的是，通过这项研究作者发现"浮髋"损伤并不经常并发类似"浮膝"或"浮肘"损伤中常见的特征性血管神经合并伤或并发症。因此作者指出，"浮髋"一词不准确且具有误导性，不建议使用。

和所有高能量损伤患者一样，股骨颈骨折合并髋臼/骨盆骨折的诊断重点，在于全身和局部的充分评估。文献中，"浮髋"的死亡率为5%~12.5%，多发生在急诊处理的初期。对于"浮髋"患者而言，以拯救生命为最主要目标的创伤控制手术（damage control）非常重要，常见的创伤控制方案包括骨盆外固定支架固定、骨盆填塞及股骨干外固定支架固定等。而且，需特别关注创伤控制手术后续的手术窗：外伤后第2~3天是炎症高发期，仅适合做诸如清创、更换纱布、调整支架等简单手术；第4~10天是第一个手术窗，可以完成主要或者重要的手术固定，例如股骨颈的内固定，如果条件允许，可以完成骨盆髋臼手术，尽量降低致残率。此后直到第三周结束，该时期是免疫抑制期，感染风险或者死亡率较高。第三周后患者整体情况稳定，可以行次要的或者前期开展未能的必要手术。

法国医师 Mehdi Boudissa 总结了69例"浮髋"患者的治疗经验。作者认为，对于A型损伤，如果生命体征及血流动力学稳定，可以一期完成骨盆和股骨骨折固定手术。首先固定股骨，这样骨盆环的牵引才有效，但由于骨盆存在骨折，医师又无法发挥牵引床优势，给股骨的固定带来了较大挑战；骨盆骨折的处理方面，先行钢板固定稳定前环，而后予以骶髂关节螺钉或者桥接钢板固定后环。对于血流动力学不稳定的患者可以通过外固定支架稳定前环，骶髂关节螺钉稳定后环。对于B型损伤，第一期固定股骨，这样会方便后期髋臼的复位，髋臼可以等待5天后再行手术。对于老年或者存在内固定手术预后不良因素（严重软骨损伤或股骨头骨折等）的合并股骨颈骨折的患者，推荐在髋臼固定的同时、一期行全髋关节置换术。对于C型骨折，股骨和骨盆的处理同A型，都可以放在同一期，5天后再行髋臼处理。在 Mehdi Boudissa 报道的69例患者中，以A型损伤为主（n=57，83%）。57%（39例）的患者血流动力学不稳定，需要行血管栓塞术（n=15；22%）或多次输血（n=24；35%）；

86%（59例）的患者需行创伤控制手术，包括股骨牵引或外固定支架术。多次输血与C型骨折显著相关，强调了C型损伤有大出血的风险。经过平均5年的随访，髋臼骨折患者的平均Oxford髋关节评分为35.5，骨盆环骨折患者的平均Majeed评分为71.5。只有30%的患者能够恢复到以前的体力活动水平并可从事以前的职业活动，45例（65%）患者出现一种或多种并发症。复杂的髋臼骨折手术往往存在复位丢失和骨不连。根据Mehdi Boudissa的治疗方案，死亡率可降低为3%（2/69）。

股骨颈骨折合并髋臼/骨盆骨折缺少大样本的研究报道，其外科治疗存在极大挑战，切开复位内固定术后创伤性关节炎和股骨头坏死的发病率较高，通常需二期行全髋关节置换术。尤其在同时发生髋关节脱位的情况下，股骨头坏死概率接近100%，因此有学者建议在这种情况下，可以考虑一期行髋臼骨折切开复位内固定＋全髋关节置换术，以降低二次手术率。

图4-10-1所示病例为一57岁男性患者，从X线片和CT图像显示明显的高能量损伤。股骨颈骨折合并同侧髋臼、骨盆骨折，骨折涉及股骨颈、髋臼前后柱、四边体和髂骨翼，骨折块均存在有程度不同的移位。CT断层图像可见髋臼内关节面软骨下骨存在碎裂和压缩，股骨头也因受撞击而变形。对这样的患者如果对髋臼/骨盆以及股骨颈进行切开复位内固定手术，姑且不论受撞击而压缩的髋臼骨松质的复位和固定效果，骨折显露过程中对髋关节周围血供的保护也是需要慎重考虑的问题。

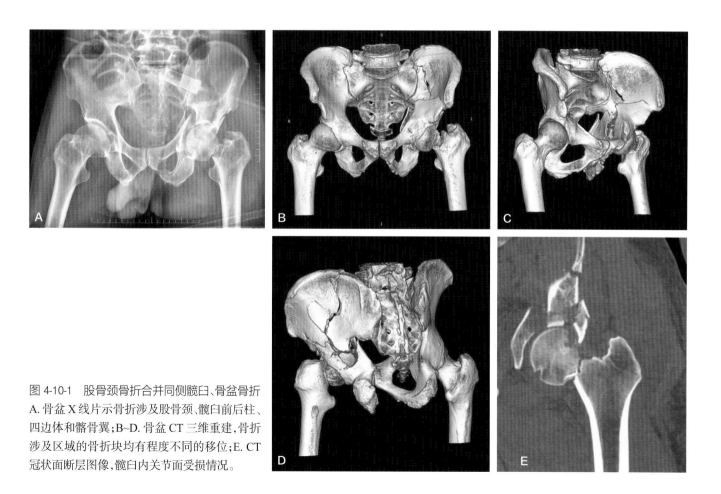

图4-10-1 股骨颈骨折合并同侧髋臼、骨盆骨折
A. 骨盆X线片示骨折涉及股骨颈、髋臼前后柱、四边体和髂骨翼；B~D. 骨盆CT三维重建，骨折涉及区域的骨折块均有程度不同的移位；E. CT冠状面断层图像，髋臼内关节面受损情况。

前面已经提到，单纯髋关节脱位后股骨头缺血坏死的发生率，行切开复位的患者要远远高于行闭合复位的患者。髋部手术对股骨头血供的损伤是解释这一现象最合理的理由。

我们曾在第二章中介绍了一例15岁男性患者（见图2-6-6），也是一例股骨颈骨折伴有髋臼/骨盆骨折的患者，患者没有采用切开复位内固定，而是进行了闭合复位经皮内固定手术，患者术后取得了满意的疗效，包括股骨颈骨折在内的所有骨折均得以如期愈合。虽然作为一个孤立的病例尚不足以说明这种损伤的治疗规律，理论上，对一些并发髋臼/骨盆骨折的股骨颈骨折患者，对骨折部位选择进行闭合或辅助撬拨复位，经皮微创内固定，对部分患者无疑是值得尝试的。

总体来说，股骨颈骨折合并髋臼/骨盆骨折时，其股骨头缺血坏死的发生率要比单纯股骨颈骨折或单纯髋臼骨折的要高。Mears等报道的髋臼骨折患者中，15例存在有同侧股骨颈骨折，其中13例（87%）为Garden Ⅳ型骨折，2例为Garden Ⅱ型骨折，均同时进行了股骨颈和髋臼的切开复位内固定。结果15例股骨颈骨折中14例发生股骨头缺血性坏死，且所有Garden Ⅳ型骨折患者都出现了早期进行性股骨头缺血性坏死和继发性髋关节创伤性关节炎。杨立文等报道的7例髋臼骨折并发同侧股骨颈骨折的患者中，5例出现早期股骨头坏死（71%）。Wei L等报道的8例髋臼骨折并发同侧股骨颈骨折的患者中，5例出现股骨头坏死（63%）。一般单纯股骨颈骨折内固定术后的股骨头缺血坏死率30%~40%。Damany DS等的一项基于564例年轻患者（15~50岁）的研究显示，移位型股骨颈骨折的整体缺血性坏死率为22.5%，骨不连率为6.0%。

单纯髋臼骨折内固定术后的股骨头坏死率，文献报道为5.6%。

单纯髋关节脱位是经闭合复位还是经切开复位，两种治疗方法在股骨头坏死的发生率方面是存在明显差异的。Stewart等（1954）报道，髋关节脱位后股骨头坏死的发生率总体为21.2%（25/118），闭合复位组为15.5%（14/90），而切开复位组为39.3%（11/28）。

创伤性髋关节骨折脱位（即髋关节脱位合并髋臼/股骨头/股骨颈骨折）通常由高暴力外伤所致，其预后一般与复位时间、复位质量、患者年龄、股骨头损伤程度、有无嵌插骨折块、髋臼骨折类型相关。既往研究表明，伤后6小时内复位对于髋关节功能的恢复非常重要。多数情况下，闭合复位可获成功，除非有骨折块/软组织嵌顿，或高度怀疑坐骨神经损伤，这种情况下可行切开复位；复位后通常行股骨牵引维持。髋臼骨折合并髋关节脱位术后的股骨头坏死率为7.5%~9.6%。土耳其医师Sahin等报道了1980—1994年间的62例髋关节骨折脱位病例，其中闭合复位50例，切开复位12例。随访时间3.6~18.4年（平均9.6年），44名患者（71%）功能良好。10例患者（16.1%）出现晚期创伤性髋关节炎，5例患者发生股骨头坏死。然而作者对于5例股骨头坏死患者与闭合复位或切开复位的关系缺少讨论。继发创伤性关节炎或股骨头坏死后，可行全髋关节置换术。

Letournel E报道了162例陈旧性髋臼骨折（伤后3周以上）的手术患者，46%的手术时间为伤后3周~60天；43%在2~6个月；9.6%在受伤后1~3年。38例患者不能获得满意复位；剩下124例患者，通过努力最终复位股骨头并重建髋臼。其中106例患者术后随访2~22年。并发症包括坐骨神经麻痹（8.4%），感染（2.4%），骨坏死（23%），骨关节病（10%）。总体上，仅 46% 的患者取得了满意的临床和放射学结果。作者认为，虽然切开复位是治疗移位髋臼骨折的首选方法，但对于部分复杂病例来说，经验极为重要。髋臼骨折后，其和股骨头之间的匹配程度可分为：完全不匹配（total incongruence）、部分不匹配（patrial incongruence）和大体匹配（apparent congruence）。"臼-头"完全不匹配常见于持续性股骨头后脱位或中心性脱位，是手术治疗的绝对指证；对于"臼-头"部分不匹配的患者，超过 55% 的髋关节在术后无法获得很好的临床效果，即使忽略手术并发症，而保守治疗后也可获得类似的疗效；"臼-头"大体匹配的患者，通常可行保守治疗。

创伤性关节炎是髋臼骨折切开复位内固定手术后的主要并发之一，大多患者最终需要行关节置换。而前期的内固定手术对于后期关节置换手术，无论是在术中操作还是术后疗效，均存在不良的影响。Weber M 等总结了 66 例髋臼骨折行切开复位内固定术后，因创伤性关节炎行而行全髋关节置换术的临床观察结果。大多数患者，会因为前期手术的硬化瘢痕、固定骨折的内置物、异位骨化以及残留的髋部畸形和骨缺损等问题，使得该类手术比常规全髋关节置换术更为复杂且疗效更差。在这 66 例患者中，63 例平均随访 9.6 年（范围 2~20 年），其中 17 例患者进行了翻修。年龄小于 50 岁（$P=0.02$）、体重大于等于 80 公斤（$P=0.047$）、髋臼残留较大的节段性和空洞性骨缺损（$P<0.000\ 1$）是因无菌性松动导致翻修的重要危险因素。基于类似的髋臼骨折远期疗效及翻修手术失败率的考虑，一期全髋关节置换也是部分医师考虑的选项之一。

Romness 和 Lewallen 对 53 例有髋臼骨折病史的患者进行了 55 个初次全髋关节置换手术，平均随访 7.5 年。结果显示，其股骨侧假体的放射学松动率（29.4%）、症状性松动率（15.7%）和股骨侧翻修率（7.8%），同既往文献报道的常规全髋关节置换术相似。而在髋臼侧，影像学松动率（52.9%）、症状性松动率（27.5%）和翻修率（13.7%）则高出常规全髋关节置换术 4~5 倍。这些数据表明，既往髋臼骨折史对后续全髋关节置换术的长期结果有显著的负面影响，其原因主要是髋臼骨量受损或丢失。因此作者认为，髋臼骨折后切开复位、重建骨性结构对后期关节置换大有裨益，即使这种方法无法防止创伤后髋关节退变。Mears DC 等在讨论髋臼骨折的一期全髋关节置换手术时指出，即使像 Letournel 和 Judet 这样富有经验的医师，对某些类型的髋臼骨折的治疗效果也不尽如人意。因此对这类预计切开复位内固定手术难以获得良好结果的患者，切开复位可能会影响后续的全髋关节置换手术效果。这类骨折包括关节面磨损、骨折端嵌插、股骨头骨折、股骨颈移位骨折、髋臼嵌插某些粉碎性骨折、多发性骨折，以及骨质疏松。高龄、肥胖、存在严重并发症，以及手术时间延迟等亦会影响手术疗效。对某些患者而言，一期行关节置换似乎更可取。对于移位相对较小的患者，大多数外科医师会倾向于非手术治疗；对于骨折严重移位的患者，尤其是老年骨质疏松患者，一期全髋关节置换术更值得考虑。

（朱奕 李广翼 梅炯）

参考文献

[1] KIM SJ, PARK HS, LEE DW. Complications after internal screw fixation of nondisplaced femoral neck fractures in elderly patients: A systematic review [J]. Acta orthopaedica et traumatologica turcica. 2020, 54（3）: 337-343.

[2] UPADHYAY A, JAIN P, MISHRA P, et al. Delayed internal fixation of fractures of the neck of the femur in young adults [J]. J Bone Joint Surg, 2004, 86: 1035-1040.

[3] SLOBOGEAN GP, SPRAGUE SA, SCOTT T, et al. Complications following young femoral neck fractures [J]. Injury, 2015, 46（3）: 484-491.

[4] MAEDA S, KITA A, FUJII G, et al. Avascular necrosis associated with fractures of the femoral neck in children: histological evaluation of core biopsies of the femoral head [J]. Injury, 2003, 34（4）: 283-286.

[5] DEVAS MB. Stress fractures of the femoral neck [J]. J Bone Joint Surg Br, 1965, 47（4）: 728-738.

[6] MYERS RC, COCHRAN GK, WALDRON JE, et al. Non-displaced Femoral Neck Stress Fractures in Young Adults: 7-Year Outcomes of Prophylactic Fixation Versus Nonoperative Treatment [J]. J Surg Orthop Adv, 2020, 29（3）: 173-176.

[7] RATLIFF AH. Fractures of the neck of the femur in children [J]. J Bone Joint Surg（Br）, 1962, 44（3）: 528-542

[8] WAI EK, DAVIS AM, GRIFFIN A, et al. Pathologic fractures of the proximal femur secondary to benign bone tumors [J]. Clin Orthop Relat Res, 2001, 393（12）: 279-286.

[9] SHIH HN, CHENG CY, CHEN YJ, et al. Treatment of the femoral neck amd trochanteric benign lesions [J]. Clin Orthop Relat Res, 1996, 328（7）: 220-226.

[10] JACOFSKY DJ, HAIDUKEWYCH GJ, ZHANG H, et al. Complications and results of arthroplasty for salvage of failed treatment of malignant pathologic fractures of the hip [J]. Clin Orthop Relat Res, 2004, 427（10）: 52-56.

[11] COLEMAN RE. Metastatic bone disease: clinical features, patho-physiology and treatment strategies [J]. Cancer Treat Rev, 2001, 27（3）: 165-176.

[12] MAURER F, AMBACHER T, VOLKMANN R, et al. Pathologic fractures: diagnostic and therapeutic considerations and results of treatment [J]. Langenbacks Arch Chir, 1995, 380（4）: 207-217.

[13] JENYO MS, KOMOLAFE F. Tuberculous pathological fracture of the femur in a 15-year-old boy [J]. Pediatr Radiol, 1986, 16（3）: 260-261.

[14] SANGHAVI S, PATWARDHAN S, SHYAM A, et al. Nonunion in Pediatric Femoral Neck

Fractures［J］. J Bone Joint Surg Am, 2020, 102（11）: 1000-1010.

［15］ STEELE CE, COCHRAN G, RENNINGER C, et al. Femoral neck stress fractures: MRI risk factors for progression［J］. J Bone Joint Surg Am, 2018, 100（17）: 1496-1502.

［16］ SIWACH R, SINGH R, KADIAN VK, et al. Extensive hydatidosis of the femur and pelvis with pathological fracture: a case report［J］. Int J Infect Dis, 2009, 13（6）: e480-e482.

［17］ ANGELINI A, TROVARELLI G, BERIZZI A, et al. Treatment of pathologic fractures of the proximal femur［J］. Injury, 2018, 49（Suppl 3）: S77-S83.

［18］ CARVALLO PI, GRIFFIN AM, FERGUSON PC, et al. Salvage of the proximal femur following pathological fractures involving benign bone tumors［J］. J Surg Oncol, 2015, 112（8）: 846-852.

［19］ NAKAMURA T, MATSUMINE A, ASANUMA K, et al. Treatment of the benign bone tumors including femoral neck lesion using compression hip screw and synthetic bone graft［J］. SICOT J, 2015, 26（6）: 1-15.

［20］ EROL B, TOPKAR MO, AYDEMIR AN, et al. A treatment strategy for proximal femoral benign bone lesions in children and recommended surgical procedures: retrospective analysis of 62 patients［J］. Arch Orthop Trauma Surg, 2016, 136（8）: 1051-1061.

［21］ SHRADER MW, SCHWAB JH, SHAUGHNESSY WJ, et al. Pathologic femoral neck fractures in children［J］. Am J Orthop, 2009, 38（2）: 83-86.

［22］ WILKE B, HOUDEK M, RAO RR, et al. Treatment of Unicameral Bone Cysts of the Proximal Femur With Internal Fixation Lessens the Risk of Additional Surgery［J］. Orthopedics, 2017, 40（5）: e862-e867.

［23］ WIJSBEK AE, VAZQUEZ-GARCIA BL, GRIMER RJ, et al. Giant cell tumour of the proximal femur: Is joint-sparing management ever successful?［J］. Bone Joint J, 2014, 96（1）: 127-131.

［24］ JAWAD MU, SCULLY SP. In brief: classifications in brief: Enneking classification: benign and malignant tumors of the musculoskeletal system［J］. Clin Orthop Relat Res, 2010, 468（7）: 2000-2002.

［25］ KHATTAK MJ, ASHRAF U, NAWAZ Z, et al. Surgical management of metastatic lesions of proximal femur and the hip［J］. Ann Med Surg, 2018, 36（10）: 90-95.

［26］ JOHNSON JD, PERRY KI, YUAN BJ, et al. Outcomes of endoprosthetic replacement for salvage of failed fixation of malignant pathologic proximal femur fractures［J］. J Arthoplasty, 2019, 34（4）: 700-703.

［27］ HOUDEK MT, WYLES CC, LABOTT JR, et al. Durability of hemiarthroplasty for pathologic proximal femur fractures［J］. J Arthroplasty, 2017, 32（12）: 3607-3610.

［28］ TAYLOR PR, HEPPLE S, STANLEY D. Combination subcapital and intertrochanteric fractures of the femoral neck [J]. Injury, 1996, 27 (1): 68-71.

[29] ROGERS NB, HARTLINE BE, ACHOR TS, et al. Improving the Diagnosis of Ipsilateral Femoral Neck and Shaft Fractures: A New Imaging Protocol [J].J Bone Joint Surg Am, 2020, 102 (4): 309-314.

[30] TANI T, KIJIMA H, KONISHI N, et al. Incidence and Clinical Outcomes of Hip Fractures Involving Both the Subcapital Area and the Trochanteric or Subtrochanteric Area [J].Adv Orthop, 2019, 2019 (5): 1-4.

[31] DAFFNER RH, RIEMER BL, BUTTERFIELD SL. Ipsilateral femoral neck and shaft fractures: an overlooked association [J]. Skeletal Radiol, 1991, 20 (4): 251-254.

[32] BOULTON CL, POLLAK AN. Special topic: Ipsilateral femoral neck and shaft fractures—does evidence give us the answer? [J].Injury, 2015, 46 (3): 478-483.

[33] SPITLER CA, KINER D, SWAFFORD R, et al. Treatment of Ipsilateral Femoral Neck and Shaft Fractures With Cannulated Screws and Antegrade Reconstruction Nail [J].J Orthop Trauma, 2020, 34 (5): e176-e180.

[34] TSAI CH, HSU HC, FONG YC, et al. Treatment for ipsilateral fractures of femoral neck and shaft [J]. Injury, 2009, 40 (7): 778-782.

[35] MARINS MHT, PALLONE LV, VAZ BAS, et al. Ipsilateral femoral neck and shaft fractures. When do we need further image screening of the hip? [J]. Injury,2021,52 (Suppl 3): S65-S69.

[36] SCHWEITZER D, MELERO P, ZYLBERBERG A, et al. Factors associated with avascular necrosis of the femoral head and nonunion in patients younger than 65 years with displaced femoral neck fractures treated with reduction and internal fixation. European journal of orthopaedic surgery & traumatology [J]. orthopedie traumatologie, 2013, 23 (1): 61-65.

[37] PEMBERTON DJ, KRIEBICH DN, MORAN CG. Segmental fracture of the neck of the femur [J]. Injury, 1989, 20 (5): 306-307.

[38] AN HS, WOJCIESZEK JM, COOKE RF, et al. Simultaneous ipsilateral intertrochanteric and subcapital fracture of the hip. A case report [J]. Orthopedics, 1989, 12 (5): 721-723.

[39] ISAACS C, LAWRENCE B. Concomitant ipsilateral intertrochanteric and subcapital fracture of the hip [J]. J Orthop Trauma, 1993, 7 (2): 146-148.

[40] COHEN I, RZETELNY V. Simultaneous ipsilateral pertrochanteric and subcapital fractures [J]. Orthopedics, 1999, 22 (5): 535-536.

[41] LOUPASIS G, NTAGIOPOULOS PG, ASIMAKOPOULOS A. Concomitant ipsilateral subcapital and intertrochanteric fractures of the femur: a case report [J]. J Med Case Rep, 2010, 4 (1): 363.

[42] TAHIR M, LAKKOL S, NAIQUE S. Segmental neck of femur fractures: A unique case

report of an ipsilateral subcapital, greater trochanteric and intertrochanteric fracture and proposed management algorithm [J]. Int J Surg Case Rep, 2014, 5 (5): 277-281.

[43] TANIGUCHI D, FUJIWARA H, KOBASHI H, et al. Successful treatment of concomitant ipsilateral intracapsular and extracapsular hip fractures [J]. Orthopedics, 2013, 36 (6): 837-839.

[44] DHAR SA, MIR MR, BUTT MF, et al. Osteosynthesis for a T-shaped fracture of the femoral neck and trochanter: a case report [J]. J Orthop Surg (Hong Kong), 2008, 16 (2): 257-259.

[45] YOO H, CHO Y, HWANG S. Outcomes of combined neck and trochanter fractures of the femur treated with cephallomedullary nail in elderly [J]. Hip Pelvis, 2019, 31 (4): 200-205.

[46] SALEEB H, KANVINDE R, RAHMAN T. Literature review and case report: Current concepts for concomitant intra and extracapsular fractures of neck of femur in elderly patients [J]. Trauma Case Rep, 2017, 8 (2): 24-31.

[47] TOSOUNIDIS T, ADERINTO J, GIANNOUDIS PV. Pipkin Type-III fractures of the femoral head: Fix it or replace it? [J]. Injury, 2017, 48 (11): 2375-2378.

[48] SCOLARO JA, MARECEK G, FIROOZABADI R, et al. Management and radiographic outcomes of femoral head fractures [J].J Orthop Traumatol, 2017, 18 (3): 235-241.

[49] PARK KH, KIM JW, OH CW, et al. A treatment strategy to avoid iatrogenic Pipkin type III femoral head fracture-dislocations [J]. Arch Orthop Trauma Surg, 2016, 136 (8): 1107-1113.

[50] MUKHOPADHAYA J, BHADANI JS, SHYAM A. Functional Outcome of Pipkin Type III Fracture Managed by Osteosynthesis through Trochanteric Flip Osteotomy in a Young Patient after 5 Years Follow-Up-A Case Report and Literature Review [J]. J Orthop Case Rep, 2021, 11 (8): 101-106.

[51] YOON TR, ROWE SM, CHUNG JY, et al. Clinical and radiographic outcome of femoral head fractures: 30 patients followed for 3-10 years [J]. Acta Orthop Scand, 2001, 72 (4): 348-353.

[52] SY MH, KINKPÉ CV, DAKOURÉ PW, et al. Fracture du col fémoral compliquant la réduction orthopédique d'une luxation de hanche: á propos de 4 observations [J]. Rev Chir Orthop Reparatrice Appar Mot. 2005, 91 (2): 173-179.

[53] TONETTI J, RUATTI S, LAFONTAN V, et al. Is femoral head fracture-dislocation management improvable: A retrospective study in 110 cases [J]. Orthop Traumatol Surg Res, 2010, 96 (6): 623-631.

[54] STEWART MJ, MILFORD LW. Fracture-dislocation of the hip, an end-result study [J]. J

Bone Joint Surg Am, 1954, 36 (2): 315-342.

[55] JUDET R, JUDET J, LETOURNEL E. Fractures of the acetabulum: Classification and surgical approaches for open reduction. Preliminary report [J]. J Bone Joint Surg (Am), 1964, 46 (8): 1615-1646.

[56] MEINHARD BP, MISOUL C, JOY D, et al. Central acetabular fracture with ipsilateral femoral-neck fracture and intrapelvic dislocation of the femoral head without major pelvic-column disruption. A case report [J]. J Bone Joint Surg (Am), 1987, 69 (4): 612-615.

[57] WEBER M, BERRY DJ, HARMSEN WS. Total hip arthroplasty after operative treatment of an acetabular fracture [J]. J Bone Joint Surg (Am), 1998, 80 (9): 1295-1305.

[58] MEARS DC. Surgical treatment of acetabular fractures in elderly patients with osteoporotic bone [J]. J Am Acad Orthop Surg, 1999, 7 (2): 128-141.

[59] MEARS DC, VELYVIS JH, CHANG CP. Displaced acetabular fractures managed operatively: indicators of outcome [J]. Clin Orthop Relat Res, 2003, (407): 173-186.

[60] MEARS DC, VELYVIS JH. Primary total hip arthroplasty after acetabular fracture [J]. Instr Course Lect, 2001, 50: 335-354.

[61] SAHIN V, KARAKAŞ ES, AKSU S, et al. Traumatic dislocation and fracture-dislocation of the hip: a long-term follow-up study [J]. J Trauma, 2003, 54 (3): 520-529.

[62] MOED BR, WILLSONCARR SE, WATSON JT. Results of operative treatment of fractures of the posterior wall of the acetabulum [J]. J Bone Joint Surg (Am), 2002, 84 (5): 752-758.

[63] FOULK DM, MULLIS BH. Hip dislocation: evaluation and management [J]. J Am Acad Orthop Surg, 2010, 18 (4): 199-209.

[64] DUSAK WS, DHARMAYUDA CGO, KAWIYANA KS, et al. Central fracture dislocation of the hip associated with fracture of femoral neck treated by femoral head autograft and total hip arthroplasty: A rare case report [J]. Int J Surg Case Rep, 2021, 78 (1): 90-95.

[65] BRIOSCHI M, RANDELLI F, CAPITANI P, et al. Floating hip in polytraumatized patients: complications, mechanism of injury, and surgical strategy [J]. Int Orthop, 2022, 46 (2): 361-368.

[66] ZAMORA-NAVAS P, GUERADO E. Vascular complications in floating hip [J]. Hip Int, 2010, 20 (Suppl 7): S11-S18.

[67] CECH A, RIEUSSEC C, KERSCHBAUMER G, et al. Complications and outcomes in 69 consecutive patients with floating hip [J]. Orthop Traumatol Surg Res, 2021, 107 (6): 102998.

[68] ZAMORA-NAVAS P, ESTADES-RUBIO FJ, CANO JR, et al. Floating hip and associated injuries [J]. Injury, 2017, 48 (Suppl 6): S75-S80.

[69] MÜLLER EJ，SIEBENROCK K，EKKERNKAMP A，et al. Ipsilateral fractures of the pelvis and the femur--floating hip ？ A retrospective analysis of 42 cases [J]. Arch Orthop Trauma Surg，1999，119（3-4）: 179-182.

[70] LIEBERGALL M，MOSHEIFF R，SAFRAN O，et al. The floating hip injury: patterns of injury [J]. Injury，2002，33（8）: 717-722.

[71] DAMANY DS，PARKER MJ，CHOJNOWSKI A. Complications after intracapsular hip fractures in young adults. A meta-analysis of 18 published studies involving 564 fractures [J]. Injury，2005，36（1）: 131-141.

[72] ROMNESS DW，LEWALLEN DG. Total hip arthroplasty after fracture of the acetabulum. Long-term results [J]. J Bone Joint Surg Br，1990，72（5）: 761-764.

[73] BURD TA，HUGHES MS，ANGLEN JO. The floating hip: complications and outcomes [J]. J Trauma，2008，64（2）: 442-448.

[74] WEI L，SUN JY，WANG Y，et al. Surgical treatment and prognosis of acetabular fractures associated with ipsilateral femoral neck fractures [J]. Orthopedics，2011，34（5）: 348.

[75] MA HH，HUANG CC，PAI FY，et al. Long-term results in the patients with traumatic hip fracture-dislocation: Important prognostic factors [J]. J Chin Med Assoc，2020，83（7）: 686-689.

[76] EPSTEIN HC，WISS DA，COZEN L. Posterior fracture dislocation of the hip with fractures of the femoral head [J]. Clin Orthop Relat Res，1985（201）: 9-17.

[77] EPSTEIN HC. Posterior fracture-dislocations of the hip; long-term follow-up [J]. J Bone Joint Surg Am，1974，56（6）: 1103-1127.

后　记

　　这本书是一份师生合作的课外作业。原本是计划花3年的时间完成的，没想到会在十多年后才着急要交作业。显然作业尚未做完，检查也欠充分，只是无论于己还是于人，都得将已完成的部分交出来给读者批改。所谓于己，是指即将退休的自己，所谓于人，是指那些最早已毕业二十余年的研究生们，这份作业的意义亦似承担着些许纪念册样的功能。

　　还记得在刚开始走上讲台之初，就有同学问我，股骨颈骨折的分型中的Garden分型、Pauwels分型都是冠以人名的，为什么按骨折发生部位的头下、经颈和基底骨折的分型就不用人名呢？每个学生都有各自的视角和各自的好奇点，这也会提醒老师去多注视片刻那些曾以为顺理成章的事。在大学附属医院工作的最大优点，就是在教学任务的推动下的自我学习。我个人是十分享受教学过程的，无论是在黑板上的写写画画还是课后的辅导答疑，都特别喜欢那些爱提问的学生，是他们的好奇，促使我去寻找教材中一些概念的来龙去脉。也正是如此，方方面面的文献资料也就越积越多，这无论是对学生还是对老师都是件快乐的事。

　　且不说无穷无尽的新出的或者过往的文献，仅仅是一些临床问题的观察和验证，一般都是以年为单位计算。何况，临床观察中还会遇到新出现的问题，还需要有新的方法和文献去求证解释。其中很多自以为很有意义的工作，事实上前人早已经实践过，有的临床现象就连我们自己的实验结果也不足以说服自己。虽然说"无用功"也不是绝对意义上的无用，但当下尚看不清的混浊，都还需要经过较长的时间沉淀。就像我们新发表的一些论文，其基本材料有的就是来自数年前的实验结果，当初就当作没用的边角料闲置起来，直到后来新的实验和新的临床观察结果，又唤醒我们再回去审视以前的"无用功"。

　　本书的部分内容是在"国家自然科学基金"的资助下完成的。

　　回想在10年前第一次以"股骨颈骨折"为主题申请"国家自然科学基金"时，在项目评审意见的反馈书中，就有专家认为我们申请的内容"缺乏研究前景"，因为"现有的理论框架及临床实践已无太多的死角"。或许死角对医师而言只是相对的，只要乐于去寻找自己知识的死角，最终受益的总会是患者。在此要感谢另外两位评审专家对本研究项目的认同，本研究发表的一系列论文，包括这本书，也算是对这两位不知姓名专家的致敬。事实上，在我们平常交往的同行中，持有股骨颈骨折的研究"已无太多的死角"观点的医师也不是少数。

我在美国访问学习时曾和一些美国同道讨论过股骨颈骨折的内固定问题，当时就有一些医师认为，现有的研究包括内固定的改进或内固定在骨内的布局等等，在临床疗效上不会有突破，因为关节置换技术的进步足以解决内固定失败所带来的相关临床问题。与其等待内固定失败后再行关节置换，还不如直接行关节置换以换取患者的早期活动。James A. Dickson 将这种观点称为"失败主义思想（defeatist attitude）"，1953 年 6 月，他作为美国骨科学会的主席发表了题为"The unsolved fracture: a protest against defeatism"的演讲，呼吁不要接受"失败主义思想"而轻易牺牲股骨头。"defeatism"是第一次世界大战中的一个热词，意思是"认定未来必然失败而放弃一切改变现状的行为和思想"。Dickson 作为一名一战老兵，他的经历、学识和地位，使得他的这番话即使是在一个甲子后的今天，仍有很多人提起。回顾股骨颈骨折治疗的发展历程，髋关节置换技术相对于内固定技术而言，其在材料工艺和手术技术方面的进步及其在临床上普及程度，确是 1953 年的医师所难以想象的，毕竟那时将髋关节置换用于新鲜股骨颈骨折的治疗尚处于初步的尝试阶段。这不由得让我想起一位先贤的话："如果一个外科医师宣称他是这世界上第一个做某件事的人，那么在大多数情况下，他肯定不是——这几乎成了一个公理。同样，如果有位杰出的大师预测未来某件事是荒谬而不可行的，他通常也会被证明是错的——这预测几乎一定会发生。"

上海市第六人民医院骨科不愧是一艘巨型航母，每月的股骨颈骨折患者数百近千。我们在早期的工作中所注意到的几个问题是文献中没有出现过的。一是对股骨颈血管滋养孔的个体差异；二是不同程度的股骨颈骨折，其支持带损伤程度各异；三是骨折端的骨折形态和骨缺损大小，决定了内固定的稳定度。尤其是第三点，需要有充足的病例才会得出较为客观的结果，而这样的病例数在上海只有在六院骨科才可能实现。在上海市同济医院工作时，我曾经委托我在六院工作的学生帮忙收集一些病例，但是很快就意识到这条路走不通，因为我所关注的问题别人并不关注。一番犹豫之后，我决定自己到六院骨科去工作。于是我辞去了同济医院创伤骨科主任的职务，投身到六院骨科继续股骨颈骨折的临床验证工作。几年下来，终于攒下了丰足的临床一手资料，足以让我在以后的时间去慢慢推敲。我十分庆幸当初的决定，虽然当初有各种各样的传闻和猜测，其实我出走的动机的确单纯就为收集总结病例。感谢六院的接纳！

感谢上海铁道医学院附属甘泉医院（现同济大学附属同济医院）的培养。刚入职甘泉医院骨科时科里只有 10 名医师，包括我在内的 4 名住院医师负责临床一线工作，三翼钉是治疗股骨颈骨折最主要的方法。在那里，1994 年我发表了医师生涯中第一篇关于股骨颈骨折的论文。记不清是哪一年参与本科生的教学的（大约也是在 1994 年），但我清楚记得当时所负责讲授的内容正是"下肢骨折"。在同济医院学习工作了 25 年，从住院医生变成主任，从助教变成博导，科室里长者的引领无疑是给每位年轻人扣好了工作态度的第一粒纽扣。博学而固执的郭荻萍教授，敬业又重气节的蔡宣松教授，还有虞建邦主任，潘云堂主任，马仁治主任都曾给予过我学习的机会和悉心的指导，感恩之情绝不是一句谢谢所能表达的。

感谢我在海外工作的同学邢玫女士，她为我查找了大量在互联网上没有的文献，特别是关于 18 世纪末和 19 世纪初"都柏林学派"的内容。我亲临感受过哈佛大学图书馆、英国国家图书馆、牛津大学图书馆的浩瀚，虽然没有在其中掘过宝，但一些零碎的缩微胶卷文件，单读完就是一件不容易的事。感谢上海市浦东新区图书馆的景亚南女士，有关近代中国骨科的报刊资料大多来自她的帮助。

　　感谢多届硕士与博士研究生的辛勤工作。虽然在他们的工作中，有些内容完全是在前人工作的框架之中，不敢妄称超越和创新，有些工作也不会变成论文，却把功力注入到此书中。他们的工作是构成此书的重要元素，他们也是本书稿部分节段的编写者。

梅　炯

2023 年 3 月

69